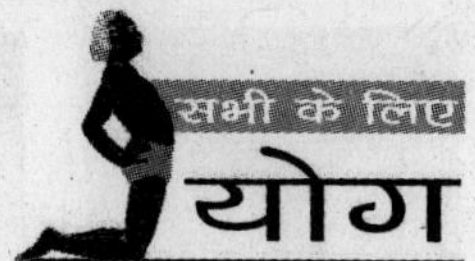
सभी के लिए
योग

योग पर केंद्रित पुस्तकें

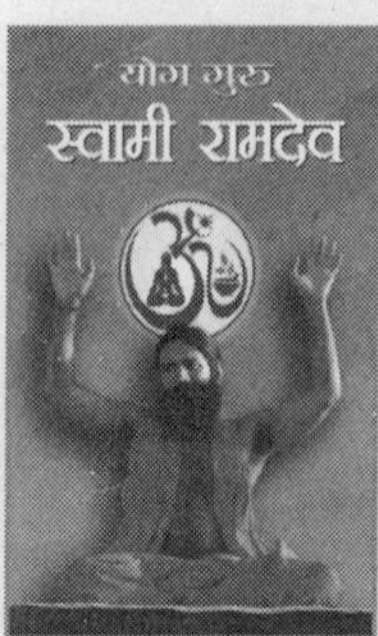

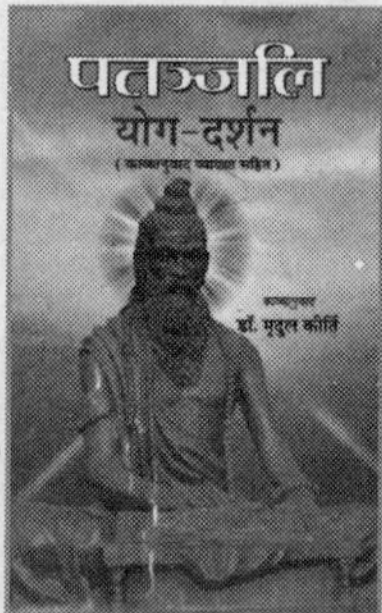

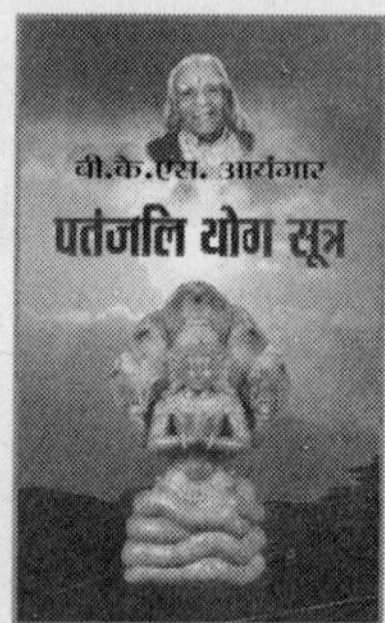

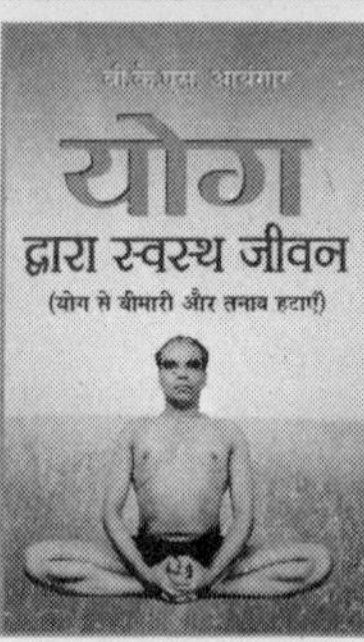

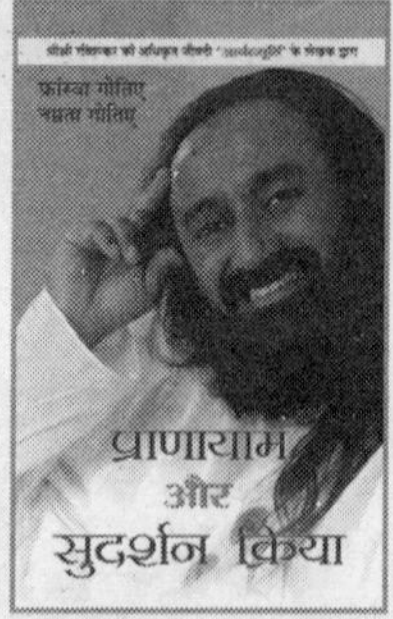

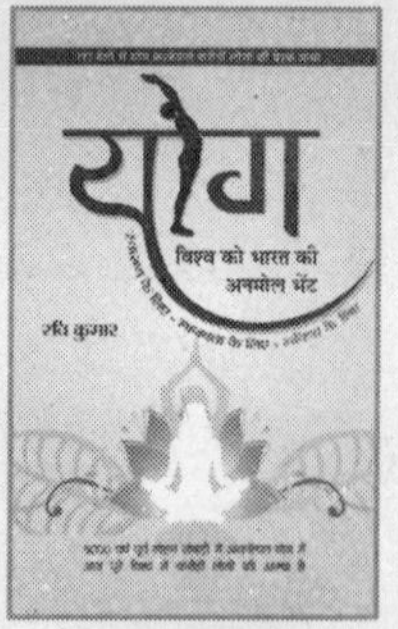

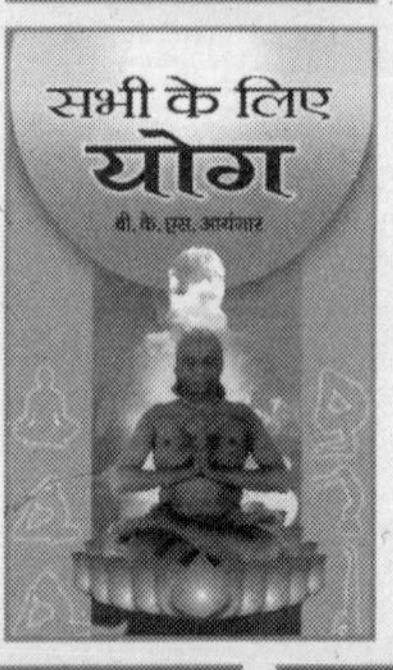

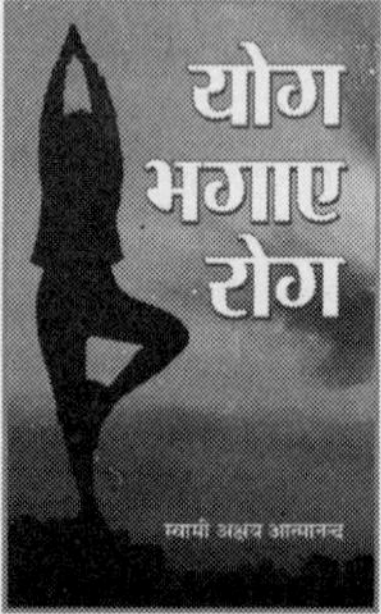

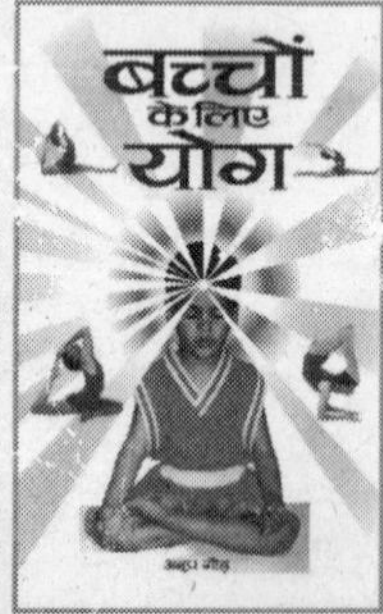

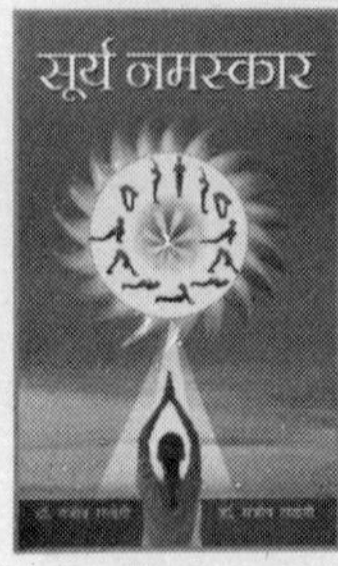

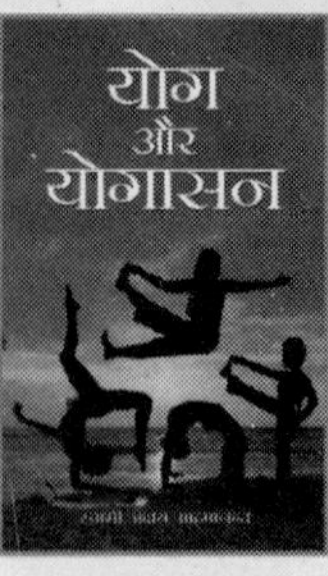

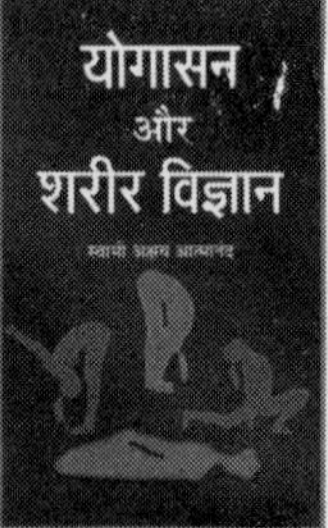

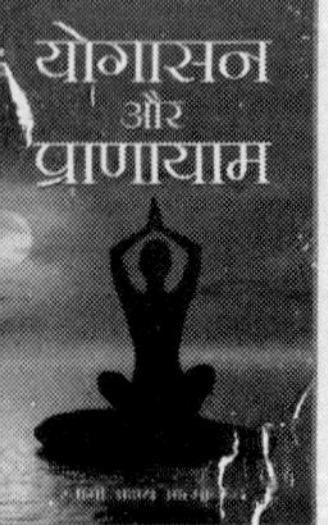

सभी के लिए

योग

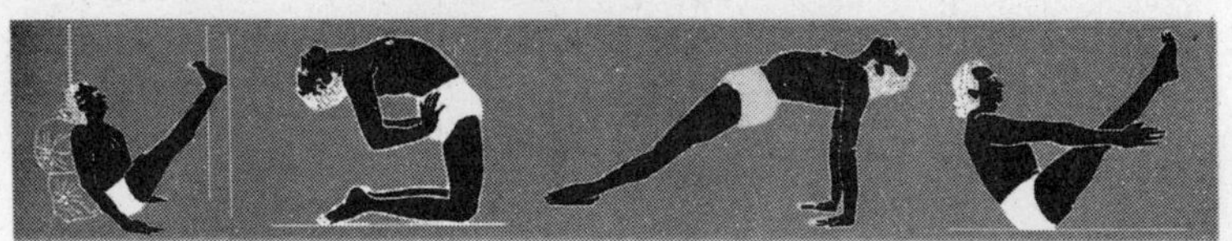

बी.के.एस. आयंगार

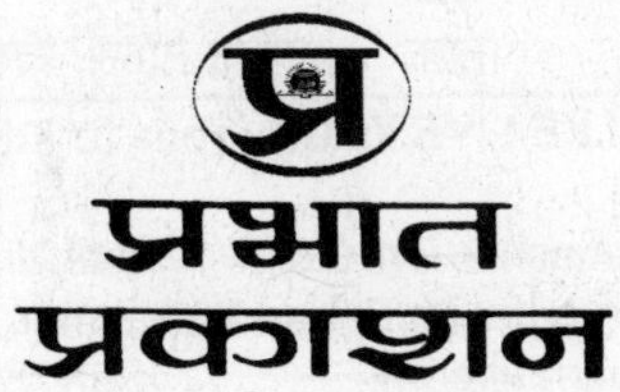

प्रकाशक • **प्रभात प्रकाशन प्रा. लि.**
4/19 आसफ अली रोड,
नई दिल्ली–110002

संस्करण • 2026
मूल्य • आठ सौ रुपए
मुद्रक • नरुला प्रिंटर्स, दिल्ली

SABHI KE LIYE YOGA (Yoga for All)
by Shri B.K.S. Iyengar ₹ 800.00
Published by Prabhat Prakashan Pvt. Ltd., 4/19 Asaf Ali Road, New Delhi-2
by arrangement with Rohan Prakashan, Pune
e-mail: prabhatbooks@gmail.com ISBN 978-93-5186-534-6

पतंजलि की प्रार्थना

योगेन चित्तस्य पदेन वाचां मलं भारीरस्य च वैद्यकेन।
योऽपाकरोत्तं प्रवरं मुनीनां पत जलिं प्रा जलिरानतोऽस्मि।।
आबाहु पुरुषाकारं शंखचक्रासि धारिणम्।
सहस्र शिरसं भवेतं प्रणमामि पत जलिम्।।

अर्थात्—चित्त-शुद्धि के लिए योग, वाणी-शुद्धि के लिए व्याकरण और शरीर-शुद्धि के लिए वैद्यकशास्त्र देनेवाले मुनिश्रेष्ठ पतंजलि को प्रणाम! जिनकी ऊर्ध्व देह मनुष्याकार है, जिन्होंने हाथ में शंख, चक्र और तलवार धारण की है, उन सहस्रशीर्ष आदिशेषावतार पतंजलि को प्रणाम!

अनुक्रम

लेखक का मनोगत

पुणे के 'सकाळ' दैनिक के संपादक कै.ना.भि. परुळेकर से मेरा कई वर्षों से परिचय था। उस पृष्ठभूमि में मित्रता की स्मृतियों को ताजा करते हुए 'सकाळ' संस्था की ओर से वर्तमान संपादक श्री विजय कुवळेकर द्वारा 'रविवार सकाळ' में योग-साधना पर वर्ष भर लेखमालिका लिखने के लिए मेरे पास प्रस्ताव आया। अस्सी वर्ष की आयु पूरी करते समय अर्थात् सहस्रचंद्रदर्शन होते समय अपनी पाँच तप से अधिक योग साधना को, पतंजलि के योग दर्शन को यदि मैं पूर्ण स्वास्थ्य के लिए व्यावहारिक स्तर से आध्यात्मिक स्तर तक प्रस्तुत कर सकूँ तो स्वयं को कृतार्थ समझूँगा और समाज के ऋण से, अंशतः ही क्यों न हो, उऋण हो सकूँगा। इसलिए इस अवसर को न खोकर मैंने उक्त लेखमाला लिखना स्वीकार कर लिया। उसी का परिणाम है यह पुस्तक।

किसी भी विषय को शास्त्र के रूप में प्रस्तुत करते समय उसका ठीक तरह से विश्लेषण करके प्रस्तुत करना पड़ता है। किसी व्यक्ति को दूसरे देश में भोजन करना हो तो स्वाद न लिये हुए पदार्थ को चखने की उसमें अजीब सी उत्सुकता होती है। पहले क्या खाया जाए और अंत में क्या खाया जाए या किसके साथ क्या खाना है तथा किसमें क्या मिलाना है आदि उसे समझ में नहीं आता। परंतु नाक से आनेवाली गंध और जिह्वा के स्वाद से यदि वह उस पदार्थ का आस्वाद लेगा तो उसमें अन्यथा कुछ भी नहीं है; बल्कि उस नए व्यक्ति के लिए यही एक आसान व सरल-सुगम मार्ग है।

नौसिखियों को योगविद्या का आस्वाद भी ऐसे ही लेना पड़ता है। जो सुगम और सुसाध्य है, उसे पहले लेना चाहिए। अर्थात् अष्टांग योग की सीढ़ियाँ नहीं होतीं। यह योग अष्टदल होता है। गुलाब के सुंदर फूल की ओर हम सहज ही आकर्षित हो जाते हैं। योग के अष्टांग भी गुलाब की पँखुड़ियों की भाँति हैं। लेकिन फूलों को वैज्ञानिक दृष्टि से देखने पर लगता है कि सभी

पँखुड़ियाँ एक स्तर पर न होकर अलग-अलग स्तर पर होती हैं। बाहर और अंदर की पँखुड़ियों का आकार स्थूल रूप से एक जैसा लगता है, पर अंदर की पँखुड़ियाँ तुलनात्मक दृष्टि से सूक्ष्मतर होती जाती हैं। अष्टांग योग का पुष्प भी ऐसा ही है। प्रथम दृष्टि में जो आकलनीय है, उसे लेना पड़ता है। यह सही है कि यम-नियमों का परिपालन सूक्ष्मता से और अनुशासन से करना असंभव होता है। यह सब करने के लिए परिस्थितियों में बदलाव लाना पड़ता है, बल्कि मनःस्थिति में भी बदलाव लाना आवश्यक है। चित्त को उच्च स्तर पर ले जाना पड़ता है। आसन-प्राणायाम का भी वैसा ही है। व्याधि-पीड़ित मनुष्य को स्वास्थ्य, आरोग्य का आकर्षण आंतरिक होता है, क्योंकि वह उसकी जरूरत होती है।' पर जरूरत पूरी हो जाने पर वैद्यकीय उपचारों के स्तर से आत्मविद्या के स्तर पर जाने का दायित्व भी उसका अपना होता है। जीवन भोजन के लिए नहीं बल्कि भोजन जीवन के लिए है, इसे ध्यान में रखना पड़ता है। आसन-प्राणायाम के अभ्यास की बारीकियों को सीखने एवं आत्मसात् करने के लिए मूर्त से अमूर्त की ओर अंतर्यात्रा शुरू हो जाती है। उसे प्रत्याहार सहित नए स्तर का एहसास होने लगता है। शरीर के अंदर का प्रत्येक स्थान आत्मस्थान है। उसे चेताशक्ति से आविर्भूत, प्राणशक्ति से पूरित (परिपूर्ण) और आत्मशक्ति से व्याप्त अंतर का—प्रकाशित चित्त के कारण—अनुभव होने लगता है। उससे ही उसे ध्यान-धारणा की ओर जाने का मार्ग मिल जाता है।

प्रस्तुत पुस्तक के लेखन का उद्देश्य केवल स्वास्थ्य के लिए योग का अनुसरण कैसे किया जाए, होने पर भी मेरे अंदर रचे-बसे साधक और अध्यापक ने मुझे शांत बैठने नहीं दिया। इसमें जो कुछ बताया गया है, वह पूर्ण स्वरूप में वर्णित करके पाठकों तक पहुँचाने का एक विनम्र प्रयास है। हो सकता है, यह सबके लिए सुगम न हो, लेकिन मेरे अंतरतम का मनोयोग एवं लगन उनके ध्यान में अवश्य आएगी।

छात्रवर्ग ने मुझे भाषा के संदर्भ में तथा चित्रकला के जानकार व्यक्तियों ने रेखाचित्र बनाने के संदर्भ में जो सहयोग दिया, उसके लिए मैं उनका आभारी हूँ। पुस्तक को सरल व सुगम बनाने में अपने संपादन कार्य से बहुमूल्य योगदान देकर श्री पुरुषोत्तम धाक्रस ने जो सहायता की, उसके लिए मैं उनका भी आभारी हूँ।

डॉ. दुर्गा दीक्षित ने पुस्तक के हिंदी रूपांतरण का जटिल कार्य सुचारु रूप से पूरा किया तथा इस कार्य में सुश्री निवेदिता जोशी ने उनकी सहायता की। हिंदी रूपांतरण के माध्यम से 'सभी के लिए योग' पुस्तक हिंदी भाषी

पाठकों के लिए उपलब्ध कराने के बहुमूल्य कार्य में सहयोग के लिए इन दोनों का मैं आभारी हूँ। पाठकों के हाथों में यह पुस्तक सौंपते हुए यह सदिच्छा, कि उनका योग संबंधी ज्ञान क्षितिज अधिकाधिक व्यापक होता जाए, रखते हुए परमात्मा के श्रीचरणों में यह पुस्तक समर्पित करता हूँ।

—बी.के.एस. आयंगार

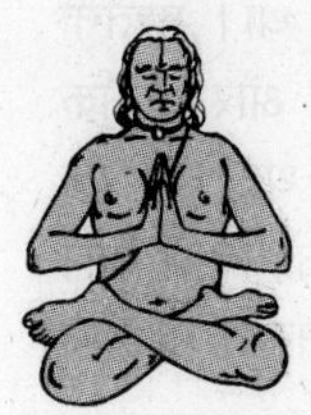

सर्वस्पर्शी साधना

भारतीय संस्कृति में योग विद्या का महत्त्वपूर्ण स्थान है। भारतीय दर्शन को स्पष्ट करनेवाले छह दर्शनों में से एक दर्शन है योग। 'योगशास्त्र' बहुत प्राचीन शास्त्र है। ऐसा विश्वास है कि यह स्वयं ब्रह्मा के द्वारा मानव जाति को दिया हुआ वरदान है। महर्षि पतंजलि ने ईसा से दो सौ वर्ष पहले योग-साधना की रचना सूत्र रूप में की थी। उनके पूर्व योग विषयक जानकारी कई वेद ग्रंथों में कहीं-कहीं बिखरे रूप में अवश्य थी। बाद के काल में उपनिषद्, संहिता, हठयोग–प्रदीपिका, घेरंडसंहिता, शिवसंहिता जैसे अलग-अलग ग्रंथों में उसका विस्तार पाया जाता है। समय के अनुसार विषयों में परिवर्तन होते रहे, लेकिन योग मूलतः बुद्धिनिष्ठ ही रहा। इस शास्त्र में मानव में शारीरिक, मानसिक, नैतिक और आध्यात्मिक परिवर्तन करने की शक्ति तो है, साथ ही उसके अपने व्यक्तिगत सांस्कृतिक स्तर और पूरे समाज के सांस्कृतिक स्तर को ऊँचा उठाने की क्षमता भी है। इसीलिए तो यह शास्त्र मानव जाति के लिए वरदान है। पिछली आधी शती में जनसामान्य में इसके संबंध में बहुत उत्सुकता और जिज्ञासा उत्पन्न हुई है। कई व्यक्ति और संस्थाएँ योगशास्त्र के प्रसार का और शिक्षा देने का कार्य कर रही हैं। इसलिए यह योग-दीप फिर एक बार प्रज्वलित हो उठा है। मन, बुद्धि, अहं और चित्त की सामर्थ्य मनुष्य की विशेषता हैं। वह अपनी पाँचों इंद्रियों के द्वारा प्रकृति और बाह्य घटनाओं का अवलोकन कर सकता है और उन्हें आत्मसात् भी कर सकता है। इसके कारण उसमें अलग-अलग प्रकार की अच्छी-बुरी वृत्तियाँ प्रकट होती हैं। इसका परिणाम यह भी होता है कि कई बार मनुष्य सत् और असत् को जानने की अपनी शक्ति का उपयोग न करके कुछ अन्य व्यवहार कर जाता है। ऐसी स्थिति में सुख या दुःख पैदा होता है। गलत वृत्तियाँ हमेशा ज्यादा प्रभावशाली होती हैं। इसलिए प्रायः मनुष्य के जीवन में सुख कम और दुःख ज्यादा ही

होता है। और तो और, मनुष्य की शारीरिक और मानसिक दशा, उसकी पारिवारिक और आर्थिक स्थिति तथा सामाजिक और राजनीतिक परिवर्तन आदि कई बातें उसके जीवन में सुख-दुःख को बढ़ाती रहती हैं।

औद्योगिक क्रांति के पहले भारतीय समाज कृषि-प्रधान था। पुश्तैनी उद्योग-व्यवसाय, संयुक्त परिवार पद्धति, स्वावलंबी ग्राम्य जीवन और धार्मिक व्यवहार—इन सभी के परिणामस्वरूप व्यापार-उद्यम कम ही था, धन का उपयोग भी कम ही होता था। उस काल में व्यक्तिगत अड़चनों, दुःख और सामाजिक समस्याओं आदि का स्वरूप अलग था और उनकी संख्या भी कम ही थी।

पिछली शताब्दी में औद्योगिक क्रांति हुई। उसके कारण सामाजिक व्यवस्था में आमूल-चूल परिवर्तन आया, श्रेष्ठता की कसौटियाँ बदल गईं, मूल्य भी बदल गए। हम पर अन्य संस्कृतियों का प्रभाव बढ़ता गया। इन सभी कारणों से मनुष्य की समस्याएँ व कठिनाइयाँ बढ़ती ही गईं। वर्तमान आर्थिक उदारीकरण और पूँजीवादी अर्थव्यवस्था, मनुष्य जीवन में उत्पन्न अतिरिक्त स्पर्द्धा और गति के कारण उसके जीवन की समस्याएँ ज्यादा उग्र हो गईं। रोजगार और बेकारी की समस्या बहुत बढ़ गई। महानगरों में अन्न, वस्त्र और आवास जैसी मूलभूत जरूरतों को पूरा करना भी कठिन हो गया है। दूसरी ओर, मनुष्य के जीवन में न्यूनतम जरूरतों की सीमाएँ फैलती जा रही हैं। लालसाएँ बढ़ रही हैं, अतृप्ति की कोई सीमा नहीं रह गई है।

महिलाओं की भावनात्मक समस्याएँ और जटिल हो गई हैं। गृहिणी को घर का काम और अर्थार्जन—इस दोहरी जिम्मेदारी को निभाना पड़ रहा है। इस कारण से नई-नई पारिवारिक समस्याएँ उत्पन्न हो रही हैं। वृद्धों की समस्याएँ भी सामने आ रही हैं। स्पर्द्धा परीक्षाओं के कारण छात्र वर्ग परेशान है। आधुनिक सुख-सुविधाओं ने मनुष्य के जीवन को सुलभ और आसान तो बना दिया, पर उसका जीना बहुत कठिन कर दिया। मनुष्य के मन में चिंता, हताशा और उद्वेग बढ़ गया है और इसका परिणाम यह हुआ है कि मनुष्य हृदय रोग, मधुमेह और रक्तचाप जैसी बीमारियों का शिकार हो रहा है।

काम के स्थान पर लगातार खड़े रहने अथवा कुरसी पर बैठे रहने के कारण शरीर के सामान्य मुक्त कार्यकलापों में बाधा उत्पन्न हो जाती है। इसके कारण रीढ़ की बीमारी, गठिया रोग, कंपवात और शरीर–पीड़ा आदि बढ़ जाते हैं। साथ ही निरंतर बौद्धिक कार्य में लगे रहनेवालों को सिरदर्द या मानसिक विकार उपहार-स्वरूप मिल जाते हैं।

आज मनुष्य के जीवन में 'आज यहाँ तो कल वहाँ' वाली दौड़-धूप की स्थिति उत्पन्न हो गई है, फिर 'शान्तिरेव शान्तिः' का अनुभव वह कब और कैसे कर सकता है ?

फिर भी बुद्धिमान मनुष्य हताश नहीं होता। वह लगातार खोज में लगा रहता है और निराशा के सागर से आशा के मोती ढूँढ़ ही लेता है। वह हमेशा अंधकार से प्रकाश की ओर जाने का इच्छुक रहता है। मानव जीवन की अड़चनों और दुःखों पर विजय प्राप्त करने के लिए बहुत उपयुक्त और नई जीवन-शैली का विचार करता रहा, और इस प्रयास में जिस एक महत्त्वपूर्ण विचार से उसका साक्षात्कार हुआ, वह है—'योग साक्षात्कार'।

भारतीय योग-दर्शन जीवन के सभी पहलुओं को स्पर्श करनेवाला एकमात्र शास्त्र है। यह मनुष्य की ज्ञानेंद्रियों और कर्मेंद्रियों को उचित सीख देता है, उनका निग्रह करता है। यह मानव के मानसिक संतुलन को बिगाड़नेवाले बाहरी विषयों को दूर करता है। और अंततः आत्मसाक्षात्कार एवं कैवल्य प्राप्त करने के अंतिम लक्ष्य की ओर ले जाता है। योग आम आदमी को स्वास्थ्य और मनःशांति देता है; व्यक्तिगत गुणों का विकास तथा नैतिक, शारीरिक, मानसिक और बौद्धिक आदि अलग स्तरों पर सर्वांगीण विकसित हुए जीवन की दैनिक कठिनाइयों का धैर्यपूर्वक सामना करने का मनोबल देता है। इसलिए यदि आम आदमी अपने जीवन में कोई भी छोटा-बड़ा लक्ष्य रखकर योग को अपनाएगा तो उसे उसका सर्वस्पर्शी ज्ञान अवश्य प्राप्त होगा।

□

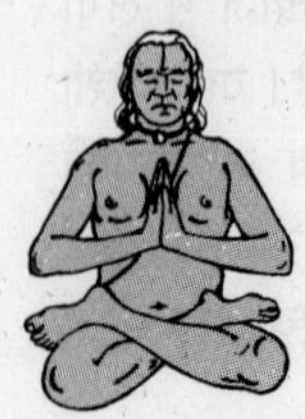

योग : एक वैश्विक विज्ञान

हमने देखा है कि आधुनिक मनुष्य के जीवन में कई प्रकार के तनाव हैं। उनसे उत्पन्न अनेक दुःख, पीड़ा एवं व्याधियाँ हैं। इनसे मुक्ति पाने के उपायों की खोज में आम आदमी के मन में योग के प्रति जिज्ञासा उत्पन्न होती है। लेकिन योग के संबंध में अलग-अलग धारणाएँ (ज्यादातर भ्रांतियाँ ही) पाई जाती हैं। कुछ लोगों को लगता है कि घर-गृहस्थी से पूर्णतः अलिप्त होकर वैराग्यमय जीवन अपनाकर एकांतवास करना ही योग-साधना है, तो कुछ लोग समझते हैं कि एक ही जगह पर कुछ समय यथासंभव स्थिर रहना योग-साधना है। कुछ इसे सिर्फ कसरत का एक प्रकार मानते हैं तो कुछ रोगों का इलाज समझते हैं। यह एक संपूर्ण शास्त्र ही नहीं, बल्कि व्यक्ति और समाज के पारस्परिक संबंधों के स्वास्थ्य का दर्शन है। योग-साधना करने के पहले हमें यह स्पश्टतः जान लेना चाहिए कि योग से क्या तात्पर्य है।

'योग' शब्द संस्कृत के **'युजीर'** धातु से बना हुआ है। इसका अर्थ है—बाँधना, एकत्र करना, जुटाना, संयोग करना या एकत्व करना। योगदर्शन यह बताता है कि जीवात्मा और परमात्मा का संयोग करके मोक्ष की प्राप्ति कैसे की जा सकती है। तभी तो इसे **'योग'** कहा गया है।

अतृप्त ज्ञान-पिपासा मनुष्य की विशेषता है। अपने चारों ओर की अनंत अद्‍भुत सृष्टि को देखकर उसके बारे में मनुष्य के मन में सहज जिज्ञासा जगी। इस असीम और अनंत सृष्टि का ज्ञान प्राप्त करने के लिए विशेष विचार और उपासना-पद्धति का उदय हुआ। उसका जो शास्त्र गठित हुआ वही है दर्शनशास्त्र। दर्शनशास्त्र इतना व्यापक है कि वह मनुष्य की बुद्धि और उसके प्रयत्नों के परे है। वह ऋषि-मुनियों के रूप में इस भूमि पर अवतरित प्रत्यक्ष ईश्वर से मनुष्य जाति को मिली सौगात है। अंतिम सुख-प्राप्ति के लिए उपलब्ध उत्तम मार्ग है—दर्शनशास्त्र। छह वैदिक दर्शन हैं—न्यायदर्शन,

वैशेषिकदर्शन, सांख्यदर्शन, योगदर्शन, मीमांसादर्शन (पूर्व मीमांसा) और वेदांतदर्शन (उत्तर मीमांसा और उसके प्रभाग)। ये छह दर्शन भारतीय दर्शन के आधारभूत दर्शन हैं। इन्हीं में योगदर्शन का अंतर्भाव होता है।

आज पूर्वमीमांसा को अमल में लाना संभव नहीं। यज्ञादि के लिए आवश्यक साधन-सामग्री, द्रव्य और पंडित आदि उपलब्ध नहीं हैं। न्याय और वैशेषिक दर्शन के लिए आवश्यक बौद्धिक क्षमता और लगन बहुत ही कम लोगों के पास होती है। इसलिए योगदर्शन, सांख्यदर्शन और उत्तर मीमांसादर्शन इन्हीं को समझ लेना और उनका विचार करना होगा। ये तीनों दर्शन एक-दूसरे के निकट हैं। तीनों दर्शन किसी भी देश एवं धर्म के लोगों के लिए आत्मसात् करने के योग्य हैं। ईश्वर-प्राप्ति के अलग-अलग मार्गों का उचित अनुसरण न करने पर मनुष्य के जीवन में कई बाधाएँ, निराशा और विफलताएँ उत्पन्न होती रहती हैं। परंतु अष्टांग योग में ऐसा कुछ नहीं होता।

योग साधक भले ही ईश्वर-प्राप्ति तक न पहुँच सके, पर फिर भी उसे कम-से-कम शारीरिक और मानसिक स्वास्थ्य तो प्राप्त होता ही है।

मनुष्य में ज्ञानेच्छा अपार है। उसकी बुद्धि में ज्ञान का वृक्ष अंकुरित होता है, उसकी जड़ में मनुष्य का मन होता है। ज्ञान-प्राप्ति के लिए मन की संतुलित अवस्था बहुत आवश्यक होती है। लेकिन सुख-दुःख, विश्वास-संशय, प्रेम-द्वेष आदि में उत्पन्न दुविधाओं के कारण मन विचलित हो जाता है, मानसिक संतुलन बिगड़ जाता है और बुद्धि को ग्रहण लग जाता है, फिर मनुष्य ज्ञान से वंचित रह जाता है। मन को संतुलित एवं सुसंस्कृत बनाने और बुद्धि को ग्रहण न लगने देने के उद्‌देश्य से ही 'योगशास्त्र' का सर्जन हुआ। ज्ञान-साधना में जिस उपासना-अनुष्ठान पद्धति को स्वीकार किया गया है, वह पद्धति है—योग। यह अध्यात्म में आदि से अंत तक की परिपूर्ण साधन प्रणाली है। योगदर्शन सभी दर्शनों का शिरोमणि है। न्याय और वैशेषिक दर्शन ने दुःखों से मुक्ति के लिए अष्टांग योग का समर्थन किया। वेदांत ने ब्रह्मतत्त्व की परोक्ष अनुभूति के लिए अष्टांग योग का मार्ग बताया है। सांख्यदर्शन की संगति भी योग के साथ है। इस प्रकार योगदर्शन दर्शनशास्त्र की सभी शाखा-उपशाखाओं की पूर्ण अभिव्यक्ति है, उसका परिष्कृत रूप है। वह सर्वथा सर्वस्पर्शी है, स्वयंपूर्ण है और परिपूर्ण वैश्विक शास्त्र है।

मनुष्य जिस प्रकार अन्न, वस्त्र और आवास आदि ऐहिक जरूरतों को पूरा करने के लिए सतत प्रयत्नरत रहता है, उसी प्रकार मन की शांति और संतोष के लिए भी उसकी निरंतर कोशिश जारी रहती है। इसके लिए उसे

'योगशास्त्र' की जरूरत महसूस होती है।

योग-साधना के कारण मनुष्य के मन, बुद्धि और अहंकार का संयमन एवं नियमन हो जाता है। वह वासना के चंगुल से छूटकर आत्मरूप में लीन हो जाने की उच्च अवस्था प्राप्त कर लेता है। योगी को कृतार्थता का अनुभव होता है। वह बुद्धि के लिए अगम्य और इंद्रियों के परे सुख का अनुभव करता है। इस सुख से ऊँचा कुछ भी नहीं होता। फिर तो दुःखों के पहाड़ भी टूट पड़ें, वह अडिग रूप से खड़ा रहता है। इस प्रकार यातना और बंधन से छुटकारा पाना तथा मुक्ति प्राप्त करना योग का वास्तविक उद्‍देश्य है। अपने चंचल मन की वृत्तियों का निरोध करके मन को स्थिर करना और अपनी संपूर्ण शक्ति को रचनात्मक कार्य में लगाने की पद्धति ही योग है। मन पर नियंत्रण पाना सहज भले ही न हो, पर असंभव नहीं, जैसे कि 'श्रीमद्‍भगवद्‍गीता' में कहा गया है—"अभ्यास और वैराग्य से मन का निग्रह (नियंत्रण) धीरे-धीरे प्राप्त हो जाता है।" संयमी मनुष्य सतत प्रयासों से यह संभव कर सकता है।

'योगशास्त्र' के इस सामान्य विवेचन से ऐसा लगता है कि यह एक गहन शास्त्र है, जो आम आदमी की पहुँच के परे है। इस गहनतम विषय की सिद्धि के लिए सामान्य व्यक्ति के लिए उपलब्ध मार्ग है—अष्टांग योग। अष्टांग योग की साधना से मानव मन की शांति और संतोष प्राप्त कर सकता है। फिर ध्येय प्राप्त न होने के कारण उसके जीवन में विफलता आ ही नहीं सकती। साधना में जैसे-जैसे उसकी प्रगति होती जाती है वैसे-वैसे वह उसका सुफल अनुभव करने लगता है। सीमित रूप में ही क्यों न हो, उसे शारीरिक और मानसिक स्वास्थ्य निश्चित रूप से मिल जाता है। इसमें जाति, धर्म, वर्ग, देश, लिंग की कोई बाधा नहीं आती। आबालवृद्धनारीनर, रोगी, स्वस्थ-अस्वस्थ सभी को योगाभ्यास से सुख की प्राप्ति होती है। आर्थिक, सामाजिक, बौद्धिक और मानसिक किसी भी स्तर के व्यक्ति को किसी-न-किसी मात्रा में सुख मिलता ही है। महर्शि पतंजलि ने 'अष्टांग योग' के द्वारा हमें मार्ग दिखाया है। उस पर आगामी अध्याय में विचार किया जाएगा।

□

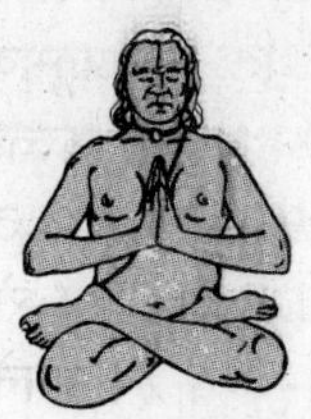

अष्टांग साधना

पिछले अध्याय में हमने पढ़ा कि भोग से निवृत्ति और अध्यात्म की प्रवृत्ति का विचार देनेवाला भारतीय दर्शन है—योग। योग शरीर और मन से संबंधित शास्त्र भी है। शरीर और मन के बल-संवर्द्धन द्वारा शरीर सुदृढ़ तथा मन स्वस्थ होता है। शरीर और मन पर नियंत्रण करके स्वास्थ्य प्राप्त किया जाता है। इस प्रकार शरीर और मन का संतुलन करके आत्मदर्शन के लिए प्रेरित करनेवाला शास्त्र है—योगशास्त्र। योग शास्त्र भी है और कला भी। इस प्रकार योग साधना द्वारा मानसिक और शारीरिक दृष्टि से स्वस्थ व्यक्ति सत्कर्म व दुष्कर्म, दोनों से दूर रहकर कुशलतापूर्वक कर्म कर सकता है। तभी तो कहा गया है—'योगः कर्मसु कौशलम्'। योगदर्शन शास्त्र और कला का त्रिवेणी संगम है। अन्य दर्शन ज्ञान और बुद्धि तक ही सीमित हैं। इसलिए उनके द्वारा आत्मदर्शन अथवा ईश्वर-प्राप्ति के मार्ग को अपनाना संभव नहीं होता। पर योग का मार्ग प्रयोगशील, क्रियात्मक और अनुभवसिद्ध होने के कारण वरदानस्वरूप है।

महर्षि पतंजलि ने योग की परिभाषा इरा प्रकार दी है—'योगश्चित्तवृत्तिनिरोधः' अर्थात् चित्तवृत्तियों के निरोध और ईश्वर-प्राप्ति के लिए किए जानेवाले प्रयासों का उल्लेख भी किया है। ये आठ अंग हैं—यम, नियम, आसन, प्राणायाम, प्रत्याहार, धारणा, ध्यान और समाधि। यही 'अष्टांग योग' कहलाता है। जिस प्रकार तिल में तेल समाया रहता है, फूल में गंध छिपी होती है और दूध में घी—ये सहज रूप से हाथ नहीं आते। तेल को या सार को निचोड़कर और घी को मथकर निकालना पड़ता है, उसी प्रकार शरीर में छिपी आत्मा सहजता से प्रतीत नहीं होती। उसके लिए अष्टांग योग के शरीर, मन और बुद्धि को मथना पड़ता है।

अष्टांग योग में पहला अंग है—यम। यम में अहिंसा, सत्य, अस्तेय, ब्रह्मचर्य और अपरिग्रह—ये सार्वभौम नैतिक आचार-सिद्धांत आते हैं। नियम

के अंतर्गत शौच (स्वच्छता), संतोष, तप, स्वाध्याय और ईश्वर-भक्ति का महत्त्व शरीर, मन और आत्मशुद्धि के लिए बताया गया है। यम और नियम के कारण योगी अपनी भावना व वासनाएँ नियंत्रण में रख सकता है तथा दूसरों के साथ अपनेपन से जुड़ जाता है। तीसरा अंग है—आसन। शरीर, स्वास्थ्य व स्थिरता और साथ ही मन स्थिर बनाए रखने के लिए इस साधन का उपयोग होता है। आसन के कारण शरीर स्वस्थ और बलवान् बनता है। प्रकृति के साथ उसका सुसंवाद बना रहता है। योगी की अपने शरीर से लिप्तता नष्ट होने लगती है। वह अपने शरीर पर नियंत्रण रखता है और उसे आत्मा का वाहक बनाता है। ये तीनों अंग (यम, नियम और आसन) बाह्य साधना के अंग हैं। प्राणायाम चौथा अंग है। इसमें मुख्यतः श्वास और प्रश्वास का लयबद्ध नियंत्रण करना होता है। पाँचवें अंग प्रत्याहार में इंद्रिय-नियमन अर्थात् इंद्रियों पर विजय पाना बताया गया है। ये दोनों अंग अंतरंग साधना हैं। शरीर, इंद्रिय और चित्त को एक लक्ष्य पर, अर्थात् परमात्मा पर कैसे केंद्रित किया जाए, 'धारणा' अंग में इस बात का विचार किया गया है। सातवाँ अंग है 'ध्यान'। इसमें लक्ष्य का चिंतन करते-करते उसमें कैसे ध्यानस्थ हो, इस बात का विवेचन है। अंतिम अंग 'समाधि' में लक्ष्य से तादात्म्य पाकर अद्वैत साधना अपेक्षित है। साधक इस बात को जानता है कि ईश्वर हृदय में आत्मा के रूप में वास करता है। धारणा, ध्यान और समाधि—इन तीन अंगों के द्वारा साधक अपने हृदय में स्थित आत्मा के केंद्र तक, ईश्वर तक पहुँच सकता है। इसके बाद साधक और ईश्वर एकरूप हो जाते हैं। नित्य साधना से यह एकरूपता निरंतर बनी रहती है। ईश्वर तक पहुँचने के लिए आत्मा, बुद्धि, मन, इंद्रिय और शरीर—सभी को अपना-अपना कार्य करना पड़ता है। इसीलिए बहिरंग साधना, अंतरंग साधना और अंतरात्म साधना—इस प्रकार की त्रिकोणात्मक साधना की परम आवश्यकता होती है।

सबसे पहले बाह्य साधना, फिर अंतरंग साधना और उसके बाद अंतरात्म साधना—इस प्रकार से इनका क्रम रहता है। लेकिन जैसे-जैसे साधना में प्रगति होती जाती है वैसे-वैसे इस क्रम में बदलाव आता जाता है और इन तीनों का अंतर भी कम होता जाता है। साधक को हर समय नया अनुभव होता है, उसे नवजागृति होती है। उसकी दृष्टि स्थूल से सूक्ष्म की ओर बढ़ती रहती है। इसलिए वह बहिरंग को खोलता हुआ अंतरंग की ओर बढ़ता रहता है। ऐसा करते हुए वह जब अंतिम स्थिति तक पहुँचता है तो अंतरात्म स्थान (परमोच्च स्थान) तक पहुँच जाता है। इस प्रकार ईश्वर-प्राप्ति या आत्मज्ञान प्राप्ति के लिए की जानेवाली साधना का विवरण-विवेचन अष्टांग योग में है। महर्शि पतंजलि ने

अष्टांग योग का 196 सूत्रों में व्यापक विचार प्रस्तुत किया है। दर्शनशास्त्र की परंपरा के अनुसार व्यास मुनि ने 'योगशास्त्र' का भाष्य लिखा है। जिज्ञासुओं के लिए इसका अध्ययन करना ज्यादा उचित होगा।

योग सबके लिए है, जो आत्मा-परमात्मा को नहीं जानता, जिसमें वह सब जानने की बौद्धिक क्षमता भी नहीं है अथवा जो इसमें विश्वास नहीं करता या जो घर-गृहस्थी में पूरी तरह रम गया है—योग उन सभी के लिए भी है। योग द्वारा हर व्यक्ति की उन्नति और आत्मविकास होता है, भले ही वह किसी भी जाति, धर्म, वर्ण, भाषा, लिंग, देश और समाज का हो। यम-नियमों के नीति-नियम सामाजिक आचारों में सुधार लाने और मनुष्य का व्यक्तित्व सबल बनाने में अत्यंत उपयोगी हैं। इनमें न समझने लायक कुछ भी नहीं है। कोई भी व्यक्ति आसन और प्राणायाम—इन दोनों अंगों को प्रत्यक्ष देखकर या गुरु से सीख-समझकर अपने आचरण में ला सकता है। और परिणाम भी शीघ्रता से अनुभव कर सकता है। इससे आहार-विहार अपने आप नियमित हो जाता है, आचार-विचार में सुधार होता है, थोड़ी मात्रा में ही क्यों न हो, धारणा और ध्यान साध्य हो जाते हैं। आसन-प्राणायाम से शारीरिक बल, मानसिक स्वास्थ्य, मनोधैर्य और शांति मिलती है। बौद्धिक क्षमता और उत्साह बढ़ता है। शरीर का ढीलापन और भारीपन नष्ट हो जाता है। शरीर, मन और बुद्धि में संतुलन आता है। आम आदमी की दृष्टि में जीवन में शारीरिक स्वास्थ्य का महत्त्व अधिक होता है, पर परमार्थ-प्राप्ति के लिए भी उसका महत्त्व है, क्योंकि आत्मसिद्धि के लिए मन की आवश्यक स्थिरता और शांति शारीरिक स्वास्थ्य के बिना संभव नहीं। प्रतिदिन के काम का शरीर पर प्रभाव पड़ता है, शरीर थक जाता है, उसमें खिंचाव या भारीपन आ जाता है। आसन करने से स्नायुओं में उचित खिंचाव आकर रक्ताभिसरण सुधर जाता है। शरीर के प्रत्येक संस्थान का कार्य सुचारु रूप से होने लगता है और स्वास्थ्य सुधर जाता है। व्यक्ति की कार्यक्षमता बढ़ती है। सभी दृष्टिकोणों से विचार करने पर सामान्य विद्यार्थी हो या योग-साधक, दोनों के लिए आसनों के अभ्यास से योग-साधना शुरू करना श्रेयस्कर होगा।

प्राणायाम 'श्वास' का शास्त्र है। यह ऐसा केंद्रबिंदु है, जिसके चारों ओर जीवन–चक्र घूमता है। 'हठयोग प्रदीपिका' में कहा गया है कि प्राण को अत्यंत धीमी गति से अपनी शारीरिक क्षमता और सामर्थ्य के अनुसार धीरे-धीरे अपने अधीन करना चाहिए, अन्यथा साधक के लिए वह हानिकर हो सकता है। इसलिए योगासन में कुछ योग्यता प्राप्त करने के बाद ही, अर्थात् शरीर पर अंतर्बाह्य कुछ नियंत्रण कर लेने के बाद ही, प्राणायाम का अभ्यास करना चाहिए। □

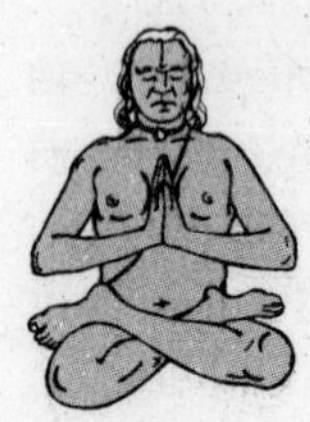

योगासनों की उपयोगिता

स्वास्थ्य क्या है ? योगासनों और स्वास्थ्य का क्या संबंध है, इस बात का विचार हम इस अध्याय में करेंगे। सामान्यतः 'आरोग्य' शब्द शरीर की स्थिति के अर्थ में प्रयोग किया जाता है। जिनके स्नायु पुष्ट और मजबूत रहते हैं, उनकी सेहत अच्छी कहलाती है। योगशास्त्र में 'स्वास्थ्य' शब्द का इससे अधिक व्यापक अर्थ है। भारतीय विज्ञान में मानव शरीर की स्नायुओं और इंद्रियों के साथ मन का संबंध भी स्वीकार किया गया है। उसे सूक्ष्मेंद्रिय माना गया है। मन और शरीर का अन्योन्य घनिष्ठ संबंध है। एक की स्थिति का असर दूसरे पर अवश्य होता है। इसलिए मनुष्य के स्वास्थ्य के संदर्भ में सिर्फ शारीरिक स्थिति का विचार करना पर्याप्त नहीं होता, बल्कि उसके मन की स्थिति को भी ध्यान में रखना पड़ता है। शरीर और मन दोनों की स्थिति अच्छी होने पर ही उस व्यक्ति का स्वास्थ्य अच्छा समझा जाता है। उदाहरण के लिए, शरीर से हृष्ट-पुष्ट लेकिन मानसिक दृष्टि से पंगु व्यक्ति के स्वास्थ्य को अच्छा नहीं कहा जा सकता। सिर्फ शारीरिक बल को अनावश्यक महत्त्व देनेवाले मुष्टि योद्धा, क्रीड़ापटु का मानसिक संतुलन टूटने के अनेक उदाहरण हैं। 'योगशास्त्र' में शरीर के स्वास्थ्य के साथ मन का भी महत्त्व है। नीरोग शरीर को ही स्वस्थ नहीं माना जाता, बल्कि दुःखरहित शरीर और मन को ही स्वस्थ माना गया है। शारीरिक, मानसिक, बौद्धिक, नैतिक, आत्मिक आदि विभिन्न स्तरों पर संतुलन, लय और सुसंवाद रखना ही वास्तविक स्वास्थ्य है। व्यक्ति का स्वास्थ्य कुछ मात्रा में आनुवंशिक, पारिवारिक, सामाजिक आदि बाह्य घटनाओं पर निर्भर होता है। योगासनों के द्वारा शरीर, मन एवं बुद्धि की शुद्धि होती है और अच्छे स्वास्थ्य को पाया जा सकता है।

उत्तम स्वास्थ्य के लिए विभिन्न प्रकार के व्यायाम किए जाते हैं। व्यायाम या कसरत से तात्पर्य है—शरीर की स्नायुओं को हिलाना-डुलाना। इसके कारण से उनका रक्त-संचार बढ़ जाता है। उन्हें शुद्ध हवा मिलती है और वे

मजबूत बनती हैं। कसरत दो प्रकार की होती है—1. अंगभाग साधन कसरत, 2. सर्वांग साधन कसरत। मैदान के खेल, दौड़ना या टेनिस जैसे आधुनिक खेल पहले प्रकार में आते हैं। उसमें केवल शरीर के कुछ ही अंगों की कसरत होती है। योगासन में शरीर के सभी अंगों की कसरत होती है। लेकिन योगासनों को मात्र कसरत कहना ठीक नहीं, क्योंकि ये शरीर को मात्र कसरत कराकर स्वस्थ नहीं बनाते, बल्कि मनोबल भी बढ़ाते हैं। इससे मनःस्वास्थ्य बढ़ता है और मनःशांति भी। योगासनों से शरीर के साथ मन और बुद्धि भी स्थिर व शांत हो जाती है। योगासनों के कारण शरीर की सब स्नायुओं, अंतरभाग की इंद्रियों व ग्रंथियों का भरपूर व्यायाम हो जाता है और फिर ये अधिक कार्यक्षम हो जाती हैं। शरीर को बल प्राप्त करा देना ही योगासनों का उद्देश्य नहीं है। इनके कारण से स्वास्थ्य बनता है। अंग-अंग फुरतीला हो जाता है, स्थिरता आ जाती है, शरीर हलका हो जाता है, मन की चंचलता पर अंकुश लगता है। शरीर के साथ मन को भी उचित दिशा मिल जाती है।

योगासनों के द्वारा उत्तम स्वास्थ्य प्राप्त करने के लिए सतत परिश्रम और लगन की जरूरत होती है। रोग या दुःख–निवारण के लिए भी योगासनों का उपयोग होता है। अतीत की घटनाओं की यादें और भविष्य के बारे में फिजूल कामना से ही सभी दुःखों की उत्पत्ति होती है। योगासन करते समय साधक का मन वर्तमान में रहता है। जैसे-जैसे साधना अधिकाधिक होती जाती है वैसे-वैसे वर्तमान में रहने का समय बढ़ता जाता है और वास्तविक वर्तमान का बोध अधिक रहता है। वर्तमान की स्थिति को देखते हुए अगर 'योगश्चित्तवृत्तिनिरोधः' कहने की अपेक्षा 'योगः दुःखवृत्तिनिरोधः' कहा जाए तो अनुचित नहीं होगा। योग्य गुरु के मार्गदर्शन में योगासन करने से इनका उपयोग विभिन्न प्रकार के रोगों के निवारण के लिए और शरीर को सबल बनाने के लिए होता है। योगोपचार प्राकृतिक उपचार होने के कारण इनका कोई विपरीत असर नहीं होता। 'पातंजल योगसूत्र' के द्वितीय पाद 'साधन' के सोलहवें सूत्र में कहा गया है—**'हेयं दुःखं अनागतम्'**—अर्थात् भविष्य में आनेवाले दुःख को भी योग के कारण टाला जा सकता है। इस अर्थ में योग एक प्रतिरोधक शास्त्र है।

दैनिक जीवन की कठिनाइयों को योगासनों के द्वारा दूर किया जा सकता है। दिन भर कठोर श्रम करने से आई हुई थकान को योगासन से दूर किया जा सकता है। मोच आदि मामूली दर्द के लिए योगासन एक कारगर घरेलू उपाय है। मानसिक द्वंद्व और उससे उत्पन्न होनेवाली तात्कालिक भावनाएँ, आवेग, चिड़चिड़ाहट, क्रोध, खीझ आदि का योगासनों द्वारा शमन हो सकता है। □

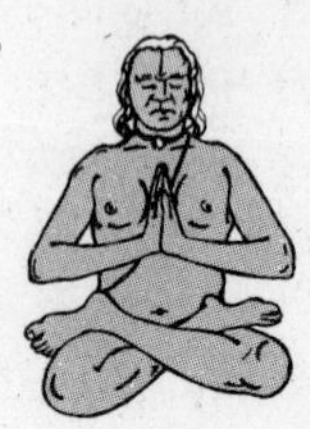

नियमावली

यह पंचभौतिक और जैविक मानवी शरीर परमात्मा से हमें वरदान के रूप में मिला है, परंतु हम इस अमूल्य शरीर को दुर्लक्षित करके बाह्य जगत् को अनावश्यक महत्त्व देते हैं। इसी से ये व्याधियाँ उत्पन्न होती हैं। ईश्वर-प्रदत्त इस बहुमूल्य धरोहर को नजरअंदाज करना अनैतिक ही नहीं, बल्कि इस धरोहर का अपमान करना है। ईश्वर-प्रदत्त इस जैविक शक्ति का संवर्द्धन करना हमारा परम कर्तव्य है। योगाभ्यास के द्वारा हम इस धरोहर का सदुपयोग करना सीखेंगे।

विभिन्न प्रकार के योगासनों की जानकारी प्राप्त करते समय अनेक लोगों को योगासन अभ्यास आरंभ करने की इच्छा होना स्वाभाविक है। योगासन अवकाश, शक्ति, सामर्थ्य और संभावना के अनुसार किए जा सकते हैं। अतः योगाभ्यास के संबंध में मन में किसी प्रकार का भय रखने की आवश्यकता नहीं है। साथ ही कोई तकलीफ होने के पश्चात् शुरू करने के बजाय उससे पहले ही आसन आरंभ करना उचित रहेगा। प्यास लगने पर ही कुआँ खोदना क्यों शुरू करें ? जो लोग अभ्यास शुरू करना चाहते हैं, उनके लिए कुछ सूचनाएँ प्रस्तुत हैं। इन्हें ध्यान में रखा जाए।

योगासनों के अभ्यास के लिए मनोनिग्रह, आत्मविश्वास तथा श्रद्धा का होना आवश्यक है। दैनिक व्यवहार में हमारे कुछ अंगों का ही हिलना-डुलना होता है। जिन अंगों का हिलना जरा भी नहीं होता, वे स्नायु सख्त और कड़े बन जाते हैं। योगासन करते समय शरीर के सभी अंग हिलते-डुलते हैं, सब स्नायुएँ तन जाती हैं। इसके कारण शरीर में थोड़ा दर्द जरूर होता है। हलकी थकान महसूस होती है। इस प्रकार के शारीरिक श्रम सहने की ताकत और आदत न होने के कारण योगासन बंद करने को मन करता है। विशेष रूप से

महिलाओं को रोजमर्रा के कामों से योगासनों के लिए समय निकालना कठिन लगता है। ऐसी स्थिति में ही मन के निश्चय की आवश्यकता होती है। योगासनों का अभ्यास नित्य के भोजन की तरह ही शरीर और मन के स्वास्थ्य के लिए आवश्यक है। अतः उसके लिए समय निकालना आवश्यक है। चाहे प्रतिदिन न सही, पर एक दिन छोड़कर अथवा सप्ताह में दो-तीन दिन तो अवश्य किया जाए। दृढ़ निश्चय, आत्मविश्वास और श्रद्धा के साथ अभ्यास जारी रखने पर कुछ दिनों के बाद रुचि बढ़ती जाती है और फिर एक दिन भी यदि योगासन न कर पाएँ तो बड़ा अजीब लगता है, कुछ छूट गया हो, ऐसा महसूस होता है। योगासन करने के लिए उत्तम समय है—उषःकाल—अर्थात् भोर का समय। किंतु अपनी सुविधा के अनुसार सूर्योदय या सूर्यास्त, जो भी संभव हो, समय निश्चित किया जा सकता है। परंतु एक बार एक समय नियत करने पर उसमें बार-बार परिवर्तन न करें। हालाँकि कभी एकाध बार नित्य के समय पर योगासन करना संभव न हो तो अन्य समय पर भी कर सकते हैं। एक समय निश्चित करने से अपनी दिनचर्या में भी नियमितता आ जाती है। सुबह के समय शरीर सख्त रहता है, इसके कारण अभ्यास सहजता से नहीं हो पाता। सुबह मन तरोताजा रहता है। शाम को शरीर लचीला होता है, पर मन थका हुआ होता है। थोड़ा समय सुबह और थोड़ा भाम को विभाजित करके अभ्यास करना संभव है। परंतु आसनों का चयन समय और क्षमता के अनुसार करना पड़ता है। शरीर-मन की स्थिति को ध्यान में रखकर समयानुसार आसन-क्रम में परिवर्तन करने से लाभ होता है। आसन सीखने का क्रम अलग, सीखने के बाद करने का क्रम अलग। यह क्रम नवप्रशिक्षु और प्रवीण होनेवालों के लिए भी एक जैसा नहीं होता। साथ ही नया आसन सीखने के बाद उसे अभ्यास में कौन से क्रम पर रखना है, इस बारे में भी तो सोचना पड़ता है। आसन के क्रम को बदलने से उसके अलग ही लाभों का अनुभव होता है। इसलिए आसनों को क्रमबद्ध करना एक स्वतंत्र विषय है। इस संदर्भ में आगे अधिक विस्तार से विचार करेंगे।

आरंभ में प्रतिदिन आधे घंटे से अधिक समय नहीं लगता, पर आगे चलकर जैसे-जैसे प्रगति होती जाएगी और रुचि बढ़ती जाएगी वैसे-वैसे अभ्यास की अवधि अपने आप बढ़ती जाएगी। तरोताजा होते हुए अच्छे अभ्यास के लिए सुबह और दिन भर के काम के बाद थकान मिटाकर तरोताजा होने के लिए शाम को, इस तरीके से भी कुछ दिन अभ्यास करने

में कोई बुराई नहीं। आसनावस्था में रहने का प्रत्येक आसन के लिए समय अलग-अलग होता है। आरंभ में आसन-क्रिया उतनी ठीक न कर सकने के कारण वही आसन दो-चार बार किया जाना चाहिए।

आसन अभ्यास के लिए आवश्यक शरीर-शुद्धि के संबंध में भी कुछ साधन होते हैं। परंतु महत्त्वपूर्ण नियम जो ध्यान में रखने होंगे, वे हैं—शौच, स्नान और भोजन संबंधी। आसन का अभ्यास आरंभ करने से पूर्व मूत्राशय और आँतें रिक्त होनी चाहिए। विशेष रूप से कठिन आसन करने के पूर्व इसका ध्यान रखना होगा। अभ्यास के दौरान यदि महसूस हो तो मूत्राशय और आँतों को रिक्त किया जाए और उसके पश्चात् ही अगला अभ्यास किया जाए। योगासनों के बाद पसीने से शरीर चिपचिपा हो जाता है, उस समय आवश्यकतानुसार पंद्रह मिनट के बाद स्नान किया जा सकता है। अभ्यंग स्नान के तत्काल बाद आसन न किए जाएँ। कम-से-कम बीस मिनट का समय बीतने दें। आसन यथासंभव खाली पेट किया जाए। पर यदि संभव न हो तो अभ्यास के आधा घंटा पूर्व चाय या कॉफी पी सकते हैं। पर भोजन के बाद चार घंटे के बीच के समय में आसन न करें। अभ्यास के पश्चात् कम-से-कम आधे घंटे के बाद थोड़ा कुछ खाने या एक घंटे के बाद पूरा भोजन कर सकते हैं। तेज धूप में चलकर आने के बाद तत्काल आसन करने न बैठ जाएँ।

स्वच्छ और हवादार स्थान में, समतल भूमि पर कंबल बिछाकर आसन करें। आसन करते समय चेहरे की स्नायु, नाक, कान, गला, आँखें अथवा श्वसन-क्रिया पर अतिरिक्त तनाव न आने पाए। केवल शरीर क्रियाशील रहना चाहिए। दिमाग स्वस्थ एवं सजग हो, श्वास-उच्छ्‍वास नाक से ही किया जाना चाहिए। आसन करते समय अथवा आसन में स्थिर होने पर साँस को रोके मत रखिए। आसनों की जानकारी में दी गई श्वसन तकनीक पर ध्यान दें।

आरंभ में आँखें खुली रखें, जिससे स्वयं जो कुछ कर रहे हों, उसमें होनेवाली गलतियाँ ध्यान में आएँगी। आगे चलकर जब आसन ठीक करने लगें तो आँखें बंद कर सकते हैं। जो पुरानी व्याधि से पीड़ित हों अथवा कोई तकलीफ हो, या जिनकी शल्य-क्रिया हुई हो अथवा अन्य कोई गंभीर रोग हो, वे अनुभवी शिक्षकों के मार्गदर्शन में ही योगासन करें। आसन करते समय स्वच्छ और अनुकूल कपड़े पहनें। कपड़े इतने ढीले हों, जिनमें शरीर का हिलना-डुलना सहजता से किया जा सके। पुरुष लँगोट अथवा

ब्रीफ और ऊपर टी-शर्ट अथवा बनियान पहनें, महिलाएँ शर्ट अथवा सलवार और टी-शर्ट पहनें। (शर्ट-सलवार पहनना संभव न होने पर साड़ी भी पहन सकती हैं।)

शुभ कार्य आरंभ करते समय अंतरात्मा को प्रणाम करना पहला संस्कार है। उसके अनुसार योगासनों का अभ्यास आरंभ करने के पूर्व आलथी-पालथी मारकर बैठें, हाथ को जोड़कर प्रणाम कर, आँखें बंद करके एकाग्रचित्त से कुछ क्षण शांत बैठें। उसके बाद मन-ही-मन अपने इष्ट देवता का स्मरण करके अथवा महर्शि पतंजलि की प्रार्थना से आरंभ करना चाहिए। आरंभिक प्रार्थना के कारण अंतर्मुख होना संभव होता है। शरीर शांत और स्थिर होता है। आसन करने के लिए शरीर और मन दोनों तैयार हो जाते हैं।

□

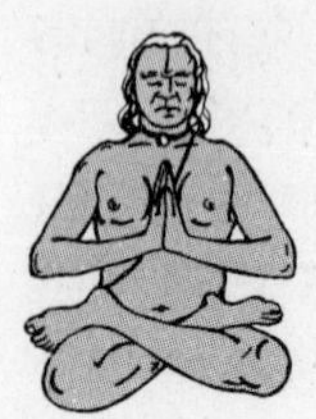

देह ईश्वर का मंदिर

स्वास्थ्य उत्तम रखने के लिए अष्टांग योग में आसनों का विशेष महत्त्व है। आसनाभ्यास के द्वारा साधक अपने शरीर एवं मन पर नियंत्रण कर लेता है और उसे आत्मा का वाहक बनाता है। शरीर की रचना भी अद्‌भुत है। हमारा शरीर एक अद्‌भुत, जटिल और फिर भी निश्चित चलनेवाला ईश्वर निर्मित यंत्र है। शरीर की स्नायु, हड्डियाँ, श्वसन संस्थान, रक्त–संचार, पाचन संस्थान, नलिका विहीन ग्रंथियाँ, संतानोत्पादन क्रिया—ये अलग-अलग कार्य-संस्थाएँ हैं। जठर, यकृत, प्लीहा, स्वादुपिंड, छोटी-बड़ी आँतें, मूत्रपिंड, गर्भाशय, हृदय, फेफड़े और मस्तिष्क—इन सभी उपांगों के परस्पर नियंत्रण, सहयोग और समन्वय से शरीर-यंत्र का कार्य जन्म से मृत्यु तक निरंतर जारी रहता है। इन इंद्रियों के साथ ही मनुष्य के शरीर में मन अथवा चित्त जैसी सूक्ष्मेंद्रियाँ भी होती हैं। उनसे पैदा होनेवाली अलग-अलग वृत्तियों का मनुष्य के शरीर पर असर होता है। हमारे शरीर में तीन सौ से ज्यादा जोड़ और सात सौ से ज्यादा स्नायु हैं। पूरी मज्जा-तंतुओं का, यानी चेतना-तंतुओं का एक सीधा धागा बनाएँ तो उसकी लंबाई मुंबई से लंदन तक बैठेगी। शरीर की सभी रक्त नलिकाओं को परस्पर जोड़ने पर उनकी लंबाई 96 हजार किलोमीटर होगी। फेफड़े रक्त में 250 मिलीलीटर प्राणवायु छोड़ते हैं। वायुकोश सहित फेफड़े अगर सीधे फैलाए जाएँ तो उनकी लंबाई और चौड़ाई एक टेनिस कोर्ट के जितनी हो जाएगी। प्रति मिनट हृदय के 70 स्पंदन होते हैं और सामान्यतः 5 लीटर रक्त बाहर भेजा जाता है।

ऐसे शरीर-यंत्र पर नियंत्रण पाकर तथा उसका परिष्कार करके उचित दिशा देना आसान नहीं है। इसके लिए उपयुक्त मार्ग भी सर्वांग, सर्वस्पर्शी और अचूक होना चाहिए। योगासनों के रूप में यह मार्ग उपलब्ध है। आसनों की संख्या अनगिनत है। गोरक्षनाथ ने कहा है–'आसनानि च तावन्ति यावन्त्यो

जीव जातयः।' पृथ्वी पर जितने सजीव प्राणी हैं उतने प्रकार के योगासन हैं। इस अर्थ में योगासनों की संख्या 84 लाख है। इस बात में शायद अतिशयोक्ति लगे, पर यह तथ्य एकदम सत्य है। ऋषि-मुनियों ने विश्व भर के प्रत्येक प्राणी की शरीर रचना और उसकी गतिविधि का विचार करके अलग-अलग योगासनों की रचना की। आसन के प्रकारों में निहित बारीकियाँ देखने पर समझ में आता है कि उसके निर्माणकर्ता को मानव के शरीर और उसकी अंतर्व्यवस्था का, उसके अलग-अलग कार्यकलापों का और परिणामों का अचूक ज्ञान था। शरीर के किसी अंग की गतिविधि जरा सी बदलने से उसका अलग असर होता है, इसका अनुभव हम कर सकते हैं। प्रयोग के लिए—सीधे खड़े हो जाइए। दोनों हाथ दोनों तरफ खींचकर फैलाइए। हथेली जमीन की ओर हो, थोड़ी देर उसी स्थिति में रहिए। अब हाथ को तनी हुई स्थिति में ही रखते हुए हथेलियों को छत की ओर मोड़िए और देखिए हाथ के बाहर की ओर—अर्थात् अँगूठे के पूरे किनारे में अलग ही एहसास होता है। खास तौर पर ऊपरी बाँह का पिछला हिस्सा, कंधे की खलिका (सॉकेट) के पास का पीठ का भाग और कंधे के पंखे—इन सभी भागों पर विशेष तनाव महसूस होता है। शरीर की स्थिति और उसका परिणाम, इस दृष्टि से हाथ के तलवों को जमीन की ओर की स्थिति और तलवों की छत की ओर की स्थिति—ये दो आसन हुए। इस प्रकार अगर हर आसन में अलग-अलग गतिविधियाँ की जाएँ तो पता चलेगा कि शरीर की गतियों की दिशाएँ कुल 84 लाख तक हैं। अर्थात् हमारे पूर्वजों ने उतने ही आसन गिनाए हैं। हमारे शरीर में अनगिनत कोशिकाएँ हैं।

सामान्य व्यक्ति को कुछ मूलभूत आसनों का अभ्यास करने पर वांछित लाभ होगा। आसनाभ्यास ध्यानपूर्वक करना जरूरी है। जिस शरीर को संस्कारित करके नियंत्रण में लाना है, उसकी जानकारी होना आवश्यक है। हमें अपने शरीर, उसकी आंतरिक रचना, अलग-अलग इंद्रियों और उनके कार्य आदि की विशेष जानकारी नहीं होती। बचपन में माता-पिता कुछ सामान्य परिचय करा देते हैं, उँगली पकड़कर चलना सिखाते हैं, हाथ से कौर उठाना सिखाते हैं और शरीर के इस यंत्र को शुरू कर देते हैं। उसकी आंतरिक रचना के कारण वह इतना सुचारु रूप से कैसे चलता रहता है, इस बात की जानकारी लेने की जरूरत महसूस नहीं होती। लेकिन आगे चलकर हमारी ही गलतियों से या आयु के बढ़ने पर यह यंत्र यदा-कदा कुछ शिकायतें करने लगता है। बीच-बीच में कुछ बिगड़ने भी लगता है। तब इसके बारे में जानने की जरूरत महसूस होने लगती है। हम शरीर के सामान्य अंग, उनके नाम,

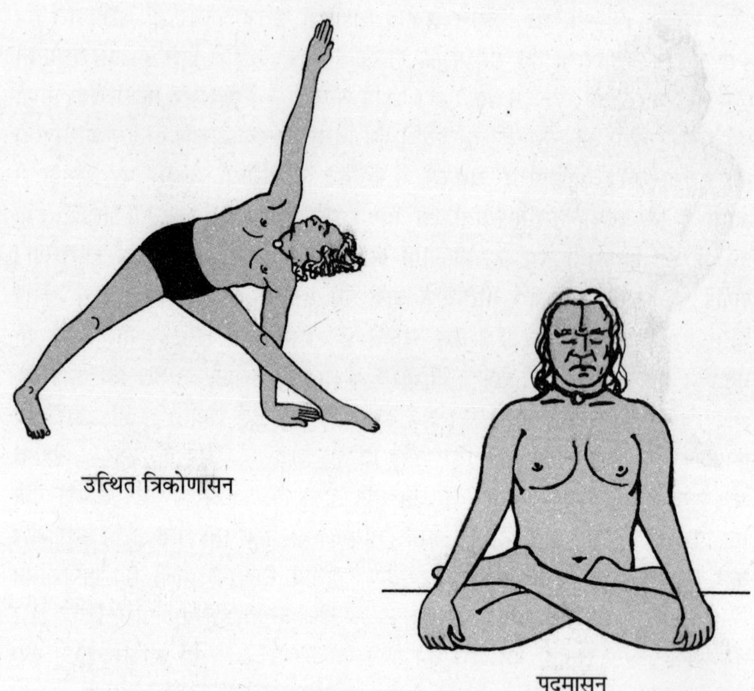

उत्थित त्रिकोणासन

पद्मासन

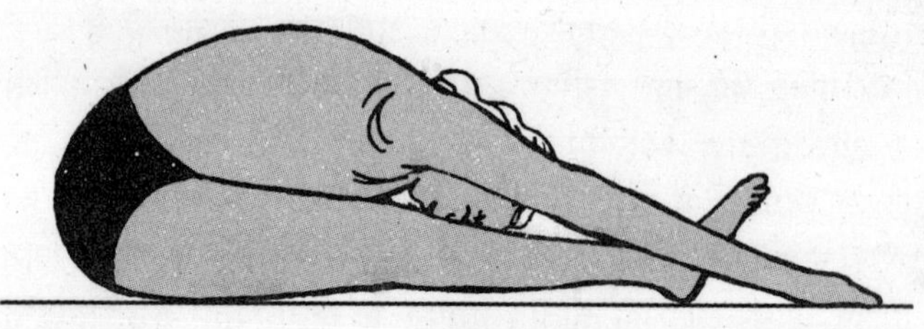

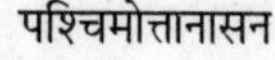

पश्चिमोत्तानासन

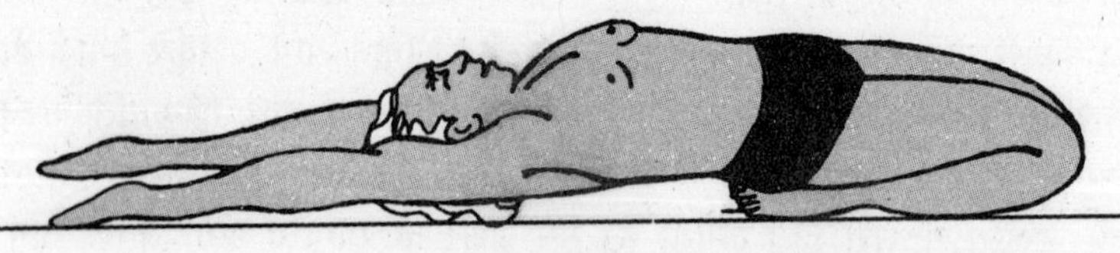

सुप्तवीरासन

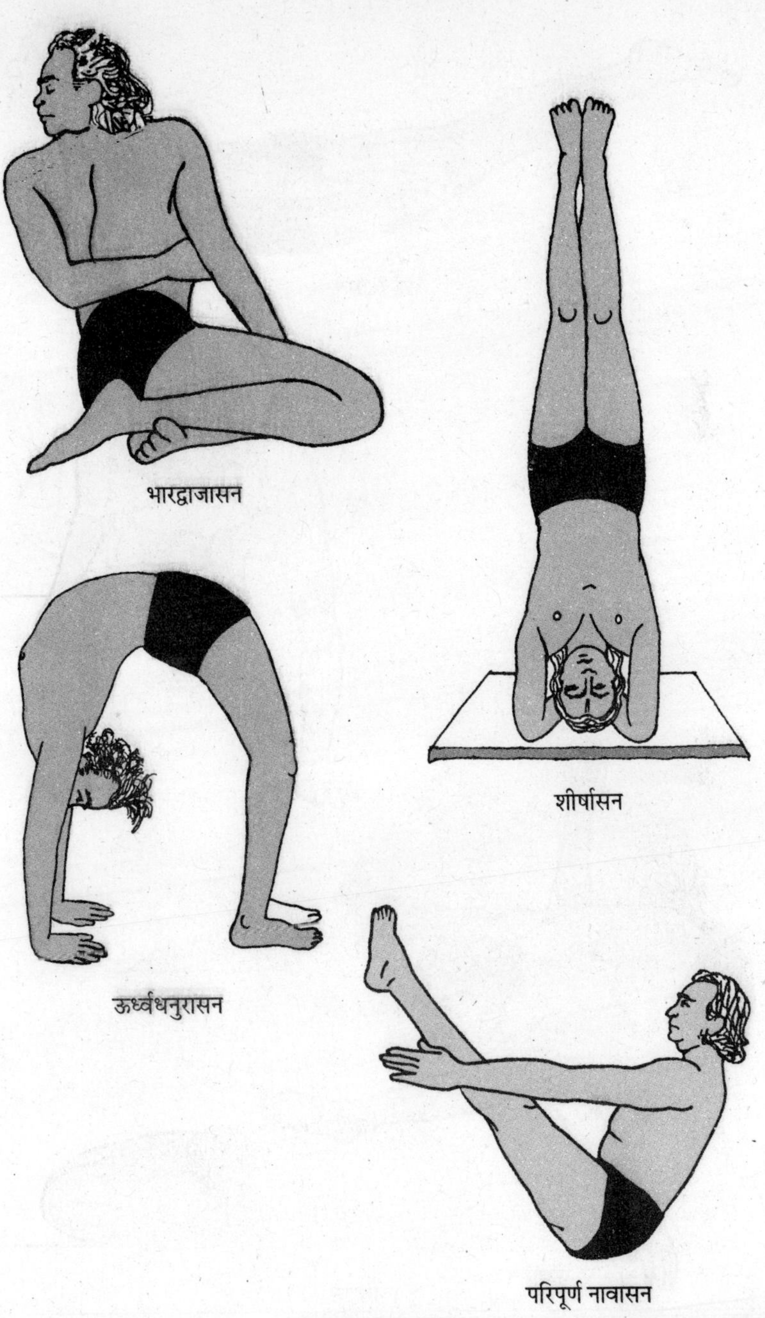

भारद्वाजासन

शीर्षासन

ऊर्ध्वधनुरासन

परिपूर्ण नावासन

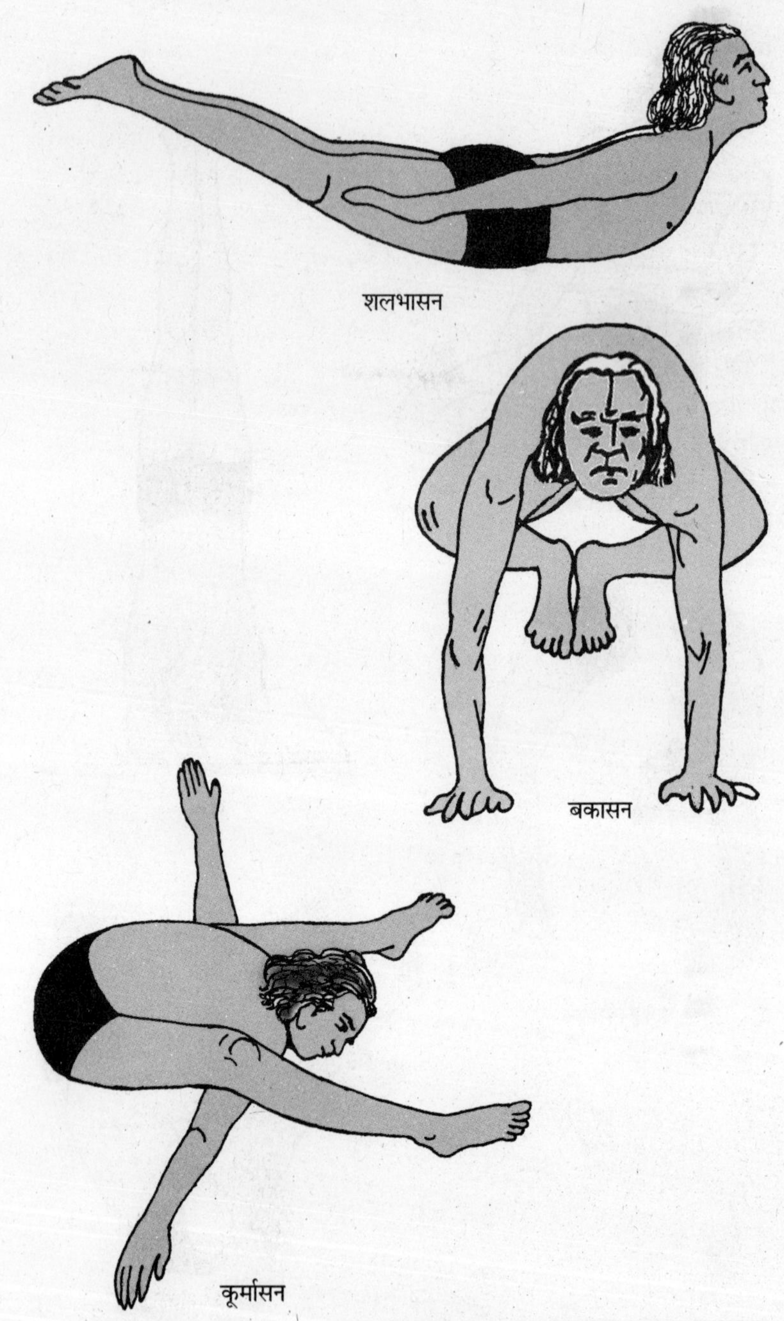
शलभासन
बकासन
कूर्मासन

स्थान और कार्य के बारे में नहीं जानते। हाथ की पाँचों उँगलियों के नाम तक नहीं बता सकते। यहाँ तक कि बायाँ-दायाँ भी तुरंत समझ नहीं पाते। नवप्रशिक्षु को तो यहीं से आरंभ करना पड़ता है। यही उसकी आरंभावस्था है। अपने ही शरीर को जान लेने की इस दशा में आसनाभ्यास सिर्फ शारीरिक सार का ही होता है। अर्थात् 'अपने ही आप को पहचानिए' वाली दशा होती है। आगे चलकर जैसे-जैसे आसन-अभ्यास बढ़ता जाता है वैसे-वैसे उसे अपने मन, उसमें आनेवाले बदलाव, मन के अलग-अलग स्तरों पर होनेवाली स्वभाव-भिन्नता की पहचान होने लगती है। उसके सामने प्रश्न खड़े हो जाते हैं कि 'मैं ऐसा क्यों हूँ, मैं वास्तव में कैसा हूँ, आदि। फिर उसे इनके उत्तर भी योगाभ्यास में ही ढूँढ़ने पड़ते हैं। किसी कुशल किसान के समान वह अपने शरीर-मन रूपी खेत को योगासन की तपस्या से जोतता है, उसे खाद-पानी देता है, तब कहीं उसकी साधना को, शरीर और मन को स्वास्थ्य तथा शांति की आनंददायक फसल मिलती है।

□

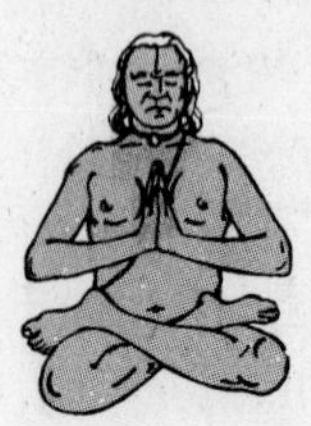

समस्थिति

मनुष्य को जीने के लिए जिस प्रकार हवा, पानी और अन्न की जरूरत होती है उसी प्रकार अपनी मनुष्यता बनाए रखने के लिए ज्ञान और कर्म की जरूरत होती है। इस दृष्टि से उसे जो ज्ञानेंद्रियाँ, कर्मेंद्रियाँ मिली हैं, वे उसके लिए हवा, पानी, अन्न के समान ही महत्त्वपूर्ण होती हैं। ज्ञान संवेदना देनेवाला प्रमुख अंग हैं—आँखें और कर्म-प्रवृत्त करनेवाले हाथ और पैर। इन तीनों का सही उपयोग सिखानेवाले आसन ही हैं—खड़े रहने की स्थिति के आसन। इसमें सबसे पहले सीखना है—अपने ही पैरों पर सीधे, सजगतापूर्वक खड़े होना।

'सांख्ययोग' के अध्येता को पंगु और अंधे की एक कहानी सुनाई जाती है। अंधे के कंधे पर बैठकर वह पंगु उसे रास्ता दिखाता है। प्रकृति अंधी है तो पुरुष (आत्मा) पंगु। अंधी प्रकृति चलती है देखनेवाले पुरुष की मदद से। ठीक उसी प्रकार आँखों की मदद से हमें अपने पैरों पर खड़े होना है। एहसास करके और चौकस रहकर हाथ-पैर को हिलाना है और अपने कार्यकलापों तथा उसकी कमियों को अपनी आँखों से जानना है।

समस्थिति, ऊर्ध्वहस्तासन, ताड़ासन

सम यानी समान। जिस आसन में शरीर के दोनों हिस्से (बायाँ-दायाँ) समान, एक जैसी स्थिति में रहते हैं, वह समस्थिति है। जिसमें हाथ ऊपर की ओर तन जाते हैं, उसे ऊर्ध्वहस्तासन और जिसमें शरीर पर्वत के समान (ताड़ के समान) ऊँचा और स्थिर रहता है, वह ताड़ासन कहलाता है। यह आसन और उत्तिष्ठ स्थिति के सभी आसन दरी आदि न लेकर सिर्फ फर्श पर खड़े रहकर करने चाहिए। दरी पर खड़े रहने से पैर फिसलते जाते हैं।

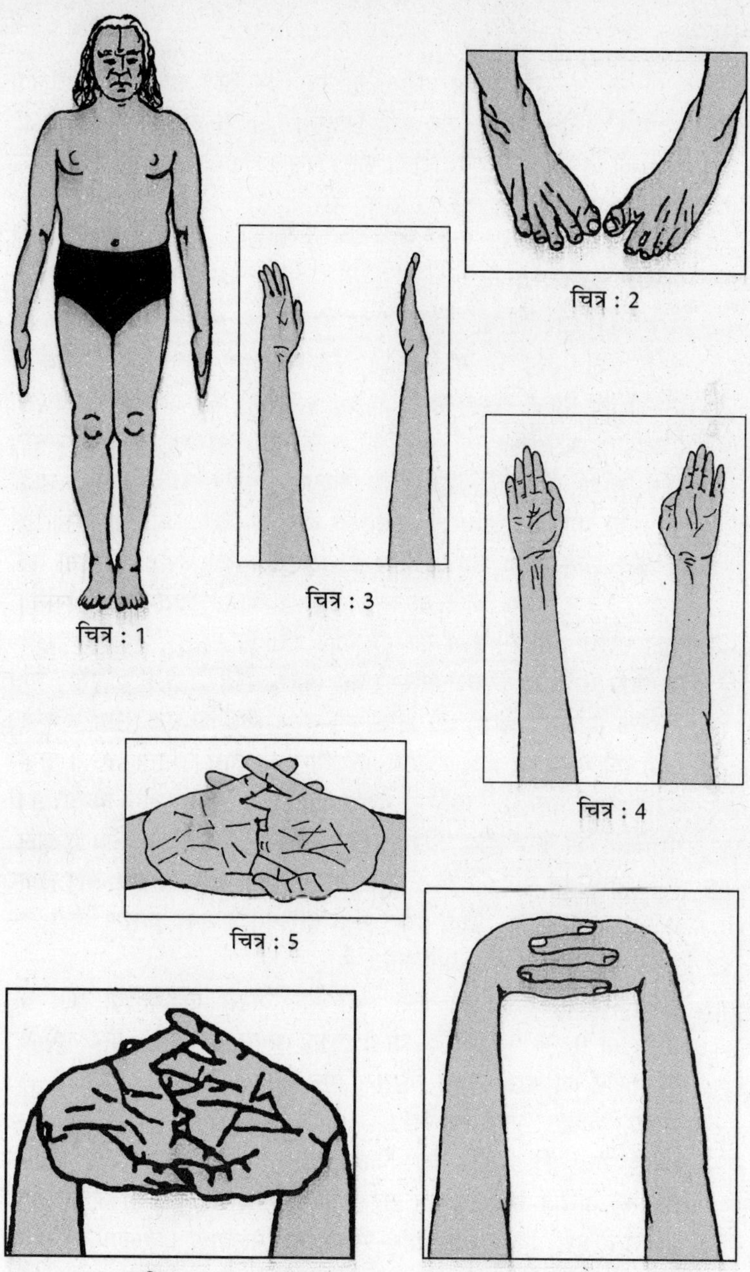
चित्र : 1
चित्र : 2
चित्र : 3
चित्र : 4
चित्र : 5
चित्र : 6
चित्र : 7

विधियाँ

1. दोनों पैरों के अँगूठे और एड़ियों को जोड़कर खड़े रहें। पैर के तलवों को पूरा जमीन पर रखकर उन्हें सिकुड़ा हुआ न रखकर अँगुलियों के बीच की जगहों को पूर्णतः खुला सीधा पसार दें। जिस प्रकार हम धोकर निचोड़ा हुआ कपड़ा सुखाते समय उसके दोनों तरफ के किनारों को तानकर झटकाते हैं, वैसे ही तलवे के बीचोबीच से दोनों तरफ के किनारों को पूरी तरह तानकर जमीन पर फैलाकर रखिए। घुटनों को ऊपर की ओर खींच लीजिए और घुटने की चकतियों (नीकॅप) को सिकोड़ लें। ईख की गाँठ (जोड़) ईख के दोनों गठजोड़ों के बीच के हिस्सों को पकड़े रखती है, उसी प्रकार घुटनों को जकड़कर अग्रजंघा (शिनबोन) और जंघा को अंदर की तरफ खींच लें तथा लाठी के समान सीधे तनकर खड़े रहें। कूल्हों को सिकोड़ लें और जंघाओं की स्नायुओं को ऊपर की ओर खींच लें। जंघा के आगे के हिस्से को बाहर की ओर से अंदर की तरफ मोड़िए और पिछले भाग को अंदर से बाहर की तरफ। जिस प्रकार केले के तने वृत्ताकार और मुलायम होते हैं उसी प्रकार जंघा की स्नायुओं को वृत्ताकार रखिए।
2. अधोदर (उदर के निचले हिस्से) को ऊपर सीधा उठा हुआ रखें। कंधे के पंखे (शोल्डर ब्लेड) को अंदर की तरफ मोड़कर एक सीध में रखें। कंधों को पीछे खींचकर रखिए और सीने को तानें। सीना तानते समय उसके मध्य भाग पर तनाव न देते हुए सीने के किनारे और किनारों की पसलियों को उठा हुआ रखिए। सीने की हड्डी यानी उरोस्थि (स्टर्नम) सीधी तनी हुई रखें। गरदन और सिर को एक सीध में रखें और नजर सामने। आँखों से इधर-उधर मत देखिए। इसके कारण पैरों पर पड़नेवाले भार में फर्क आ जाता है।
3. ऐसे खड़े रहिए जिससे शरीर का भार केवल एड़ियों या पाँव की उँगलियों पर न पड़े, बल्कि दोनों तरफ समान रहे। दाएँ और बाएँ पैर पर शरीर का भार समान महसूस होने दें।
4. श्वास-उच्छ्वास सामान्य रखें।
5. जिन्हें रीढ़ की हड्डी का विकार, कमरदर्द, कशेरुका की चकती (डिस्क) अथवा गर्भाशय का सरक जाना (प्रोलैप्स यूटेरस) आदि कष्ट हों, उन्हें इस प्रकार खड़े रहने से आराम मिलता है। तलवों को अंदर की ओर और एड़ी को बाहर की ओर (चित्र-2) इस प्रकार खड़े रहें।

घुटनों को अंदर की तरफ खींच लें। इससे पैर के पीछे का हिस्सा खिंच जाता है, जिससे मजबूत नींव तैयार होती है और शरीर का भार दोनों पैरों पर समान होता है। एड़ियों के बाहर और तलवों के अंदर की तरफ मुड़ने के कारण रीढ़ की हड्डी की स्नायु दोनों तरफ तनकर उठ जाती है। जिन्हें काम के कारण बहुत देर तक खड़े रहना पड़ता है, उदाहरण के लिए—ट्रैफिक पुलिस, मशीन पर काम करनेवाले, रसायनशाला में काम करनेवाले, वैज्ञानिक अथवा रसोईघर में निरंतर काम करनेवाली गृहिणी—इन सभी को इस प्रकार खड़े रहने से आराम महसूस होता है। इस स्थिति को समस्थिति कहते हैं।

6. श्वास लेते हुए दोनों हाथ कानों की तरफ से सीधे तानकर ऊपर उठाएँ। हाथ के तलवे एक-दूसरे के सामने रखें। उँगलियाँ पूरी तरह से खुली तानकर रखें। (चित्र-3) हथेलियों को आमने-सामने रखने से सीने के बाजू के फेफड़े तन जाते हैं। हथेली को सामने (चित्र-4) मोड़ने से कंधे के पंखे (शोल्डर ब्लेड) अंदर की तरफ हो जाते हैं और बगल का भाग तन जाता है। उँगलियाँ तानकर फैलाने से हथेली और कलाई के जोड़ में खुलापन महसूस होता है। ये दोनों प्रकार ऊर्ध्वहस्तासन के हैं।
7. इस स्थिति में 15 से 20 सेकंड तक रुकिए। श्वासोच्छ्वास को सामान्य रखिए। हथेलियों को अंदर की तरफ मोड़िए और हाथ सामने से नीचे लाइए।
8. अब ताड़ासन के लिए हाथ सीने के सामने जमीन से समानांतर रखिए। हाथ की उँगलियाँ एक-दूसरे में गुँथी हुई रखिए। गुँथे हुए तलवों को कलाई की ओर से मोड़िए। (चित्र-5, 6)
9. हाथ सिर की ओर उठाइए। इसकी ओर मुड़ी हथेलियों को सिकुड़ने न दें और अँगूठे के दोनों सिरों को जोड़िए। अँगूठा मत उठाइए। उँगलियाँ गुँथी हुई होने से कुहनी का जोड़ मुड़ता है। उसे सीधा करने के लिए कुहनी को अंदर की ओर दबाकर रखिए। बगल के पास के सीने के भाग को ऊँचा उठाइए और चौड़ा बनाइए। इस स्थिति में 15 से 20 सेकंड तक सामान्य श्वासोच्छ्वास करते हुए रुकिए। (चित्र-7)
10. साँस छोड़ते हुए हाथ आगे की तरफ जमीन के समांतर रखिए। उँगलियाँ खुली करके हाथ नीचे लाइए और उँगलियाँ दूसरे प्रकार से गूँथिए। फिर यही क्रिया दोहराइए।

उँगलियाँ दोनों तरह से गूँथिए। एक बार बाएँ हाथ की कनिष्ठा को

बाहर की तरफ रखकर दूसरी बार दाएँ हाथ की कनिष्ठा को बाहर रखिए। गुँथी हुई उँगलियों की स्थिति अदल-बदलकर बदलने की यह क्रिया महत्त्वपूर्ण है। कंप्यूटर, चित्रकला और घर का काम आदि कामों में हथेलियाँ एवं उँगलियाँ निरंतर अंदर की तरफ बंद मुट्ठी के समान सिकुड़ी हुई रहती हैं, इसलिए दुखने लगती हैं। ऐसे लोगों को यह क्रिया आरामदायक लगती है।

यह ताड़ासन की स्थिति है। आरंभ में यह आसन दो-चार बार करें। उचित तरीके से खड़े होने का कौशल इस आसन से सीखा जाता है। खड़े रहने की दोषपूर्ण पद्धति और पैरों पर पड़नेवाले कम-अधिक भार के कारण रीढ़ पर तनाव आ जाता है, उसका लचीलापन कम हो जाता है, विकृति पैदा हो जाती है। इस प्रकार की विकृतियाँ इन आसनों से दूर हो जाती हैं। पार्श्वभाग की स्नायु आकुंचित हो जाती है। सीने की स्नायुओं के तन जाने के कारण श्वासोच्छ्वास खुल जाता है, कुहनी व घुटने सीधे हो जाते हैं। हमारे नित्य खड़े रहने की स्थिति में जंघाओं के पीछे के भाग की स्नायुओं को अंदर की तरफ मुड़े रहने के कारण कमरदर्द हो सकता है। ऊपर के आसन में जंघा के पीछे के भाग की स्नायुओं के बाहर की तरफ मुड़ने के कारण कमरदर्द कम हो जाता है। पूरे शरीर का कड़ापन दूर होता है और खुलापन आ जाता है। मन में जोश आ जाता है।

हाथों को ऊपर ले जाना, उँगलियों को गूँथे रखना आदि क्रियाएँ सामान्य लगती हैं, फिर भी महत्त्वपूर्ण हैं। सिर्फ हाथ ऊपर ले जाना अलग और तानकर ऊपर ले जाना तथा उँगलियों को गूँथकर हथेलियों को ऊपर की तरफ मोड़ना अलग। इस प्रकार इन सभी क्रियाओं का असर भिन्न होता है। उदाहरण के लिए, तानकर हाथ ऊपर ले जाने से कुहनी का जोड़ सीधा होकर बगल के पास की पसलियों का भाग लंबा हो जाता है और श्वास की क्रिया खुली हो जाती है। काम के कारण हाथ की उँगलियाँ एक ही स्थिति में बहुत समय रहने से उँगलियों में रक्ताभिसरण कम हो जाता है। वे ठंडी पड़ जाती हैं। इस आसन में उँगलियाँ गुँथी रहने से रक्ताभिसरण बढ़ जाता है। जोड़ों के दर्द की बीमारी की शुरुआत सामान्यतः उँगलियों के जोड़ों से ही होती है। उँगलियाँ गुँथी हुई होने से इन स्नायुओं पर तनाव आ जाता है।

ऊपर बताए गए इन कुछ परिणामों और इस आसन के दौरान प्रत्येक क्रिया के महसूस होनेवाले पहले परिणाम को ध्यान में रखना आवश्यक है। अर्थात् शरीर का जो भाग या अंग तन जाता है, वहाँ दर्द होता है, कलाई के पास, कुहनी के पास या गुँथी हुई उँगलियों के पास ही दर्द होता है। इसका

कारण है उन स्नायुओं अथवा शरीर के उस अंग का पहले कभी भी ठीक तरीके से उपयोग नहीं किया जाना। इसलिए उन स्नायुओं को उस गलत स्थिति में रहने का अभ्यास सा हो जाता है और उन्हें वही अच्छा लगता है। इसलिए इसमें बदलाव के बाद होनेवाला जरा सा भी कष्ट वे सह नहीं सकतीं। वे सुखासीन बन जाते हैं। लेकिन इस सुखासीनता में अनुभव होनेवाला सुख सच नहीं होता। शुरू में सुखासीनता से लगनेवाला 'अमृत' रूपी सुख आगे चलकर दुःखदायी और क्लेशकारक सिद्ध हो जाता है। अतः आसन करते समय आरंभ में छोटे-मोटे दर्द से घबराइए मत। ध्यान रखिए, इसी दर्द में आगामी सच्चा सुख निहित है।

□

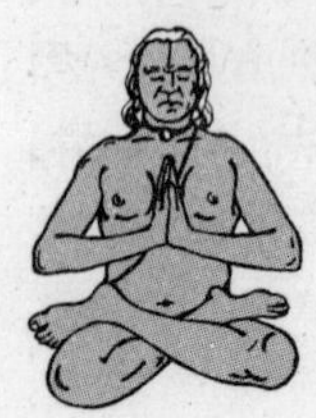

शरीर की भौमितिक रचना

दुनिया में सबसे पहले सिर की तरफ से जन्म लेनेवाला आदमी जीवन भर पैरों पर खड़ा ही रहता है। इस कारण पैरों पर व्यवस्थित और मजबूती से खड़े रहना सीखना महत्त्वपूर्ण है, वरना अपना भार दूसरे पर डालने की नौबत आती है। शरीर का भार निरंतर ढोनेवाले पैरों को सीधी रेखा में न रखने से उन पर आड़ा-तिरछा भार पड़ता है। उसके कारण पाँव से पीठ तक कई बीमारियाँ हो सकती हैं। खड़ी स्थिति के आसनों में शरीर की ठीक रचना, संयोजना और समान भार विभाजन सीखना है।

उत्थित हस्तपादासन

उत्थित यानी तना हुआ, हस्त यानी हाथ, पाद यानी पैर। जिस आसन में हाथ और पैर खींची हुई स्थिति में होते हैं, वह उत्थित हस्तपादासन कहलाता है।

विधि

1. समस्थिति (चित्र-1) में खड़े हो जाइए।
2. दोनों हाथ कुहनियों से मोड़कर सीने के पास लाइए। कुहनी कंधे की सीध में रखिए। पैर घुटने पर थोड़ा मोड़िए (चित्र-2 और 3)। यह स्थिर स्थिति अगली गतिमान क्रिया के लिए है।
3. श्वास लेते हुए कूदकर हाथ और पैर दोनों तरफ फैला दीजिए। कदम की उँगलियाँ सामने और हथेलियाँ जमीन की तरफ मुड़ी हुई हों। दोनों पैरों में साढ़े तीन से चार फीट का अंतर रखें। सामान्य श्वासोच्छ्वास करते हुए इस स्थिति में 20 से 30 सेकंड रुकिए। यह स्थिति है उत्थित हस्तपादासन की। (चित्र-4) आयु की दृष्टि से

कूदना संभव न होने पर समस्थिति में ही पैर और हाथ दोनों तरफ फैला दीजिए।

4. एक बार फिर समस्थिति में आने के लिए फैलाए हुए पैरों के घुटनों को जरा सा मोड़कर और कूदकर कदम मिलाइए तथा हाथों को नीचे कीजिए। इस सरल आसन में कई बातें ध्यान में रखनी आवश्यक हैं। सबसे पहले दोनों पैर एक सीध में रखिए। चाहें तो जमीन पर रेखा खींचकर उस पर खड़े हों। एक पग आगे और दूसरा पीछे रहने पर रीढ़ की स्नायुओं पर पड़नेवाले भार में अंतर आ जाता है। दोनों कदमों के बाहरी तरफ के कोर जमीन पर मजबूती से रखें। कदमों के मेहराब (आर्च) की कमान को उठाए रखें। कदम एक-दूसरे के समांतर रखें। कदमों का गिरना ऊब का लक्षण है और मेहराबों का उठा हुआ होना ऊँची मनःस्थिति का दर्शक है।

पैरों के भीतरी किनारों को घुटने से जंघा तक अंदर की ओर ऊँचा उठाइए। तलवे को एड़ी से उँगलियों की तरफ खींचें। अगर पैर की उँगलियों में सिकुड़न होती है तो समझना चाहिए कि पैर फैलाई स्थिति में खड़े रहने में भय का अनुभव हो रहा है।

घुटनों को कड़ा रखकर जंघा की अगली स्नायुओं को ऊपर की ओर खींचकर पीछे ढकेल दीजिए और पिछली जंघा की पिछली स्नायुओं को ऊपर की ओर खींचे रखिए। उसके कारण पैर फैलाकर खड़े होने का मानसिक भय कम हो जाता है। पैरों पर खिंचाव भी कम होता है और पेट आगे नहीं निकलता। घुटनों की चकतियों (नीकॅप के केंद्र) को बीच से पीछे खींचकर मजबूती से रखिए। छोटे बच्चों की लंबाई बढ़ाने में इससे लाभ होता है।

रीढ़ की हड्डी पूरे तरीके से ऊपर उठाइए। उरोस्थि (स्टर्नम) अर्थात् पसलियों के पिंजरे (रिब केज) के बीच की हड्डी उठाइए और सीना उन्नत रखिए तथा दोनों तरफ फैला हुआ रखिए। हाथ जमीन से समांतर, मजबूत और स्थिर रखिए। बाँह का ऊपरी भाग कंधे की सीध में रखकर कुहनी से सीधे रखिए, अन्यथा गरदन पर भार महसूस होगा। गरदन सीधी और नजर सामने की ओर रखिए।

उपर्युक्त सभी बातों को ध्यान में रखकर एक साथ प्रयोग में लाना और उन पर अमल करना संभव नहीं होगा। दैनिक अभ्यास के समय एक-एक महत्त्वपूर्ण बात को ध्यान में रखकर प्रयोग करें।

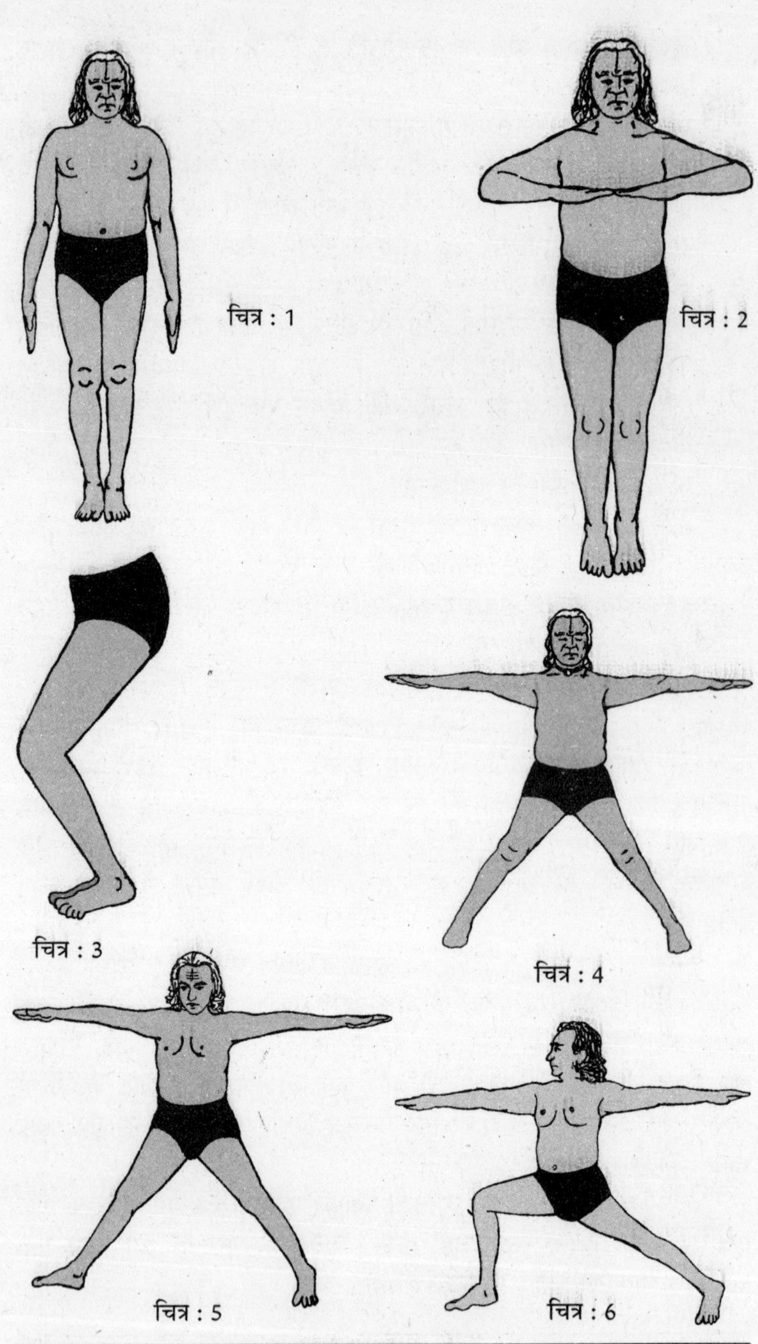
चित्र : 1

चित्र : 2

चित्र : 3

चित्र : 4

चित्र : 5

चित्र : 6

वीरभद्रासन

विधि

1. समस्थिति में उत्थित हस्तपादासन की स्थिति में आइए और खड़े रहिए। (चित्र-4)
2. दायाँ कदम पैर के साथ दाईं ओर 90 अंश में घुमाइए। दाएँ कदम का मध्य, घुटने का मध्य और जाँघ का मध्य एक सीध में लाइए। पिंडली के सामने की हड्डी यानी अग्रजंघा (शिन बोन) और जाँघ की हड्डी एक ही रेखा में हों।
3. बाएँ कदम को पंजे की तरफ 60 अंश अंदर की तरफ घुमाइए। एड़ियों को अंदर मत मोड़िए। जंघा और घुटने अंदर की तरफ नहीं बल्कि बाईं तरफ बाहर की ओर घुमाइए। पाँवों की स्थिति का यह अंतर्विरोध रीढ़ की हड्डी की स्नायुओं के लिए उपयुक्त होता है। दाएँ कदम का अंदरवाला कोर और बाएँ कदम बाहर का कोर जमीन पर मजबूती से रखिए। (चित्र-5)
4. साँस छोड़ते हुए दायाँ पैर घुटने से मोड़िए। दायाँ पैर जाँघ से घुटने तक जमीन से समांतर और टखनों से घुटने तक अग्रजंघा का भाग जमीन से लंब रेखा (90 अंश) में रहने दीजिए, ताकि जाँघ और अग्रजंघा परस्पर समकोण में रहें। बायाँ पैर पीछे मजबूती से रखिए। गरदन घुमाकर दाएँ हाथ की तरफ देखिए। धड़ का हिस्सा सीधा रहने दीजिए।
5. यहाँ तक दाईं तरफ वीरभद्रासन पूरा हुआ। (चित्र-6) इस स्थिति में 20 से 30 सेकंड तक सामान्य श्वासोच्छ्वास करते हुए स्थिर रहिए।
6. साँस लेते हुए दायाँ पैर सीधा कीजिए। कदम को अंदर की तरफ घुमाइए। बायाँ कदम सीधा रखिए। फिर एक बार उत्थित हस्तपादासन में खड़े रहिए।
7. इसके बाद यही कार्य बाईं तरफ दोहराइए और समान समय तक रुकिए, फिर समस्थिति में आ जाइए।

कोई भी आसन सीखते समय पहले आसन की गतिशील क्रिया सीखनी चाहिए। इस आसन में कदम अंदर की तरफ या बाहर की तरफ घुमाना, पैर को घुटने से मोड़ना, मुड़े हुए पैर को समकोण में रखना और उसके बाद सीधा करना—ये गतिमान क्रियाएँ हैं। उसके बाद आसन में स्थिरता लाने के लिए कार्यशील बनना पड़ता है। दोषपूर्ण आसन में स्थिर

रहना बहुत गलत है। उसके लिए आगे दी गई बातों को ध्यान में रखना जरूरी है।

पीछे उल्लिखित बिंदु 2 और 3 के अनुसार कदम घुमाने पर बाएँ पैर की मेहराब का मध्य और दाएँ पैर की एड़ी का मध्य एक सीध में रखिए। दायाँ पैर और कदम बाहर की तरफ घुमाते समय बाईं जंघा और बाईं तरफ़ का कमर का अगला हिस्सा दाईं ओर घूमता है। वैसा घूमने न देना, उन्हें ध्यानपूर्वक सीधा रखना आवश्यक है।

दायाँ पैर मोड़ते समय बाएँ घुटने को मुड़ने न दें। दायाँ पैर गतिशील और बायाँ पैर स्थिर रखना चाहिए। साथ ही अग्रजंघा और जंघा एक-दूसरे के साथ समकोण में होनी चाहिए। यह समकोण अगर ठीक न हो तो शरीर का गठन गलत हो जाता है। दो पैरों के बीच का अंतर कम हो तो घुटना एड़ी से आगे जाता है और लघुकोण बन जाता है। अगर यह अंतर ज्यादा हो जाए तो घुटना पीछे रह जाता है और विशाल कोण बन जाता है। अतः उसे ठीक समकोण में रखने के लिए दो पैरों में उचित अंतर निश्चित करना होगा।

दायाँ पैर मोड़ते समय शरीर भी उसी दिशा में झुक जाता है। उसे वैसे झुकने न देते हुए ध्यानपूर्वक विपरीत दिशा में, अर्थात् बाईं ओर खींचिए और बाएँ पैर की जंघा का बाहर का कोर अंदर की तरफ खींचिए। बाएँ हाथ को दाएँ हाथ से अधिक मजबूत रखिए; लेकिन हाथ को कंधे के पीछे मत जाने दीजिए। रीढ़ की हड्डी को सीधे उठाकर धड़ के दोनों बाजुओं को समांतर रखिए। बहुधा मुड़नेवाले पैर की बाहरी तरफ की कोर सिकुड़ जाती है। उसे ऊँचा उठाइए, ताकि धड़ सीधा रहे।

दाएँ पैर को मोड़ते समय बायाँ हाथ भी नीचे जाता है। उसे कंधे की सीध में लाइए। हाथ-पैरों की स्थिति ठीक करते समय धड़ की स्थिति को मत बदलिए। दोनों हाथ कंधे की सीध में जमीन के समांतर रखिए। अग्रबाहु की द्विशिरस्क स्नायुओं (बायसेप्स) को लंबा कीजिए और पिछले भाग की त्रिशिरस्क (ट्रायसेप्स) स्नायुओं को लटकने न दें। हथेलियाँ नीचे मुड़ी हुई, लेकिन उठाई हुई हों। नीचे पड़ने पर वे भारी हो जाती हैं और ऊपर उठाने से हलकी लगती हैं।

शरीर के पीछे के भाग को अंदर की तरफ लीजिए, लेकिन पेट को फूलने न दें। सिर घुमाकर दाईं तरफ देखते समय गरदन को ऊँचा उठाकर घुमाइए। गले पर दबाव न रखें। गरदन या गले पर दबाव महसूस होने पर आरंभ में कुछ दिन गरदन और दृष्टि को सामने ही रखिए।

समांतरता, समकोण, सीधी रेखा, लंब रेखा आदि शरीर की ज्यामितिक स्थितियाँ महत्त्वपूर्ण होती हैं। उसके कारण बाहर से आसन की सुंदरता दिखती है और उसी के साथ शरीर के गठन में अंतर आ जाता है। साथ ही आंतरिक मनःस्थिति में भी बदलाव आ जाता है। शरीर और मन का घनिष्ठ संबंध है। शरीर के सिकुड़ जाने पर मन में भी सिकुड़न आ जाती है। शरीर में उलझन आने पर मन में भी उलझन पैदा होती है। आसन गलत किए जाने पर शरीर का भार गलत स्थान पर पड़ता है। स्नायु और जोड़ पर पड़नेवाला भार भी गलत हो जाता है। मूलतः कदमों की रचना गलत होने से या कमर का हिस्सा ढीला हो तो हाथ-पैरों का कम-अधिक इस्तेमाल होने से अथवा गरदन झुकी हुई होने से या स्नायुओं के ढीला पड़ने से उनको उचित अभ्यास के द्वारा आसन करके स्नायुओं को ठीक प्रकार से सीखे जाने में समय लगता है। यह अभ्यास सबसे पहले सीखना पड़ता है।

हम पैरों को जान-बूझकर दबाकर शायद ही कभी खड़े होते हैं। खड़े रहकर किए जानेवाले आसनों में यह क्रिया बहुत महत्त्वपूर्ण होती है। जिम्नॉस्टिक्स में जमीन पर आने का जितना महत्त्व है उतना ही खड़े-खड़े किए जानेवाले आसनों में इस क्रिया का है। इससे पिंडलियाँ खिंच जाती हैं और रक्त–संचार बढ़ता है, पैरों में हलकापन महसूस होता है।

खूब दौड़ना, चलना, एक स्थान पर खड़े रहना, पैरों में भारीपन महसूस होना, पिंडलियों में खिंचाव आ जाना, जंघाओं में ऐंठन आ जाना आदि तकलीफों में उत्तम उपाय वीरभद्रासन है। इसमें पेट की स्नायु ऊपर की ओर खिंच जाने के कारण उदर के अंगों का मर्दन होता है। सीने के फैल जाने के कारण श्वसन–क्रिया भी उत्तम होती है।

उत्थित हस्तपादासन खड़े होकर किए जानेवाले आसनों की पूर्व तैयारी है, जबकि वीरभद्रासन उनकी मध्य स्थिति है।

□

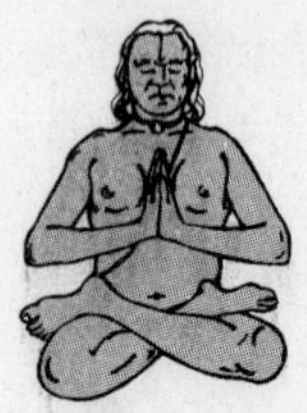

चित्त तक की यात्रा

योगासन स्वास्थ्यदायी कसरत मात्र नहीं है। यह मस्तिष्क के विविध केंद्रों पर उचित असर करके जीव-रासायनिक (बायोकेमिकल) और मनः–रासायनिक परिवर्तन करके उचित मनोसंस्कार करनेवाला, अर्थात् चित्तवृत्ति-निरोधक शास्त्र है। चित्तकोश अर्थात् मन, बुद्धि, अहंकार—तीनों के सम्मिलित कार्य से निर्मित चित्त, इन चारों घटकों से निर्मित है चित्तकोश। ये चारों अंग अलग होते हुए भी एक-दूसरे में बिलकुल एकरूप होते हैं। उनका कार्य परस्पर संगठित होते हुए भी बहुत जटिल है। चित्त के इस विशेष स्वरूप के कारण चित्त, उसके अंगों तथा उसकी वृत्तियों का आकलन बुद्धि को तुरंत नहीं हो पाता। चित्त के अस्तित्व का एहसास होना, उसका ज्ञान होना, उसके अंगों का एकत्रित और स्वतंत्र रूप से विश्लेषण करना तथा उस पर काबू पाना उतना सरल नहीं। रेशम की लच्छियों को जिस प्रकार धीरे से और हलके हाथ से सुलझाना पड़ता है, उसी प्रकार चित्त को भी बहुत कोमलता से खोलना पड़ता है, अन्यथा उलझन और भी बढ़ जाती है। चित्त तक पहुँचने की यह यात्रा बाहर से अर्थात् स्थूलतम शरीर से शुरू होती है। शरीर और उसके अंतर्यामी होनेवाला मन मानो कटहल और उसके भीतर के कोये जैसा होता है। बाहर की कँटीली मोटी छाल को काटकर उसके भीतर के गूदे के चिपचिपे आवरण में फँसे हुए कोये निकालना जितना कष्टमय होता है, वैसा ही बाह्य स्थूलतम शरीर से सूक्ष्म मन तक पहुँचने की यात्रा भी बहुत कठिन है। कटहल को काटते समय हाथ और चाकू पर तेल लगाना पड़ता है, वरना अंदर की चिपचिपाहट हाथ में चिपक जाती है। चित्त की ऊपर की परत मानो मन और बाह्य स्थूलतम शरीर भी एक-दूसरे के साथ चिपके हुए होते हैं। आंतरिक कोमलता से उसे खोलना पड़ता है। यह कठिन और कलात्मक कार्य योगासन करते हैं। योगासन बाह्य शरीर से आंतरिक मन तक पहुँचने का मार्ग

आसान कर देते हैं। योगासन में शरीर पर आनेवाले अलग-अलग खिंचावों से शरीर का बाह्य स्थूल कवच ढीला पड़ जाता है और मन तक पहुँचने का मार्ग खुल जाता है। शरीर और मन का सीधा संबंध है। शरीर की प्रत्येक बदलती छाया मन पर पड़ती है। शरीर खुल जाने पर मन भी खुल जाता है। चपल शरीर के साथ मन भी चपल हो जाता है। शरीर और मन की मृदुता और कभी-कभी दृढ़ता, दोनों जरूरी होती हैं। योगासनों से शरीर चपल बनता है और दृढ़ भी। परिणामतः मन में भी ये दोनों गुण उतर जाते हैं। शरीर पर किया गया नियंत्रण मन के लिए उपयोगी सिद्ध होता है।

उत्थित पार्श्वकोणासन

उत्थित यानी उठा हुआ, पार्श्व यानी बगल। इस आसन में शरीर एक तरफ कोण में तनी हुई स्थिति में रहता है।

विधि

1. समस्थिति (चित्र-1) में खड़े होकर उत्थित हस्तपादासन में आइए (चित्र-2)।
2. दाएँ पग को टाँग सहित दाईं ओर 90 अंश में घुमाइए और बाएँ पग को 60 अंश अंदर की तरफ।
3. बाएँ पैर को सीधा तना हुआ चुस्त और घुटने को कसा हुआ रखिए। दायाँ पैर घुटने पर 90 अंश से मोड़िए। नजर सामने रखिए और सिर को सीधा रखिए। यहाँ तक की स्थिति वीरभद्रासन की (चित्र-4) है।
4. साँस को छोड़ते हुए दायाँ हाथ दाएँ पैर के पीछे की तरफ से जमीन की ओर नीचे लाइए और दाएँ पग की बाहरी तरफ जमीन पर टिकाइए। दाएँ हाथ की उँगलियाँ पग की उँगलियों के समांतर रखिए। शुरू में पहले हथेली जमीन पर टिका न सकें तो पंजे को उलटे कपनुमा करके उँगलियाँ टिकाइए। दाएँ घुटने को आगे न लाते हुए दाईं ऊपरी बाँह की ओर ले जाइए और उसे धकेलिए। बायाँ हाथ सीधा रखिए। इस स्थिति में सीने के दोनों किनारे फैलाइए (चित्र-5)। दायाँ और बायाँ हाथ एक ही सीध में और जमीन से लंब रेखा में रखिए। कंधों को फैलाइए, यानी अगली क्रिया करते समय सीने को चौड़ा फैलाइए, जिससे सीना और गरदन सिकुड़ न जाएँ।
5. बायाँ हाथ बाएँ कान के ऊपर एवं सिर के ऊपर से दाईं ओर ले जाइए।

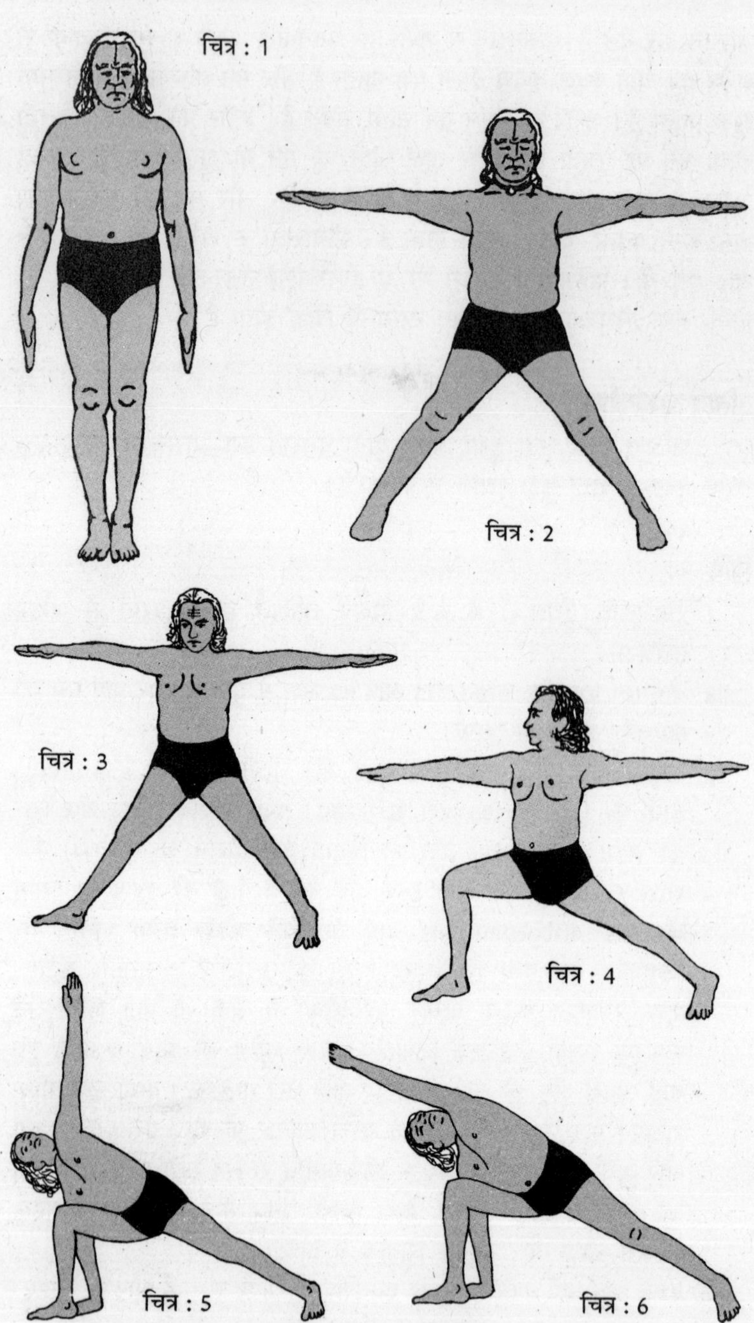
चित्र : 1
चित्र : 2
चित्र : 3
चित्र : 4
चित्र : 5
चित्र : 6

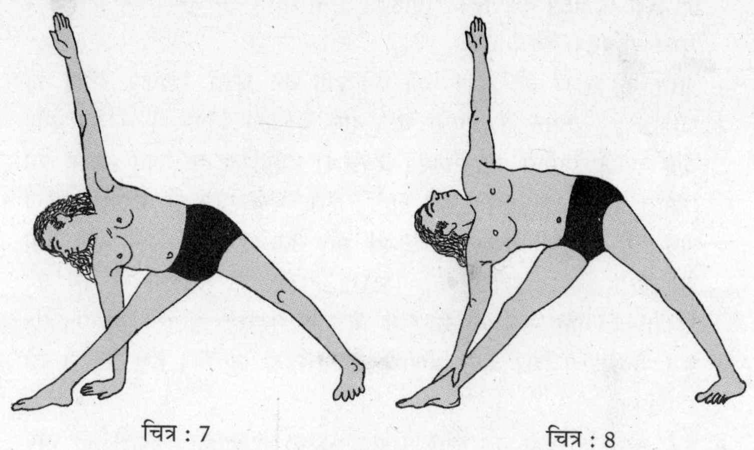

चित्र : 7　　　　चित्र : 8

हथेली को जमीन की दिशा में रखिए। बायाँ हाथ और बाईं पसलियों का कटिबंध तक का भाग सीधे खींचिए। सिर को ऊपर उठाकर घुमाइए और छत की ओर देखिए। यहाँ तक दाईं तरफ का उत्थित पार्श्वकोणासन पूर्ण हो जाता है। (चित्र -6)

6. इसी स्थिति में सामान्य श्वास लेते हुए 20 से 30 सेकंड तक रहिए।
7. साँस लेते समय दायाँ हाथ और संपूर्ण शरीर को ऊपर उठाते हुए पैर को सीधा कसा हुआ रखिए और सीधे खड़े रहिए। पग सामने घुमाइए और उत्थित हस्तपादासन में आ जाइए।
8. यही आसन बाईं तरफ ऊपर के क्रमानुसार कीजिए।

उत्थित त्रिकोणासन

उत्तिष्ठ स्थिति में किए जानेवाले इस आसन में शरीर को तीन कोणों में मोड़ा जाता है और शरीर तने हुए त्रिकोण जैसा दिखाई देता है। मनुष्य— अर्थात् शरीर, मन और आत्मा का त्रिकोण। यह आसन उस त्रिकोण का मानो प्रतीक ही लगता है।

विधि

1. समस्थिति में (चित्र-1) खड़े होकर उत्थित हस्तपादासन में आइए। (चित्र-2)
2. दायाँ पैर टाँग सहित दाईं ओर 90 अंश में घुमाइए और बायाँ पैर

60 अंश में अंदर की तरफ घुमाइए। दोनों टाँगों को घुटने पर सीधे और चुस्त रखिए। (चित्र-3)

3. जाँघ के ऊपर की तरफ की स्नायुओं को चुस्त रखकर साँस को छोड़ते हुए कमर से अपना धड़ दाएँ पैर की दिशा में मोड़िए और दाईं हथेली जमीन पर रखिए। (चित्र-4) नवप्रशिक्षु के लिए हथेली को जमीन पर रखना संभव नहीं होता। अतः लचीलेपन के अनुसार पहले अग्रजंघा, बाद में टखना (चित्र-8) और आखिर में जमीन—इस क्रम से जाना होगा। हथेली को एकदम जमीन पर टिकाने से धड़ का हिस्सा पैर की रेखा के सीध में नीचे न मुड़कर सामने झुकेगा। पर इस स्थिति में सिर आगे और कूल्हे पीछे हो जाएँगे। इस स्थिति को टालिए।
4. बाएँ हाथ को कंधे की सीध में सीधे ऊपर ले जाइए। इससे वह दाएँ हाथ की सीध में आ जाएगा। यह हाथों का सरल कोण बन गया। बाएँ पंजे को सीधे रखिए। गरदन को घुमाकर बाएँ हाथ के अँगूठे पर दृष्टि स्थिर रखिए। यहाँ तक दाईं तरफ का उत्थित त्रिकोणासन पूरा हो जाता है। (चित्र-4)
5. इस स्थिति में सामान्य साँस लेते हुए 20 से 30 सेकंड स्थिर रहिए।
6. साँस लेते हुए धड़ को उठाकर सीधा कीजिए। पंजों को सामने लाकर उत्थित हस्तपादासन में आइए।
7. यही आसन बाईं तरफ से यथाक्रम कीजिए।

ऊपर के दोनों आसनों में अगली बातों को सतर्कतापूर्वक व्यवहार में लाना है।

1. जमीन पर टिके हुए हाथ के कंधे के पंखे (शोल्डर ब्लेड) को पीठ में कूबड़ न निकालते हुए अंदर की तरफ खींचिए। हाथ नीचे लेते समय साँस छोड़िए और कंधे के पंखे को अंदर लेते समय साँस लीजिए। उस तरफ के कूल्हे को अंदर खींचिए।
2. जमीन पर टिका हुआ पंजा हल के समान जमीन पर जमाकर साँस लेते हुए सीने को छत की ओर घुमाइए।
3. सीने के दोनों किनारों को बगल की तरफ फैलाकर उन्हें ऊपर उठाइए और इस प्रकार दोनों दिशाओं में सीने को फैला दीजिए।
4. आसन को दाईं तरफ करते समय धड़ दाईं ओर झुकाया जाने पर भी पूरे शरीर का भार दाईं ओर न डालिए। बाएँ पैर की बाहरी कोर को

कड़ा बनाइए और बाएँ पग के बाहरी किनारे को जमीन पर दबाकर मजबूत रखिए।

5. उरुसंधि (ग्राइन) के पास की जंघा के अंतर को बढ़ाने का प्रयास करें।
6. इन दोनों आसन-स्थितियों में कूल्हे सिकुड़े हुए, बाएँ घुटने के पीछे का बाहरी कोर तना हुआ और सीना, पार्श्वभाग व पैर एक सीध में रहने चाहिए। शरीर के हर अंग को खींचिए। रीढ़ की हड्डी को इस प्रकार तानिए कि सभी हड्डियाँ और पसलियाँ खुली हो जानी चाहिए।

उत्थित पार्श्वकोणासन और उत्थित त्रिकोणासन, दोनों आसन सामान्यतः समान ही हैं। दोनों में शरीर बाहरी किनारों से खोला जाता है। एक में एक पैर को मोड़कर या दूसरे में पैर को सीधा रखकर शरीर बगल में झुकाया जाता है। उत्थित पार्श्वकोणासन में शरीर को झुकाते समय मन को भी विनम्र बनाना पड़ता है और उत्थित त्रिकोणासन में मजबूत शरीर के साथ मन को भी दृढ़ रखना पड़ता है।

आसन में आसान और कठिन दोनों प्रकार की क्रियाएँ होती हैं। पैर को झुकाना एक सहज और आसान क्रिया है, पर उसे दृढ़ रखना सोद्देश्य क्रिया होने के कारण कठिन और कष्टसाध्य है। सहज क्रिया करने की ओर पहले ध्यान जाना बहुत स्वाभाविक है तो कष्टसाध्य क्रिया की ओर मन को प्रयासपूर्वक केंद्रित करना पड़ता है। इस दृष्टि से साधक को चाहिए कि वह इन दो आसनों में से पहले उत्थित पार्श्वकोणासन सीखे। उसके बाद उत्थित त्रिकोणासन सीखे। इससे कठिन क्रिया करते समय मन कैसे उसमें रत कर दे, इसे समझना संभव होता है। उत्थित त्रिकोणासन में हम जिस तरफ धड़ को झुकाते हैं, उस तरफ का पैर मुड़ जाता है। उसे सीधे रखने के लिए पग को जमीन पर दृढ़ रखकर जाँघ की हड्डी को उरुसंधि (ग्राइन) की ओर खींचना पड़ता है। यह सोद्देश्य क्रिया मुश्किल होती है; लेकिन पहले उत्थित पार्श्वकोणासन सीखने के कारण उत्थित त्रिकोणासन की यह कठिन क्रिया सुलभ हो जाती है।

□

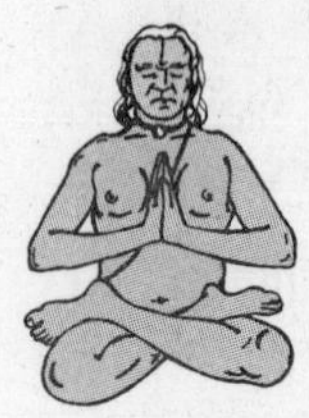

योगमाता योगिका

भारतीय संस्कृति में जीवनोद्धार के लिए जो षट्कलाएँ मानी गई हैं, वे हैं—योगिका (योगविद्या), मल्लिका (मल्ल विद्या, क्रीड़ा आदि), नाट्य (नाटक, अभिनय कला), संगीतिका (संगीत, ताल, लय, वादनकला), व्यावहारिक (खेती, व्यापार, उद्यम), धानुष (धनुर्विद्या, युद्धकला)। ओजस्वी योग की नैतिक, शारीरिक, मानसिक, बौद्धिक और चैतिक ठोस नींव अष्टांगों से सुशोभित है। वही सभी कलाओं का मूल है। अष्टांग योग-साधना के कारण व्यक्ति की शारीरिक, मानसिक, बौद्धिक तथा आत्मिक उन्नति होती है। योगविद्या एक श्रेष्ठतम कला है। यह व्यक्तिगत और आत्मनिष्ठ गुणों को बढ़ानेवाली, मन और चित्त को संपन्न करनेवाली है, बुद्धि को सर्जनशीलता देनेवाली, कल्पना की ऊँची उड़ानें भरनेवाली और क्षितिज को विस्तृत बनानेवाली है। नवनवोन्मेषशालिनी प्रज्ञा प्रदान करनेवाली है। तभी इसे षट्-कलाओं में अग्रतम, अर्थात् मातृपद का सम्मान प्राप्त है। योगिका योगमाता की तरह है। किसी भी कला के अभ्यास में नैतिक अधिष्ठान, शरीर का स्वास्थ्य, बल-वीर्य आदि गुण, चतुराई, निर्भयता, एकाग्रता और गंभीरता आदि गुणों की जरूरत होती है। साथ ही बुद्धि-कौशल, संकल्पना, कल्पना-शक्ति, निर्मिति-क्षमता, आयोजन, अनुशासन, सृजनशीलता, शांत मन, प्रसन्न व्यक्तित्व, अस्मिता रूपी शुद्ध अहंकार आदि गुणों का विकास योगाभ्यास करने से होता है। इससे अन्य कलाओं के अभ्यास में भी लाभ होता है। यह बात नृत्यकला में तो सहज ही ध्यान में आती है। कई योगासनों की स्थितियाँ विविध नृत्य-शैलियों की भंगिमाओं में हू-बहू पाई जाती हैं। वीरभद्रासन के तीन प्रकार (1, 2, 3) देखते समय तो तांडव नृत्य याद आता है। आसन-प्राणायाम के असर के बारे में सोचने पर ध्यान में आता है कि नृत्य, नाट्य, संगीत, क्रीड़ा और उद्योग आदि क्षेत्रों में योगाभ्यास आवश्यक ही नहीं, पूरक और तारक है।

वीरभद्रासन के पीछे की कथा भी बड़ी उद्‌बोधक है। 'कुमारसंभव' महाकाव्य में कालिदास ने वीरभद्र योद्धा की कथा कही है। दक्ष ने एक बार बड़ा यज्ञ किया, लेकिन अपनी बेटी सती और उनके पति महादेव को आमंत्रित नहीं किया। फिर भी सती यज्ञ में शामिल होने गईं। लेकिन वहाँ अपना और अपने पति का भगवान् शिव का अपमान होने के कारण उन्होंने अग्नि में कूदकर प्राण दे दिए। जब शिव के पास यह समाचार पहुँचा, तब वे बहुत क्रोधित हुए। उन्होंने क्रोध से अपनी जटा का एक बाल उखाड़कर उसे जमीन

वीरभद्रासन के प्रकार

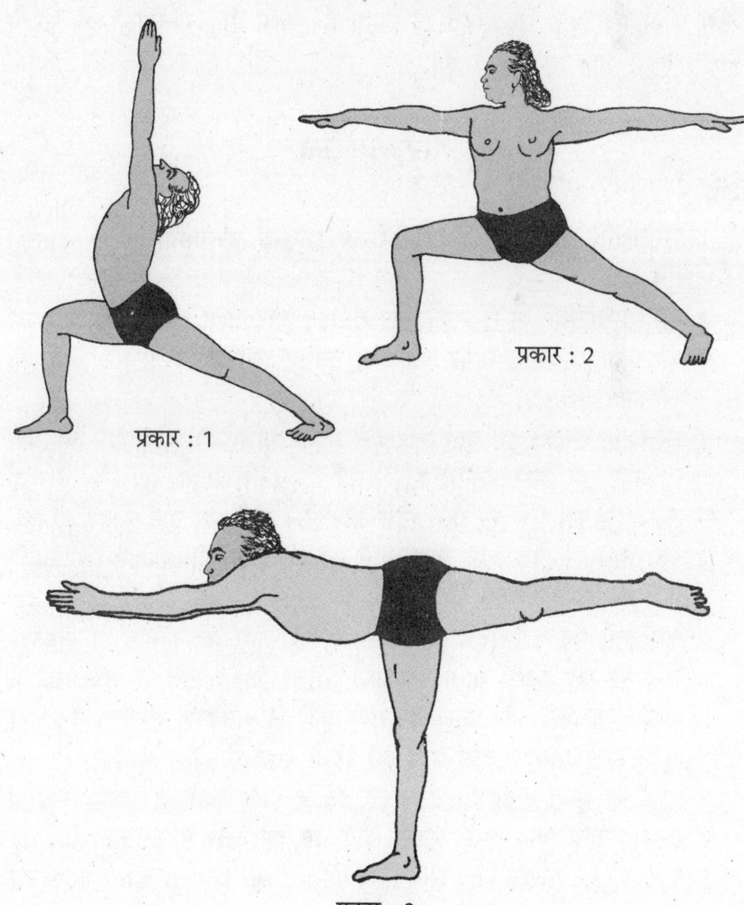

पर पटका। उसमें से एक सामर्थ्य-संपन्न 'योद्धा' प्रकट हुआ, वह था—वीरभद्र। शिव ने उसे दक्ष पर हमला करनेवाली अपनी सेना का नेतृत्व करने की आज्ञा दी। वीरभद्र सेना लेकर दक्ष के यज्ञ में इकट्ठा लोगों पर टूट पड़ा। उसने यज्ञ का विध्वंस कर दिया और अन्य देवताओं तथा ऋषिजनों को मार भगाया और राजा दक्ष का सिर काट दिया।

शिव की अपनी जटा के एक बाल से उत्पन्न वीरभद्र साक्षात् शौर्य, वीर्य, धैर्य और सात्त्विक क्रोधजनित शौर्य का प्रतीक था। उस बलशाली योद्धा के नाम पर इस आसन का यह नाम पड़ा। वीरभद्रासन के तीन प्रकार हैं। ये तीन आसन मानो उसके वीररसपूर्ण रूप हैं। इन आसनों को करते समय साधक जोश में आकर बहुत उत्साहित हो जाता है। साथ ही देखनेवालों को भी ये आसन बहुत आकर्षक लगते हैं।

वीरभद्रासन

विधि

1. समस्थिति (चित्र-1) में खड़े होकर उत्थित हस्तपादासन में आइए। (चित्र-2)
2. दोनों हथेलियों को छत की ओर घुमाइए और साँस लेते हुए हाथ कानों की तरफ से सीधे ऊपर की ओर तानिए, कसिए, दोनों हथेलियों को जोड़िए। (चित्र-3)
3. साँस को छोड़ते हुए दाईं ओर इस प्रकार मुड़िए कि बायाँ पग 60 अंश से अंदर की तरफ घूमेगा और दायाँ पैर कदम सहित 90 अंश में दाईं तरफ घूमेगा। धड़ का मध्य भाग और सिर दाईं ओर इस प्रकार घुमाइए कि नीचेवाला पेट और सीना दाएँ पैर की रेखा की सीध में आ जाएँ। इस स्थिति में रुकिए और शरीर को ऊपर कसकर रखिए। (चित्र-4)
4. अब दाएँ पैर को घुटने से मोड़िए। दाईं जाँघ को जमीन से समांतर और पैर की हड्डी यानी अग्रजंघा (शिन बोन) जमीन से लंब रेखा में रखिए। पिंडली और जाँघ को एक-दूसरे से समकोण में रहने दीजिए। झुका हुआ दायाँ घुटना एड़ी की सीधी रेखा में रहना चाहिए।
5. बायाँ पैर चुस्त कड़ा रखिए और घुटने के पास चुस्ती से जमाए रखिए।
6. चेहरा, सीना और दायाँ घुटना दाएँ पग की रेखा में रखकर सीने को आगे लाकर गरदन और सिर पीछे मोड़िए तथा जुड़े हुए हाथों पर नजर स्थिर कीजिए।

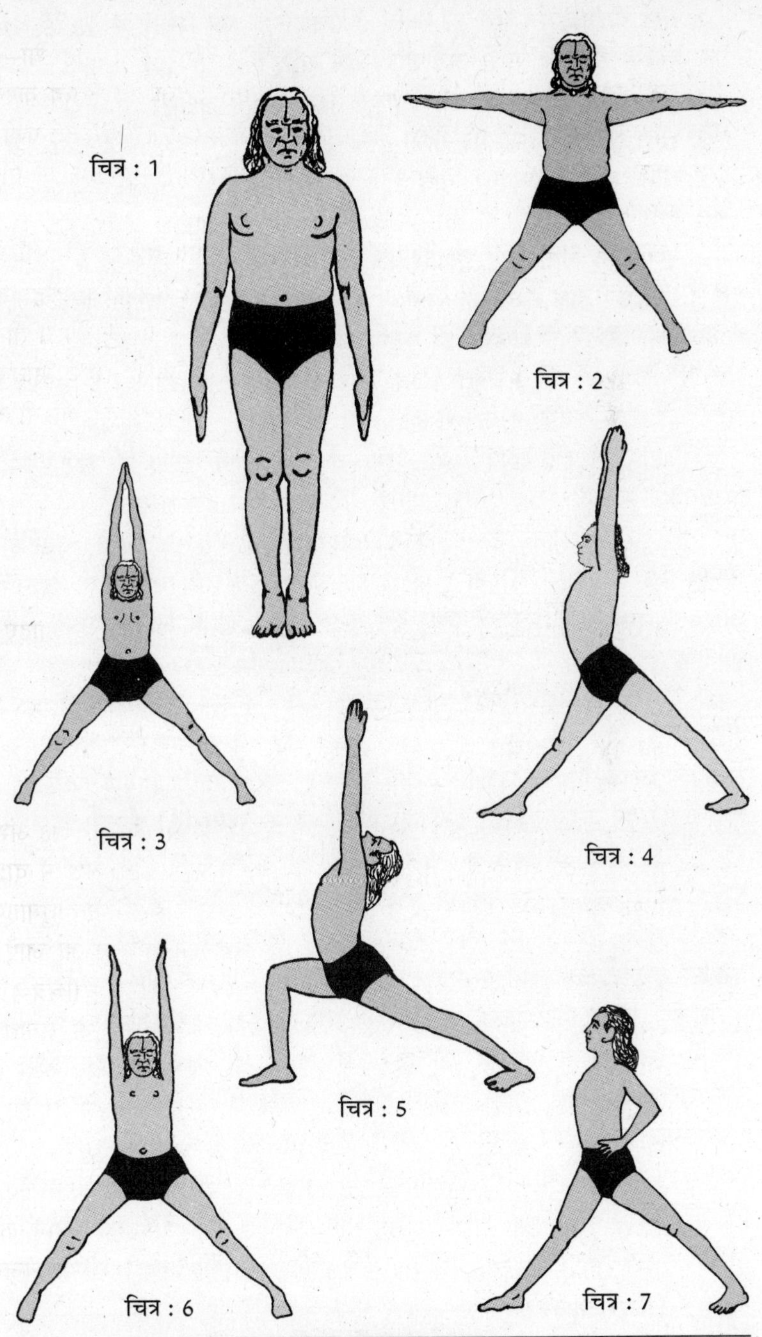
चित्र : 1
चित्र : 2
चित्र : 3
चित्र : 4
चित्र : 5
चित्र : 6
चित्र : 7

7. यहाँ वीरभद्रासन पूरा हो जाता है (चित्र-5)। इस स्थिति में 20 से 30 सेकंड सामान्य साँस लेते हुए स्थिर रहिए।
8. अब पहले गरदन को सीधा करके सिर सामने लाइए।
9. साँस लेते हुए दायाँ पैर सीधा करके विधि 3 में (चित्र-4) बाईं तरफ पग सहित पूर्णतः घुमाकर विधि 2 में आइए। (चित्र-3)
10. यही आसन ऊपर के क्रम से बाईं ओर भी कीजिए।

ऊपर की विधि 2 में नवप्रशिक्षुओं के हाथ ऊपर ले जाने के बाद पंजे को न जोड़कर हाथ कंधों की सीध में कड़े (चुस्त) रखिए। क्योंकि शुरू-शुरू में पंजों को जोड़ने से कुहनी का मुड़ना संभव होता है। पंजे मिलाने से पहले हाथ की स्नायुओं को मजबूत रखना और कंधे के पंखों (शोल्डर ब्लेड) को अंदर की तरफ धकेलना जरूरी होता है। (चित्र-6)

विधि 3 में दाईं तरफ पूर्णतः घूमने के लिए ध्यान रखिए कि शरीर का दायाँ किनारा दाईं तरफ घूमेगा। कमर और दोनों कंधे पूरी तरह से दाईं ओर घूमें, मुड़े हुए, एक-दूसरे के समांतर हों और दाएँ पैर की सीध में हों। वयस्क व्यक्ति धड़ के हिस्से को बाजू की तरफ घुमाते हुए हाथ कमर पर रखना अधिक अच्छा रहेगा। उससे बाजू की तरफ मुड़ना-घूमना आसान होता है। थकावट भी नहीं आती, संतुलन भी नहीं टूटता। (चित्र-7)

रीढ़ की हड्डी को बाजू की तरह घुमाने की क्रिया निश्चित रूप से कुछ मुश्किल है। रीढ़ की हड्डी को मोड़ते समय रीढ़ की स्नायुएँ एक सतह पर न रहकर ऊपर-नीचे हो जाती हैं। उन्हें एक सार पर लाना आवश्यक होता है। हाथ कमर पर रखने से स्नायुओं को एक सार पर लाया जा सकता है।

दाईं जाँघ की जड़ के पास का हिस्सा ऊपर उठा हुआ रहता है। उससे जाँघ जमीन से समांतर नहीं रह सकती। उसके लिए जाँघ की जड़ के पास के भाग को नीचे धकेलिए और जाँघ को जमीन के समांतर रखिए। दाईं तरफ मुड़ते समय बायाँ हाथ कस जाता है और बाईं तरफ मुड़ते हुए दायाँ हाथ कस जाता है। इसलिए इस कसनेवाले हाथ को निचली पसलियों से तानकर खींचिए। दोनों हाथों को ऊपर तानकर रखिए और शरीर का भार नीचे न आने दीजिए, साथ ही शरीर को आगे या पीछे झुकने न देकर पीठ को सीधा रखें। इसके लिए बाएँ घुटने को कसकर रखें और जाँघ को ऊपर की ओर धकेलें। शुरू में अगर पीछे के पैर की एड़ी नीचे न टिक सके तो घुटने को मोड़कर एड़ी नीचे न टिकाकर टखने के पिछले भाग को तानकर एड़ी को नीचे रखें। इस आसन में

विशेष मेहनत होने के कारण हृदय-रोगियों को इसे योगाचार्य की देख-रेख में ही करना चाहिए।

ये सभी आसन पैर, टखनों, घुटनों, जाँघों, कमर के पास का हिस्सा, उदरावक्ष, रीढ़ की हड्डी, सीना, कंधे, हाथ, कुहनी, भुजा (बाहु)—शरीर के इन सभी अंगों पर असर करनेवाले हैं। किसी विशिष्ट आसन का किसी विशेष भाग पर भले ही असर होता हो, फिर भी सभी आसनों का जो मिला-जुला असर होता है, निम्नलिखित है—

पैरों को घुटने पर कसकर चुस्त बनाया जाता है, घुटनों के पीछे के स्नायु खुल जाते हैं, पैर के पीछे का हिस्सा खुलकर फैलता है, मंदिरशिरा तानी जाती है, पगों के बाहरी किनारे तन जाते हैं। इसके कारण पैरों का कड़ापन कम हो जाता है, पैर मजबूत बनते हैं। घुटनों के जोड़ की बीमारी में भरपूर लाभ होता है। पैरों की अन्य शिकायतें दूर हो जाती हैं। पैरों के संतुलन में वृद्धि होता है। कमर और कूल्हों के पास का मेद (वसा) कम हो जाता है। कंधे के पंखे (शोल्डर ब्लेड) के अंदर जाने से सीना चौड़ा हो जाता है, पसलियों के स्नायु तन जाते हैं। बगल के पास का फेफड़ों का हिस्सा खुल जाता है, सीने में ताकत आ जाती है और श्वास-पटल तनने से सीने का पिंजरा खुला हो जाता है। श्वासोच्छ्वास सहजता से आता है, रीढ़ की हड्डियाँ और स्नायु तन जाती हैं। कशेरुकाओं या मेरुदंड के चक्र के विस्थापन से होनेवाले कष्ट के कम होने से कुछ आराम मिलता है। गरदन में मोच, लचक, पीठदर्द, कमरदर्द आदि की तकलीफ कम होती है। कंधे-कुहनी, कलाई, उँगलियाँ आदि के जोड़-दर्द में आराम मिलता है। निचले पेट से लेकर उरःप्राचीर (डायाफ्रॉम) तक का उदर का हिस्सा फैल जाता है, उदरावयवों का मर्दन होता है। आँतों का कार्य सुधर जाता है। अम्लपित्त की शिकायत भी दूर हो जाती है।

□

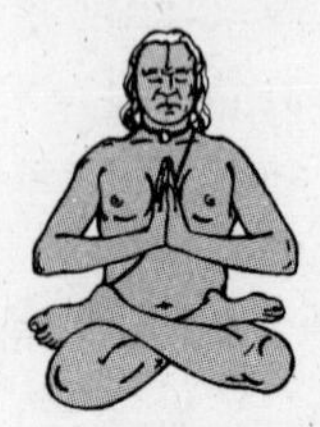

अनुकूल गुण परिणाम

आज के भाग-दौड़ भरे जीवन में मन की शांति के लिए संसार त्याग करके दूर कहीं एकांत में न जाकर क्या अपने भीतर ही उचित बदलाव लाना संभव है ? आसनकर्ता ऋषियों ने इस बात का विचार किया था।

प्रकृति के त्रिगुण (सत, रज और तम) मनुष्य के शरीर, मन, बुद्धि, चित्त, हृदय और स्वभाव पर अत्यंत सहज रूप में अलग-अलग प्रभाव डालते हैं। इनके कारण उसका आचार-व्यवहार, विचार, रुचि-अरुचि आदि में क्षण-क्षण बदलाव आता रहता है। एक प्रकार की अस्थिरता उत्पन्न हो जाती है। इसके विपरीत अध्ययन के लिए या साधना के लिए—चाहे वह शारीरिक, मानसिक, बौद्धिक या आत्मिक किसी भी प्रकार की क्यों न हो—जरूरत होती है शारीरिक, मानसिक, बौद्धिक या आत्मिक एकाग्रता एवं स्थिरता की, तटस्थ वृत्ति और शांति की।

योगाभ्यास के लिए शरीर चुस्त और मन प्रसन्न होना चाहिए। अति उत्साहित शरीर और मन अभ्यास में अवरोध पैदा करता है। दैनिक जीवन में भी शरीर को चुस्त और मन शांत अर्थात् शरीर क्रियाशील और मन शांतिशील रखने की जरूरत होती है। इसके लिए अधोमुख श्वानासन, प्रसारित पादोत्तानासन, पार्श्वोत्तानासन और उत्तानासन जैसे आसन उपयुक्त सिद्ध होते हैं। देहबल और मनोबल दोनों का विकास करके और उनमें समन्वय व संतुलन बनाए रखने के लिए, साथ ही इन दोनों के बल का प्रयोग अपनी जरूरत के अनुसार करने की क्षमता प्राप्त करने के लिए इन आसनों की उत्पत्ति हुई है।

अधोमुख श्वानासन

अध यानी नीचे, मुख अर्थात् मुँह, श्वान यानी कुत्ता। मुँह नीचे किए हुए शरीर को तानकर खड़े कुत्ते के समान यह आसन दीखता है।

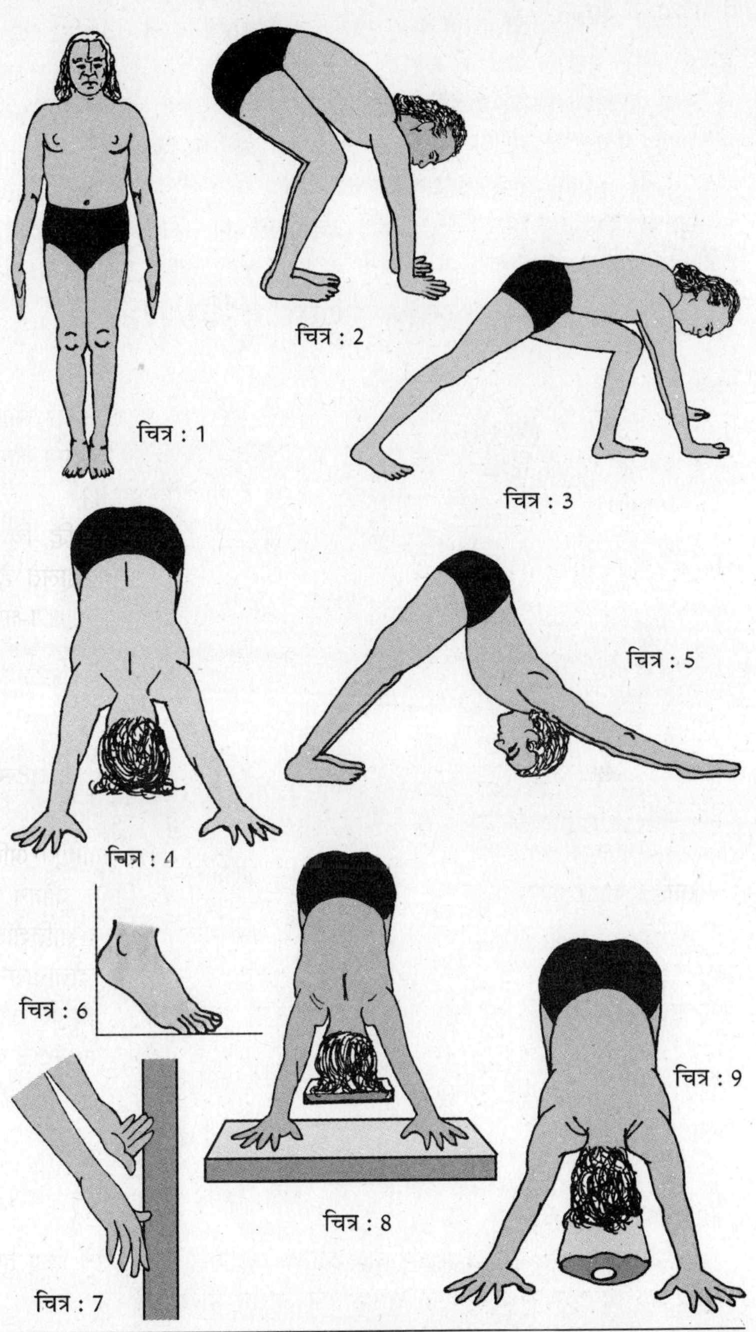
चित्र : 1
चित्र : 2
चित्र : 3
चित्र : 4
चित्र : 5
चित्र : 6
चित्र : 7
चित्र : 8
चित्र : 9

रात भर रखवाली करके कुत्ता सो जाता है और नींद से उठने पर खड़ा होकर अगले पैरों से पीछे के पैरों की ओर शरीर को तानता है और क्षण भर में ताजा-फुरतीला होकर दौड़ने लगता है, तमोगुण छोड़कर रजोगुण स्वीकार करता है। प्रकृति के अत्यंत मामूली से लगनेवाले प्राणी में स्थित इन गुणों को समझने पर उसकी ओर देखने की हमारी दृष्टि बदल देती है। अपने भीतर का अहं टूट जाता है और जिन्होंने कुत्ते जैसे प्राणी की गतिविधियों का इतनी बारीकी से निरीक्षण किया, उन ऋषियों के प्रति आदर की भावना जाग्रत् हो जाती है।

विधि

1. समस्थिति में (चित्र-1) खड़े रहिए।
2. पैर के घुटनों को जरा सा मोड़कर साँस छोड़ते हुए दोनों हथेलियाँ कदमों के सामने जमीन पर टिकाइए। (चित्र-2) दोनों तलवों में एक से डेढ़ फीट का अंतर रखिए। हाथ की उँगलियाँ फैला दीजिए। बीच की उँगली सामने रखिए और अँगूठा व तर्जनी को बगल की तरफ फैलाइए।
3. जरा सी साँस लीजिए और फिर से छोड़िए। दायाँ और बायाँ पैर क्रम से हाथ से चार से साढ़े चार फीट अंतर के फासले पर पीछे ले जाइए। (चित्र-3) दोनों कदमों में एक से डेढ़ फीट का अंतर रखिए। कदमों की उँगलियाँ सामने और अंदर की तरफ के किनारे, साथ ही बायाँ हाथ और बायाँ पैर एक-दूसरे के समांतर रखिए। दायाँ हाथ और दायाँ पैर भी रेखा में रखिए। चाहे जमीन पर रेखा खींचकर उस पर खड़े रहें अथवा हाथ या पैर की ओर देखकर उन्हें एक सीध में लाइए। एक-दो सामान्य साँस लीजिए।
4. साँस छोड़ते हुए धड़ का भाग ऐसे कड़ा करके अंदर की तरफ धकेलिए कि कंधे के पंखे अवतल (कॉनकेव) हो जाएँगे और सिर अंदर की ओर अर्थात् पैरों की तरफ जाएगा। साथ ही धड़ कंधे से कूल्हों की ओर ऊपर उठाया जाएगा। (चित्र-4)
5. अब कुहनी और घुटनों को कड़ा करते हुए, दीर्घ (लंबी) साँस छोड़ते हुए जाँघों को पीछे धकेलिए, धड़ को ऊपर तानिए और पीठ की ओर से सीने को आगे फैलाते हुए तालू को जमीन पर टिकाइए। (चित्र-5)
6. इस पूर्ण स्थिति में सामान्य श्वासोच्छ्वास करते हुए 20 से 30 सेकंड

रुकिए। आगे चलकर इस काल को एक मिनट या उससे अधिक बढ़ाइए।

7. साँस लेते हुए सिर को जमीन से ऊपर उठाइए। घुटने से पैर को झुकाकर क्रमशः पैरों को आगे लाइए और समस्थिति में आइए।

इस आसन में अगले नियमों को ध्यान में रखिए।

हथेली को जमीन पर दबाकर धड़ को पैर की ओर धकेलने के लिए बगल का भाग ऊर्ध्वहस्तासन के समान तानिए और लंबा कीजिए। पैर को कड़ा बनाने की क्रिया प्रत्येक आसन में ध्यानपूर्वक करनी होगी। पैर को मात्र सीधा करना कड़ा करना नहीं है। पैर को कड़ा (सख्त) करते हुए उसे गोलाकार घुमाने की क्रिया महत्त्वपूर्ण है। उसके लिए जाँघ और पिंडली के मांसल भाग की गोलाई (वृत्ताकार) देते हुए हड्डियों को कड़ा करना होगा।

नवप्रशिक्षुओं को पहले पैरों के घुटनों को कड़ा करना पड़ता है। उससे मांसल भाग का हिलना-डुलना खुला हो जाता है, वरना स्नायुएँ कड़ी हो जाती हैं। पैरों को घुटना, पिंडली के आगे की हड्डी और जाँघ को क्रम से कड़ा करने की क्रिया उच्छ्वास के बाद करनी चाहिए। घुटने की चकती (नी कॅप) को अंदर की ओर धकेलिए और मंदिरशिरा को तानिए। पिंडलियाँ अंदर की ओर के किनारों से बाहरी किनारों की ओर गोलाकार घुमाइए और पिंडली के आगे के भाग के पीछे खुली तनी स्नायुओं की ओर धकेलिए।

हालाँकि जाँघ एकावयव होती है, फिर भी उसे तानते समय जाँघ का शारीरिक विभाजन करना है—जैसे जाँघ का अगला हिस्सा और पिछला भाग, अंदर के और बाहरी किनारे। पहले जाँघों के पिछले भाग अंदर से बाहर के किनारों की ओर और अगले भागों को अंदर के किनारों की ओर गोलाकार घुमाइए और किनारों को आगे से पीछे धकेलिए। लेकिन जाँघ, घुटना और पिंडली के मध्य को एक सीध में रखिए। परंतु गोलाकार घुमाते समय इस मध्य को हिलने न दें।

पिंडली में नस चढ़ना, दर्द होना, मरोड़ आना, मोच आना या सिकुड़ जाना या साइटिका जैसे विकारों में भी पैर को खींचने की क्रिया को ध्यान में रखना जरूरी है। इस क्रिया से शरीर में रक्त-संचरण ठीक हो जाता है और शक्ति का प्रवाह बना रहता है। पैरों को खींचने की क्रिया को कम महत्त्व की मानकर उसे दुर्लक्षित करने का असर विपरीत होता है, जो रीढ़ और स्नायु पर दिखने लगता है। इसलिए कोई भी आसन करते समय लापरवाही न बरतें। प्रत्येक स्थिति को ध्यानपूर्वक और लगन से करें। जैसे—सिर को जमीन पर

टिकाने की आखिरी क्रिया जल्दबाजी में न करें। पहले पैर को व्यवस्थित रूप से रखकर उसे कड़ा करने पर ध्यान दें।

कूल्हों को ऊपर खींचते समय उन्हें ऊँचा करके चौड़ाई में फैलाना है। हाथ कड़ा करते समय हथेली को सिकुड़ने न दें। उसे पूर्णतः फैला हुआ रखकर कुहनी-संधि को ऊपर उठाएँ। पीछे से सीने को आगे धकेलने की और सीने को फैलाने की क्रिया हाथों का उचित उपयोग करके करनी होगी। हाथ की इस क्रिया से छाती का विस्तार अपने आप होता है।

नीचे जमीन की ओर गिरनेवाले हाथ को ऊपर उठाकर रखें और बगल को तानें। कंधे के पंखे (शोल्डर ब्लेड) को अंदर की तरफ दबाकर सीने और उदर को ऊपर की ओर खींचिए। धड़ छत की ओर और सिर जमीन की ओर, इस प्रकार विपरीत तनाव से यह क्रिया पूरी करनी है। यानी गरदन की स्नायुओं पर या रीढ़ की हड्डियों पर ज्यादा तनाव नहीं आता। इस सबको साधते हुए मुख्य कठिनाई आती है जमीन पर हाथ या पैर फिसलने की। उसके उपाय हैं—दो प्रकार से आधार लेना—1. एड़ियाँ दीवार पर सटाकर, 2. हथेली दीवार से लगाकर।

आधार (सहारा) लेकर अगली तीन क्रियाएँ कीजिए—

(क) हाथ जमीन पर टिकाएँ और पैरों को दीवार पर लगाएँ। एड़ियों को दीवार की ओर, तलवे का अगला हिस्सा जमीन पर टिकाएँ। इससे फिसलनेवाले पैरों को ब्रेक लगाया जाता है और ऊपर की क्रियाएँ की जा सकती हैं। एड़ियाँ जमीन पर अगर टिक नहीं सकतीं तो उनके लिए भी उपाय है। (चित्र-6) पैरों के पीछे का पिछला भाग तन जाने पर एड़ियों को टिका सकते हैं।

(ख) हाथ के पंजे जरा सा बाहर घुमाकर, अँगूठा और उसके पास की उँगली, तर्जनी को पूरी तरह से फैलाकर दीवार से लगाइए/टिकाइए। (चित्र-7) या दो ईंटें अथवा उस आकार का संदूक दीवार से सटाकर हथेली की कलाई के पास का किनारा ऊपर की वस्तुओं के किनारे पर दबाकर धड़ के संदर्भ में ऊपर बताई हुई क्रियाएँ की जा सकती हैं। (चित्र-8)

(ग) सहारा लेकर की गई ऊपर की तीनों क्रियाओं के कई असर होते हैं। पैरों के आकार में सुघड़ता और चपलता आती है। सीना फैलकर चौड़ा होने के कारण दमे के रोगी को या शारीरिक परिश्रम से थके हुए व्यक्ति की श्वसन-क्रिया दीर्घ, खुली और सहज हो जाती है। छात्र और

बुद्धिजीवियों को भी मस्तिष्क की थकान मिटाने में यह आसन लाभकारी है। सिर का सहारा लेकर टेकने से मस्तिष्क में रक्त–संचार होकर ताजा-फुरतीला बनता है, थकावट दूर हो जाती है और आत्मविश्वास उत्पन्न होता है। परिश्रम से बढ़ा हुआ हृदय स्पंदन या उच्च रक्तचाप पर नियंत्रण हो जाता है। सिरदर्द (माइग्रेन), अम्लपित्त आदि विकारों पर भी यह उपयोगी है। मासिक धर्म के समय शरीर दर्द, स्तनभार, अतिस्राव जैसे विकारों पर महिलाओं के लिए यह आसन उपयुक्त है। दफ्तर में काम करने से आई मानसिक थकान, लंबी बीमारी के बाद की अशक्तता, दुर्बलता अथवा पढ़ाई के कारण आई दिमागी थकान को दूर करने के लिए और अध्ययन करनेवाले छात्रों के लिए भी यह आसन उपयुक्त है।

आरंभिक उल्लेख के अनुसार आसन के अभ्यास के लिए आवश्यक शारीरिक और मानसिक स्थिरता पाने के लिए इस आसन का उपयोग होता है। इसमें मस्तिष्क की पेशियों में बिना बाधा के रक्त की आपूर्ति के कारण उसमें झोंके कम होती हैं, स्पंदन कम होते हैं, स्थिरता आ जाती है और तटस्थ वृत्ति उत्पन्न होती है। यही तटस्थता और निर्बाधता आगे के आसन अभ्यास की ठोस नींव बनती है। इस आसन में पूरा शरीर ताजा रहता है। विशेष रूप से रीढ़ की हड्डियाँ और मज्जारज्जु तन जाने से शरीर का आलस्य दूर होकर मस्तिष्क फुरतीला बनता है। अधोमुख श्वानासन के ये दो प्रकार के दोहरे लाभ ध्यान रखकर प्रातः अभ्यास के आरंभ में यह आसन करने से मन और शरीर तरोताजा बनकर कार्यशील हो जाता है। सायंकाल में आसनाभ्यास के आरंभ करने से शरीर और मन स्थिर होने में सहायता मिलती है।

□

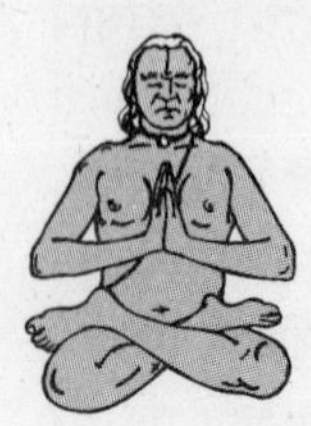

तटस्थ चित्त प्रसारित पादोत्तानासन

प्रकृति के त्रिगुण—सत (प्रकाश, तेज), रज (क्रिया, ऊर्जा, गति), तम (स्थिति, स्थूलता, शिथिलता) मानव में भी दिखाई देते हैं। परस्पर सहयोग, साहचर्य, स्पर्द्धा, प्रभाव और दबाव जैसी परस्पर पूरक और भिन्न क्रियाओं से बुनी हुई त्रिगुणों की मानव देह रूपी दुशाला बुद्धि, अहंकार, मन, भाव, भावना आदि अलग-अलग छटाएँ प्रकट करती है। त्रिगुण परिणाम का एक जैसा प्रभाव और संचार पूरे शरीर पर प्रतीत होता है, फिर भी प्रत्येक गुण के प्रभाव-क्षेत्र भिन्न होते हैं। सिर से हृदय तक के हिस्से में सतोगुण का आधिपत्य, हृदय से नाभि तक रजोगुण का प्रभावक्षेत्र और नाभि से तलवे तक तमोगुण का आधिपत्य होता है। बुद्धि सतोगुण, मन रजोगुण और देह तमोगुण है। त्रिगुणों की मात्रा और परस्पर प्रबलता हर व्यक्ति और कारण के अनुसार भिन्न है। इसलिए दो व्यक्ति कभी एक जैसे नहीं होते। आम आदमी रज और तम की अधिकता से दुःख और अशांति का शिकार बनते हैं। सतोगुण को तेज करना उनके लिए कठिन होता है। ऐसे समय में प्रथमतः तमोगुण, देह, राजसत्ता की ओर ले जाकर राजसी मन को सात्त्विक बनाना पड़ता है। इस परिवर्तन का श्रेय सिर्फ योग विद्या को ही जाता है।

ज्ञान, बुद्धि, स्मृति, विचार, विवेक आदि का संचय करके उसके द्वारा पूरे मानव शरीर पर नियंत्रण करने का कार्य मस्तिष्क करता है। वह शरीर के उच्च स्थान पर अर्थात् ऊपर होता है तो मस्तिष्क के आदेशों की कारवाई करनेवाली मज्जारज्जु, मज्जातंतु (चेता तंतु) आदि शाखाएँ उसके नीचे फैली हुई होती हैं। धड़ पर मस्तक धारण करनेवाली और पैरों पर स्थिर मानव योनि 'ऊर्ध्वमूल अधःशाखम्' है।

सतोगुण के अधिष्ठाता मस्तिष्क के पास प्रखर और प्रकाशमय चिंतन शक्ति होती है, फिर भी कई बार वह चिंताग्रस्त हो जाता है। चिंतन को चिंता

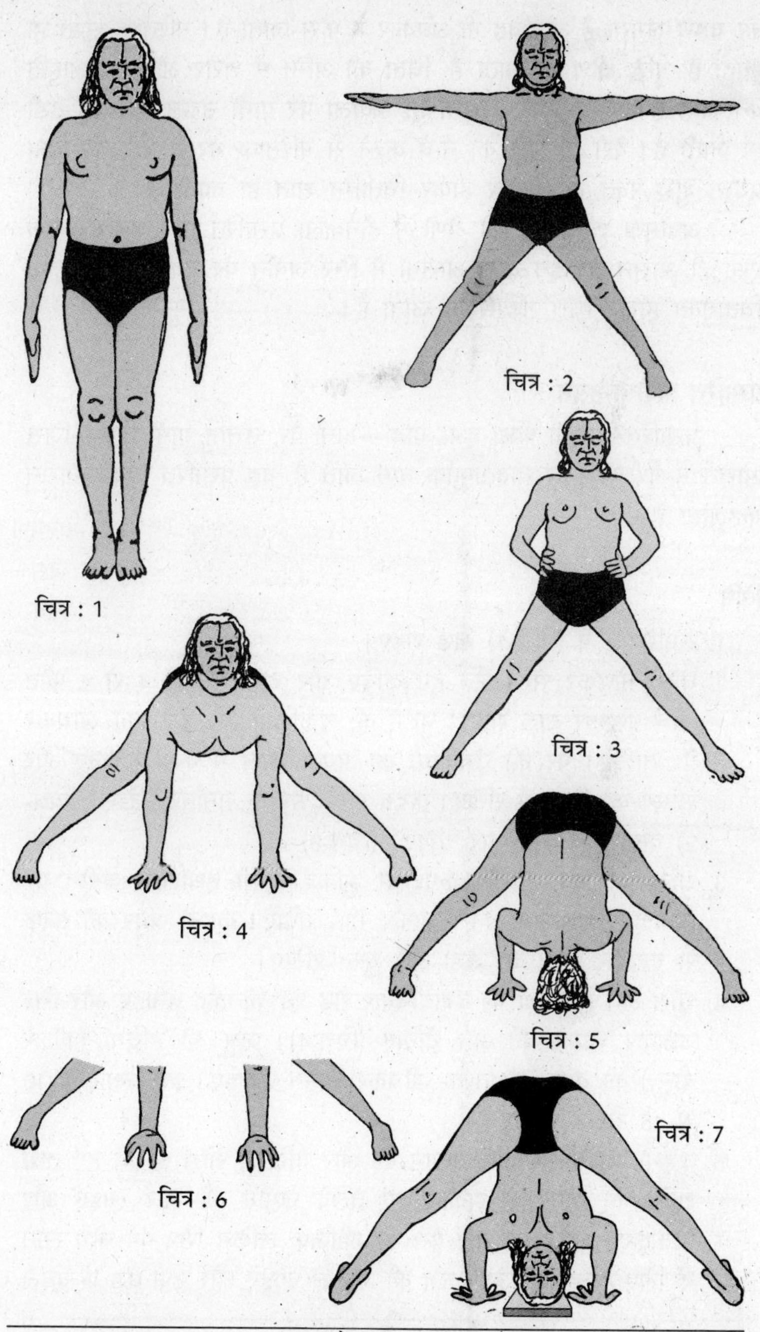

चित्र : 1

चित्र : 2

चित्र : 3

चित्र : 4

चित्र : 5

चित्र : 6

चित्र : 7

का ग्रहण लगता है और वह भी अंधकार में फँस जाता है। मस्तिष्क सुस्त हो जाता है, बुद्धि क्षीण हो जाती है, चिंता की अग्नि में शरीर और मन आहुति बन जाते हैं। जिस प्रकार जलती हुई ज्वाला पर पानी उड़ेलने से वह ठंडी हो जाती है। वैसे तो सिर को नीचे करने से मस्तिष्क भर में धीरे-धीरे बिना प्रयास शुद्ध रक्त की बौछार होकर चिंताग्नि शांत हो जाती है।

अधोमुख श्वानासन की श्रेणी में होनेवाला प्रसारित पादोत्तानासन एक ऐसा ही आसन है। इन दोनों आसनों में सिर जमीन पर टेकते ही मस्तिष्क चिंतामुक्त होकर चित्त तटस्थ हो जाता है।

प्रसारित पादोत्तानासन

प्रसारित—यानी फैला हुआ, पाद—यानी पैर, उत्तान यानी तीव्र—जिस आसन में पैर फैलाकर तीव्रतापूर्वक ताने जाते हैं, वह प्रसारित पादोत्तानासन कहलाता है।

विधि

1. समस्थिति में (चित्र-1) खड़े रहिए।
2. घुटने मोड़कर साँस लेते हुए कूदिए और दोनों पैरों में 4 से 4 फीट अंतर रखकर खड़े रहिए। घुटने की चकत्तियों (नी कैप) को खींचकर पैर तानिए। पैर की उँगलियों को अंगुल जाल में कड़ा कीजिए और सामने की दिशा में रखिए। कदम एक-दूसरे के समांतर रखिए। (चित्र-2) दोनों हाथ कमर पर रखिए। (चित्र-3)
3. साँस को छोड़िए और कमर से झुकिए, दोनों हथेलियाँ ज़मीन पर टिकाइए। उँगलियों को फैलाकर सीधे रखिए। कुहनी अंदर की तरफ से दबाकर हाथों को कड़ा और चुस्त रखिए।
4. साँस लेते हुए हाथ पर दबाव देकर रीढ़ को कॉनकेव बनाइए और सिर उठाकर सामने की ओर देखिए (चित्र-4)। जत्रु की हड्डियों (कॉलर बोन्स) को बगल की तरफ खींचकर सामने उठाइए। इस स्थिति में 10 से 15 सेकंड रुकिए।
5. कुहनी को मोड़िए और जमीन की ओर देखिए। साँस छोड़ते हुए तथा शरीर को कमर से झुकाते हुए तलवे जमीन की ओर लाइए और टिकाइए। शरीर का भार पैरों पर लीजिए, लेकिन सिर को नीचे लाने के लिए कूल्हों को ऊपर छत की ओर ले जाइए और उसे धड़ के बगल

से गोलाकार घुमाकर लाइए। पीछे की जाँघ को बाहर की ओर घुमाइए, इससे सिर टिकाना आसान होगा। दोनों कदम, हथेली और सिर एक सीध में लाइए। (चित्र-5)

6. आसन को इस आखिरी स्थिति में सामान्य साँस लेते हुए लेकिन दीर्घ उच्छ्वास छोड़ते हुए 20 से 30 सेकंड तक रुकिए। अभ्यास से इस अवधि को बढ़ाते हुए तीन मिनट तक रुक सकते हैं। इस अंतिम स्थिति में घुटनों को मत मोड़िए। कदमों के बाहर के कोर जमीन में दबाकर रखिए। इससे पैर चुस्त रहेंगे। साथ ही टखनों की बाहरी तरफ की ओर तनाव आने से टखने मजबूत हो जाएँगे। सावधानी रखिए कि शरीर का भार सिर पर न आकर पैरों पर आएगा और शरीर आगे की ओर नहीं झुकेगा।
7. साँस लेते हुए शरीर का भार पैरों पर लाकर सिर को जमीन से ऊपर उठाइए। झुकाई हुई कुहनी को कड़ा कीजिए। विधि-4 के अनुसार पीठ अवतल (कॉनकेव) करके सिर को अधिक-से-अधिक ऊपर की ओर उठाकर रखिए और रुकिए। (चित्र-4)
8. साँस छोड़ते हुए विधि-2 की स्थिति में आइए। (चित्र-3)
9. कूदकर समस्थिति में आइए। (चित्र-1)

इस आसन में निम्न बातों को जाँचकर आवश्यक संशोधन कीजिए। कूदना संभव न हो तो पैरों को बगल की ओर फैलाइए। फिसलनेवाले पैरों को रोकने के लिए कदमों के बाहरी किनारों को कड़ाई से दबाइए। साथ ही टखनों की हड्डी को अंदर से बाहर की दिशा में धकेलिए।

शुरू में हथेलियाँ जमीन पर टिकाना संभव न हो तो हाथों की उँगलियों को उलटे कप जैसे आकार में बनाकर जमीन पर टिकाइए (चित्र-6)। अगर शरीर बिलकुल कड़ा हो और उसमें लचीलापन कम हो तो दोनों हाथों के पंजे ईंटों पर रखिए। उसके सहारे पीठ को अवतल करके तानना संभव होता है। लेकिन यह सहारा सिर्फ रीढ़ को अवतल करने के लिए रखिए। सिर को नीचे टिकाते समय उसकी जरूरत नहीं होती।

शुरू में सिर को जमीन पर टिकाना संभव न हो तो हथेलियाँ जरा सा आगे रखकर सिर टिकाइए। पर अभ्यास से सिर को पैरों की सीध में लाने का प्रयास कीजिए। सिर को जमीन पर टिकाते समय धड़ कूल्हों की ओर से जमीन की तरफ ढीला छोड़िए। पीठ की ओर से शरीर को ऊपर खींचकर रखने से सिर को टिकाने की क्रिया पर विपरीत तनाव पड़कर सिर जमीन पर

टिकेगा नहीं। बहुधा सिर न टेक पाने का मुख्य कारण मानसिक भय ही होता है। पर मन में निश्चय होने पर सिर को टिकाया जा सकता है, लेकिन शरीर का भारीपन अथवा स्नायुओं की कड़ाई के कारण सिर को जमीन पर ले जाना असंभव हो तो सिर मसनद पर टिकाया जा सकता है। (चित्र-7)

सिर मसनद पर टिकाने की स्थिति महिलाओं के लिए विशेष उपयुक्त है। मासिक धर्म के समय होनेवाला पेटदर्द, कमरदर्द कम होता है, आते रजःस्राव अथवा श्वेतस्राव में लाभ होता है। इस आसन से मन शांत, थकान दूर व रक्तचाप से मस्तिष्क का भारीपन दूर होता है।

इस आसन के करने से बुद्धि तटस्थ और आँखें शांत हो जाती हैं। मस्तिष्क और आँखें दोनों अग्निस्थान हैं। चिंताग्नि के बढ़ने पर मस्तिष्क और आँखों की गरमी बढ़ती है। जब मन संतप्त होता है, मनुष्य ज्यादा चिंतातुर होता है, तब आँखें खुली रह जाती हैं। आँखों पर तनाव आ जाता है। उसे आँखें बंद करने की इच्छा होती है, लेकिन आँखें मूँदने के बाद भी चिंताग्रस्त मन भय से आतंकित ही रहता है। इस आसन में आँखें न मूँदकर भी आँखों को वैसा ही आराम मिलता है और आँखें व दिमाग शांत हो जाते हैं। रज-तम की चंचलता कम होकर वृत्ति तटस्थ बन जाती है।

हालाँकि योगी ध्यानस्थ होकर आँखें बंद करके शांति अनुभव करता है। पर सामान्य मनुष्य इस आसन में आँखें खुली रखक र भी शांति का अनुभव कर सकता है। जिस प्रकार तप्त जमीन पर पानी का छिड़काव होता है तो वह धीरे-धीरे ठंडी हो जाती है, उसी प्रकार इस आसन में सिर की ओर रक्त–प्रवाह एकदम तीव्र गति से न होकर धीरे-धीरे होता है। इससे मस्तिश्क में शांति और शीतलता का अनुभव होता है।

□

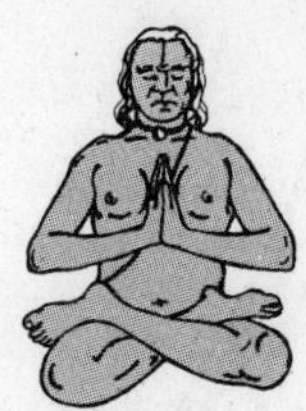

मन की समस्थिति के लिए

पार्श्वोत्तानासन

पार्श्व—अर्थात् करवट अथवा बगल, उत्तान—अर्थात् तीव्रतापूर्वक तानना। इस आसन में शरीर के पार्श्व भाग को (बगल को) पहले बाईं तरफ से दाईं तरफ और बाद में दाईं तरफ से बाईं तरफ ताना जाता है।

विधि

1. समस्थिति में खड़े हो जाइए। (चित्र-1)
2. घुटनों को मोड़कर साँस भरते हुए कूदिए और दोनों पैरों में तीन से साढ़े तीन फीट का अंतर रखिए। (चित्र-2) हाथ कमर पर रखिए। (चित्र-3)
3. दायाँ कदम पैर सहित 90 अंश दाईं तरफ बाहर की ओर और बायाँ कदम पैर सहित 60 अंश या जितना संभव हो उतना अंदर की ओर मोड़ते हुए पूरे शरीर को दाईं तरफ साँस छोड़ते हुए मोड़िए। तलवे को सिकुड़ने न दें। दायाँ तलवा एड़ी की ओर से उँगलियों की ओर तथा बायाँ तलवा उँगलियों की ओर से एड़ी की ओर, इस प्रकार विपरीत दिशाओं में लंबा खींचिए। घुटनों को सीधा, सख्त और अंदर की तरफ खींचे हुए रखिए। (चित्र-4)
4. साँस अंदर लेते हुए, अधोदर से शरीर को ऊपर की ओर खींचते हुए सीने को फैलाइए और रीढ़ को अवतल (कॉनकेव) करते हुए सिर को पीछे ले जाइए (चित्र-5) और उस स्थिति में 5 से 10 सेकंड रुकिए, साँस को रोककर मत रखिए।
5. फिर से साँस लेते हुए छाती सहित सिर को ऊपर उठाइए और स्थिर रहिए। अब साँस छोड़ते हुए कमर के पास से शरीर को आगे झुकाइए

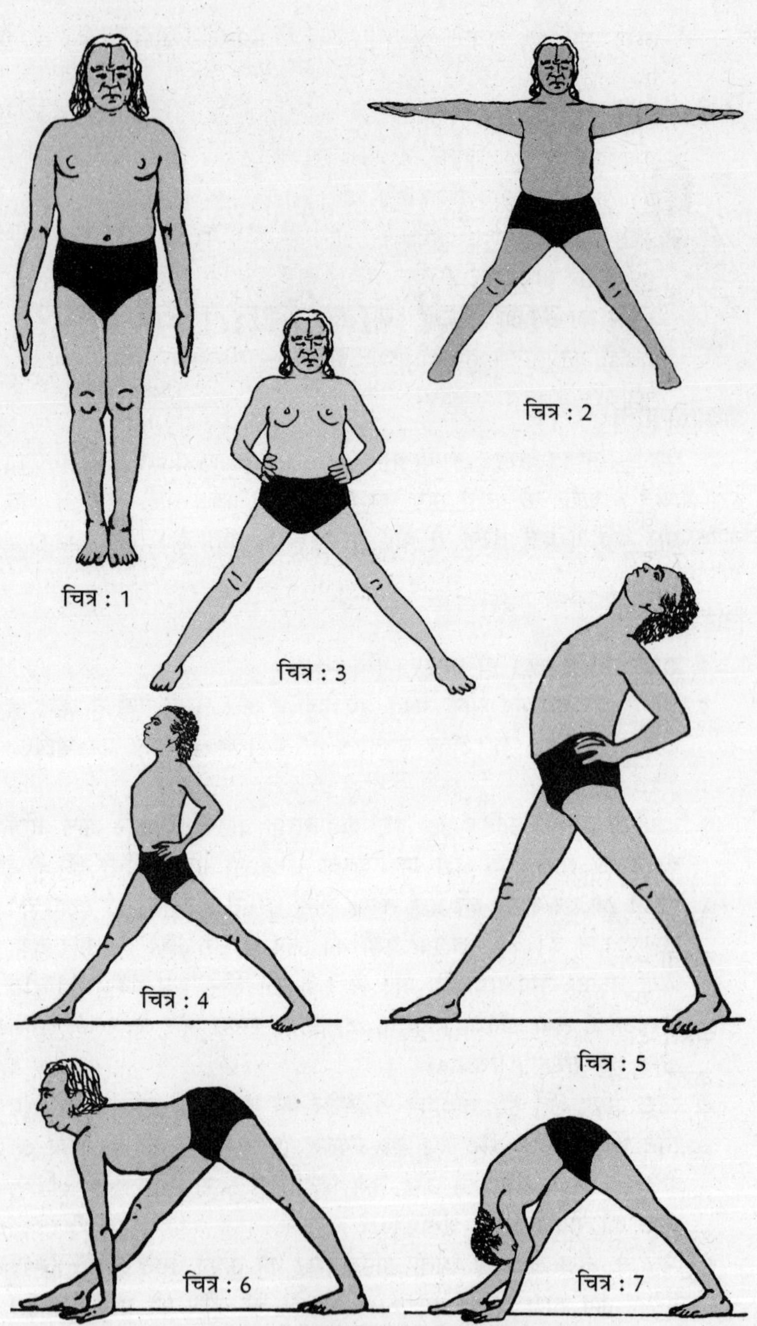
चित्र : 1

चित्र : 2

चित्र : 3

चित्र : 4

चित्र : 5

चित्र : 6

चित्र : 7

तथा दोनों हाथ कदमों के दोनों तरफ जमीन पर टिकाइए। हाथ जमीन पर बाएँ पैर की दिशा से, खासकर बाएँ हाथ को दबाते हुए गरदन ऊपर उठाइए और पैर को सख्त रखते हुए रीढ़ को अवतल (कॉनकेव) बनाइए। धड़ को जमीन से समांतर रखिए और उसके सहित गरदन को ऊपर उठाइए। (चित्र-6)

6. साँस को छोड़ते हुए कुहनी को मोड़कर, बाएँ पैर को जरा भी न मोड़ते हुए शरीर को कमर से इस प्रकार झुकाइए कि सीना और पेट अर्थात् शरीर का अगला हिस्सा जंघा पर तथा सिर घुटने पर टिके। पीठ की हड्डी को तानते हुए धीरे-धीरे धड़ और गरदन को जमीन की ओर खींचिए। यथासंभव माथा, नाक और ठोड़ी को क्रमशः घुटने से एड़ी तक की हड्डी यानी अग्रजंघा (शिन बोन) पर टिकाइए, पहले उन्नत हुआ मन नसों सहित भूमाता को समर्पित कर दीजिए। (चित्र-7) अर्थात् धड़ के भाग को जमीन पर आने दीजिए।
7. इस स्थिति में 20 से 30 सेकंड तक सामान्य साँस लेते हुए, लेकिन उच्छ्वास को लंबा छोड़ते हुए रुकिए। आगे चलकर प्रयासपूर्वक रुकने की अवधि बढ़ाइए।
8. फिर साँस लेते हुए सिर और धड़ को ऊपर उठाइए। (चित्र-6) हाथ कमर पर (चित्र-4) रखकर धड़ को दाईं तरफ से सामने की तरफ लाइए।
9. इसके पश्चात् धड़ को बाईं तरफ मोड़कर यही क्रिया बाईं तरफ क्रमशः कीजिए।

इस आसन में अंतिम स्थिति में उचित तरीके से पहुँचने के लिए आँखें तैयार करनी पड़ती हैं। प्रत्येक कृति ध्यानपूर्वक समझकर कर्तव्य भाव से पूरी करनी पड़ती है। उस समय कुछ बातें पक्के तौर पर ध्यान में रखनी पड़ती हैं।

यह आसन दाईं तरफ करते समय बाईं पार्श्वकोर तथा बाईं तरफ करते समय दाईं पार्श्वकोर के साथ पूर्णतः मिलना चाहिए। यह आसन दाईं तरफ करते समय शरीर का दायाँ भाग सहजता से मुड़ता है, मगर बायाँ भाग सहजता से नहीं मुड़ता। इसलिए बाईं पार्श्वकोर को प्रयत्नपूर्वक घुमाने के लिए पहले बाएँ पैर के पीछे की जंघा और पिंडली अंदर की कोर से बाहर की तरफ घुमाइए और दाएँ पैर के आगे की जाँघ अंदर से बाहर की तरफ घुमाइए। तब बाएँ कटिबंध की हड्डी (पेल्विक) दाईं तरफ घुमाइए। जाँघों के इस परस्पर विपरीत कार्य को ध्यान में रखिए। दायाँ पैर सीधे और सख्त रखने

की विधि तलवे से जाँघ के मूल तक ऊर्ध्व दिशा में और बायाँ पैर सीधा करने की विधि अधोमुख-श्वानासन जैसे अधोदिशा में दबी होती है। अब सीना और उदर बाईं तरफ से दाईं तरफ घुमाने के बाद दोनों पार्श्वकोर एक सीध में समांतर ऐसे रखिए जैसे एक पैर आगे और एक पैर पीछे रहने पर भी धड़ का भाग मानो समस्थिति में ही है। सिर पीछे ले जाते समय रीढ़ पीछे की तरफ न झुकाते हुए शरीर को अधोभाग से उठाइए और सीना उठाते हुए सिर पीछे ले जाइए। इस स्थिति में उदर का भाग लंबा, सीना चौड़ा, कंठ प्रदेश और गरदन अवतल रहेगी। ऊपर बताई गई विधि (चित्र-4) के अनुसार, शरीर का अगला भाग लंबा तानकर और पीठ की रीढ़ की अवतलता का मन में अनुमान लगाकर शरीर को नीचे झुकाते समय चित्र-5 के अनुसार करिए और इस क्रिया के बाद धड़ को सिकुड़ने न दें। शरीर को दाएँ पैर की तरफ झुकाते समय—

(1) शरीर को जमीन की ओर इस प्रकार फेंक दीजिए, ताकि वह कहीं भी न सिकुड़े, साथ ही सिर के पिछले भाग को हलका रखिए। (2) शरीर को आगे खींचते हुए कदमों की दिशा में ले जाइए। (3) गरदन को सिकुड़ने मत दीजिए। (4) रीढ़ को बीच में रखिए। (5) सीने का मध्य केंद्रबिंदु जंघा के मध्य पर रखिए। (6) कूल्हों की बाईं तरफ ऊपर उठाई न जाए, इसकी सावधानी बरतिए। (7) पसलियों को बाईं ओर से दाईं ओर चौड़ा कीजिए। (8) दायाँ सीना और बगल को सिकुड़ने न दें। (9) यदि सिर घुटने पर नहीं लगा सकें तो सीने को अंदर की तरफ मत खींचिए तथा श्वास-पटल को सिकुड़ा मत रखिए। (10) पेट की बाईं तरफ को दाईं ओर मोड़िए, लेकिन उसे सिकुड़ने न देते हुए नाभि को जंघा के ठीक मध्य पर लाइए। (11) दोनों हथेलियों को जमीन पर दबाते हुए, पैरों को पीछे धकेलते हुए तथा धड़ को जमीन की दिशा में कूल्हों से सिर तक लंबा खींचते हुए नीचे छोड़ दीजिए। (12) शरीर का यह पूरा संयोजन पहले श्वास लेकर मृदु ध्वनि सहित उच्छ्वास छोड़ते हुए कीजिए, जिससे मस्तिष्क पर तनाव न लाते हुए प्रत्येक कार्य किया जा सके। श्वास रोके रखने को ध्यानपूर्वक टालिए तथा जिह्वा को दबाकर न रखिए और उसे अंदर की तरफ सिकुड़ने मत दीजिए। शरीर का प्रत्येक कार्यकलाप ध्यानपूर्वक तथा मनोयोग से कीजिए, बशर्ते कि उसका प्रतिकूल तनाव मस्तिष्क पर न आने पाए।

शरीर का लचीलापन कम हो अथवा साधक वयोवृद्ध हो तो निम्न सूचनाएँ उपयुक्त होंगी—

1. दाईं तरफ मुड़ते समय यदि बायाँ पैर मुड़ता हो या एड़ी ऊपर उठती हो तो उस एड़ी को दीवार से टिकाकर उसके सहारे पैर सीधा कीजिए।
2. अगर रक्तचाप कम हो अथवा गरदन की कशेरुकाएँ सहजता से पीछे न मुड़ती हों तो विधि-4 को आरंभ में न करके विधि-5 पहले कीजिए।
3. रीढ़ की हड्डी की अवतल (कॉनकेव) रचना साधकर हाथ जमीन पर ले न सकने पर पीठ को उत्तल (कॉनवेक्स) होने न देते हुए कदमों के दोनों ओर ईंटें रखकर उन पर हाथ रखिए। ईंटों पर हाथ रखने से हथेलियों को दबाते हुए पीठ को अवतल कर सकते हैं और शरीर को नीचे ले जा सकते हैं। शरीर को नीचे ले जाते समय गुरुत्वाकर्षण के आधार पर नीचे छोड़ दीजिए। इससे रीढ़ की हड्डी अवतल या उत्तल (कॉनकेव या कॉनवेक्स) न होकर धड़ का अगला, पीछे का और बगल का पार्श्वभाग सीधा जमीन की ओर जाएगा।

इस आसन में कूल्हों और रीढ़ की हड्डी में आगे झुकने के लिए लचीलापन आ जाता है। पेट के अंगों का आंकुचन एवं मर्दन होता है और आँतों की आंकुचन लहरों की क्रिया बढ़ती है। श्वासोच्छ्वास खुला होने के लिए मन भावावेग के शिकंजे में फँसकर दुर्बल हुआ हो, साथ ही महिलाओं को श्वेत प्रदर हो या गर्भाशय नीचे खिसक गया हो तो चित्र-4 की स्थिति अत्यंत महत्त्वपूर्ण एवं उपयुक्त होती है। यह आसन युवावस्था में प्रवेश करनेवाली लड़कियों में रजोदर्शन के समय अथवा महिलाओं में मासिक धर्म की समाप्ति के समय महसूस होनेवाली मानसिक अशांति तथा उसके कारण खोनेवाला मानरिाक संतुलन और प्राणशक्ति—इन सबको नियंत्रण में रखनेवाला आसन है। शरीर के तमोगुण को दूर करने, हटाने एवं मस्तिष्क के स्पंदन कम करने तथा नित्य गड़बड़-उलझन में जकड़े हुए मन को शांत करने के लिए यह आसन उपयुक्त है।

शारीरिक क्रियाकलापों को ध्यान में लेते हुए पश्चिमोत्तानासन सरल आसन है। लेकिन इसकी क्रियाएँ भिन्न और अनेक रूपी हैं। शरीर को खींचना, ऐंठना, सिकुड़ना, विकसित करना, कॉनकेव-कॉनवेक्स करना—ये सब क्रियाएँ हालाँकि परस्पर विरोधी हैं, फिर भी इन क्रियाओं में एकरूपता लाकर क्रिया, प्रक्रिया और प्रतिक्रिया में सुसंवाद स्थापित करना आवश्यक होता है। साथ ही, इसके अनुभव के आदान-प्रदान से शरीर, मन और बुद्धि को एकीभूत स्थिति में लाने के परिणामस्वरूप कार्य का अनुभव इस आसन में

निश्चित रूप से होता है।

आसनाभ्यास में अपने भीतर के बोध और संवेदना का उपयोग कुदाल-फावड़े जैसा करके इस पंचभौतिक शरीर की खुदाई बाह्य स्तर से अंतः स्तर तक अर्थात् स्थूलतम, स्थूलतर और स्थूल शरीर से लेकर सूक्ष्म अंतर्मन तक करनी है। भगवान् श्रीकृष्ण ने 'गीता' में कहा है—

योगस्थः कुरु कर्माणि संग त्यक्त्वा धन जय।
सिद्ध्यसिद्ध्योः समो भूत्वा समत्वं योग उच्चते।।

योगयुक्त होकर फल और सफलता-असफलता की आसक्ति छोड़कर समभाव से कर्म करना ही समत्व योग है।

संत ज्ञानेश्वर ने निरूपण करते हुए कहा है, "कर्मयोग से मुक्त होकर, कर्मफल की अभिलाषा छोड़कर, मनोयोगपूर्वक विहित कर्म करने चाहिए। हाथ में लिया हुआ कार्य यदि भाग्य की अनुकूलता से पूर्ण हुआ तो अहंकारपूर्ण संतोष से फूले न समाने का कारण नहीं, या कार्य सिद्ध न होता तो अधूरा रह जाने के कारण असंतोष या दुःख से चित्त अस्थिर होने का कोई कारण नहीं।" अतः प्रतिकूल परिस्थिति में भी योगस्थ रहकर अनुकूलत्व प्राप्त करके शरीर, मन और बुद्धि में समस्थिति साधने का मार्ग इस जटिल आसन में मिल जाता है।

□

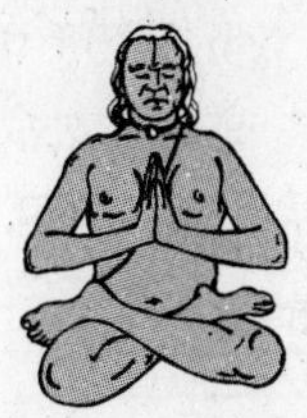

वीणादंड : उत्तानासन

हमारे शरीर में मेरुदंड का बड़ा महत्त्व है। यह इसलिए नहीं कि मेरुदंड शरीर का मूलाधार है, बल्कि इसलिए कि मनुष्य में होनेवाली मनुष्यता का भी मूल आधार है। ऊपर से हड्डियों की मेरुदंड शृंखला सी प्रतीत होनेवाली इन कशेरुकाओं में से मज्जारज्जु जाता है, जो संवेदना-वहन और संचेतना-वहन द्वारा शरीर की सभी क्रियाओं का नियंत्रण करनेवाली मज्जा-संस्था का महत्त्वपूर्ण भाग है। उसके द्वारा संवेदना-वहन और संचेतना-वहन होता है। उसके द्वारा शरीर के सभी कार्यों का नियंत्रण करनेवाली मज्जा-संस्था का महत्त्वपूर्ण भाग मज्जारज्जु कहलाता है। मज्जारज्जु छोटे मस्तिष्क के पास की लंब-मज्जा से शुरू होनेवाली मालिकाकार तथा घोड़े के दुम जैसी नीचे सँकरा होते हुए रस्से का रेशामय अंग है। उससे निकलनेवाली अनगिनत मज्जारज्जुओं के द्वारा मस्तिष्क की आज्ञाओं का पालन और शरीर की संवेदनाओं का वहन होता है। मज्जारज्जु के कवच रूप में रहनेवाली रीढ़ की यह हड्डी 'मेरुदंड' कहलाती है। 'मेरुदंड' शब्द में मज्जा-संस्था, चेतना–संस्था, मज्जारज्जु, चेतना-तंतु सभी का समावेश हो जाता है। मेरु अर्थात् विस्तारित प्राणशक्ति का केंद्रबिंदु अथवा उसका परमोच्च बिंदु। जिस प्रकार फूलों के लिए पराग कणों का संचय परागकोश में होता है, उसी प्रकार बीजरूपी शक्ति का संचय इस मेरु केंद्र में होता है। जिस प्रकार सूर्य के चारों ओर ग्रह घूमते हैं उसी प्रकार इस केंद्रबिंदु के चारों ओर, अर्थात् मेरुदंड में मनुष्य की शारीरिक, मानसिक और बौद्धिक शक्ति घूमती रहती है।

'दर्शनोपनिषद्' के चौथे भाग में तो मेरुदंड को 'वीणादंड' अति सुंदर नाम दिया गया है। वीणा एक आद्यकालीन तंतुवाद्य है। इसके दोनों तरफ दो कुम्हड़े होते हैं, जो एक डंडी से जुड़े हुए होते हैं। एक कुम्हड़े से दूसरे तक तार खिंचे होते हैं। तारों को तानने के लिए मेखें होती हैं। मेखों को ऐंठकर

तारों को ताना जाता है। दंडाकार डंडी पर परदे बिठाए हुए होते हैं। तारों को उस पर दबाकर नाखूनों की सहायता से बजाया जाता है, तब दोनों कुम्हड़ों में होनेवाले अवकाश के द्वारा ध्वनि पैदा होती है, स्वर-गुंजन का आनंद मिलता है और नादानुसंधान साध्य हो जाता है।

विद्या की देवी सरस्वती के इस वाद्य से सब वाद्यों की स्रोत वेदवाणी झंकृत हुई है। मानव में बुद्धि, ज्ञान, संवेदना, भावना, कल्पना, स्मरण, सत्त्व, नीति की निर्मिति आदि अपार शक्तियों का स्रोत मेरुदंड और उसके ऊपर होनेवाले मेरुमणि को अर्थात् मस्तिष्क को 'वीणादंड' नाम दिया गया है।

वीणा के कुम्हड़े गोल न हों, सुराखहीन न हों, परदे ठीक न हों, मेखें उचित तरीके से खींची हुई न हों तथा तार फिसले हुए एवं ढीले हों तो उत्तम वादक कलाकार भी ऐसी वीणा से उचित स्वर झंकृत करके अपेक्षित राग पेश नहीं कर सकता। अतः वीणा का सुस्थिति में होना आवश्यक होता है। खासकर तार ठीक ढंग से तने हुए होने चाहिए। हमारे शरीर के वीणादंड को भी इसी प्रकार सुस्थिति में होना चाहिए। चेतना–संस्था को जाग्रत् रखना चाहिए। मज्जा-तंतुओं के तारों को पोषण के लिए जैव शक्ति देकर उन्हें सुस्थिति एवं सुर में लगाना पड़ता है। तभी तो उसमें शारीरिक, नैतिक, मानसिक, बौद्धिक और आत्मिक स्तर पर परिपूर्ण आरोग्यदायी स्पंदन निकलते हैं।

उत्तानासन

'उत्त्' उपसर्ग तीव्रता और उत्कटता दिखाता है। 'तान' क्रिया का तात्पर्य पसारना, लंबा करना, तानना है। इस आसन में पीठ पर तीव्र तनाव दिया जाता है।

विधि

1. समस्थिति में (चित्र-1) खड़े रहिए। घुटनों को कसा हुआ रखिए।
2. साँस छोड़ते हुए आगे झुकिए। उँगलियों को जमीन पर टिकाते हुए हथेलियों को कदमों के एक तरफ पंजे के पास टिकाइए। आगे झुकते हुए तथा हाथ जमीन पर टिकाते समय सीने या धड़ (शरीर) का हिस्सा सिकुड़ने न दें, बल्कि उसे सिर की तरफ तानिए। घुटनों को मुड़ने न दें। सिर को ऊपर उठाकर रखें और रीढ़ की हड्डी को गोलाकार करते हुए सिर की दिशा में तानें। कदम जमीन पर दबाए रखकर पैर जमीन से समकोण में रहेंगे, इस अंदाज से शरीर के हिस्से को आगे धकेलिए

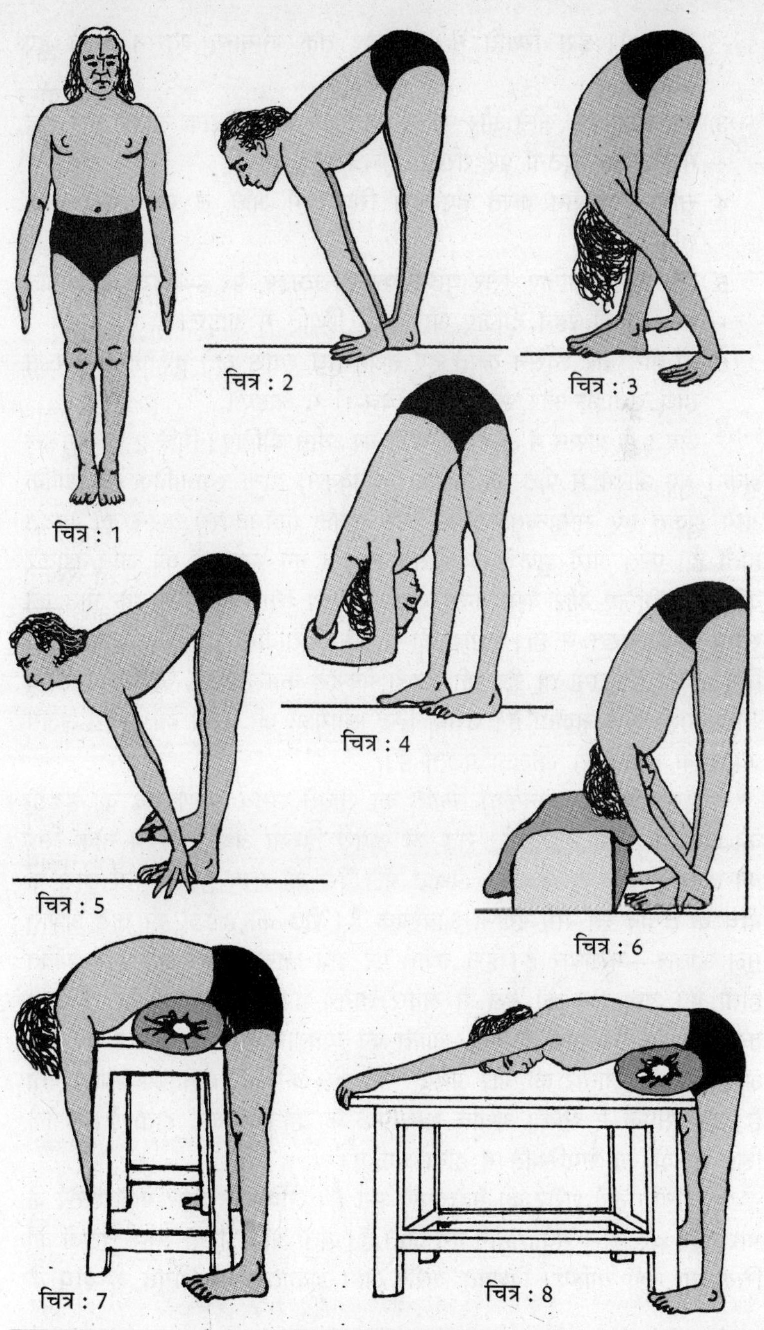
चित्र : 1
चित्र : 2
चित्र : 3
चित्र : 4
चित्र : 5
चित्र : 6
चित्र : 7
चित्र : 8

(चित्र-2)। इस स्थिति में कुछ देर तक सामान्य श्वसन करते हुए रुकिए।

3. श्वास छोड़िए, सीने और पेट के भाग को जंघाओं तक लाइए और बाद में सिर को घुटनों पर रखिए। (चित्र-3)
4. सामान्य श्वसन करते हुए इस स्थिति में आधे से एक मिनट तक रुकिए।
5. फिर साँस लीजिए, सिर घुटनों पर से उठाइए, पर हथेलियों को जमीन पर वैसे ही रहने दीजिए और उसी स्थिति में आइए।
6. दो-तीन बार श्वसन करते हुए तथा दीर्घ श्वास लेते हुए जमीन पर से हाथ उठाइए और समस्थिति (चित्र-1) में आइए।

अब इस आसन में आगे की बातों पर ध्यान दीजिए। विधि-2 के अनुसार झुकते हुए आरंभ में पीठ का उत्तल (कॉनवेक्स) होना स्वाभाविक है, क्योंकि आगे झुकते हुए सामान्यतः सबको पीठ उत्तल (कॉनवेक्स) करने की आदत होती है। परंतु आगे झुकने के आसन में पीठ की स्नायुओं को जान-बूझकर कॉनकेव कीजिए और वैसा करते समय अवश्य ध्यान में रखिए कि पीठ की स्नायु कड़ी सख्त न हों। शरीर की प्रत्येक गतिविधि पीठ की स्नायुओं पर निर्भर होती है। तभी तो रीढ़ की हड्डी मेरुदंड कहलाती है, क्योंकि ये स्नायु सीधी-आड़ी फैल सकती हैं। उसके लिए स्नायुओं की परतों को अलग-अलग प्रकार के तनावों से खोलना पड़ता है।

इस अवतल (कॉनकेव) स्थिति को साधते समय संपूर्ण रीढ़ की हड्डी को ध्यान में लेना पड़ता है। रीढ़ का ऊपरी हिस्सा अर्थात् ऊपरी नोक सिर की तरफ है और दूसरी नोक अर्थात् मूल पैरों की तरफ। इन दोनों छोरों के बीच के तनाव को सम रखना आवश्यक है। रीढ़ की हड्डी की जड़ अर्थात् मूल आधार—मूलाधार है। इस स्थान पर बोध ज्ञान–शक्ति और बुद्धि-शक्ति होती है। अतः रीढ़ को मूल से लेकर तानने पर ज्ञान–शक्ति को उद्दीप्त करना पड़ता है। साथ ही बोध–शक्ति का व्यवहार मूलाधार से अग्र की ओर और अग्र से मूलाधार की ओर अर्थात् नीचे तल की ओर होना आवश्यक होता है। इस संपर्क में समता अर्थात् समसंपर्क का होना जरूरी होता है। उसके लिए तलवों को समस्थिति में होना चाहिए।

दोनों तलवे शरीर का महत्त्वपूर्ण अंग हैं। लेकिन उन पर भारी शरीर के भार से वे दरअसल संवेदनहीन बन जाते हैं। अतः आगे झुकते समय तलवों को सिकुड़ना नहीं चाहिए। विशेषतः शरीर आगे झुकाते समय अँगूठे के बीच के

स्थान सिकुड़ जाते हैं। अतः कोई भी कार्यकलाप करते समय, चलते समय, झुकते समय अँगूठे के बीच की जगह की त्वचा को आगे तानिए। उत्तानासन में तलवे की उँगलियों को खींचकर फैलाइए और अँगूठे के तल को ध्यानपूर्वक आगे तानिए, जिससे तलवे में संवेदनात्मक एहसास पैदा होगा और आगे झुकने के कारण पीठ के नीचे की ओर की स्नायुएँ नहीं दुखेंगी या सिकुड़ नहीं जाएँगी। अपने तलवों के बारे में हमारे मन में अपनेपन की भावना होना बहुत महत्त्वपूर्ण है। तलवों के चिढ़ने पर पीठ चिढ़ जाएगी, कमर भी नाराज होगी और फिर मस्तिष्क में झुँझलाहट पैदा हो जाएगी। तलवों को तेल लगाने का भी यही कारण है। अतः अपने तलवों से घनिष्ठ स्नेह संबंध बनाए रखिए।

आरंभ में आगे झुकते समय जंघाएँ और कूल्हे पीछे जाते हैं। यह क्रिया पीठ की रक्षा के लिए स्वाभाविक रूप से होती है। पर हाथ नीचे टेकने पर कूल्हों को आगे लाकर एड़ियों की सीध में रखें, जिससे रीढ़ की हड्डी तल से ऊपर अग्र तक लंबाई में तन जाएगी और उस पर अतिरिक्त तनाव नहीं पड़ेगा। आगे झुकते समय निचली हड्डी का बहुत ध्यान रखना पड़ता है। उस स्थान से तनाव विपरीत दिशा से जाने पर उस पर वीणा के तार टूटने जैसा तनाव पड़ेगा।

जिस प्रकार पेड़ पर पका फल नीचे गिरने की स्थिति में होता है उसी प्रकार धड़ आगे से, पीछे से और बगल की तरफ से न सिकुड़ने दें और मूलाधार से जमीन की तरफ जाने दें। पेट यानी उदर के हिस्से को लंबा करते हुए शरीर को सिर की तरफ जमीन पर छोड़ दें। 'उत्' का वास्तविक अर्थ यही है। तीव्रता से तानने का मतलब तीव्रता में प्रबल भाव हो, पर जल्दबाजी न हो।

जब किसी भी विज्ञान में मूल तत्त्वों के आधार पर सिद्धांतों की रचना होती है, तो वह विशुद्ध विज्ञान कहलाता है। पर इन वैज्ञानिक सिद्धांतों को व्यवहार में लाते समय मूल सिद्धांतों से विच्छेद न करते हुए उन पर व्यावहारिक दृष्टि से प्रत्यक्ष काररवाई करना व्यावहारिक शास्त्र कहलाता है। उत्तानासन में बताई गई मूल विधि में प्रत्यक्ष अभ्यास के स्तर की समस्याओं को ध्यान में लेते हुए थोड़ा-बहुत बदलाव करना अपरिहार्य हो जाता है। बल्कि मूल उद्‌देश्य को बाधा न पहुँचाते हुए स्थिति और आवश्यकतानुसार प्रक्रिया में बदलाव लाने तथा उसे अमल में लाने के लिए बुद्धि को विवेक के साथ की जरूरत होती है। इससे उनकी प्राप्ति का मार्ग सहज होने में मदद मिलती है।

इस आसन में आगे झुककर सिर घुटने पर टिकाते हुए शरीर के दोनों तरफ का हिस्सा नीचे की दिशा में खींचना जरूरी होता है। इससे कूबड़

निकलना, सीना अंदर जाना आदि दोष दूर हो जाते हैं। परंतु इस प्रकार दोनों तरफ से नीचे तानना आरंभ में संभव नहीं हो सकता। ऐसी स्थिति में कदमों के बीच थोड़ा सा अंतर रखा जाए। हाथ जमीन पर न टिकाते हुए आगे झुकी हुई स्थिति में ही हाथ को कुहनी से मोड़कर बाँह का हिस्सा जान-बूझकर नीचे धकेलिए। इससे शरीर के बगल की तरफ अपेक्षित तनाव आता है। (चित्र-4)

आगे झुकते हुए शरीर को नीचे की दिशा में तानकर अवतल (कॉनकेव) करना आरंभ में मुश्किल हो जाता है। स्नायुओं में दर्द होता है, ऐसे समय दोनों पैरों में आधे से एक फीट का अंतर रखकर तथा हाथ की उँगलियाँ उलटे कप के आकार में रखकर और हाथों को कड़ा रखकर शरीर को जमीन की ओर तानना आसान होता है। पाँवों में अंतर रखने के कारण पीठ की बाहर की तरफ की स्नायुएँ बगल की ओर आड़ी विस्तारित होती हैं और मध्य की स्नायुओं को अवतल (कॉनकेव) करके आगे तानना आसान हो जाता है (चित्र-5)। जमीन पर हाथ टिकाना संभव न होने पर हाथों के लिए ईंटों अथवा अन्य कोई आधार लेकर उसकी सहायता से पीठ की स्नायुओं को खींचकर नीचे तानना आसान हो जाता है।

दीवार की ओर पीठ करके, दीवार से 4 से 6 इंच आगे खड़े होकर, पीछे का भाग (कूल्हे) दीवार से टिकाकर पैर सीधे रखिए। आगे झुककर सिर कुरसी अथवा स्टूल पर टिकाइए। स्टूल को दोनों हाथों से पकड़िए। इस स्थिति में सिर को स्टूल का तथा पीछे के भाग को दीवार का आधार मिलने के कारण शरीर को नीचे ढीला छोड़ना संभव हो सकता है। उच्च रक्तचाप, सिरदर्द, पित्त–प्रकोप, अत्यधिक बौद्धिक कार्य, मस्तिष्क का तनाव, अधूरी नींद, पढ़ाई अथवा रात की पाली के कारण जागरण आदि के लिए उत्तानासन से आराम मिलता है। आँखों पर तनाव आने से जलन होती हो तो इससे आँखें शांत होकर ठंडी हो जाती हैं (चित्र-6)।

कमरदर्द अथवा उदरावकाश की रीढ़ की हड्डियाँ (लंबर) ज्यादा अवतल (कॉनकेव) होने तथा कमर की स्नायु और हड्डियाँ दबी हुई स्थिति में हों तो आगे झुकने को मन नहीं करता या असंभव लगता है। कमर में दर्द होता है या झटका-सा लगता है। ऐसी स्थिति में जाँघ तक ऊँचा स्टूल लेकर उस पर कंबल की तह या तकिया रखिए और उदरावयव उस पर रखिए। हाथ से स्टूल की टाँगें पकड़िए, ताकि कमर की स्नायुएँ बगल की दिशा में फैलकर चौड़ी हो जाएँगी (चित्र-7)। उससे कमर में दर्द नहीं होगा और चुभने जैसा भी नहीं लगेगा।

पीठ या कमर में हूक भरी हो अथवा कशेरुका सरक गई या झुक गई हो या तिरछी हो गई हो या उदरावकाश की रीढ़ अवतल हुई हो, घुटने की कटोरियाँ (नी कैप) सरक गई हों, ऐसी स्थिति में घर में स्थित लिखने की मेज पर या डाइनिंग टेबल के किनारे के पास पैरों में अंतर रखकर खड़े हो जाएँ। आगे झुककर उदर और धड़ का भाग टेबल पर पूर्णतः तान दें। संभव हो तो मेज के किनारे पकड़ें। टेबल और पेट के बीच की खाली जगह (अवकाश) में कंबल, तकिया अथवा मसनद रखा जा सकता है। इससे धड़ का अगला हिस्सा टेबल पर, तल और धड़ जमीन से समांतर रहेगा। कशेरुकाओं की बगल की स्नायुएँ लंबी और बगल की तरफ फैल जाएँगी। (चित्र-8)

जैसा कि आरंभ में बताया गया है, हमारे शरीर की रीढ़ की हड्डी में से जानेवाली मज्जारज्जु संस्था आगे झुकने या खींचने जैसे विभिन्न कार्यों द्वारा तंदुरुस्त करना स्वास्थ्य की दृष्टि से अत्यंत महत्त्वपूर्ण है। पुराने जमाने में दैनिक कार्य में ये क्रियाएँ सहजता से और अनजाने में होती रहती थीं। घर की साफ-सफाई, रंगोली बनाना, झाड़ू बुहारना, खेत के काम, इतना ही नहीं, बड़ों को झुककर प्रणाम करना जैसे कामों में अपने आप आगे झुकना पड़ता था। आधुनिक जीवन-शैली में आगे झुकने के प्रसंग बहुत कम आते हैं। सभी काम खड़े-खड़े किए जाते हैं या काम के कारण अधिक समय कुरसी पर ही बैठना पड़ता है। बैठे काम में रीढ़ की हड्डी ढल जाती है, जिससे पीठ की स्नायु कड़ी हो जाती हैं और कमरदर्द, पीठदर्द, कूबड़ निकलने जैसी बीमारियाँ बढ़कर कमर को झुकाना लगभग असंभव–सा कर देती हैं। ऐसी स्थिति (चित्र-7, 8) में दरशाए अनुसार आरंभ करें।

पुराने जमाने में बिलकुल सहजता से होनेवाली क्रियाएँ अब उत्तानासन में ध्यानपूर्वक करनी हैं। (पीठ की सिकुड़ी हुई, स्नायु को ढीला पसारते हुए हड्डियों तक ले जाकर रक्ताभिसरण को बढ़ाना है) जैसे ब्रेड पर मक्खन की पतली परत फैलाकर लगाई जाती है, उसी प्रकार पीठ की सिकुड़ी हुई स्नायुओं को ढीला पसारते हुए हड्डियों की ओर ले जाकर रक्ताभिसरण को अधिकाधिक बढ़ाना है। उत्तानासन में श्वासोच्छ्वास के स्पंदनों की सहायता लेते समय, श्वास लेते समय 'सोऽहम्' (वह मैं हूँ) बोलकर परमात्मा का आवाहन करना है और उच्छ्वास छोड़ते समय 'अहं स' (मैं वह हूँ) कहते हुए अपने आपको परमतत्त्व में विसर्जित होना है। इस प्रकार श्वासोच्छ्वास की हंसध्वनि सहज-स्वाभाविक रूप में सुनते हुए शांत हो जाना है।

□

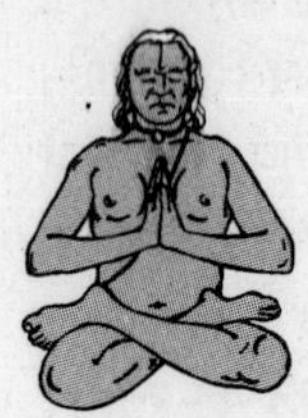

उत्तिष्ठ स्थिति के आसनों की क्रम योजना

योगासनों के प्रकारों में से उत्तिष्ठ स्थिति के आसन बड़े महत्त्वपूर्ण हैं। अब तक हमने बारह आसन सीखे। इस प्रकार से और भी कुछ आसन हैं, पर स्थल-काल की सीमा के कारण यहाँ सबको प्रस्तुत करना संभव नहीं। दरअसल नवप्रशिक्षु अगर हमारे अब तक बताए हुए आसन भी उचित ढंग से करें तो पर्याप्त है। इन आसनों के नियमित अभ्यास से कुछ समय के पश्चात् साधक को लक्षणीय परिणामों का अनुभव होता है। संपूर्ण शरीर मुक्त और लचीला मालूम होने लगता है। शरीर में संतुलन, डील-डौल, शोखी, लयबद्धता और सामर्थ्य का अनुभव होता है। पेट की स्नायुएँ सिकुड़कर सुदृढ़ और मजबूत बनती हैं। पैरों की स्नायुओं को सुंदर आकार और मजबूती प्राप्त होती है। खड़े रहने और चलने का ढंग सुधर जाता है। इन आसनों के करने से सभी शारीरिक क्रियाएँ सिर्फ गतिविधियाँ न होकर उनमें संगति, सुसंवाद और सुघड़ता आती है, मन में उत्साह आता है, शारीरिक क्षमता और मानसिक सामर्थ्य बढ़ता है। एक प्रकार की अनोखी निराली दृढ़ता एवं धैर्य का एहसास होता है, मनोबल बढ़ जाता है।

नित्य क्रम में शरीर के अंगों के गलत तरीके से की गई गतिविधियाँ, स्नायुओं की निष्क्रियता, थकावट, उससे होनेवाला अधूरा रक्त–संचार और परिणामतः उत्पन्न होनेवाले विकार—अर्थात् शरीर में उत्साह व उमंग का कम होना, शरीर में दर्द, गरदन में दर्द, हाथ उठाते समय दर्द, उठते-बैठते समय कमरदर्द, कंधे भारी होना, हाथ की उँगलियों में दर्द, पिंडलियों में मरोड़ आना, जंघाओं का भारी होना, सो जाना या उनमें दर्द होना, वयोवस्था के अनुसार स्नायुओं में मोच आ जाना—इस प्रकार की शिकायतें उत्तिष्ठ आसनों से दूर होती हैं। साथ ही ये आसन शरीर के महत्त्वपूर्ण अंगों पर विशेष असरदार होने के कारण कई प्रकार की व्याधियों में कारगर हैं।

उत्तिष्ठ स्थिति के आसनों का असर शरीरांतर्गत विभिन्न अंगों पर होता है। टखने, पेट की महराबें, घुटने, रीढ़ के जोड़ मजबूत हो जाते हैं। कंधे, कुहनियाँ एवं कलाइयाँ खुली और मजबूत होती हैं। उदर के अंगों का मर्दन होने के कारण रक्त–संचार बढ़ जाता है। आँतें अधिक कार्य-सक्षम होती हैं। पाचक रस की निर्मिति होकर पाचन क्रिया सुधर जाती है। पेटदर्द की शिकायत दूर हो जाती है। यकृत, प्लीहा में तनाव आने से उनकी थकान दूर होकर मजबूती आ जाती है। उदर के अंगों के अंदर की थकान कम होती है। हृदय की तरफ के परदे पूर्णतः तनकर सुदृढ़ होने के कारण रक्त–संचार की कमी के कारण होनेवाले 'इस्किमिया' जैसे विकार नहीं होते। इस आसन में अधिक काल तक स्थिर रहने से दुग्धाम्ल अतिरिक्त उत्पन्न नहीं होता और वे जोड़ों में संचित नहीं होते। रक्ताभिसरण भी उचित तरीके से होता है। इन आसनों में पसलियों में खुलापन आ जाता है। फेफड़ों के वायुकोशों का कार्य सहज तरीके से होता है।

ये आसन साइटिका रोग में राहत देनेवाले हैं। विशेषतः उत्थित त्रिकोणासन, उत्थित पार्श्वकोणासन, वीरभद्रासन—इन आसनों में बाहर की तरफ मुड़नेवाला कदम 90 अंश से अधिक बाहर की तरफ मोड़ने से साइटिका की नस पर बिना जोर पड़े वह खींची जाती है। आधुनिक चिकित्साशास्त्र में बाह्य शक्ति की सहायता से तनाव दिया जाता है और इन आसनों में दिया जानेवाला तनाव प्राकृतिक एवं स्वाभाविक होता है। इसके कारण उसका असर लंबे समय तक टिकनेवाला होता है। रीढ़ की हड्डी पर तनाव आने से स्नायुओं की प्राकृतिक शक्ति बढ़ती है और भविष्य में विस्थापन की संभावना नहीं होती, साथ ही उचित तरीके से खींचने व तनाव देने के कारण रीढ़ की हड्डी उचित तरीके से स्थापित हो जाती है।

महिलाओं के संबंध में अंतःफल के दोष (ओवरीज), गर्भाशय का विस्थापन आदि शिकायतों में भी ये आसन उपयोगी हैं। इससे पूरे शरीर की स्थूलता कम हो जाती है। मज्जा संस्था मजबूत और कार्य-प्रवण होने में मदद मिलती है।

उत्तिष्ठ स्थिति के आसन सीखने पर उनके अभ्यास का क्रम ध्यान में रखना जरूरी है। साधनापूर्ण शारीरिक एवं मानसिक स्थिति और आसन-अभ्यास का अन्योन्य संबंध है। इसे ध्यान में रखकर प्रत्येक को अपने आप आसनों की पद्धति और क्रम योजना का संयोजन आवश्यकतानुसार करना चाहिए। हर समय सामान्य पद्धति से एक ही क्रम तथा एक ही तरीके से

आसन करना उचित नहीं है। साधक की शारीरिक और मानसिक स्थिति हर समय एक जैसी नहीं रहती। दैनिक जीवन की विभिन्न घटनाओं के कारण उनमें अंतर आता रहता है। कभी ऊब महसूस होती है तो कभी शरीर सुस्ताया हुआ या थका हुआ होता है, मन में सुस्ती होती है। इसके विपरीत मन बहुत उत्साह और आनंद से भरा हुआ होता है, प्रसन्न होता है तो योगासन करने में ही उत्साह अनुभव होता है। इन बातों का विचार करके आसन क्रम की योजना का नियोजन करना पड़ता है।

हमारे सीखे हुए आसनों में से आरंभिक अर्थात् समस्थिति, ऊर्ध्वहस्तासन, ताड़ासन, उत्थित हस्तपादासन देखने में बहुत सरल और किसी कसरत के प्रकारनुमा लगते हैं; परंतु ये सरल लगनेवाले आसन भी बहुत असरदार हैं। अनमनेपन, निराशा, हताशा, चिड़चिड़ेपन, भावावेग, जीवन विषयक नकारात्मक दृष्टिकोण रखनेवाले व्यक्तियों के लिए ये आसन जीवनदान ही हैं। उन्हें (1) समस्थिति-ऊर्ध्वहस्तासन, (2) समस्थिति-ताड़ासन, (3) समस्थिति-उत्थित हस्तपादासन—इस क्रम से आसन तीन-चार बार करना चाहिए। इससे उन्हें मनःस्थिति में बदलाव महसूस होगा। नई उमंग और उम्मीद जागेगी। हाथ की उँगलियों, कुहनी तथा कंधे के जोड़ों में गठिया रोगवालों को ताड़ासन से बहुत लाभ होता है। आरंभ में दर्द होता है, पर बाद में अच्छा लगता है।

किसी दिन बहुत उकताहट महसूस होती है, जो शारीरिक और मानसिक भी हो सकती है। आसन के अभ्यास के लिए छुट्टी लेने को मन करता है। ऐसे समय छुट्टी नहीं लेनी चाहिए, बल्कि अधोमुख श्वानासन, पार्श्वोत्तानासन, प्रसारित पादोत्तानासन, उत्तानासन—इस क्रम से आरंभ करने से शरीर सक्रिय हो जाता है। उसके साथ मन भी तरोताजा बनता है। शरीर-मन में सुसंवाद की स्थिति आती है। दोनों का आलस्य दूर हो जाता है।

जब शारीरिक और मानसिक स्थिति सामान्य होती है, तब निम्नलिखित क्रम से आसन किए जाएँ—(1) ऊर्ध्वहस्तासन, (2) ताड़ासन, (3) उत्थित त्रिकोणासन, (4) वीरभद्रासन, (5) उत्थित पार्श्वकोणासन, (6) अधोमुख श्वानासन, (7) पार्श्वोत्तानासन, (8) प्रसारित पादोत्तानासन, (10) उत्तानासन।

इस क्रम से आसन करने से थकान महसूस होने पर उत्तानासन (हाथों को तह करके बाँधकर) करिए अथवा प्रसारित पादोत्तानासन करिए। उससे थकान मिट जाती है; परंतु थकान मिटाने के लिए दो आसनों के बीच में शवासन मत कीजिए। शवासन हमेशा अंत में ही करें। इस क्रम से सख्त शरीर धीरे-धीरे मुड़ने-झुकने लगता है, सीढ़ी-दर-सीढ़ी हिलने-डुलने में सुधार

आ जाता है। शरीरांतर्गत क्रियाओं का अनुभव होने लगता है, खिलते फूल की पंखुड़ियों की तरह शरीर की कोशिकाएँ बिलकुल धीरे-धीरे खिलती हैं, अर्थात् शक्ति प्रवाह कोशिकाओं तक पहुँचता है।

उत्थित पार्श्वकोणासन तक अभ्यास करने पर यदि थकान महसूस हो अथवा सूक्ष्म निरीक्षण करते समय सिर पर तनाव–सा महसूस हो तो अधोमुख श्वानासन करने पर वह कम हो जाता है और आगे के अर्थात् वीरभद्रासन और पार्श्वोत्तानासन—इन दोनों आसनों में कमर घुमाने की जो क्रिया है, वह ठीक-ठाक और सहजता से करने में मदद मिलती है।

युवा तथा मध्य वयस्क व्यक्ति में होनेवाला उत्साह और ताकत दूध में शक्कर है। ऐसे व्यक्तियों को निम्नलिखित क्रम में पद्धतियाँ अमल में लानी चाहिए—

1. **प्रथम पद्धति**—क्रमांक 1 से 10 तक के सभी आसन एक के बाद एक क्रमशः करें और फिर उसी क्रम से सभी आसन दूसरी बार भी करें। इससे आसन विधि में सहजता आ जाती है। शरीर झुकने लगता है। आसन ध्यान में रह जाते हैं। शरीर के अंगों को अपने बोध के क्षेत्र में लाने की समझ आ जाती है। कार्यकलापों का कच्चापन और जल्दबाजी न होकर देह के स्थिर केंद्र को पकड़ना संभव होता है।
2. **दूसरी पद्धति**—इसमें प्रत्येक आसन दो बार करके सभी आसन क्रमशः करने चाहिए। यह पद्धति पहले की अपेक्षा अधिक विकसित है। एक ही आसन तत्काल दूसरी बार करते समय पहले प्रयास की यादें ताजा रहती हैं। उसकी कमियों और दोषों को ठीक करने का अवसर तत्काल मिलता है। शक्ति प्रवाह का क्षेत्र बढ़ता है। एहसास, अनुभव, ज्ञान और जागृति के नए क्षितिज खुल जाते हैं।
3. **तीसरी पद्धति**—जो साधक ये आसन सहजता से कर सकते हैं, उन्हें एक के बाद एक करने की बजाय प्रत्येक आसन-स्थिति में कुछ देर रुककर अपनी आसन-स्थिति ठीक है या नहीं, इस बात का ध्यानपूर्वक अवलोकन करना चाहिए और उसमें सुधार लाना चाहिए।

ये आसन करते समय क्रम-योजना के साथ-साथ निम्नलिखित को ध्यान में रखना चाहिए—

आसन करते समय आँखें बंद मत कीजिए। आँखें बंद करने पर आँखों के सामने अँधेरा–सा छा जाता है और सिर भारी हो जाता है। उससे जुबान या गले पर तनाव आकर चेतना-तंतु में खलबली मच जाती है, स्वभाव क्रोधी

हो जाता है। जुबान और गले के हिस्से को ध्यानपूर्वक तनाव–मुक्त रखने से तरोताजा और उत्साहित महसूस होता है। सिरदर्द हो या दस्त या तपेदिक की बीमारी से उठने पर, बुखार महिलाओं के मासिक रजोकाल आदि में उत्थित आसन नहीं करने चाहिए। परंतु मासिक रजोकाल में पेटदर्द हो अथवा अधिक रजोस्राव होता हो तो पीठ को अवतल करके तथा सिर के नीचे आधार लेकर अधोमुख श्वानासन, प्रसारित पादोत्तानासन, पार्श्वोत्तानासन, उत्तानासन करने से आराम होता है। ये आसन शारीरिक, मानसिक, आत्मिक, नैतिक, मनोधैर्य नष्ट होने तथा हिम्मत पस्त होने पर अधिक प्रभावकारी हैं।

उत्तिष्ठ स्थिति के आसनों के इस बाह्य स्वरूप के कारण लगता है कि वे 'एरोविक्स एक्शंस' हैं, पर इन दोनों में फर्क है। एरोविक्स में बाह्य शारीरिक कार्य पर बल है। उसमें सिर्फ शरीर का ही सहभाग होता है। उसमें गति होने पर भी अंतरावलोकन के लिए अवकाश नहीं, केवल उत्तेजकता है, स्थैर्य नहीं। इसमें अवलोकन के लिए अवकाश नहीं होता, सिर्फ गति और नाद की ओर ध्यान होने के कारण अचूकता और निर्दोषता को देखा-परखा नहीं जा सकता। इसके विपरीत रूप उत्तिष्ठ आसनों का है। बाह्यांग के साथ ही अंतरंग की ओर विशेष ध्यान दिया जाता है। उसमें गतिशीलता और स्फूर्ति है, परंतु उत्तेजना नहीं। गति के साथ-साथ स्थिरता एवं स्थिति भी है। उससे आत्मपरीक्षण एवं आत्मावलोकन संभव है। शरीर, मन और बुद्धि का एक साथ सहभाग होने के कारण आसन की विधि में अचूकता आती है।

□

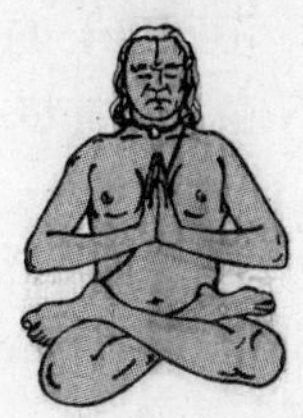

शांत बैठने का महत्त्व

उत्तिष्ठ स्थिति के आसनों में ठीक ढंग से खड़े होना सीखने के बाद अब बैठे आसनों में स्वस्थ और शांत बैठना सीखना है। स्वस्थ अर्थात् 'स्व' में 'स्थ' होना। परंतु स्वस्थ बैठने का प्रयास करने पर अस्वस्थता, बेचैनी और अशांति अधिक बढ़ जाती है।

अलथी-पलथी मारकर नीचे जमीन पर बैठने की यह क्रिया पहले अपने दैनिक जीवन में अत्यंत सहजता से हुआ करती थी। छोटे बच्चे संध्या के समय 'शुभं करोति' अथवा 'पहाड़े' बोलने के लिए, वयस्क लोग देवपूजा के लिए, भजन, स्तोत्र-पाठ के लिए और परिवार के सभी सदस्य दिन में कम-से-कम दो बार भोजन के लिए पालथी मारकर बैठा करते थे। परंतु आधुनिक काल में रहन-सहन में बदलाव आया। पश्चिमी संस्कृति और रहन-सहन का हम पर अत्यधिक प्रभाव पड़ा। पीढ़ों का स्थान डाइनिंग टेबल ने ले लिया। रसोई में ऊँचा चबूतरा आया। बैठने के कमरे में बैठक, मसनद, तकिए आदि की जगह सोफा आया। लिखने की डेस्क की जगह मेज ने ले ली। कमोड को तो सुधार का लक्षण माना जाने लगा। इस सबका परिणाम यह हुआ कि हम जमीन पर बैठना भूलने लगे, वह हमें पिछड़ापन लगने लगा। कुल मिलाकर पैरों की विभिन्न गतिविधियाँ कम हो गईं। स्नायुएँ सिकुड़ गईं। घुटनों से शरीर का भार ढोना और सँभालना मुश्किल हो गया, पैरों में नस चढ़ना या सिकुड़ जाना, झुनझुनी आ जाना, वायुगोला आम बात हो गई है। थोड़ी देर नीचे बैठना ही कष्टकर और पीड़ादायी लगने लगा। उससे जंघाएँ, टखने और कमर में दर्द होने लगा। इसलिए अगर कोई इसके बारे में शिकायत करे तो उसे सुधारवादी बहुमूल्य सलाह मिलने लगी कि नीचे बैठने को किसने कहा। उससे तो अच्छा कुरसी, सोफा, कमोड जैसी आधुनिक सुविधाओं का इस्तेमाल कीजिए, ताकि कोई 'झंझट' न हो। पर इस प्रकार की सलाह देना मूल समस्या को नजरअंदाज

करना है। इससे कुछ देर के लिए आराम तो मिलेगा, पर मूल दर्द वैसा ही रहेगा। हमारा अलथी-पलथी मारकर नीचे बैठना पाश्चात्य लोग कौतुकपूर्वक देखा करते थे। आधुनिक रहन-सहन की पद्धति से उत्पन्न समस्याओं के हल की खोज में होनेवाले पश्चिमी लोगों के गले अब पालथी मारकर नीचे बैठने का महत्त्व जँच गया है। पैरों की अलग-अलग गतिविधियाँ सीखकर वे आग्रहपूर्वक एवं आस्था से सीखने लगे हैं।

इस प्रकार पालथी मारकर बैठ़ने का महत्त्व दैनिक जीवन की समस्याओं के संदर्भ में ही नहीं, बल्कि प्राणायाम, ध्यान-धारणा, जप, उपासना आदि में ही है। अध्यात्म साधन की ये क्रियाएँ 'आसीनः सम्भवात्' अर्थात् बैठकर ही संभव होती हैं, ऐसा ब्रह्मसूत्र में कहा गया है। धारणा, ध्यानादि अध्यात्म साधना की शयन, गमन, उत्थान स्थिति में—अर्थात् सोने, चलने और खड़े होने की स्थिति में असंभव होता है। अतः स्वस्थ और शांत बैठना सीखना पड़ता है; परंतु अधिकांश व्यक्तियों की गतिविधियाँ बैठे-बैठे भी चालू रहती हैं। कभी-कभी पालथी को बदला जाता है तो पैर अकड़ने पर उन्हें सीधा किया जाता है। कभी-कभी अकड़ी-जकड़ी हुई गरदन और पीठ को हाथ पीछे टेककर सीधा किया जाता है या कभी दूसरी तरफ घुमाया जाता है। या तो हाथों को ऊपर तानकर अँगड़ाई ली जाती है। एक ही जगह एक ही स्थिति में बहुत समय तक बैठने के कारण पैरों की नस चढ़ जाना, झुनझुनी आना, भारी होना, कमर व पीठ में दर्द होना, गरदन अकड़ जाना, मोच आना आदि का अनुभव सबको है।

इस प्रकार की विपरीत शारीरिक क्रियाओं के कारण मानसिक स्थिरता ढलने लगती है। ध्यान के लिए शरीर, इंद्रियाँ, मन, बुद्धि —इन सबका स्थिर, स्वस्थ, अनुकूल एवं सहायक होना आवश्यक होता है। केवल बाह्य शरीर का स्थिर होना पर्याप्त नहीं, बल्कि अंतःशरीर, सूक्ष्म शरीर की भी स्थिरता आवश्यक है। अधिकांश लोगों के मन में शंका रहती है कि अगर ध्यान, धारणा के लिए एक आसन स्थिति में बैठना पड़ता है तो अन्य आसनों की आवश्यकता ही क्या है? लेकिन ध्यान, धारणादि क्रियाओं में शारीरिक दुःख और पीड़ा से उत्पन्न होनेवाली बाधाओं को दूर करने, मानसिक संतुलन बिगड़ने के कारण शरीर में उत्पन्न अस्थिरता को दूर करके स्थिरता प्राप्त करने, उत्पन्न काम-क्रोधादि विकार उन विकारों को मात करने के लिए शरीर का सहयोग प्राप्त करना आवश्यक है। साथ ही शरीर के अंतर्गत इन बदलावों के कारण इन विकारों को मात देने का मौका उपलब्ध करना, शरीर, मन और प्राण की परस्पर निर्भरता व स्थिरता को जानकर उसे प्राप्त करना—यह अन्य सभी आसनों में साध्य होता

है, इस बात को ध्यान में रखना और समझ लेना आवश्यक है। श्रीकृष्ण द्वारा 'गीता' में बताया हुआ यह श्लोक कितना अर्थपूर्ण है—

समं कायशिरोग्रीवं धारयन्नचलं स्थिरः।
सम्प्रेक्ष्य नासिकाग्रं स्वं दिशश्चानवलोकयन।।

शरीर का संतुलन साधकर, सिर और गरदन को सीधा रखकर, दृष्टि नासिकाग्र की सीध में रखकर, इधर-उधर न देखते हुए अंतर्दृष्टि को रखकर ध्यानस्थ होना है।

अब हम दंडासन और स्वस्तिकासन—इन दो बैठे आसनों के बारे में जानेंगे।

दंडासन

'दंड' शब्द का अर्थ है—लाठी अथवा लट्ठ/सोंटा। किसी स्थान के प्रतीक रूप में भी इस शब्द का प्रयोग किया जाता है। उदाहरण के लिए—राजदंड, मानदंड आदि। दंडासन का महत्त्व यही है कि इसमें पैर, धड़ आदि शरीर के भाग दंड के समान कड़े रहते हैं। समस्थिति उत्तिष्ठ आसनों का मूलभूत आसन है तो दंडासन बैठे यानी उपविष्ट आसनों में बुनियादी और आधारभूत आसन है। बैठे आसनों के लिए दंडक रूप में यह आसन है।

विधि

1. चादर या कंबल को तह करके उस पर बैठिए।
2. दोनों पैर सीधी रेखा में फैलाइए। जंघाएँ, घुटने, टखने और अँगूठे एक-दूसरे से जुड़े हुए हों। पैर की उँगलियाँ फैली हुई हों तथा छत की तरफ खुली हुई हों। तलवे समस्थिति में बताई हुई स्थिति के अनुसार फैले हुए हों। एड़ियों को सामने की ओर और पंजों को अंदर की ओर खींचिए। कदमों के बाहरी किनारों को जंघाओं की दिशा में और अंदर के किनारों को सामने की दिशा में तानकर रखिए। घुटनों को जमीन की दिशा में नीचे धकेलिए। पाँव का संपूर्ण पीछे का भाग अर्थात् एड़ियों का पीछे का हिस्सा, टखने के पीछे का हिस्सा और पिंडलियाँ, घुटने और जंघाओं के पीछे के भाग पूर्णतः जमीन पर टिके हुए रखिए। इन सभी भागों को जमीन का स्पर्श महसूस होना चाहिए। पाँव के पीछे के और आगे के भागों की लंबाई समान रहने दें।

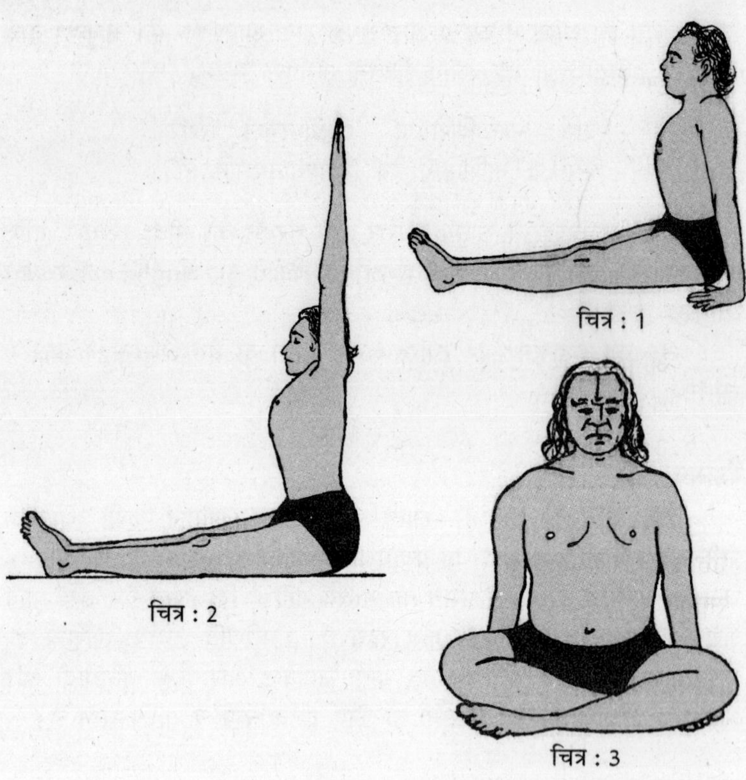

चित्र : 1

चित्र : 2

चित्र : 3

3. दोनों हाथ कूल्हों के पास जमीन पर रखिए। हाथ की उँगलियाँ पैर की दिशा में सामने रखिए। हाथ को कुहनी पर कड़ा रखें।
4. घुटनों और जंघाओं की हड्डियों को जमीन पर दबाकर कमर और उसके निकट के भाग को ऊपर उठाइए। कूल्हों से सिर तक पूरा शरीर उठाकर सीधा कड़ा रखें, जिससे वह पैर के समकोण में रहे। रीढ़ की हड्डी को कड़ा करें। कंधों को पीछे तथा कंधों के पंखों को अंदर की तरफ लें। सीने को तानकर फैलाइए।
5. श्वास-पटल के पास की तैरती पसलियों (फ्लोटिंग रिब्ज) के भाग को फैलाकर ऊपर उठाइए और उदरावकाश को विस्तारित कीजिए। उदर भाग के अंगों के पीछे की तरफ के हिस्से को मज्जारज्जु की दिशा से पीछे धकेलकर ऊपर की ओर खींचें। उदर अवकाश की कशेरुकाओं (हड्डी) को ऊर्ध्व दिशा में जमीन के लंब रूप में खींचिए तथा उसे ज्यादा अंदर मत खींचिए। (चित्र-1)

6. गरदन को सीधा रखें, सिर ठीक गरदन पर ही हो और दृष्टि सामने।
7. इस स्थिति में सामान्य श्वास लेते हुए आधे से एक मिनट तक रुकिए।
8. श्वास लें और दोनों हाथ ऊपर उठाएँ। हथेलियों को सामने रखें। श्वास छोड़ते समय सीने और हाथों को ढीला न छोड़ें। हाथ उठाकर मुख्यतः धड़ के पार्श्व कोरों को ऊँचा उठाएँ और सीने के भाग को तानें। शरीर का मध्य अर्थात् रीढ़ का भाग उठाने के पहले बगल की तरफ का भाग उठाना आवश्यक है। यदि शरीर के पार्श्व किनारे सिकुड़कर नीचे गिरने लगें तो रीढ़ पर भार पड़ता है। इसलिए पार्श्व किनारों को उठाना आवश्यक है। (चित्र-2) यह क्रिया आगे झुकने के प्रत्येक आसन में उपयुक्त होती है।
9. हाथों को फिर से नीचे कूल्हों के पास लाते समय किनारों को नीचे गिरने न दें। (चित्र-1)

इस आसन में पैर आगे फैलाकर तथा नीचे मजबूती से दबाकर शरीर को उठाने के कारण जंघाओं तथा पेट की स्नायुओं पर उचित तनाव पड़ता है। कमर की स्नायुओं में शक्ति आ जाती है और सीधे कड़ा बैठने की आदत हो जाती है।

स्वस्तिक आसन

सीधी अलथी-पलथी मारकर बैठना स्वस्तिकासन कहलाता है। इसका यह नाम अत्यंत अर्थपूर्ण है। स्वस्तिक—यानी परस्पर को काटनेवाली शुभ अथवा दिव्य रेखाओं का चिह्न। इस आसन में दोनों पैर परस्पर गुँथे होते हैं। इस स्थिति में बैठकर शुभ और दिव्य विचारों को गति मिलती है। इसलिए यह स्वस्तिकासन कहलाता है। स्वस्तिक का दूसरा विशेष अर्थ है 'स्व' में अधिष्ठित होना। स्वाधिष्ठान की स्वयंभू शक्ति प्रज्वलित करने के लिए पहली सीढ़ी है—स्वस्तिकासन।

विधि

1. चादर की तह पर दंडासन में बैठिए। (चित्र-1)
2. बाएँ पैर को वैसे ही सीधा रखिए। दाएँ पैर को घुटने से मोड़िए और दाएँ पैर के कदम को बाईं जंघा के नीचे लाइए। इसके बाद बाएँ पैर को घुटने से मोड़कर बाएँ पैर के कदम को दाएँ पैर की पिंडली के अंत से टखने के बीच की हड्डी के नीचे से होकर दाईं जंघा के नीचे लाइए। दाएँ पैर का तलवा तथा बाईं जंघा के बाहर के भाग को एक

सीध में रहने दें। दोनों पैरों को पिंडली के अंत से टखने के बीच की हड्डी के पास, जिस स्थान पर एक-दूसरे को गूँथते हैं, वह गूँथ का बिंदु ठीक शरीर के ठीक मध्य रेखा में हो।

3. हाथ नितंबों की तरफ टेककर जमीन पर दबाइए। कुहनी और रीढ़ की हड्डी कड़ी रखिए। सीना ऊपर उठाकर रखिए। सीने के ऊपरी भाग के उरोस्थि का क्षेत्र विस्तारित करके कंधों को पीछे धकेलिए और कंधे के पंखों (शोल्डर ब्लेड) को उसके समांतर रखिए। सीने की पसलियों के दोनों तरफ की स्नायुओं सहित बाईं तरफ बाईं ओर से और दाईं तरफ का भाग दाईं ओर से आगे से पीछे रीढ़ की हड्डी की दिशा में मोड़िए। इससे पीठ की स्नायुएँ रीढ़ की ओर जाती हुई उसके भीतर घुसेंगी। सीने की पसलियों को उठाए रखें और श्वास-पटल को फैलाएँ।
4. बाएँ और दाएँ कूल्हों की हड्डियों को पूर्णतः जमीन पर टिकाकर जंघाओं के मूल के पास के भाग को जमीन पर दबाए रखिए। रीढ़ की हड्डियों के अंत के पुच्छदंड को अंदर की तरफ ढकेलें।
5. इस स्थिति में आधे से एक मिनट तक रुकिए। (चित्र-3)
6. इसके पश्चात् क्रमशः बाएँ और दाएँ पैर को सीधा करके दंडासन में आइए। पैरों की स्थिति को बदलकर अर्थात् बाएँ पैर का कदम दाईं जंघा के नीचे और दाएँ पैर का कदम बाईं जंघा के नीचे लेकर ऊपर की क्रिया चित्र क्रमांक 2 से 5 के अनुसार करें।

इन दोनों आसनों के आधार पर शरीर की संतुलित स्थिति का तात्पर्य समझ में आता है। शरीर की मध्य रेखा के दोनों तरफ समांतर दिशा में पसर जाती है। खड़े रहते समय रीढ़ की हड्डी ढीली नहीं पड़ती, जबकि बैठने पर अवश्य ढीली पड़ जाती है। कई लोगों की बैठने की स्थिति ठीक नहीं होती। कूल्हों पर एक जैसा भार नहीं होता, जिसके कारण एक सिकुड़ जाता है तो दूसरा फैल जाता है। साथ ही कुछ लोगों को तिरछा बैठने की आदत होती है। अर्थात् एक कूल्हा आगे और एक पीछे अथवा धड़ का एक भाग आगे और एक पीछे हो जाता है। साथ ही एक तरफ ढल जाता है और दूसरा उठ जाता है। दोनों तरफ शक्ति-संचार और बल एक जैसा नहीं होता। अतः इन दोनों आसनों के द्वारा दोषपूर्ण स्थिति को सुधारा जा सकता है।

□

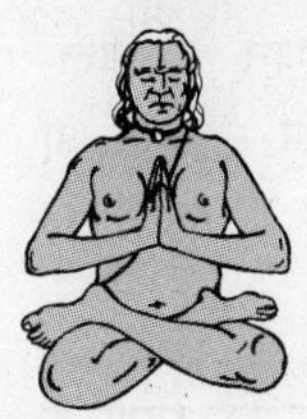

स्वस्तिकासन श्रृंखला

जोड़ और स्नायुओं का दर्द जैसी बीमारियों को एक ही पंक्ति में भले ही न रख सकें, फिर भी जोड़ का दर्द, सूजन और हिलने-डुलने में तकलीफ— ये लक्षण समान हो सकते हैं। तीव्र बीमारियाँ तो तीव्र और पुरानी होती हैं। तीव्र बीमारियों के अचानक होने पर उन पर ऐसे आसन ध्यानपूर्वक करने होंगे, जो दर्द के ठीक उसी भाग के लिए असरदार हो सकते हैं। अधिकांश लोगों को कोई-न-कोई बीमारी होती है, उन पर स्वस्तिकासन श्रृंखला निश्चित रूप से प्रभावी साबित होती है। साथ ही ये आसन कभी भी और कहीं भी, अर्थात् यात्रा के दौरान भी, बैठे स्थान पर या बिछौने पर किया जा सकता है।

स्वस्तिकासन श्रृंखला में बद्ध हस्तांगुल्यासन, परिवृत्त स्वस्तिकासन और अधोमुख स्वस्तिकासन की मूल स्थिति वैसी ही रखकर हाथ की उँगलियों को बद्ध अर्थात् गूँथकर हाथ कड़े एवं सीधे रखे जाते हैं। साथ ही रीढ़ को एक तरफ मोड़कर या घुमाकर (परिवृत्त) और आगे (अधोमुख) झुकाया जाता है।

बद्धहस्तांगुल्यासन

विधि

1. स्वस्तिकासन में बैठिए। (चित्र-1)
2. हाथ की उँगलियाँ परस्पर गूँथिए और मोड़िए। हाथ सामने करिए और श्वास लेते हुए सिर की दिशा में ऊपर ले जाइए। रीढ़ की हड्डी को सीधा रखकर हाथ को ऊपर खींचिए। (चित्र-2)
3. इस स्थिति में 20 से 30 सेकंड तक सामान्य भवसन करते हुए रुकिए।
4. श्वास छोड़ते हुए हाथों को सामने नीचे लाइए। हाथों की उँगलियों को दूसरे प्रकार से, अर्थात् पहली बार उँगलियाँ गूँथते समय बाईं कनिष्ठा

बाहर होनी चाहिए। अब दाईं कनिष्ठा को बाहर रखकर उँगलियों को गूँथिए और ऊपर बताई गई क्रिया कीजिए।

5. यही आसन पैर बदलकर पुनः करें।
6. पैरों के मोड़ में अदल-बदल करके तथा उँगलियों के गूँथने में अदल-बदल के कारण स्नायुओं और जोड़ों पर पड़नेवाले तनाव में फर्क आ जाता है। जो पैर नीचे होता है, उस तरफ से शरीर लंबा हो जाता है। आधार अथवा पकड़ बदलने पर तनाव भी बदलता है।

यह आसन करते समय जंघाओं को नीचे दबाकर कमर से कंधे तक शरीर ऊपर ऊँचा उठाइए। शरीर ऐंठ जाए तो बैठने के लिए कंबल की तह कर लीजिए। रीढ़ की हड्डी की स्नायुओं को त्वचा सहित अंदर की तरफ लीजिए। कंधे के पंखों (शोल्डर ब्लेड्स) को समानांतर रखकर अंदर की तरफ धकेलिए। सीने को विस्तृत और उन्नत रखिए। बगल के पास सीने को पसलियों समेत ऊपर उठाइए। उदरावकाश की रीढ़ की हड्डियों को अत्यधिक अवतल (कॉनकेव) मत कीजिए। कुहनियों को कड़ा रखिए। छत की ओर कलाइयाँ, विशेष रूप से अँगूठे के ओर की कलाई पूर्णतः मोड़िए और उनके दोनों किनारे समतल रखें। उँगलियों को गूँथते समय उसकी दो गाँठों के बीच की जगहों पर ढीला न होने दें। हाथ नीचे लाते समय हाथ को भारी न होने दें और शरीर को ढलने न दें। श्वास लेते हुए हाथ को ऊपर उठाएँ और श्वास छोड़ते हुए नीचे लाएँ, जिससे भारीपन कम होता है। आसन स्थिति में श्वसन को सामान्य रखें। इस आसन में कंधे, उँगलियों के जोड़ों, कलाइयों और कुहनी की मुक्त गतिविधियाँ होती हैं। वहाँ के संधिवात अथवा आमवात पर यह आसन बहुत असरदार होता है। दमे के रोगी भली प्रकार से साँस ले सकते हैं। उदर की स्नायुएँ तन जाती हैं। जब मासिक रक्तस्राव के पहले महिलाओं के स्तन भारी हो जाते हैं, उनके लिए यह आसन उपयुक्त है, साथ ही गर्भावस्था में भी यह आसन किया जा सकता है।

परिवृत्त स्वस्तिकासन

विधि

1. कंबल की तह करके उस पर बैठिए और स्वस्तिकासन कीजिए। पहले दाएँ पैर को मोड़कर बायाँ पैर उसके नीचे लीजिए। (चित्र-1)
2. शरीर को बाईं तरफ मोड़िए। उसके लिए कंबल की तह अथवा ईंट बाएँ

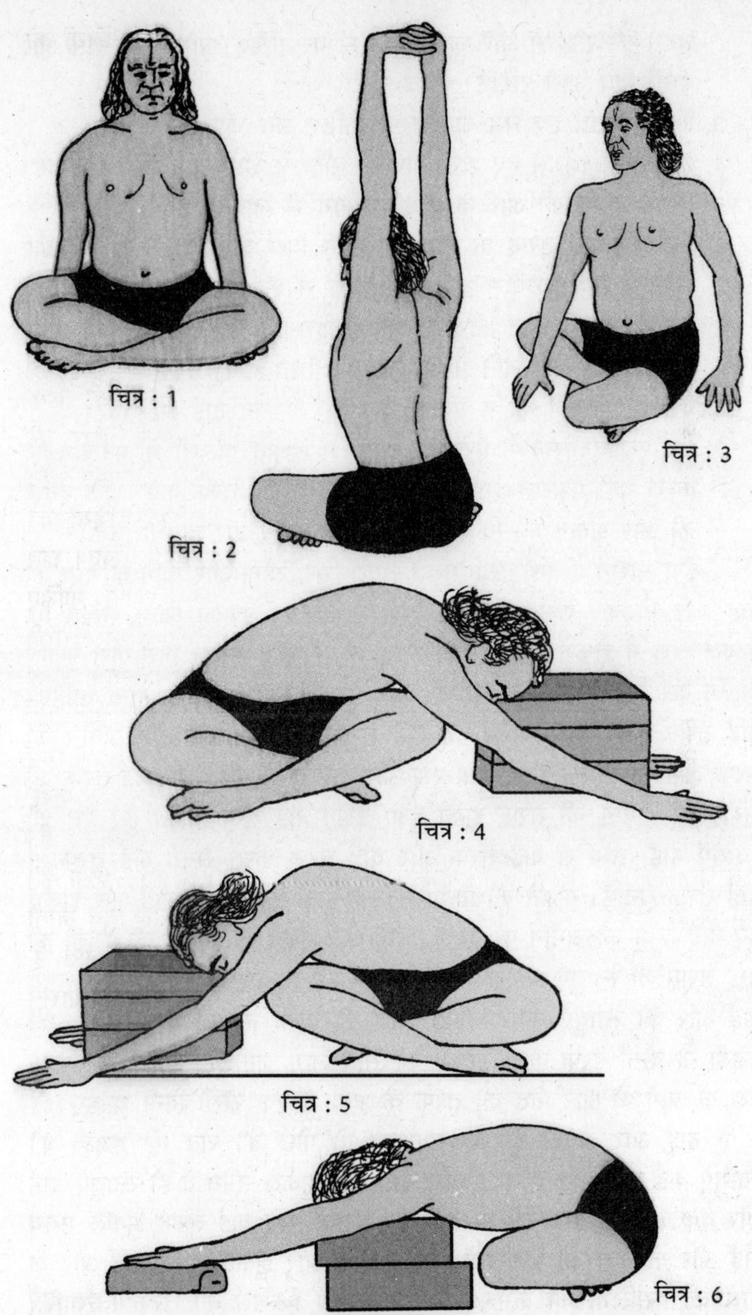

चित्र : 1

चित्र : 2

चित्र : 3

चित्र : 4

चित्र : 5

चित्र : 6

घुटने की सीध में और घुटने के स्तर पर रखिए। बायाँ हाथ पीछे और दायाँ हाथ आगे रखिए। (चित्र-3)

3. श्वास छोड़ते हुए धड़ बाईं तरफ मोड़िए और कुछ देर रुकिए।
4. अब श्वास छोड़ते हुए शरीर पैर की सीध में बाईं तरफ आगे झुकाइए।
5. तलवे जमीन की ओर करके हाथ आगे ले जाइए।
6. पीठ की बाईं तरफ के भाग को आगे हाथ की सीध में तानिए और सामान्य श्वासोच्छ्वास करते हुए आधे से एक मिनट तक रुकिए।
7. श्वास लेते हुए पीठ और पेट को सिकुड़ने न दीजिए। धड़ को ऊपर उठाइए और पूर्वस्थिति में आ जाइए। (चित्र-3, 1)
8. पैरों की पालथी को न बदलते हुए यही आसन दाईं ओर करें।
9. अब स्वस्तिकासन में पैरों की रचना में अर्थात् पालथी में अदल-बदल करके यही आसन दाईं तरफ और बाद में बाईं तरफ करें, ताकि बगल की ओर झुकने की क्रिया कुल मिलाकर चार बार हो। (चित्र-5)

इस आसन में बाईं तरफ मुड़ते समय सिर, सीना और नाभि के भाग को बाईं ओर मोड़कर उसे जंघा की रेखा में लाइए। इसका ध्यान रखिए कि प्रत्येक अंश में झुकते समय सीना सिकुड़ने न पाए, अर्थात् जैसे-जैसे झुकते जाएँगे वैसे-वैसे झुकना और मुड़ना—इन दोनों क्रियाओं में मेल होना चाहिए। बाईं तरफ मुड़ते समय शरीर का दाईं तरफ का भाग लंबा और जमीन की तरफ जरा सा अधिक झुका हुआ रखें और दाईं तरफ मुड़ते हुए बाईं तरफ को लंबा और जमीन की तरफ झुका हुआ रखें। बाईं तरफ करते हुए पेट की स्नायुएँ दाईं तरफ से बाईं तरफ और दाईं तरफ करते समय बाईं तरफ से दाईं तरफ घुमाएँ। मोड़ने की क्रिया उच्छ्वास के साथ करें। बाईं ओर झुकते हुए दाईं जंघा को जमीन पर दबाएँ। बाईं ओर मुड़ते समय रीढ़ की हड्डी की दाईं तरफ की स्नायुएँ छत की तरफ उठ जाती हैं और दाईं ओर मुड़ते समय बाईं ओर की स्नायुएँ ऊपर उठाई जाती हैं। वैसा न होने दें और रीढ़ की हड्डी के दोनों तरफ की स्नायुओं को सीधे आगे जाने दें। झुकने की क्रिया धड़ के आगे के और पीठ की तरफ के भाग में एक जैसी होनी चाहिए।

बाईं ओर झुकते हुए उदरावकाश के पीछे की रीढ़ की हड्डी की स्नायुएँ बाईं तरफ वक्र होती हैं और दाईं ओर झुकते समय वे ही स्नायुएँ दाईं ओर वक्र होती हैं, पर वैसा न होने दें। इसके लिए बाईं तरफ झुकते समय बाईं ओर के नीचे की पसलियों और दाहिनी ओर झुकते समय दाईं ओर के नीचे की पसलियों को क्रमशः उन्हीं के पार्श्व किनारों की तरफ विस्तारित

करें। गरदन को लंबा और तनाव–मुक्त रखें। जिनकी कमर और पीठ की स्नायुएँ दुर्बलता के कारण दुखती हैं, उनके लिए यह आसन उपयुक्त है। पेट में वात होना, पाचन शक्ति कम होना, शौच ठीक न होना जैसी शिकायतों के लिए ये प्रारंभिक आसन महत्त्वपूर्ण हैं। यकृत, प्लीहा (स्प्लीन), स्वादुपिंड (पैंक्रियाज) के विकारों पर भी ये आसन उपयुक्त हैं।

अधोमुख स्वस्तिकासन

विधि

1. स्वस्तिकासन कीजिए। (चित्र-1)
2. कंबल को तह करके उसे जंघा के सामने रखिए।
3. श्वास छोड़िए और शरीर के पीछे किनारों को लंबा करते हुए कमर से होकर झुकिए। माथा कंबल पर टिकाइए। हाथ को लंबा कीजिए, जमीन पर रखने से हाथों की स्नायुएँ जमीन पर ढीली पड़ेंगी। वैसा न हो, इसके लिए हाथों को जरा सा ऊपर रखें। (चित्र-6)
4. इस स्थिति में सामान्य श्वसन करते हुए आधे से एक मिनट तक रुकिए। आगे चलकर संभव हो तो रुकने की अवधि को बढ़ाया जाए।
5. श्वास लेते हुए धड़ को ऊपर उठाकर सीधे बैठिए। अब जंघा के मोड़ की स्थिति बदलकर पुनः आगे झुकिए और अधोमुख हो जाइए। इस आसन में कूल्हों को जमीन पर रखने के कारण पीठ में कूबड़ आता हो तो नितंबों के नीचे कंबल की तह इस प्रकार रखें कि उसके कारण हाथों को भी आधार मिलेगा। यथासंभव हाथों को लटकने मत दीजिए। लेकिन अगर सिरदर्द हो तो कुहनी को जरा सा मोड़कर बगल की तरफ लें और उसे सहारा दें, जिससे सिर में हलकापन महसूस होने लगेगा। आगे झुकते समय पेट की स्नायुओं को न सिकोड़ें। प्रथम ऊर्ध्वहस्तासन के समान हाथों को ऊँचा उठाकर आगे झुकने में हर्ज नहीं है। सीने के नीचे की पसलियों को उदर से आगे लंबा तानिए। शरीर का तनाव दोनों तरफ एक जैसा समान ही रहने दें। हाथ के तनाव की अपेक्षा धड़ का तनाव ज्यादा होना चाहिए। धड़ के पार्श्व कोरों को अधिक लंबा खींचिए, ताकि मध्य शरीर पर तनाव का एहसास नहीं हो। वक्ष भाग को जमीन की ओर जाने दीजिए। आगे झुकते समय पीठ या सीने की तरफ से इस क्रिया का विरोध नहीं होना चाहिए। उदर का भाग सीने की ओर लंबा करते

हुए झुकिए, लेकिन उसे सीने की ओर न धकेलिए और उसे सिकुड़ने न दें, अन्यथा नस चढ़ जाएगी।

शरीर आसन में सुस्थापित होने के बाद श्वसन सहजता से हो, इसके लिए पेट का भाग हलका रखें। सिर, माथा और शरीर को शांत रखिए। सिरदर्द, श्रम से आई थकान, धूप के कारण जी मिचलाना, चक्कर आना, उच्च रक्तचाप आदि विकारों पर यह आसन असरदार साबित होता है। महिलाओं के मासिक धर्म के समय भी यह उपयुक्त है, खासकर मासिक धर्म के समय सिरदर्द होता हो तो स्वस्तिकासन में पैर ढीले रखकर आगे झुकिए।

स्वस्तिकासन की श्रृंखला के आसन शरीर की स्नायुओं को मुक्त करने के लिए, तानने के लिए तथा स्नायुओं में गाँठें न होने देने के लिए उपयुक्त सिद्ध होते हैं। बैठे-बैठे काम करके या शारीरिक श्रम के काम करने पर थकान आती है और स्नायु ढीली होने लगती हैं। साथ ही शरीर में दूषित द्रव्य एकत्र होने लगें अथवा कीटाणु अड्डा जमाने लगें तो जोड़ों में दर्द होने लगता है। आजकल भीड़ में वाहन चलाते समय होनेवाला शरीर दर्द, पीठ, कमर, सीना, गरदन, कंधे आदि दर्द नित्य की बात हो गई है, जिनके लिए ये सब आसन उपयुक्त होते हैं।

आरंभ में भले ही ये आसन अलग-अलग किए जा सकते हैं; लेकिन आगे चलकर पैर का मोड़ एक तरफ होने पर उसे न बदलते हुए यह श्रृंखला पूरी करने के बाद पैर बदलकर भी श्रृंखला की जा सकती है। अतः दोनों तरीकों से इसका अभ्यास हो सकता है। पर दोनों तरफ करते समय जो कमियाँ अथवा त्रुटियाँ ध्यान में आती हैं, वे पूर्ण श्रृंखला एक तरफ करने से ध्यान में नहीं आतीं। कभी-कभी समय के अभाव में संपूर्ण श्रृंखला करके उसे दूसरी तरफ से करने में कुछ गलत भी नहीं है।

इस आसन का क्रम विचारपूर्वक निश्चित किया गया है। पहले शरीर को ऊर्ध्व दिशा में लंबा करने से उसे बगल में मोड़ते समय नस नहीं चढ़ती और लंबे किए गए शरीर को मोड़ते समय वह सिकुड़ता भी नहीं। आगे की तरफ सीधे झुकने के बजाय एक तरफ झुकाना आसान है, क्योंकि एक तरफ झुकाने से दोनों किनारे लंबे होने के लिए क्रम से अवसर मिलता है, जिसका असर आगे झुकने पर पड़ता है। बोध–शक्ति के द्वारा सूचना प्राप्त होकर संवेदनाओं से शरीर मुक्त एवं खुला हो जाता है।

□

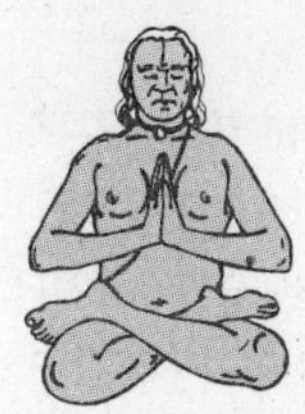

प्रबल मनोवेग और ऊर्जा के लिए वीरासन

जिस प्रकार पृथ्वी, अग्नि, जल, वायु और आकाश—इन पंचमहाभूतों से सृष्टि का निर्माण हुआ है उसी प्रकार मानव शरीर, इंद्रियाँ, मन, बुद्धि भी पंचमहाभूतों से ही पैदा हुई हैं, जिसके कारण प्रकृति के वातावरण में होनेवाले बदलाव के प्रभाव मानव के शरीर पर होते हैं।

भारत में गरमी, वर्षा और सर्दी—इन तीन ऋतुओं में प्रकृति का वातावरण नितांत भिन्न होता है। शरीर में गरमी में ऊष्मा एवं रूखेपन के कारण वात-संचय होता है। वर्षाकाल में निरंतर वर्षा और आर्द्रता के कारण पित्त-संचय तथा सर्दी के दिनों में ठंड के कारण श्लेष्म संचय अधिक होता है। गरमी-वर्षा में शरीर में शक्ति कम होती है तो सर्दी बल-संवर्द्धन के लिए पोषक होती है। ऋतु के अनुसार हर रोज दिन, रात और उनके प्रहरों में भी वातावरण भिन्न होता है, जिसका परिणाम शरीर पर पड़ता है।

सबसे अधिक महसूस होनेवाला काल गरमी का है। इसमें पृथ्वी के पानी का अभाव होता है। नदियाँ, नाले और कुएँ सूख जाते हैं। लू चलती है। प्रचंड गरमी पड़ती है। शरीर में जलन होती है, शरीर में मृदुता और चिकनाहट का शोषण होता है, रूखापन बढ़ता है, कफ क्षीण होता है, वात (वायु) बढ़ने लगती है, शरीर का बल कम होता है। परिश्रम और कसरत से थकान महसूस होती है। गरम और तेज खाने पर मूत्र–विकार, पित्त–विकार होते हैं और पाचन–शक्ति की शिकायतें आरंभ हो जाती हैं।

बाह्य वातावरण के बदलाव के कारण शरीर के त्रिदोषों में हमेशा बदलाव आता है। एक का संचय, दूसरे का शमन (घटना) तो तीसरे का प्रकोप बढ़ता है। इस ऋतुदोष-चक्र में मानव का शरीर घूमता रहता है। गरमी में ठंडा पानी अथवा कोई पेय पीना, कूलर का इस्तेमाल करना, ठंडे वातावरण के प्रदेश में जाना अच्छा लगता है। ऐसे विभिन्न उपाय करने पर भी त्रिदोषों

के बदलाव पर काबू पाने के लिए आहार-विहार में बदलाव की भी आवश्यकता होती है। आयुर्वेद ने इसके लिए दिनचर्या और ऋतुचर्या बताई है। योगशास्त्र में भिन्न-भिन्न आसन एवं प्राणायाम की योजना की गई है तथा साधना में बदलाव सुझाए गए हैं।

सर्दियों में अर्जित बल, उत्साह, स्फूर्ति तथा ऊर्जा को आनेवाली गरमी का सामना करने के लिए बचाए रखकर उसके अपव्यय को टालना जरूरी है। इसके उचित उपयोग करने की दृष्टि से नियोजित आसनों में से वीरासन और वीरासन श्रृंखला के विषय में बताएँगे। वीरासन और वीरासन श्रृंखला में पर्वतासन, पार्श्व वीरासन और अधोमुख वीरासन में बैठकर किए जानेवाले आसनों का समावेश होता है।

बैठकर किए जानेवाले आसनों में वीरासन एक प्रमुख आसन है। यह आसन विजय के तेज से चमकनेवाला, वीर रस से ओत-प्रोत, शरीर की ऊर्जा और बल पर काबू रखता है। मेरु के समान स्थिर होकर आसनस्थ तथा किसी भी समय पुनः रणभूमि पर जाने के लिए तैयार वीर योद्धा का यह आसन है। स्थिरता-प्राप्ति के बाद वीररस वृद्धि एवं संचय के लिए किए जानेवाले आसनों में से पहला पर्वतासन है। इसमें कमर से लेकर ऊपर हाथ तक के सभी भाग खुले और सुदृढ़ हो जाते हैं। पार्श्व वीरासन में सीधी स्थिति में एक तरफ मोड़ने से रीढ़ की हड्डी और उदरावयव सबल हो जाते हैं और तीसरे अर्थात् अधोमुख वीरासन में थकान दूर होकर स्वास्थ्य व शांति का लाभ होता है।

वीरासन

विधि

1. कंबल को तह करके जमीन पर फैलाएँ। उस पर घुटने टेककर तथा घुटनों को एक-दूसरे से मिलाकर खड़े रहिए।
2. पैर और कदम पीछे से फैलाइए। तलवे छत की ओर मुड़े हुए हों।
3. कदमों में एक से डेढ़ फीट का अंतर रखकर कूल्हों को दो पैरों के बीच में जमीन पर रखकर बैठिए। नीचे बैठते समय पिंडलियों के मांसल भाग को बाहर की तरफ मोड़िए, पर घुटनों को जोड़े रखिए।
4. कदमों और पिंडलियों के अंदर की तरफ के कोर बाहरी कोरों के पास रखिए। (चित्र-1)
5. हाथ बगल की तरफ दंडासन के समान अथवा जंघाओं पर, धड़ सीधा

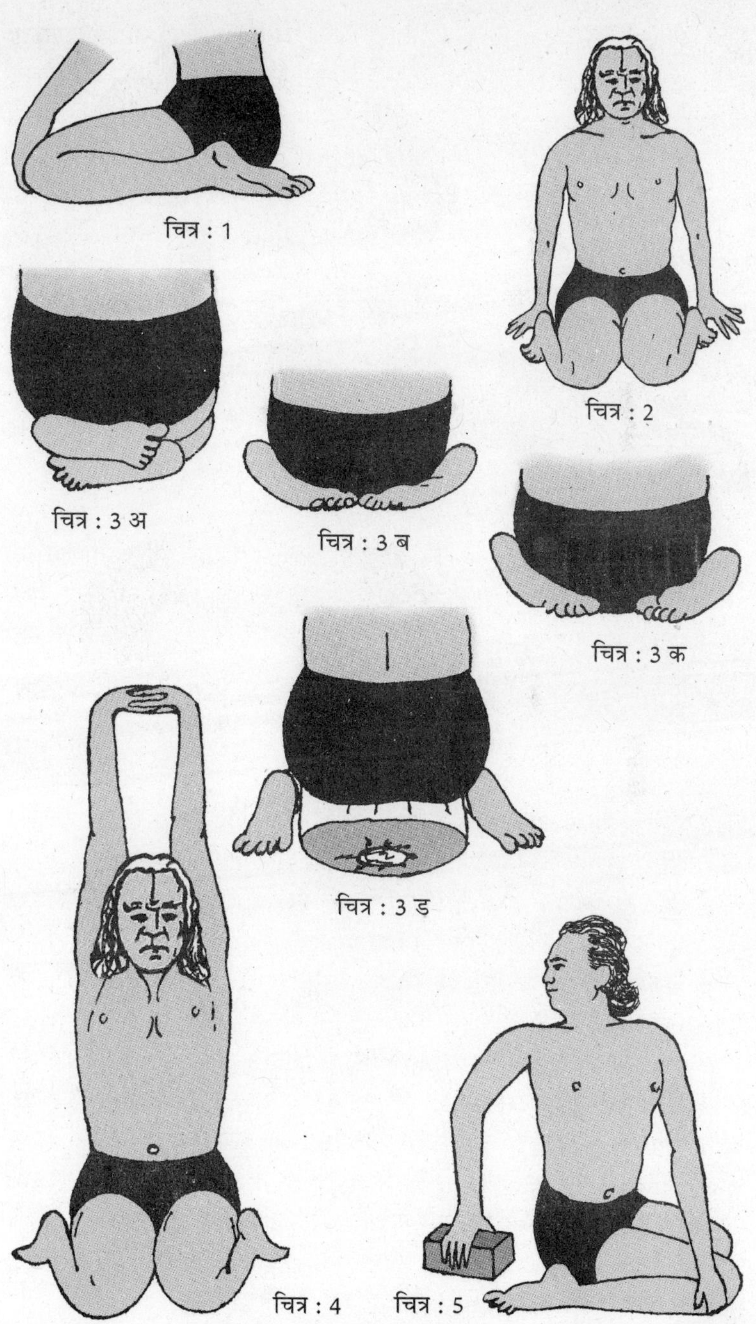

चित्र : 1

चित्र : 2

चित्र : 3 अ

चित्र : 3 ब

चित्र : 3 क

चित्र : 3 ड

चित्र : 4

चित्र : 5

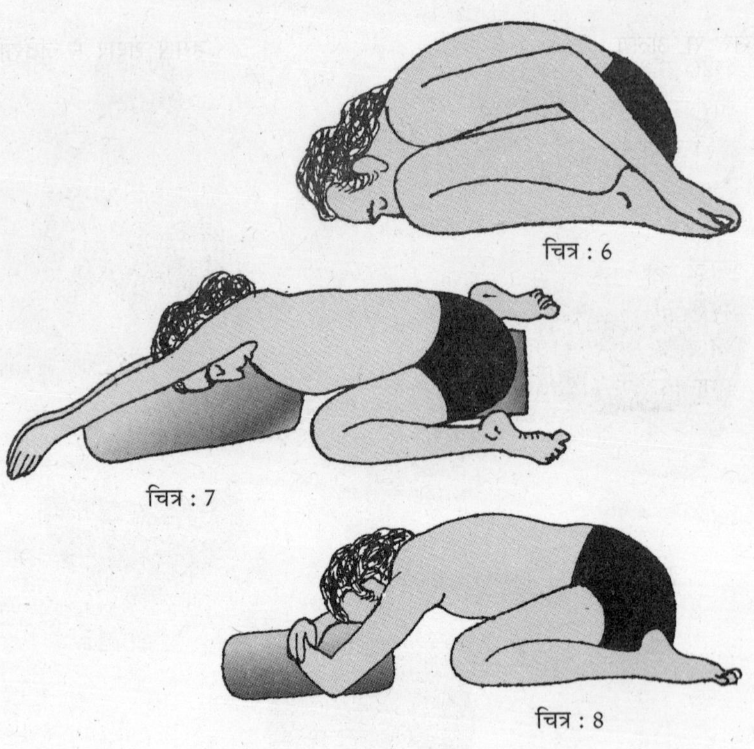
चित्र : 6

चित्र : 7

चित्र : 8

विस्तारित, गरदन सीधी व कड़ी, सिर सीधा और नजर सामने रखिए। (चित्र-1)

6. सामान्य श्वसन करते हुए एक मिनट तक रुकिए। आगे चलकर इस काल-सीमा को यथासंभव बढ़ाइए।
7. पार्श्व भाग को जमीन पर टिकाना असंभव लगे तो आगे के क्रम को ध्यान में रखिए।

एक पैर पर दूसरा पैर रखकर बैठिए (चित्र-3 अ)। कदमों की योजना में अदल-बदल करें। उसके बाद अँगूठों को एक-दूसरे से टेककर उन पर बैठिए (चित्र-3 ब), फिर कदमों की उँगलियों के बीच के अंतर को बढ़ाते जाइए। (चित्र-3 क) कालांतर से कूल्हे जमीन पर टेकना संभव होगा। एड़ियों पर बैठना संभव न हो तो दो पैरों में चादर की ऊँची तह या मसनद रखकर उस पर बैठिए। (चित्र-3 ड) इससे घुटनों और टखनों पर तनाव कम होता है। धीरे-धीरे चादर की तह की ऊँचाई को कम करते जाइए।

अंतिम स्थिति में निम्नलिखित बातों का ध्यान रखा जाए। शरीर को कड़ा, सीधा करने के लिए हथेलियों को घुटनों पर दबाएँ। साथ ही जंघाओं और उनके ऊपरी भाग को जमीन की ओर दबाते हुए पेट से पूरे शरीर को तानिए। कदम तथा उँगलियों को पूर्णतः पीछे फैलाकर रखिए। पिंडलियों को हाथ की उँगलियों से अंदर से बाहर की ओर मोड़िए। पिंडली और टखने तक की हड्डी को लंबा तानिए। जंघाओं को ऊपर उठने, फूलने न दें। घुटनों के जोड़ों को दोनों कोरों की ओर फैलाइए। घुटनों के पीछे के भाग को दोनों कोरों की ओर फैलाइए, जिससे घुटने का दर्द कम हो जाएगा। धड़ के कोरों को सीने सहित ऊपर उठाइए। कंधे पीछे एवं कंधे के पंखे (शोल्डर ब्लेड्स) समानांतर रखिए और रीढ़ की हड्डी को सीधा व कड़ा रखिए।

पर्वतासन

विधि

1. वीरासन में बैठिए। (चित्र-2)
2. हाथ की उँगलियों को एक-दूसरे में गूँथकर श्वास लेते हुए हाथों को सिर के ऊपर तानिए। कूल्हे जमीन पर टेककर कमर से हाथ तक शरीर के भाग को दोनों तरफ से ऊपर तानते हुए उठाइए।
3. सामान्य श्वास लेते हुए 20 से 30 सेकंड तक रुकिए। (चित्र-4)
4. उसके बाद श्वास छोड़ते समय हाथ नीचे लाएँ। उँगलियों की गुँथी हुई स्थिति बदलें और यही क्रिया फिर से दोहराएँ।

इस आसन में हाथ ऊपर तानते हुए जंघाओं और घुटनों को अलग न करें। जंघाओं का तनाव नीचे और हाथों का तनाव ऊपर होना चाहिए। कंधे के पंखे (शोल्डर ब्लेड्स) अंदर और उरोस्थि पर सीने को सिकुड़ने न दें, बल्कि ऊपर की ओर तानें। अगर सिकुड़ जाए तो हाथों को गूँथने के बजाय उन्हें सिर पर ऊर्ध्वहस्तासन के समान खुला रखें, सीना चौड़ा रखें। गला दबता हो तो गरदन के मूल से हाथ और सिर आगे झुकाएँ, जिससे गले का भाग खुला और ढीला हो जाएगा। थॉयराइडवाले व्यक्तियों के लिए यह क्रिया उपयुक्त है।

पार्श्ववीरासन

विधि

1. वीरासन में बैठिए। (चित्र-2)

2. बाएँ हाथ से दायाँ घुटना पकड़िए। दाएँ हाथ को पीछे कूल्हे के पास ईंट या कंबल की तह पर टेकिए।
3. श्वास छोड़ते हुए शरीर को पेट की स्नायुओं समेत दाईं ओर घुमाइए। गरदन को भी दाईं ओर घुमाइए और दाएँ कंधे पर से दाईं ओर देखिए।
4. सामान्य श्वसन करते हुए 20 से 30 सेकंड तक रुकिए। (चित्र-5)
5. श्वास लेते हुए शरीर को पूर्व स्थिति में सामने लाइए। बाद में यही क्रिया बाईं तरफ से कीजिए।

शरीर को एक तरफ मोड़ते समय धड़ को आगे या एक तरफ झुकने न दें, बल्कि उसे सीधा रखें। मोड़ने की क्रिया के लिए हाथों का उपयोग करें। दाएँ घुटने के पास के बाएँ हाथ से जंघा को रोककर ईंट पर रखे हाथ से धड़ को उठाने की क्रिया साधिए और धड़ को दाईं ओर घुमाइए। दाईं ओर मुड़ते समय बाएँ पैर को दबाइए, उसे आगे सरकने मत दीजिए। बाईं ओर मुड़ते समय दाएँ पैर का ध्यान रखिए। दाईं ओर मुड़ते समय बाएँ पैर की अग्रजंघा को और बाईं ओर मुड़ते हुए दाएँ पैर की अग्रजंघा को जमीन पर दबाइए। सीने के बगल के पास के कोर खुले रखिए। वे हाथ से दबने न पाएँ। रीढ़ की हड्डी को पहले उठाइए, फिर घुमाइए। हड्डी को घुमाने के बाद उदर-स्नायुओं को घुमाइए, वरना शरीर को जरा सा झुका करके मुड़ी हुई स्थिति में सीने को नीचे ले जाइए और कंधों को पीछे रखिए। मोड़ने की क्रिया उच्छ्वास सहित कीजिए। गरदन को कंधे की सीध में मोड़िए।

अधोमुख वीरासन

विधि

1. वीरासन में बैठिए (चित्र-2)। हथेलियों को तलवों पर रखिए।
2. श्वास को छोड़िए और शरीर को आगे झुकाते हुए लंबा कीजिए। ठुड्डी घुटनों के आगे की ओर टिकाइए।
3. पेट और सीने के कोरों को लंबा करते हुए जंघा पर टिकाइए तथा कुहनी को ऊपर उठाइए। (चित्र-6)
4. इस स्थिति में आधे से एक मिनट तक रुकें।
5. श्वास लेते हुए रीढ़ की हड्डी को अंतर्वक्र करते हुए धड़ को ऊपर उठाइए और वीरासन में आइए। जो वसा (मोटापा) के कारण या स्नायुओं के कड़े होने के कारण आगे झुक नहीं सकते, वे इस आसन को इस प्रकार करें—

(क) वीरासन में बैठिए (चित्र-2)। घुटनों को एक-दूसरे से अलग कीजिए और कदमों को जरा सा अंदर की तरफ घुमाइए।

(ख) धड़ के भाग को लंबा करते हुए, श्वास छोड़ते हुए कमर से आगे झुकिए और शरीर को आगे खींचकर सिर घुटनों के बीच में जमीन पर टिकाइए अथवा कंबल या मसनद पर आगे टेकिए (चित्र-7)। हाथ आगे लंबे कीजिए। हथेलियों को जमीन की ओर घुमाइए अथवा चित्र-8 के अनुसार मसनद पर टेककर हाथ को हलका सा मोड़ दीजिए।

(ग) सामान्य श्वसन करते हुए एक मिनट रुकिए। बाद में इसकी अवधि बढ़ाइए।

(घ) श्वास लेते हुए धड़ को ऊपर उठाइए और वीरासन से दंडासन में आइए।

यह आसन करते समय निम्नलिखित बातों को याद रखिए—

शरीर के पीछे के कोरों को आगे खींचिए। गरदन को सिकुड़ने न दीजिए। कूल्हों को जमीन से मत उठाइए। यदि उठ जाते हों तो जमीन पर दबाइए और पीछे कदमों की दिशा में खींचिए या कंबल को तह कर कूल्हों के नीचे रखिए। जंघा के अंदर के कोर पार्श्व कोरों के पास रखिए। रीढ़ की हड्डी को लंबा खींचते हुए जमीन की ओर जाने दें।

वीरासन पिंडलियों में दर्द या नस चढ़ना, टखनों और उँगलियों में सूजन, तलवों का सपाट होना, कदम के मेहराब का ढलना, पैर दर्द, घुटने के दर्द आदि विकारों पर उपयुक्त है। एड़ी में दर्द, रक्त नलिकाओं में सूजन या रक्त जम जाना, पैरों में अपर्याप्त अधूरा रक्ताभिसरण होना, पैर ठंडे पड़ना, पैरों का शक्तिविहीन होना आदि में भी वीरासन से लाभ होता है। पानी में काम करनेवाले या खड़े रहकर काम करनेवालों के लिए यह आसन बहुत उपयुक्त है।

पर्वतासन के कारण उँगलियों के जोड़ खुले और लचीले हो जाते हैं। कलाकारी के काम, लेखन आदि करनेवालों की उँगलियाँ खुली करने के लिए और पीठ में कूबड़वालों के लिए यह आसन उपयुक्त है। पेट का भारी हो जाना या गैस (वात) के कारण सीने में दर्द हो अथवा दमे के कारण साँस चढ़ी हो तो यह आसन उपयुक्त है। पार्श्व वीरासन के कारण गरदन दर्द, कमर दर्द, पेट दर्द कम हो जाते हैं। गठिया में भी इससे लाभ होता है।

अधोमुख वीरासन से पाचन क्रिया में सुधार आता है। पेट दर्द, डकार आना, मलावरोध आदि पर यह आसन असरदार है। इसका दूसरा प्रकार (चित्र-8) दमा, सिरदर्द या सिर भारी होना, थकान, उच्च रक्तचाप, रीढ़ के विकार, बुखार, मधुमेह और शरीर दर्द पर उपयुक्त है।

इस आसन में ज्यादा देर रुकने से शरीर और मन की थकावट दूर होकर तरो–ताजगी महसूस होती है। दिन भर की थकान के कारण योगासन करने को जी नहीं करता, तब शरीर, मन की तैयारी करने के लिए चंचल स्वभाव के व्यक्तियों को अभ्यासपूर्वक मनःशांति के लिए यह आसन उपयुक्त है। साथ ही, छात्र वर्ग को शांतिपूर्वक, एकाग्रता लाने के लिए, अस्थिरता और चंचलता कम करने के लिए यह आसन उपयुक्त है।

इस प्रकार वीरासन और वीरासन श्रृंखला शरीर में उपलब्ध ऊर्जा का यथावश्यक उपयोग करते हुए उसका विकास एवं रक्षा करती है और उसमें वृद्धि करती है।

□

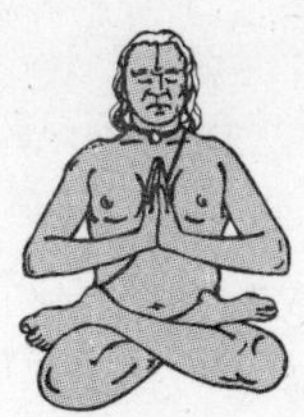

पश्चिमप्रतन आसनों का राजा जानुशीर्षासन

मनुष्य के जिंदा रहने के लिए अन्न का अत्यंत महत्त्व है। निरंतर क्षय होनेवाली शरीर की कोशिकाओं की पुनर्निर्मिति का कार्य अन्न करता है। बाह्य जगत् के आरोग्य के लिए उचित चीजों का सेवन करने के बाद शरीर में उस पर होनेवाली अनेक प्रक्रियाओं के द्वारा अन्नपाचन हो जाता है और आहार का रूपांतर शरीर घटकों में होता है। ऐसा अन्न प्राणिमात्र का प्राण है। आहार पर ही वर्ण, प्रसन्नता, स्वर, जीवन, प्रतिभा, मुख, संतोष, बल, तुष्टि, पुष्टि और बुद्धि निर्भर होती है। अध्यात्म और योग-साधना की दृष्टि से सात्त्विक, राजस, तामस आहार के संबंध में सविस्तार विवेचन पाया जाता है। 'भगवद्गीता' में भी युक्त आहार एवं युक्त (उचित) विहार के बारे में बताया गया है। अन्न पूर्ण ब्रह्म है, ऐसा कहकर रामदास स्वामी कहते हैं, ''उदरभरण नोहे जाणिजे यज्ञकर्म।''—अर्थात् अन्न ग्रहण जठराग्नि के लिए आहुति है, वह एक यज्ञ है।

आधुनिक विज्ञान में प्रोटीन, पिष्टमय पदार्थ, स्निग्ध (चिकनाई) पदार्थ, जीवन सत्त्व, खनिज आदि अत्यावश्यक आहार घटक माने गए हैं। इन अन्न पदार्थों के ऊष्मांक या कैलोरी के बारे में आम आदमी जानकार हो गया है। लेकिन यह प्रश्न ही रह गया है कि वह कितना सजग और सतर्क हुआ है। यात्रावाली नौकरी और नौकरी के प्रतिकूल समय या शिक्षा के लिए दूर रहने के फलस्वरूप घर के खाने से वंचित रह जाता है और सत्त्वहीन, संस्कारहीन, अधूरा और जो उपलब्ध हो, उसी अन्न का सेवन करके खाने की वृत्ति को बढ़ाते हैं। इससे पाचनेंद्रियों, पाचन संस्थान और पाचन क्रिया पर विपरीत परिणाम होता है। अम्लपित्त, जठर व्रण (अल्सर) आदि पाचन विषयक विकार बढ़ते जाते हैं। अतः लोभ या अज्ञानवश आहार-सेवन न करते हुए यह जानना पड़ता है कि हितकर और आवश्यक क्या है।

हमारे शरीर में जठराग्नि, दर्शनाग्नि और ज्ञानाग्नि के रूप में अग्नि का अस्तित्व है। अग्नि शक्ति है, तेज है। इस तेज़ के बिना मस्तिष्क काम नहीं करता। अंतरिक्ष को व्याप्त करके बची हुई वैश्वानर शक्ति पहले जठराग्नि के रूप में अंतःप्रवेश करती है। इस जठराग्नि पर ज्ञानाग्नि और दर्शनाग्नि अवलंबित होते हैं। पाचन क्रिया में जठर का कार्य महत्त्वपूर्ण होता है, जो यकृत पर निर्भर रहता है। पर जठर के कार्यफल का उपभोग मस्तिष्क करता है। यकृत के स्वास्थ्य पर जठर का स्वास्थ्य तथा जठर के स्वास्थ्य पर मस्तिष्क का स्वास्थ्य, इस प्रकार की श्रृंखला है। मस्तिष्क और मज्जा-तंतु का मुख्य अन्न है प्राणवायु और ग्लूकोज, जो उसे रक्त के द्वारा मिलता है। अतः रक्त–शुद्धि या रक्त घटकों का संतुलन श्वसन और पाचन के कार्य-संस्थानों पर अवलंबित होता है तथा रक्त की आपूर्ति रक्ताभिसरण संस्था पर निर्भर रहती है। पाचन संस्थान का केंद्र जठर है। अगर जठर दुर्बल और शिथिल होकर सुस्ता जाए तो मस्तिष्क भी सुस्ता जाता है। अतः जठर और मस्तिष्क का संबंध 'मस्तिष्क के लिए जठर' है।

इसलिए शरीर-मन के स्वास्थ्य के लिए केवल ऊष्मांक (कैलोरी), जीवन-सत्त्व, प्रोटीन आदि का हिसाब लगाकर आहार का विचार करना पर्याप्त नहीं, बल्कि उस आहार का रूपांतर शरीर-द्रव्य में करनेवाले पाचन संस्थान, खासकर यकृत और जठर की स्वस्थता का ध्यान रखना आवश्यक होता है। यह महत्त्वपूर्ण कार्य करनेवाले आसनों में से एक प्रमुख आसन जानुशीर्षासन है।

जानुशीर्षासन

जानु—यानी घुटना, शीर्ष—यानी सिर। इस बैठे आसन में एक पैर सीधा और दूसरा घुटने से मोड़कर सीधेवाले पैर के घुटने पर सिर टिका दिया जाता है। शरीर भारवाहक घुटने कई प्रकार की गतिविधियों का मूल हैं। बैठना, खड़ा होना, चलने-दौड़ने में गति होना आदि सब घुटनों पर ही निर्भर होता है। उनका इस्तेमाल अधिक होता है। इसलिए क्षति भी जल्दी होती है और शिकायतें भी अधिक होती हैं। इसलिए उनकी देखभाल और रक्षा के लिए जिस प्रकार मशीन के लिए चिकनाई लगाते हैं वैसे ही जानुशीर्षासन में मुड़े हुए पैर को प्राकृतिक रूप से चिकनाई मिलती है। घुटने के आधारभूत 'शीर्ष' यानी अस्थिरज्जु बंध है। जानुशीर्षासन में 'जानुशीर्ष' की हिफाजत की जाती है।

दरअसल इस आसन को देखते हुए चक्की पीसनेवाली महिलाओं की याद आती है। वे चक्की पर ऐसे ही बैठती थीं। एक पैर चक्की की तरफ से सीधा रखा हुआ और दूसरा घुटने से मोड़ा हुआ। हाथ से चक्की का खूँटा

पकड़कर चक्की को घुमाते समय पीठ आगे सीधी हो जाती थी। थोड़े-थोड़े समय से पैर की स्थिति बदला करती थी।

विधि

1. दंडासन में बैठिए। (चित्र-1)
2. दायाँ पैर घुटने से मोड़कर एड़ी दाईं जंघा के पास अंदर की तरफ सटाकर रखिए। दायाँ कदम बाईं जंघा के नीचे न रखकर अंदर की तरफ से सटाकर रखिए। दोनों पैरों में विशाल कोण होना चाहिए। दायाँ घुटना यथासंभव पीछे धकेलिए। (चित्र-2)
3. आगे झुककर बायाँ अँगूठा दोनों हाथों से पकड़िए। सामान्य साँस लीजिए। (चित्र-3) जो हाथ से कदम को पकड़ सकते हों अथवा कलाई पकड़ सकते हों, वे उसे आगे से पकड़ें।
4. अब बायाँ पैर घुटने से कड़ा रखकर श्वास लेते हुए सिर को इस प्रकार ऊपर उठाएँ कि अधोदर के भाग से सीने तक का शरीर सामने और ऊपर उठाया जाएगा तथा बायाँ पैर एवं रीढ़ की हड्डी में 45 अंश का कोण बनेगा। दायाँ घुटना नीचे दबाए रखें। (चित्र-4) इस मध्य स्थिति में 15 से 20 सेकंड तक रुकें।
5. श्वास छोड़ते हुए धड़ को आगे झुकाएँ। कुहनी से मोड़ते हुए माथा बाएँ घुटने पर टिकाएँ। शरीर अधिकाधिक आगे झुकता जाएगा, तब पहले नाक और बाद में ठुड्डी टिकाइए। (चित्र-5) सामान्य श्वास लेते हुए आधे से एक मिनट तक रुकिए।
6. श्वास लेते हुए सिर और धड़ को ऊपर उठाइए। सीधे बैठिए। दायाँ पैर सीधा कीजिए और दंडासन में आ जाइए।
7. बाद में बायाँ पैर घुटने से मोड़कर यह आसन दूसरी तरफ कीजिए।

बारीकियाँ

मोड़े हुए पैर के घुटने का कोर, उसके साथवाली जंघा और पिंडली के मांसल भाग को सिकुड़ने न देकर हाथ की उँगलियों से उसे अलग कीजिए, ताकि अंदर के अस्थिबंध का हिलना-डुलना खुला रहेगा। उसके लिए घुटने की चतुःशिरस्क स्नायु तथा जंघा और पिंडली को एक-दूसरे की विपरीत दिशा में अर्थात् अंदर से बाहर की ओर मोड़िए। जिन वृद्धों को घुटनों में दर्द रहता है, वे घर में बैठे-बैठे इतना करें तो घुटने के दर्द में काफी लाभ मिलेगा।

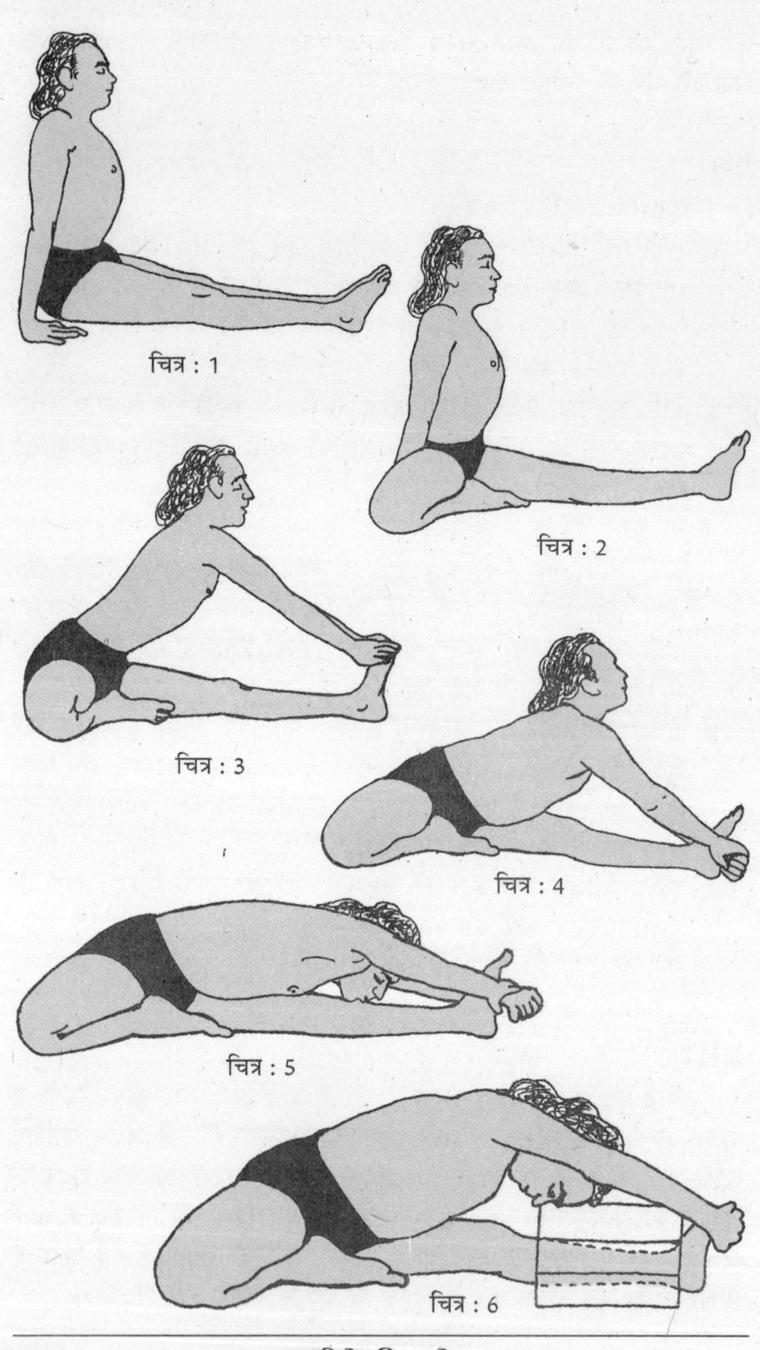
चित्र : 1
चित्र : 2
चित्र : 3
चित्र : 4
चित्र : 5
चित्र : 6

मुड़े हुए पैरों की उरुसंधि को खुला कीजिए। जंघा के पास के पिछले हिस्से की मांसल स्नायु को जंघा से घुटने की दिशा में लंबा कीजिए और वह पैर स्नायु व हड्डियों सहित नीचे जमीन पर स्थिर रखिए। आगे फैलाए हुए पैर को झुकने या मुड़ने मत दीजिए। पीछे के पैर को जमीन पर स्थिर होने दीजिए।

अगर पैर तक हाथ न पहुँच पाते हों तो पहले पीठ की ओर से महसूस होनेवाली बाधा को दूर कीजिए। कमर और बगल के पास के पार्श्व कोर आगे खींचकर अग्रजंघा, टखना, अँगूठा, कदमों के कोर, एड़ी और अंत में कलाई पकड़िए।

बाएँ पैर के सीधे रहते ही दाएँ हाथ की कलाई और दाएँ पैर के सीधे रहते बाएँ हाथ की कलाई पकड़िए। उसी तरफ से कलाई को पकड़ने से विपरीत दिशा के कोर अधिक लंबे नहीं होंगे। लेकिन उसी तरफ की कलाई पकड़ना आसान होता है, जिसके कारण मन का भी झुकाव वैसा ही होता है। ध्यान रखिए कि आसान बात या कार्य करने का अवसर साधने की मन की वृत्ति एक तरह से मन की कमजोरी ही है।

मध्य स्थिति में धड़ या पार्श्व कोरों को उठाते समय यकृत और जठर के भाग को मोड़ना है। बाएँ पैर सीधा रहते ही यकृत की तरफ का दायाँ भाग बाईं ओर जठर की तरफ और दाएँ पैर के सीधे रहते जठर यकृत की तरफ घुमाइए। यकृत और जठर इन दोनों को पाचन क्रिया की आँखें मानकर सीधे सामने रखिए। आगे झुकते समय भी यही क्रिया होने दीजिए।

शरीर मध्य से झुकाने के प्रयास में पेट की स्नायुओं में ऐंठन आ जाती है। अतः आगे झुकते समय पहले पार्श्व कोर आगे लाइए। मोड़े हुए पैरों की तरफ के उदरावकाश का भाग नीचे जमीन की ओर ले जाइए। बाएँ मूत्रपिंड के पास के भाग को अंतर्वक्र करके जमीन पर झुकिए। यकृत, मूत्रपिंड और हृदय में मैत्रभाव है। एक के थकने पर दूसरा काम करने लगता है। शरीर के अंगों का आरोग्य इन तीन इंद्रियों पर निर्भर रहता है।

मोड़े हुए हाथों की स्नायुओं और कुहनी के जोड़ों में ढलाऊपन न आने दें तथा उनको ऊपर उठाइए। सीना चौड़ा फैलाकर तैरती पसलियों (फ्लोटिंग रिब) का भाग, बगल के पास के सीने के कोर भी एक तरफ और आगे ले जाइए तथा माथा, नाक, होंठ, ठुड्डी—इस क्रम से उन्हें घुटने और अग्रजंघा की हड्डी पर टिकाइए। इसके लिए पसलियाँ, बगलें, कुहनी, हाथ और पार्श्व कोर इस क्रम से आगे खींचिए। श्वास-पटल को चौड़ा करके सीने की ओर ले जाइए, जिससे श्वसन क्रिया खुली होगी। उसे नाभि की ओर दबाने से पेट में वात का गोला आएगा।

माथे को घुटने पर टिकाने के प्रयास में पीठ में कूबड़ मत निकालिए। उरोस्थि और उदर के मध्य भाग को बाईं जंघा पर पूर्णतः एकरूप होने जैसा स्थिर रखिए। सीने का आगे का भाग चेतन स्थिति में आता है, पर सीने के पीछे का भाग अवचेतन स्थिति में रहता है। अतः पीठ की तरफ की पसलियों को न सिकोड़ते हुए ध्यानपूर्वक आगे खींचिए और नीचे पैरों की ओर विश्राम की स्थिति में रखिए। इस प्रकार पीठ के भाग को सांत्वना देकर मस्तिष्क को शांत कीजिए। जिस प्रकार रेलगाड़ी के पहिए पटरी पर घूमते हैं उसी प्रकार उदरांगों को आगे फैले हुए पैरों पर प्रसारित होने दीजिए।

मुड़ा हुआ पैर पीछे और रीढ़ की हड्डी आगे, इस प्रकार असमान स्थिति में होनेवाले विषम वृत्ति आसन-क्रिया में सम वृत्ति लानी है। एक तरह से वह मुड़ा हुआ पैर आगे झुकने की क्रिया के लिए संरक्षक और गतिरोधक होता है।

इस आसन में आगे झुककर घुटनों पर सिर न टिका सकने पर घुटनों पर आवश्यकतानुसार कंबल की ऊँची तह या मसनद रखकर उस पर माथा टिकाइए (चित्र-6)। इससे शरीर पर अधिक तनाव न आकर स्थिति में अधिक समय तक स्थिर रहा जा सकता है। माथा टेकने से मस्तिष्क स्थिर होता है, मन शांत होता है, आह्लाद का अनुभव होता है। बहुत थकावट आई हो अथवा महिलाओं के मासिक धर्म के काल में सिर दर्द, रक्तचाप, पित्त हो जाना आदि विकार हों तो काफी आराम महसूस होता है।

इस आसन का असर यकृत, प्लीहा, अग्न्याशय (पैंक्रियाज), मूत्रपिंड पर दिखता है, पाचन सुधर जाता है। दीर्घकालीन हड्डी-बुखार (लो फीवर) इससे दूर हो जाता है। कमर अकड़ गई हो तो जिस ओर वह अकड़ी हो उस ओर के पैर को मोड़कर यह आसन करने से कमर खुल जाती है। पेट के अंगों को नवजीवन मिलता है। उच्च रक्तचापवालों को भी इससे लाभ होता है। मस्तिष्क शांत रहता है। उद्विग्नता और उदासीनता में इससे नवचैतन्य आता है। सिरदर्द, आधासीसी में भी आराम मिलता है। पीलिया रोग के पश्चात् यकृत के सुधार के लिए यह आसन उपयुक्त है। महिलाओं को मासिक धर्म के समय होनेवाले पेटदर्द में यह बहुत उपयुक्त है।

जानुशीर्षासन शरीर और मन के स्वास्थ्य में महत्त्वपूर्ण योगदान करनेवाला, जठर और पाचन संस्थान को सुदृढ़, तंदुरुस्त रखनेवाला, जठराग्नि को प्रदीप्त करनेवाला आसन है। पीठ के पश्चिम भाग को खींचकर किए जानेवाले आसनों का राजा यह आसन कई दृष्टियों से लाभदायक, पुष्टिदायी और शक्तिदायी तथा संरक्षक है।

□

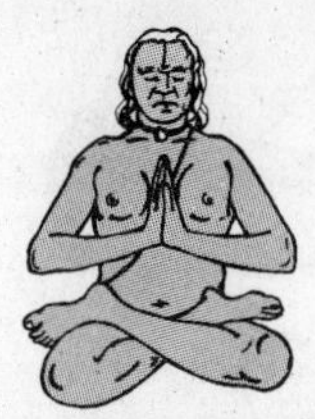

पश्चिमोत्तानासन

हमारे शरीर का आगे का भाग अर्थात् पूर्व तथा पीछे का भाग यानी पश्चिम, साथ ही पैरों की तरफ दक्षिण और सिर की ओर उत्तर माना जाता है। शरीर के पश्चिम भाग अर्थात् पीठ की ओर के भाग को तीव्रता से खींचना ही पश्चिमोत्तानासन है।

सरल विधि

1. कंबल पर दंडासन में बैठिए। (चित्र-1)
2. उच्छ्वास सहित कूल्हों से धड़ के भाग को आगे पैर की दिशा में मोड़ते हुए हाथ आगे फैलाइए।
3. तर्जनी और मध्यमा को पैर के अँगूठे तथा दूसरी उँगली के मध्य में से लेते हुए पैरों के अँगूठों को पकड़िए।
4. श्वास लेते हुए अँगूठे की पकड़ को दृढ़ करते हुए रीढ़ को ऊर्ध्व दिशा में उठाते हुए पीठ अवतल कीजिए। सिर को थोड़ा उठाकर सामने देखिए। (चित्र-2) इस स्थिति में पीठ में कूबड़ मत निकालिए। शुरू-शुरू में धड़ का भाग उठाते समय कंधे भी उठ जाते हैं और कूबड़ निकलता है। कंधों को न उठाते हुए सीने के कोर आगे और पीठ की स्नायुएँ अंदर की ओर लेते हुए धड़ को उठाइए। इस स्थिति में सामान्य श्वासोच्छ्वास करते हुए 20 से 30 सेकंड तक रुकिए।
5. श्वास छोड़ते हुए कुहनियाँ मोड़िए और धड़ के कोर आगे लंबे खींचते हुए पैर की दिशा में झुकिए। सिर को घुटने पर टिकाइए। दोनों कुहनियाँ जमीन पर टिकाइए। (चित्र-3)
6. इस स्थिति में सामान्य श्वासोच्छ्वास करते हुए आरंभ में आधे से एक मिनट और बाद में 3 से 5 मिनट तक रुकिए।

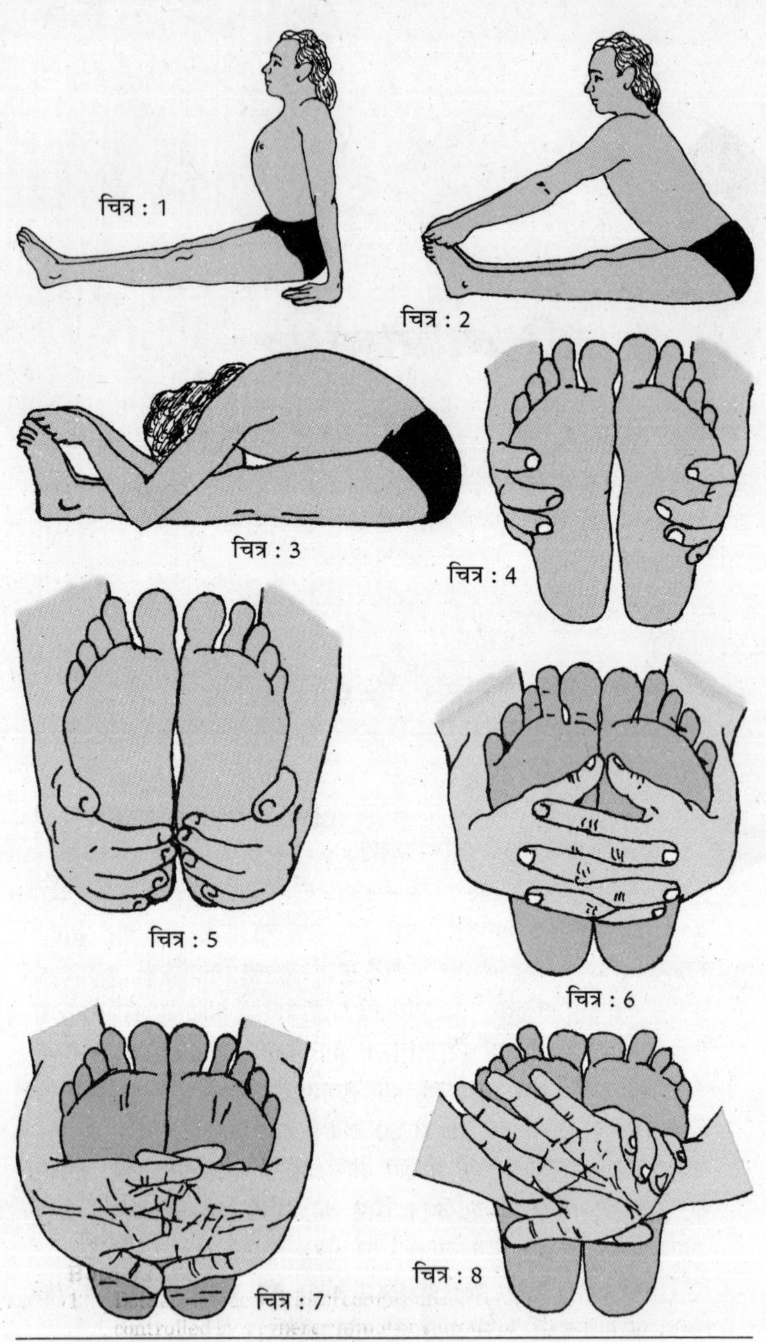

चित्र : 1

चित्र : 2

चित्र : 3

चित्र : 4

चित्र : 5

चित्र : 6

चित्र : 7

चित्र : 8

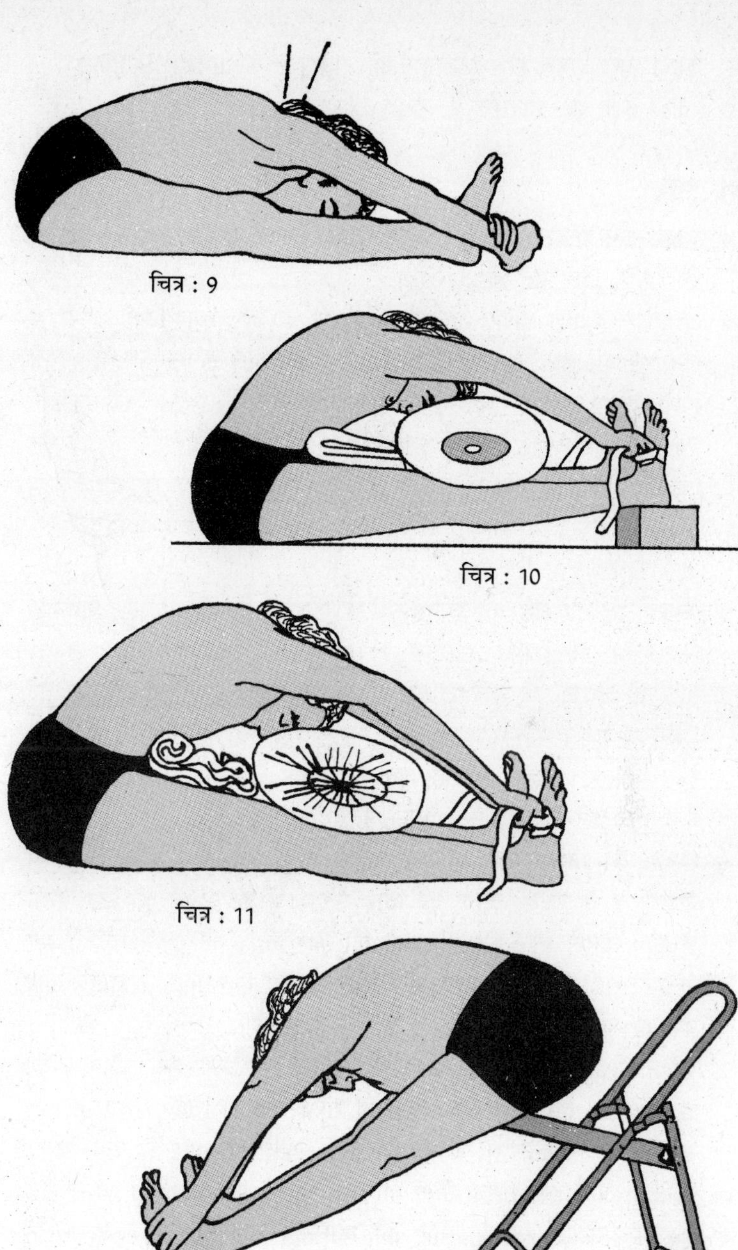

चित्र : 9

चित्र : 10

चित्र : 11

चित्र : 12

7. श्वास लेते समय सिर उठाइए और चित्र-2 के अनुसार कीजिए।
8. श्वास लेते हुए दंडासन में आइए। (चित्र-1)

प्रगत विधि

1. दंडासन में बैठिए। (चित्र-1) शरीर के लचीलेपन के अनुसार पैर पकड़ने की क्रिया विकसित करते जाइए।
2. उच्छ्वास सहित हाथों को धड़ की ओर से और बगलों की कोरों से लंबा खींचते हुए धीरे-धीरे क्रम से आगे के कार्य कीजिए—(अ) दोनों हाथों से कदमों के बाहर के कोर पकड़िए (चित्र-4)। (ख) एड़ियाँ पकड़िए (चित्र-5)। (ग) तलवों को गुँथी हुई उँगलियों से घेरकर पकड़िए (चित्र-6)। (घ) गुँथी हुई उँगलियों को कलाई से घुमाइए (चित्र-7)। (ङ) दाएँ हाथ से बाईं कलाई और बाएँ हाथ से दाईं कलाई बारी-बारी से पकड़िए (चित्र-8)।
3. श्वास लेते हुए धड़ को उठाइए, रीढ़ की हड्डी को अवतल कीजिए। सिर सीधा रखिए।
4. हाथ से कदमों को पकड़ते समय इस बात की सतर्कता रखें कि पैर घुटने से मुड़ेंगे नहीं और सिकुड़ेंगे भी नहीं। जंघा के पीछे के भाग को लंबा खींचिए। टखने से एड़ी तक का अंदर का कोर सिकुड़ जाता है, उसे सिकुड़ने न दें, वरना कमर में दर्द होगा।
5. तलवों को मेहराब की ओर से बाहरी कोरों की ओर चौड़ा कीजिए। एड़ियों के अंदर की तरफ की कोर से तलवों को अँगूठे की ओर ऊँचा रखिए। बाहरी कोर बाहरी टखने की ओर अंदर की तरफ खींचते हुए रखिए। एड़ी का मध्य भाग और मध्य उँगली एक सीध में लाइए और पैर की अंतिम दोनों उँगलियों को सिकुड़ने दें।
6. श्वास छोड़ते हुए, धड़ का भाग लंबा खींचते हुए आगे झुकें। सीना अंदर मत लीजिए तथा पेट को अंदर की तरफ मत खींचिए। (चित्र-9)
7. सामान्य श्वासोच्छ्वास करते हुए इस स्थिति में आधे से एक मिनट रुकिए। आगे इस समय सीमा को पाँच मिनट तक बढ़ाइए। श्वास लेते हुए धड़ ऊँचा उठाइए, पीठ को कॉनकेव कीजिए और दंडासन में आइए।

   अब इस आसन में आगे कुछ बातों पर ध्यान दीजिए—

दंडासन स्थिति

(क) पैरों को सामने फैलाते समय तिरछा मत बैठिए। आगे फैलाए हुए पैर धड़ के समकोण में न रहकर तिरछे हो जाने से शरीर के दोनों तरफ तनाव समान नहीं रहता और इससे कमर दर्द हो सकता है।

(ख) दोनों टखने एक-दूसरे के पास रखिए। पैरों के अंदर के कोरों को एड़ी के अंदर के कोरों तक लंबा कीजिए। जंघाओं को बाहर न फैलाएँ, बल्कि उन्हें अंदर की तरफ घुमाएँ।

(ग) कूल्हों के मांसल भाग को गुदाद्वार के दोनों तरफ समान रूप से फैलाइए। उसके लिए दायाँ हाथ दाएँ कूल्हे के नीचे ले जाकर मांसल भाग जंघा के पीछे के हिस्से सहित बाह्य कोर की ओर फैलाइए और बायाँ हाथ बाएँ कूल्हे के नीचे से जंघा के पीछे के हिस्से सहित बाह्य कोर की ओर फैलाइए—अर्थात् कूल्हों के मांसल भाग को सिकुड़ने न देकर बाहर की ओर खींचिए। पैरों के दर्द या कमर दर्द का यह कारण हो सकता है।

पीठ की अवतल स्थिति

(क) जंघा के बाहर के कोरों को जमीन पर दबाइए और पार्श्व कोरों को उठाइए।

(ख) जंघाओं के पीछे के भाग को इस तरह दबाइए कि रीढ़ की हड्डी उठाई जानी चाहिए।

(ग) पैरों को लूला और कमर को ढीला मत छोड़िए।

(घ) सीना फैलाकर वक्षस्थल या इसके नीचे के भाग को उठाइए।

(ङ) बाँह के ऊपरी हिस्से को ढलने न देते हुए त्रिशिरस्क स्नायुओं (ट्रायसेप्स) को धड़ की ओर उठाइए और कंधे के पंखे को अंदर की ओर धकेलिए।

(च) सीने की पसलियों को उठाइए और जत्रु की हड्डी (कॉलर बोन) को चौड़ा फैलाइए।

(छ) पीठ की अवतल स्थिति एकदम ठीक-ठीक सध नहीं पाएगी, अतः दंडासन में आकर पुनः अवतल (कॉनकेव) स्थिति में आइए और मध्य स्थिति में सुधार लाइए।

पूर्णावस्था

1. आरंभ में जमीन पर टिकी कुहनियों का उपयोग तरब के समान करके धड़ को आगे धकेलने पर भी कुहनी को हमेशा जमीन पर टिकाना उचित नहीं, क्योंकि खींचने की क्रिया में बाधा उत्पन्न होती है। कुहनी उठाकर फैलाने से शरीर सहजता से आगे जाता है और सीना भी चौड़ा हो जाता है।
2. घुटनों पर सिर टिकाते समय माथा, नाक और ठुड्डी इस क्रम से टिकाइए और शरीर को तानिए।
3. पीठ की हड्डी को आगे ले जाते समय पेट को अंदर न खींचें। इससे महिलाओं को मासिक रजःस्राव के विकार हो सकते हैं। आगे झुकने की क्रिया उच्छ्वास सहित न करने पर या श्वास लेते हुए सिर टिकाने के कारण सीने और पेट में हूक-टीस निकलती है तथा आसन के बाद पीठ में मोच आ जाती है।
4. घुटनों के पीछे के भाग यानी मंदिरशिरा (हैमस्ट्रिंग) पर जोर पड़ने पर उसमें दर्द होता है। इस कारण घुटनों को मत मोड़िए; क्योंकि आगे चलकर उसका विपरीत परिणाम कमर पर या साइटिका की शिरा पर महसूस होता है। मंदिरशिरा (हैमस्ट्रिंग) को कड़ा बनाने के लिए एड़ी के नीचे ईंट या उसी तरह की कोई वस्तु रखकर मंदिरशिरा के स्नायु को कड़ा किया जाए। (चित्र-10)
5. आगे झुकने की क्रिया में दो क्रियाओं का समावेश है। धड़ को आगे की तरफ खींचना और पैरों की तरफ ले जाना। इन दोनों क्रियाओं में समन्वय लाइए। रीढ़ की हड्डी को नीचे के छोर (गुदास्थि) से लेकर गरदन तक सीधे आगे की ओर पूर्णतः खींचिए। पीठ का पश्चिम भाग जितना लंबा और चौड़ा होगा उतना ही पूर्व भाग को भी लंबा-चौड़ा रखिए।
6. सीने की तैरती पसलियों (फ्लोटिंग रिब्ज) को चौड़ा फैलाकर अन्य पसलियों को आगे ले जाइए, नीचे की पसलियों को सीने में मत दबाइए।
7. हाथों को आगे खींचते समय पैरों को न सिकोड़ें तथा सिर के पीछे के हिस्से को हलका ही रखें।

इस आसन में अधिक देर रुकने से श्वासोच्छ्वास में अंतर महसूस होने लगता है। अगर धड़ का भाग पैरों पर पालथी जैसा ठीक तरह से मुड़ा हुआ

हो तो श्वास-पटल पर तनाव कम हो जाता है और उच्छ्वास की क्रिया लंबी हो जाती है। उच्छ्वास के बाद कुछ सेकंड में शरीर ठंडा एवं शांत महसूस होता है और श्वसन क्रिया शुरू हो जाती है। श्वासोच्छ्वास की यह क्रिया झूले के झोंके जैसी मंद गति और सुखद अहसास दे जाती है।

अब इसी आसन में शरीर का कड़ापन या दर्द के अनुसार, बीमारी के अनुसार कुछ बदलाव ल.ने पड़ते हैं।

महिलाओं को घरेलू काम, नवप्रसूता आदि के कारण कमर की स्नायुओं में शक्ति नहीं रहती और पुरुषों में लचीलापन कम होता है तथा स्नायु गठीले और सख्त होने से झुकना असंभव हो जाता है। ऐसी स्थिति में कदमों में एक से डेढ़ फीट का अंतर रखिए। हाथ कदमों तक न पहुँच सकते हों तो तौलिए या बेल्ट का फेरा कदमों को देकर उसके छोर हाथों में पकड़ें। सिर पैरों पर टिकाना संभव न हो तो पिंडली के अगले भाग पर कंबल की तहें या मसनद रखकर उस पर सिर को टिकाइए। जिन्हें सिर दर्द, अर्द्धशीर्ष, उच्च रक्तचाप आदि विकार हों, उनका सिर ऊँचाई पर रखने से शांत और शिथिल हो जाता है। ऐसे समय मसनद पर जरूर टिकाएँ। मोटापे के कारण आगे झुकना असंभव हो तथा श्वास-पटल पर दबाव पड़कर श्वास चढ़ती हो तो कूल्हों के नीचे कंबल लेकर ऊँचाई पर बैठें और सिर को ऊँचाई पर टिकाएँ। अपच, बदहजमी, अम्लपित्त, सीने में जलन, पेट में वायुगोला आदि शिकायतों पर इस प्रकार से क्रिया करना सुविधाजनक और उपयुक्त होता है। कमर की कमजोर स्नायुओं में दर्द हो तो उत्तानासन के समान कंबल की गोल लपेट जंघा के ऊपरी भाग में उदर के निचले भाग के नीचे लें। इससे कमर की स्नायुएँ दोनों तरफ फैल जाती हैं और दर्द कम हो जाता है। ये सब उपाय एक ही चित्र (चित्र-11) में दिखाए गए हैं।

रीढ़ की हड्डी कड़ी होने, पीठ दर्द के कारण अगर झुकना कठिन हो, पैरों में झुनझुनी आती हो, जंघा के मूल में दर्द हो, बवासीर, भगंदर (फिशर) हो तो ऊँची कुरसी या स्टूल दीवार से सटाकर रखें और उस पर इस प्रकार बैठें कि कूल्हों के नीचे की जंघा का हिस्सा कुरसी के कोर पर रह जाए। दोनों पैर फैलाकर पंजे व टखने पकड़ें और कदमों पर लपेटे हुए तौलिए को पकड़ें तथा आगे झुकें। चारपाई पर बैठकर भी इसे किया जा सकता है। (चित्र-12) इस अधोमुख पश्चिमोत्तानासन के कारण श्वसन आसान होकर शरीर का पश्चिम भाग सहजता से आगे खींचा जाता है।

पश्चिमोत्तानासन उदरांगों पर अर्थात् यकृत, प्लीहा, अग्न्याशय (पैंक्रियाज) और आँत आदि पर बहुत असरदार आसन है। पाचन क्रिया और उदरांगों में रक्ताभिसरण सुधारने में इससे सहायता मिलती है। नियमित अभ्यास से जिह्वा पर काबू पाया जा सकता है। नलिका-विहीन ऍड्रिनल ग्रंथि को इससे शांति मिलती है और प्रक्षुब्ध मन को शांत करने तथा दिमाग को ठंडा करने में सहायता मिलती है। उदर स्नायुओं का मर्दन होता है। सीने और हृदय का भाग जमीन से समानांतर रहने के कारण इन स्नायुओं पर तनाव कम हो जाता है। कालांतर से कामवासना कम हो जाती है। यह आसन महिलाओं को अति रजःस्राव और श्वेत प्रदर पर उपकारक है। इस आसन को उग्रासन या ब्रह्मचर्यासन भी कहा जाता है। साधक यह आसन जिस तीव्रता से करता है उतनी इसकी तीव्रता और परिणाम का अनुभव उसे प्राप्त हो सकता है। आरंभ में सरल क्रिया से तनाव सहने की सहनशीलता को आजमाया जाता है। आगे की प्रगत विधि में रीढ़ की हड्डी को स्नायुओं सहित लंबा खींचना, पार्श्व कोर और हाथ तानना, कुहनी को फैलाना आदि क्रियाएँ आसन की तीव्रता और उग्रता दरशाती हैं, इसलिए यह 'उग्रासन' कहलाता है।

शरीर को अति शिथिल करना और अतीव खींचना दोनों दोषपूर्ण हैं। इसे ध्यान में रखना चाहिए कि स्नायु तनाव मूलतः अस्थि-पोषण के लिए है। त्वचा, स्नायु और अस्थि में कड़ी जोड़नी पड़ती है। अत्यधिक तनाव या अधिक शिथिलता, दोनों के कारण शरीर दर्द या विकार होने की संभावना होती है। हालाँकि यह हर व्यक्ति की शरीर रचना व स्थिति पर निर्भर होती है, फिर भी नित्य अभ्यास में अत्यधिक तनाव, खिंचाव या अति शिथिलता को ध्यान में लेना पड़ता है। शरीर की शिथिलता को मन की कठोरता का कारण मत होने दीजिए। शरीर-मन संबंध में स्थिरता, दृढ़ता, सुसूत्रता और स्वस्थता होनी चाहिए। इसके लिए सूक्ष्म अवलोकन की आवश्यकता है। योगाभ्यास में शरीर और मन के स्थित्यंतरों को (बदलावों को) ध्यान में लेना ही पड़ता है।

जिस समय शक्ति–प्रवाहों की दिशा का एहसास एड़ी से कूल्हों तक और वहाँ से यानी शरीर के पीछे के भाग से, (वहाँ से) गरदन तक अर्थात् मूलाधार से सहस्रार तक होगा और धड़ पैरों से मोड़ा जाएगा, तब ब्रह्मचर्यासन की स्थिति का अनुभव होगा। काम रूपी वासना पर विजय प्राप्त करने के लिए इस प्रकार ब्रह्मचर्यासन की आवश्यकता होती है।

जिस प्रकार जीवन सुख-दुःख, श्रम, दिक्कतों, मुसीबतों, सफलता-विफलता आदि से युक्त होता है, वैसे ही योगाभ्यास में भी समस्याओं (अड़चनों) का अभाव नहीं है। संत तुकाराम कहते हैं—'काम क्रोध आड पडले पर्वत, राहिला अनंत पलीकडे' अर्थात् काम, क्रोध, लोभ, मोह, मद, ईर्ष्या—इन षड्रिपुओं के पहाड़ों की पंक्तियों के उस पार अनादि-अनंत परमात्मा है, इसलिए हमें इन पर्वतों को लाँघना ही पड़ेगा। पतंजलि ने भी योगाभ्यास की समस्याएँ बताई हैं। व्याधि, शैथिल्य, संशय, अनास्था, आलस्य, अत्यधिक विषयोपभोगेच्छा, भ्रांति (भ्रम), अलब्धत्व और पाए हुए को जतन करने में असफलता। इनके अतिरिक्त कंगाली में आटा गीला के अनुसार यातना, निराशा, हताशा, शरीर और प्राण की अस्थिरता आदि समस्याएँ हैं ही। 'योगकुंडलयोपनिषद्' में भी इन बाधाओं का उल्लेख है। अन्य बाधाओं का विचार आज भले न करते हों, लेकिन उपनिषद् में 'विषमासन' का उल्लेख है, जिस पर विचार करना आवश्यक है।

विषमासनदोषाश्च प्रयासप्राणचिन्तनात्।
शीघ्रमुत्पद्यते रोगः स्तम्भयेद्यदि संयमी।।

विषमासन दोष कैसे हो सकता है? मन में विचार चक्र शुरू होने पर शरीर एक तरफ आसन करता रहता है और मन उलटी दिशा में जहाँ-तहाँ भटकता रहता है। फिर श्वसन महत्प्रयास से होता है और प्राण-वहन गलत दिशा में होता है। ध्यान न रहने से शरीर रोग की उत्पत्ति हो जाती है। अगर समानासन करना हो तो मन और श्वसन को नियंत्रित रखने के लिए शरीर व उसकी गतिविधियों पर नियंत्रण आवश्यक है और उसके लिए शरीर का 'समकाय' स्थिति में होना जरूरी है। अतः 'समानासन' होने के प्रयास में कहीं भी शरीर की ढिलाई और मन का आलस्य या निढालपन नहीं होना चाहिए। विषमासन असम तथा सदोष होता है। यह असमता या विषमता खोजने के लिए शरीर के प्रत्येक स्थान, प्रत्येक भाव, प्रत्येक कोशिका, प्रत्येक इंद्रियों की ओर ध्यान देना पड़ता है। शरीर के दोनों तरफ का तनाव (खिंचाव) बराबर होना चाहिए। भार भी सम होना चाहिए। प्राण-वहन करनेवाला रक्ताभिसरण ठीक होना आवश्यक है तथा शरीर का आंतरिक एहसास भी सम होना जरूरी होता है। कुछ आसनों में दोनों तरफ के बाजुओं का कार्य भिन्न-भिन्न होने पर भी वृत्तियाँ समान होनी चाहिए। नदी

का मंद प्रवाह दोनों किनारों को समान रूप से भिगोता है। लेकिन बाढ़ आने पर दोनों किनारों को तोड़कर नदी सीमा पार कर जाती है या पानी के अभाव में क्षीण प्रवाह टेढ़ा-मेढ़ा घुमाव लेते हुए बहता रहता है। पश्चिमोत्तानासन करते समय शक्ति-प्रवाह शांत, धीमा, सम तथा दोनों किनारों को स्पर्श करते हुए आगे बढ़ना चाहिए। अतः समानासन की अनुभूति के लिए उचित पद्धति से प्रयासों की आवश्यकता है और अनावश्यक प्रयत्नों को टाल देना प्रयत्न–शैथिल्य है। मन को बेलगाम छोड़कर, प्राणों को आयाम न देकर शरीर को ढीला छोड़ना योगासन नहीं, बल्कि भोगासन है। अतः हमें बढ़ना होगा—पश्चिमोत्तानासन से ब्रह्मचर्यासन तक, केवल स्थिर सुखानुभव पाने के लिए।

□

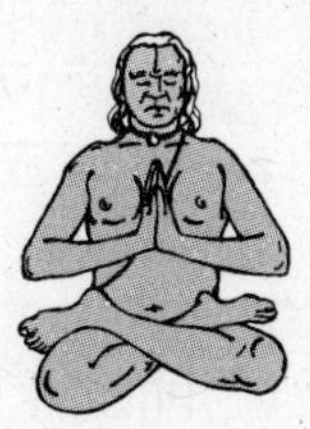

वरदायी बद्धकोणासन : उपविष्टकोणासन

जीवन अनुभव की मानसिक प्रवृत्ति चाहे तनावमुक्त हो या तनावयुक्त, लेकिन युवावस्था से वृद्धावस्था तक के मार्गक्रमण में शारीरिक, मानसिक, नैतिक और लैंगिक स्तर पर कई बदलाव आते रहते हैं। उनका सामना करना तथा इन बदलावों के कारण होनेवाली अस्थिरता या स्वच्छंद वृत्ति पर काबू पाना अधिकतर अपने ही हाथ में रहता है। अष्टांग योग के शौच, संतोष, तप, स्वाध्याय और ईश्वर-प्रणिधान—यह पंचनियमावली बताने का पतंजलि का मूल उद्देश्य यही है। ये नियम बंधन नहीं, बल्कि जीवन को गहराई से समझने के लिए बाध्य करनेवाली जीवन-शैली है। अचरज की बात नहीं कि धूमपान, मद्यपान, स्वच्छंद संभोग जैसे आसुरी विचार-प्रवाह में पतित हो रहे समाज में एड्स जैसे राक्षस ने शिकंजा कस लिया है। पंचनियमावली में 'शौच' जैसे सहज सुलभ नियम की योजना पतंजलि ने बहुत ध्यानपूर्वक की है। काया, वाचा व मनःशुद्धि का मूलारंभ आहार-विहार, विचार शुद्धि में है। इन नियमों के द्वारा पतंजलि मानो जीवन-नियोजन प्रस्तुत कर रहे हैं।

योग के सहोदर आयुर्वेद में शौच के संबंध में बताते हुए शारीरिक और मानसिक वेग धारणीय हैं या अधारणीय, इसके संबंध में विवेचन किया गया है। प्राकृतिक आवेग को दुर्लक्षित कर उन्हें रोकने से कई प्रकार के शारीरिक और मानसिक रोग उत्पन्न होते हैं। कुछ वेगों की संवेदना उत्पन्न होने पर उन्हें बलपूर्वक रोककर धारण नहीं करनी चाहिए, पर साथ ही उनकी संवेदना न होने पर बलपूर्वक उत्सर्जन भी नहीं करना चाहिए। उदाहरण के लिए—डकार, अधोवात, मल-मूत्र, छींक, प्यास, भूख, उलटी, निद्रा, खाँसी, श्रम के कारण लगनेवाला दम, जम्हाई, आँसू आदि प्राकृतिक प्रवृत्ति को न रोका जाए। इसका तात्पर्य यह है कि असमय प्रवृत्ति न हो, इसलिए आहार-विहार, निद्रा और मन पर अंकुश रखना आवश्यक है।

इसके ठीक विपरीत ये प्रवृत्तियाँ धारणीय होती हैं। काम, क्रोध, लोभ, ईर्ष्या, द्वेष, मत्सर—इन मनोवेगों पर नियंत्रण रखकर ही उन्हें धारण करना पड़ता है, अन्यथा मानसिक व्याधि, यातना-व्यथा हो सकती है। सूक्ष्म विचार के अंत में ध्यान में आता है कि अधारणीय और धारणीय प्रवृत्तियों के पीछे मूलतः वासना छिपी रहती है।

आगे दो आसनों का कुछ संबंध शौच से है। व्यावहारिक स्तर पर बद्धकोणासन और उपविष्ट कोणासन की उपयुक्तता जान लेने पर प्रतीत होगा कि ऋषि-मुनियों के द्वारा खोजे हुए ये आसन वरदान ही हैं। इन आसनों का महत्त्व बताते हुए अतिशयोक्ति के दोष को स्वीकार करके स्पष्ट कहना आवश्यक ही है।

धड़ का पैरों से विशेष पद्धति से होनेवाला कोण शरीर के अधोभाग की प्रजोत्पादक और मूत्रोत्सर्जक संस्था की इंद्रियों पर अतीव प्रभावकारी एवं गुणकारी सिद्ध होती है। त्वचा-शुद्धि के लिए जिस प्रकार बाह्य स्नान किया जाता है, उसी प्रकार अंतरावयव शुद्धि के लिए यहाँ रक्त-संचार द्वारा रक्त-स्नान और प्राण-स्नान ऐसे दोहरे अंतःस्नान किए जाते हैं। इस अंतःशुद्धि के कारण मन को कम-से-कम कामादि विकारों से दूर रखकर मनःशांति का लाभ करानेवाले ये दो आसन साक्षात् वरदान ही हैं।

बद्धकोणासन

पैरों को मोड़कर तलवे एक-दूसरे से जोड़कर बैठने की यह पद्धति मोचियों के बैठने की पद्धति जैसी है।

विधि

1. दंडासन में बैठिए। (चित्र-1)
2. घुटने मोड़कर फैलाइए और पैर कदमों के पास धड़ से सटाकर लाइए। हाथ से कदम मूलाधार (पेरीनियम) तक खींच लीजिए।
3. कदमों और पैरों के बाहर के कोर जमीन पर टिकाइए।
4. जंघाओं को फैलाइए और घुटनों को जमीन की ओर दबाइए। पैरों को शरीर की ओर खींचना और साथ-साथ उसी समय जमीन की तरफ दबाना, इस प्रकार दोनों क्रियाएँ कीजिए।
5. हाथ दंडासन के समान जंघा के पास पीछे कूल्हों के बगल में रखिए। रीढ़ की हड्डी को सीधा रखकर सामान्य श्वसन करते हुए आरंभ में

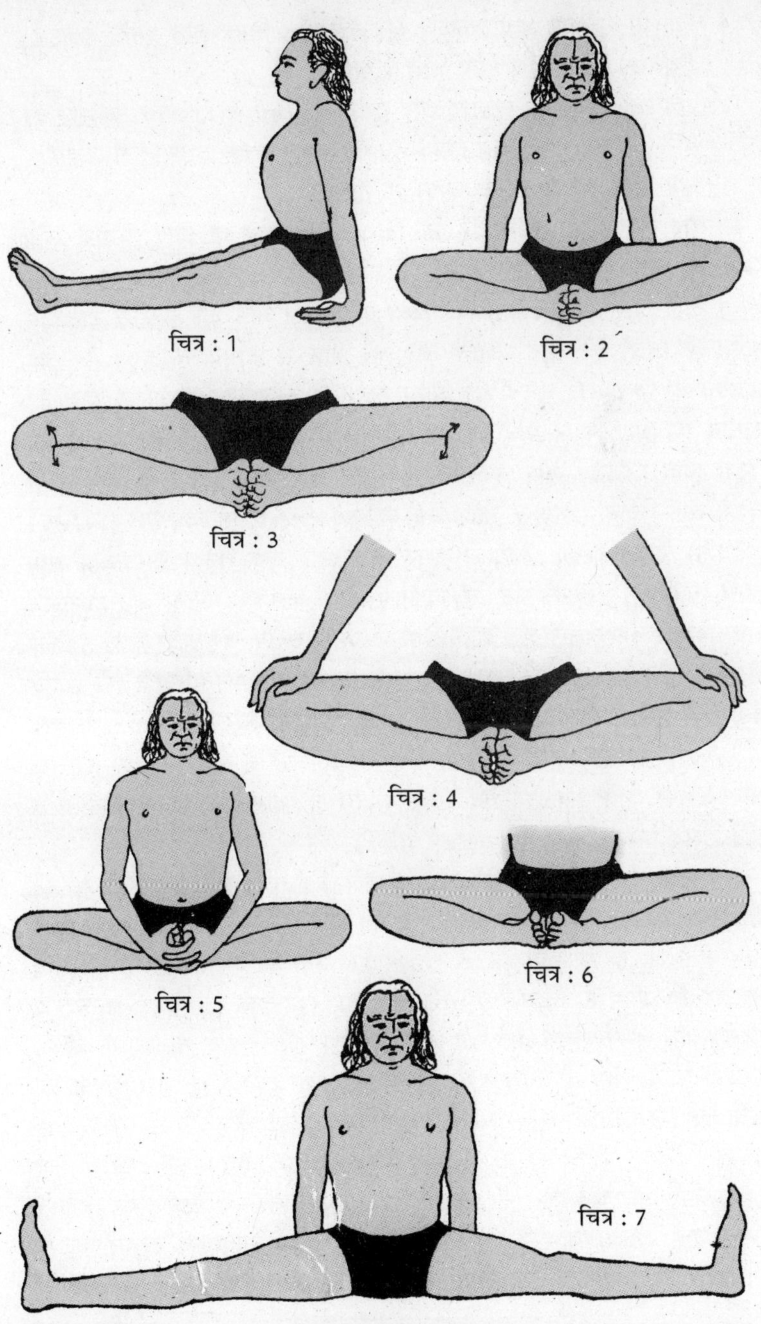
चित्र : 1
चित्र : 2
चित्र : 3
चित्र : 4
चित्र : 5
चित्र : 6
चित्र : 7

एक मिनट और आगे चलकर धीरे-धीरे पाँच मिनट तक अवधि बढ़ाइए। (चित्र-2) आँखें और सिर शांत रखिए।

6. अब श्वास लेते हुए जंघाओं और घुटनों को जरा सा उठाकर उरुसंधि पर होनेवाले दबाव को कम करते हुए पैर सीधा करके दंडासन में आइए। अब आगे की बातों को ध्यान में रखिए—

पैर को घुटने से मोड़ने की क्रिया ठीक होने के लिए पिंडली और जंघा के अंदर के कोरों को परस्पर विपरीत दिशा में मोड़िए, जिससे अस्थि-बंधन खुल जाएगा। (चित्र-3) पिंडलियों के मांसल भाग को हाथ से बाहर से अंदर के कोरों की ओर अर्थात् छत की ओर से सामने घुमाइए। पैरों को झटका न देकर और घुटनों पर सीधा दबाव न डालकर जंघाओं के भाग को जमीन की ओर ले जाइए। (चित्र-4) उँगलियों को गूँथकर उनसे कदमों को दृढ़तापूर्वक पकड़िए और उरुसंधि से घुटने तक तथा कदम के मेहराब से घुटने तक पैर के अंदर के कोर लंबे कीजिए और घुटनों को पीछे धकेलिए। (चित्र-5) उरुसंधि को फैलाकर खुला कीजिए। वहाँ तनाव या दबाव नहीं होना चाहिए। उरुसंधि पर होनेवाला दबाव कम हो जाना बद्धकोणासन सफल होने का लक्षण है। बद्धकोणासन के परिणाम उरुसंधि के खुले होने के बाद ही समझ में आने लगते हैं। ऐसी स्थिति में आसन-स्थिति की अवधि बढ़ाने से शरीर की ओर से मन की भावना और विकार उद्दीप्त नहीं होते, बल्कि उन पर काबू पाया जा सकता है। इस क्रिया से महिलाओं को मासिक स्राव अथवा अति रजःस्राव एवं उदर के निचले भाग को आराम मिलता है और हलकापन महसूस होने लगता है।

तलवे के बाहरी कोर को छोटी उँगलियों से एड़ी तक कदम के मेहराब की ओर और बाहरी टखनों को एड़ियों की ओर घुमाइए, जिससे घुटने अपने आप नीचे आ जाएँगे। कदमों के बाहरी कोर ब्रेक के समान दबाने से घुटनों पर खिंचाव आता है, जिससे वे नीचे नहीं जाते। उत्तिष्ठ स्थिति के आसनों में जिस प्रकार हमने बाहरी कोर को दबाकर अंदर की मेहराब को उठाना सीखा है, वही क्रिया यहाँ भी सीखने के लिए कदमों को टखनों के पास कंबल की ऊँची तह पर रखकर तलवे घुमाइए। तलवे एक-दूसरे से जुड़ने के पूर्व मेहराब की ओर जितने फैलेंगे उतना बढ़िया। (चित्र-6) हाथ नीचे दबाकर पार्श्व भाग को उठाइए और उरुसंधि को खोलिए। अब कूल्हों को पुनः जमीन पर टिकाते समय उन्हें यथासंभव एड़ी की तरफ लाइए। इसमें सावधानी बरतनी पड़ती है। शरीर के उठाए हुए पिछले भाग को यदि सतर्क न होकर और पीछे धकेला

जाए तो जननेंद्रियाँ और मूत्रपिंड पर उचित असर नहीं होता। अगर जंघा के जोड़ (ग्राइंस) गतिविधि के लिए खुले न हों तो घुटने जमीन से बहुत ही ऊपर उठे रहेंगे। ऐसी स्थिति में कूल्हों के नीचे कंबल की तह पीढ़े जैसी रखकर उस पर बैठिए, ताकि ऊँचा आसन मिले। इससे रीढ़ की हड्डी उठाई जाएगी और दोनों घुटनों के नीचे यथावश्यक ऊँचाई के कंबल का सहारा लेने से उरुसंधि और अस्थि-बंधों पर तनाव नहीं पड़ेगा। इस आसन में मेरुदंड को दंडासन की अपेक्षा ज्यादा अंदर लीजिए। सीना चौड़ा रखकर कंधे के पंखे अंदर की ओर और धड़ पैर से लंब रूप में रखिए।

उपविष्टकोणासन

बैठी स्थिति में पैरों के कोण का अंतर बढ़ाना उपविष्टकोण है।

विधि

1. दंडासन में बैठिए। (चित्र-1)
2. पैरों को सीधी स्थिति में एक-दूसरे से अधिकाधिक दूरी तक लंबा फैलाइए। पैरों का पिछला हिस्सा जमीन पर पूर्णतः टिकने दीजिए।
3. हथेलियाँ शरीर के पीछे बाहरी दिशा में जमीन पर रखकर उनके सहारे से रीढ़ की हड्डी को उठाइए।
4. धड़ पैरों के समकोण में रखकर घुटने कड़े रखिए और पैरों को एड़ी की तरफ लंबा करते हुए सीना चौड़ा और गरदन सीधी रखिए। (चित्र-7)
5. सामान्य श्वासोच्छ्वास करते हुए 1 से 5 मिनट तक धीरे-धीरे अवधि बढ़ाइए। आँखें और मस्तिश्क शांत रखिए।
6. श्वास लेते हुए पैरों को पास लाइए और दंडासन में बैठिए।

उपविष्टकोणासन में आने की क्रियाएँ ध्यानपूर्वक कीजिए—

पैरों को दोनों तरफ फैलाने पर पहले-पहल पीछे की जंघा के मध्य और एड़ियों को एक सीध में रखिए। पैर का पिछला भाग मंदिरशिरा की स्नायुओं को लंबा करते हुए नीचे जमीन पर दबाकर रखिए। पंजों को शरीर की ओर और एड़ियों को सामने की दिशा में खींचिए। इसके लिए एड़ियों के पीछे के टखनों तक के भाग को चौड़ा कीजिए। तलवों को एड़ियों से उँगलियों की ओर सीधे खड़े और दोनों कोरों की ओर आड़े खींचे हुए रखिए। पैर की उँगलियाँ पूर्णतः फैलाइए। इससे तलवे खुले हो जाएँगे। लंबाई में पैर के जाने के कारण कदम पर महसूस होनेवाला तनाव दूर होगा। पैरों के अंदर के कोरों

को उरुसंधि से टखनों तक जमीन से सटा हुआ रखिए। सिर्फ पैरों के बाहरी कोर जमीन पर दबाने से संवेदना अंदर तक नहीं पहुँच पाती, लेकिन अंदर के कोर ठीक तरह से दबाने पर पैदा होनेवाली संवेदना शरीर के अंतर्गत अस्तित्व का एहसास कराती है। पैरों का पीछे का और आगे का (अगला) भाग जमीन पर लंब रूप रखकर घुटनों की चकतियों को अंदर दबाइए और चतुःशिरस्क (क्वाड्रिसेप्स) स्नायुओं को जंघा की ओर खींचिए। दोनों पैरों पर नजर डालिए। जिस प्रकार हीरे को तराशते हैं उसी प्रकार पैर पर चौरस सतह बनाने के लिए जंघाओं का आगे का भाग पीछे के भाग पर दबाइए।

जंघा व उरुसंधि को खुला करने के लिए कूल्हों को उठाएँ तथा जंघाओं को एड़ी की तरफ़ और अधिक फैलाएँ। उठे हुए पिछले भाग को नीचे रखते समय जंघा की हड्डियों का एहसास करते हुए ठीक उसी हड्डी पर बैठें, जिससे मंदिरशिरा की स्नायुओं पर आड़ा-तिरछा खिंचाव नहीं पड़ेगा। रीढ़ की हड्डी को धड़ की ओर खींचें और वृक्कों के मध्य को कॉनकेव करें। केवल उदरावकाश की हड्डी को अंदर न लेकर सीने की हड्डी को इस प्रकार अंदर की ओर खींचें कि जिससे अपना ध्यान कमर पर नहीं, बल्कि वृक्कों पर रहे। उसके लिए कंधों को पीछे घुमाएँ और कंधे के पंखों को अंदर खींचें। पैर को झुकने, लुढ़कने न दें। हाथों के सहारे धड़ को उठाएँ। बद्धकोणासन के अनुसार ही कंबल की तह को कूल्हों के नीचे रखकर उरुसंधि को खुला करें। इसके कारण रीढ़ की हड्डी नीचे नहीं ढलती। बद्धकोणासन के बाद उपविष्टकोणासन करने से इसमें खुलापन महसूस होता है। साथ ही उपविष्टकोणासन के बाद पुनः बद्धकोणासन करने से बद्धकोणासन में प्रगति होती है और वह अधिक असरदार व फलदायी होता है।

इन दोनों आसनों में रुकने की अवधि 1 से 5 मिनट बताई गई है, फिर भी आगे चलकर इसे बढ़ाने में कोई हानि नहीं। सहजता आकर उसके उचित योग्य अपेक्षित इष्ट परिणाम अंदर तक दिखाई देने लगने पर और अधिक अवधि तक रुकने की सहज प्रवृत्ति होना स्वाभाविक है।

ये दोनों आसन दीवार से सटकर-बैठकर भी किए जा सकते हैं। साथ ही आगामी आसनों के सहित इन्हें करने पर, खासकर शीर्षासन और सर्वांगासन, मूत्रपिंड, मासिक रजःस्राव, पौरुष ग्रंथि आदि विकारों पर अनुकूल असर होता है।

मूत्र और मूत्रकृच्छ्र में थोड़ा-थोड़ा मूत्रसरण, असंतोष, उस जगह पर दर्द, सूजन, जलन, खुजली, विषाणु-संसर्ग, बहुमूत्रता, पथरी होना, अटक

जाना, उससे पीठ और पेट में जोरदार कसक (हूक) उठना, मूत्रावरोध, पेशाब में रक्तस्राव आदि दोषों में ये आसन उपयुक्त हैं।

महिलाओं को मासिक रजःस्राव में अनियमितता, उदर के निचले भाग व जंघाओं में दर्द, थकान, इनसे पैदा होनेवाला मानसिक असंतुलन, मनोधैर्य और स्थिरता की क्षति आदि के लिए भी ये आसन उपयुक्त हैं। महिलाओं के मासिक रजःस्राव रुकने के बाद भी स्नान के पश्चात् ये आसन करने से अंतःशौच का अनुभव होता है। गर्भधारण के पूरे काल में भी ये आसन ध्यानपूर्वक करने से उपयुक्त होते हैं। इससे प्रसूति प्राकृतिक और सहज होती है। रज–स्तंभन के काल में होनेवाली थरथराहट, कँपकँपी या सिहरन, भारीपन और असमय रजःस्राव होना, मानसिक तनाव, शरीर का गरम हो जाना, पसीना-पसीना हो जाना—ऐसी स्थिति में ये दोनों आसन उपयुक्त होते हैं। रज-स्तंभन के काल में इस आसन में बहुत देर रुकने को मन करता है अथवा ये आसन बार-बार करने को जी चाहता है; पर ऐसा करना उचित नहीं।

पुरुषों की वीर्यवाहक नलिका और महिलाओं की रजोवाहक नलिका किसी रुकावट के कारण बंद हो तो ये आसन काफी हद तक लाभकारी होते हैं। अति कामेच्छा, संभोग के बाद थकावट महसूस करना, मन की चंचलता आदि में भी ये आसन उपयुक्त हैं।

मानसिक स्तर पर ईर्ष्या, क्रोध, कामेच्छा जैसे आवेगों पर सहजता से काबू पाना सबके लिए संभव नहीं होता। इसमें बद्धकोणासन और उपविष्टकोणासन निश्चित रूप से सहायक होते हैं।

इस प्रकार मूत्र-विकारों, रजःस्राव से संबंधित कष्ट, तकलीफों, बुढ़ापे में वृक्कों के विकार और पौरुष ग्रंथियों के विकार बढ़ने पर ये आसन लाभकारी हैं और अतिकामेच्छा आदि, मनोवेगों को नियंत्रण में रखने में सहायक हैं। ये दोनों आसन स्त्री, पुरुष, युवा, वृद्ध—सबके लिए वरदान-स्वरूप हैं।

मानव शरीर के मुख्य तौर पर तीन भाग माने जाते हैं—सिर, सीना और नाभि के नीचे का भाग। ज्ञानी मनुष्य सिर को सतोगुण, सीने को रजोगुण और नाभि प्रदेश को तमोगुण समझता है। इन दोनों आसनों में योगाभ्यासी नाभि और उसके अधो प्रदेश अर्थात् तामसिक भाग को सतोगुण-युक्त बनाने का प्रयत्न करता है।

□

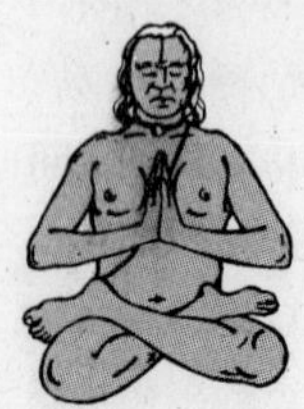

बीमारी के बाद बल-सर्जन एवं श्रम-परिहार

थकावट सबको सतानेवाला विकार है, लेकिन इसका प्रमुख कारण ढूँढ़ना उतना ही कठिन। शारीरिक श्रम, मानसिक तनाव और बौद्धिक कार्य—इन सबके कारण थकावट आती है। मनुष्य के शरीर में इंद्रियाँ, मन और बुद्धि इस संपदा का व्यय ठीक तरह से न करते हुए उस पर अतिरिक्त भार लादने से उसकी सहनशीलता की सीमा खत्म हो जाती है और थकान आ जाती है। संभवतः थकान 'लाल बत्ती' है, जो रुकने का संकेत देती है, पर इस संकेत को नजरअंदाज करके उसका उल्लंघन करने पर कभी-कभी भारी कीमत चुकानी पड़ती है। शारीरिक गतिविधि या परिश्रम करने से स्नायुओं पर तनाव पड़ने से लैक्टिक एसिड का संचय बढ़ने लगता है। लैक्टिक एसिड बढ़ने से थकान महसूस होने लगती है। नम वातावरण, भीड़-भाड़ की जगह या तंग कमरे में रहने से थकान का अनुभव अधिक होता है। खासकर नौकरी-धंधे के स्थान पर अथवा कारखाने में वायु का आवागमन ठीक न होने से वहाँ काम करनेवालों को शारीरिक थकान तो आती ही है, साथ ही बुद्धि भी काम करने में ठीक से साथ नहीं देती। ऐसे समय में काम की मंद गति, उत्सुकता का अभाव, लापरवाही, गलतियाँ आदि दोष पल्ले पड़ते हैं। ऐसे समय में आवश्यकता होती है शांति और आराम की, किसी हवादार स्थान की। अन्यथा थकान के पंजे अधिकाधिक कसते जाते हैं। हमारे शरीर में भी अत्यधिक कार्य का तनाव, मानसिक तनाव, भावावेग और बौद्धिक श्रम आदि से वायु का आवागमन ठीक न होकर शरीरांतर्गत पर्यावरण बिगड़ जाता है और थकान आ जाती है।

शारीरिक परिश्रम से थकान आए तो समस्या का हल मुश्किल नहीं है, लेकिन कुछ लोगों को हमेशा थकान महसूस होती है। शरीर दुबला होता जाता है, शरीर की क्षति होने लगती है, थोड़े से काम से भी थकान होकर तुरंत आराम की जरूरत होती है। काम और श्रम से थकान आना स्वाभाविक

है और आराम-विश्राम के बाद उसका नष्ट होना भी निश्चित है। पर कुछ लोगों को खूब आराम और नींद के पश्चात् भी ताजगी महसूस नहीं होती, बल्कि दिन निकलने के पहले ही थकान लगती है और वे आलस्य के शिकार होते हैं। मानसिक तनाव से उत्पन्न थकान सिरदर्द, बदहजमी, निद्रानाश, विस्मरण आदि का कारण बनती है। उनका स्वभाव क्रोधी बनता है और शरीर तथा मन चिंताग्रस्त रहता है।

इस प्रकार थकान से शारीरिक और मानसिक संतुलन बिगड़ने या शाम को काम से लौटने पर शरीर में जरा भी शक्ति और उत्साह नहीं रहता, यातायात की भीड़, चहल-पहल, मन में विचारों की उलझन और विपरीत जलवायु—इन सभी कारणों से दबे हुए व्यक्ति को 'योगासन करो' कहने पर वह निश्चित रूप से नकारात्मक रुख ही अपनाएगा। लेकिन आज की सुप्त स्थिति के आसनों को देखकर थका हुआ, ऊबा हुआ, सुस्ताया हुआ और योग में रुचिहीन मनुष्य भी उन्हें करने के लिए निश्चित रूप से तैयार हो जाएगा।

सुप्त स्वस्तिकासन

विधि

1. कंबल की सीधी तह बिछाएँ और उस पर स्वस्तिकासन में बैठें। (चित्र-1)
2. श्वास छोड़ते हुए पीठ की ओर झुकें; परंतु जंघाओं के जमीन की ओर के दबाव को कम न करें। पीठ की ओर झुकते हुए कुहनियाँ और हथेलियाँ एक के बाद एक जमीन पर रखकर धड़ धीरे-धीरे जमीन की ओर ले जाएँ। धड़ जैसे-जैसे नीचे जाए वैसे-वैसे हाथों के और कुहनियों के ऊपर का दबाव कम करें।
3. शीर्ष-मध्य का भाग नीचे टिकाएँ और बाद में गरदन को खुला करते हुए सिर के पीछे का भाग टिकाएँ, जिससे पीठ का भाग जमीन पर टिकेगा।
4. रीढ़ की हड्डी को सीधे लंबा रखें। दोनों हाथ धड़ के पार्श्व कोरों की दिशा में लंबे करें।
5. इस स्थिति में सीने को चौड़ा फैलाकर कंधे के पंखे जमीन पर रखें। स्वस्तिकासन में पैरों को तह करके बनाया गया क्रॉस एवं नाभि व सीने के मध्य को एक सीध में रखें और सीने को सिकुड़ने न दें।
6. अब श्वास लेते हुए हाथ कुहनी से मोड़ें और हाथ उठाकर उसे सिर के ऊपर सीधे खींचें। हथेलियाँ छत की ओर मुड़ी हुई हों।

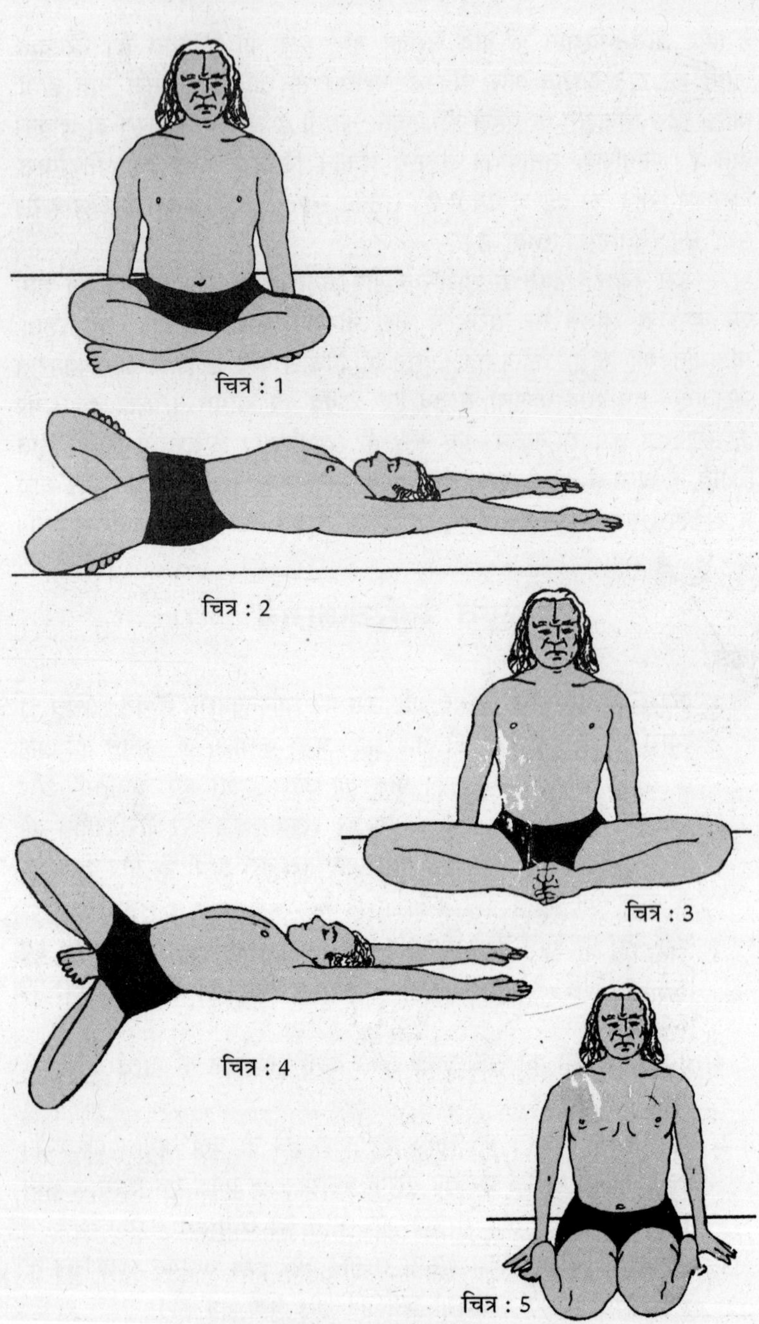

चित्र : 1

चित्र : 2

चित्र : 3

चित्र : 4

चित्र : 5

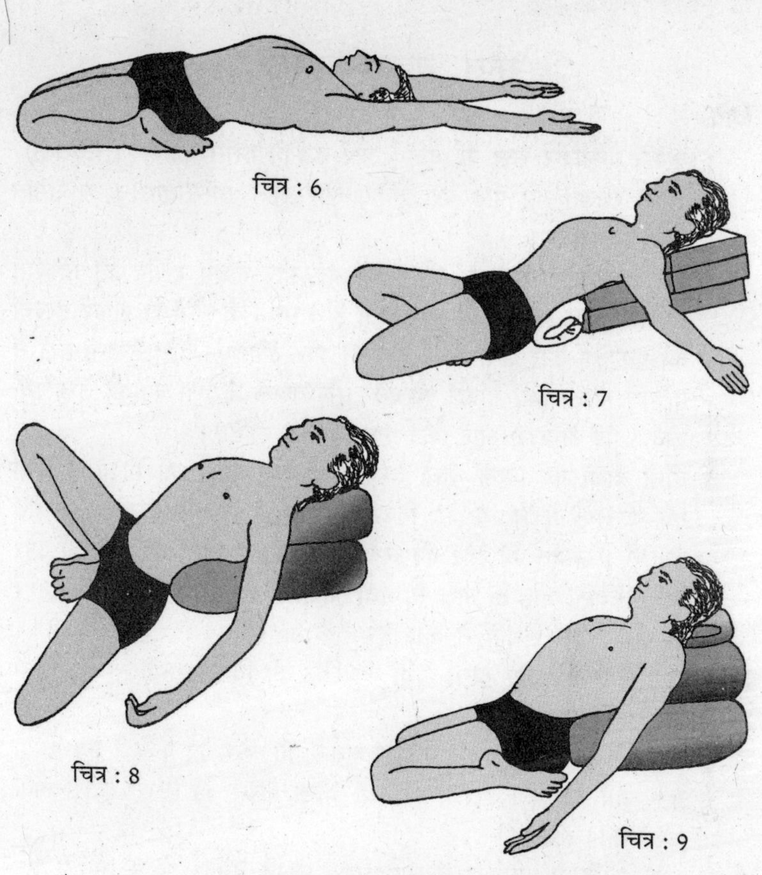

चित्र : 6

चित्र : 7

चित्र : 8

चित्र : 9

7. पैरों के क्रॉस एवं घुटनों को जमीन की ओर दबाते हुए धड़ का भाग लंबा कीजिए और सीना उठाइए। इस स्थिति में सामान्य श्वासोच्छ्वास करते हुए 3 से 5 मिनट तक रहिए। धीरे-धीरे अवधि बढ़ाएँ।
8. श्वास लेते हुए हाथ पीछे के हिस्से के कोरों की दिशा में लाएँ। हथेलियाँ अंदर की तरफ मोड़ें।
9. श्वास छोड़ते हुए कुहनी और हथेलियाँ दबाते हुए धड़ को ऊपर उठाइए। स्वस्तिकासन में बैठिए। अब पैरों का क्रॉस बदलिए और यही क्रिया दोहराइए। सुप्त स्वस्तिकासन में पैरों के मोड़ को खोलकर सीधा छोड़ने में हानि नहीं। लेकिन आसन को बदलते समय बैठी स्थिति में ही बदलें, जिससे स्वस्तिकासन की अवस्था में मजबूती रहती है।

सुप्त बद्धकोणासन

विधि

1. कंबल फैलाकर उस पर बैठिए और बद्धकोणासन कीजिए। (चित्र-3)
2. श्वास छोड़ते हुए पीठ पर झुकिए और सुप्त स्वस्तिकासन के समान पीठ पर लेटिए।
3. इस आसन में पीठ पर लेटने पर पैर और कदम शरीर की विपरीत दिशा में फिसलते हों तो (क) दोनों हाथ जंघा के नीचे से लेकर टखनों को पकड़िए और उन्हें अंदर धड़ की ओर खींचिए। हाथ टखनों तक न पहुँचते हों तो (ख) दीवार की ओर मुख करके बैठिए। पैर की उँगलियाँ दीवार पर लगाइए और फिर पीठ के बल लेटिए।
4. दोनों हाथों को पहले दोनों तरफ बगल के कोरों की दिशा में लंबा कीजिए। दोनों घुटनों को विपरीत दिशा में लंबा कीजिए। उरुसंधि खोलिए। जमीन की ओर की जंघाओं के बाहरी कोरों को धड़ की ओर मत खींचिए। चाहें तो हाथ से जंघा और नितंब का भाग कदमों की ओर ले जाएँ। इस स्थिति में कुछ देर रुके रहिए।
5. अब श्वास लेते हुए दोनों हाथों को सिर की दिशा में खींचते हुए कड़ा कीजिए।
6. उरुसंधि और कदमों की ओर से घुटने की ओर पैर फैलाने की क्रिया में गलती मत कीजिए। एक क्रिया चौड़ा करने की है तो दूसरी लंबा करने की। (चित्र-4)
7. इस स्थिति में सामान्य श्वासोच्छ्वास करते हुए 3 से 5 मिनट तक रुकिए।
8. श्वास लेते हुए हाथ धड़ की तरफ लाइए और रुकिए। अब श्वास छोड़ते हुए हाथों पर दबाव डालते हुए (कदम दीवार से सटे हों तो) धड़ ऊपर उठाइए या पैर सीधे कीजिए और फिर उठकर दंडासन में बैठिए।

सुप्त वीरासन

ऊपरी दोनों आसनों की तुलना में यह आसन थोड़ा मुश्किल है।

विधि

1. वीरासन में बैठिए। (चित्र-5)

2. श्वास छोड़ते हुए पीठ की ओर पीछे झुकिए और कुहनियों व हथेलियों को जमीन पर टिकाइए। पीछे झुकते समय टखनों और कदमों के ऊपरी भाग पर आनेवाले दबाव का अनुमान लगाइए। वहाँ के खिंचाव को सहना सभी के लिए संभव न होने के कारण कदम बाहर की ओर मुड़ते हैं और घुटने एक-दूसरे से अलग होते हैं, पर वैसा होने मत दीजिए। खासकर कदमों के बाहर मुड़ने पर घुटनों के अंदर के अस्थि-बंधन पर तनाव आ जाता है। जंघाएँ व घुटने जुड़े हुए तथा टखने और कदमों का मध्य एक सीध में रखिए।
3. उच्छ्वास छोड़ते हुए पहले माथा जमीन पर टिकाइए, उसके बाद पीठ का भाग पूरा जमीन पर टिकाते हुए गरदन सीधी रखिए और सिर का पीछे का हिस्सा टिकाइए। अब पैर, धड़ और सिर को एक सीध में रखिए।
4. हाथ कड़े करके बगल में रखिए। सीना उन्नत रखिए। उदरावकाश की रीढ़ की हड्डियों (लंबर) को न उठाते हुए उसे खींचने के लिए ऊपर का पीछे का हिस्सा घुटनों की दिशा में लंबा कीजिए।
5. श्वास लेते हुए हाथों को सिर के ऊपर खींचिए। पिंडली के आगे का भाग यानी अग्रजंघा जमीन की ओर दबाते हुए और सीने की तैरती पसलियों (फ्लोटिंग रिब्स) को बगल की तरफ चौड़ा करते हुए सीने की ओर खींचिए। पीछे के कोर और बगलें लंबी व खुली कीजिए। उदरावकाश को लंबा कीजिए। कंधे के पंखे नीचे रखिए। घुटनों से हाथों तक शरीर के खिंचाव (तनाव) में एकरूपता हो। (चित्र-6)
6. इस स्थिति में आरंभ में 1 मिनट और आगे चलकर 5 मिनट तक रुकिए। कदम, कदम की मेहराबें, पिंडली के आगे की हड्डी—इन पर तनाव लेने पर रुकने की अवधि निर्भर रहेगी।
7. श्वास लेते हुए हाथ नीचे पीछे के भाग की ओर लाइए। हथेलियाँ और कुहनियाँ दबाकर धड़ को उठाइए। वीरासन में आइए। शरीर को घुटनों पर उठाते हुए दंडासन में पैर खुले कीजिए।

इन तीनों आसनों में पीठ के बल जमीन पर समतल लेटना संभव न होने पर पीठ के नीचे मसनद, तकिया या लकड़ी का पीढ़ा रखकर उस पर लेट जाइए और हाथ बगल में फैलाकर रखिए। पीठ की ओर झुकते-लुढ़कते समय उदरावकाश की रीढ़ की हड्डियाँ ऊपर यानी बहुत अधिक अवतल (कॉनकेव) रहने पर कमर के नीचे कंबल की तह रखिए। सिर के नीचे कंबल

की तह तकियानुमा लगाइए। इस स्थिति में सिर सीने की अपेक्षा, सीना उदरावकाश की अपेक्षा और उदरावकाश पैरों की अपेक्षा ऊँचाई पर होने के कारण सिर से पैरों तक की उतार की स्थिति पैरों और रीढ़ पर होनेवाले तनाव को कम करने में लाभदायक सिद्ध होती है। (चित्र-7, 8, 9)

पेट में दर्द, अम्लपित्त, हार्निया की शिकायत होने पर पेट का भाग सीने से दूर और नीचे रीढ़ की हड्डी की ओर रहने से ठीक लगता है। सीने का भाग उदर से ऊँचाई पर होने के कारण दमा, सतही श्वास और थकान की स्थिति में श्वास-पटल के कोर खुले होकर श्वसन क्रिया सुलभ होती है। सिर सीने की अपेक्षा ऊँचाई पर रखने से रक्तचाप का विकार, सिरदर्द, आँख का दर्द, सिर का भारी होना, चेहरे पर तनाव आदि के लिए उपयुक्त होता है।

शवासन जैसे आसन में पीठ पर लेटना भले ही आसान हो, पर शांत हो जाना मुश्किल रहता है। इन तीनों आसनों में शांति स्थापित करने की तकनीक बहुधा आत्मसात् की जा सकती है। शरीर सीधा और आड़ा फैलने के कारण शरीरांतर्गत अवकाश में इंद्रियों की खुली और व्यवस्थित तरतीब से रचना की हो, इस प्रकार शरीर सीधा रहता है। कई लोगों को शरीर के अंदर से अकड़े हुए, दबे हुए होने का एहसास नहीं होता, लेकिन तनाव का एहसास होता रहता है। शरीर बहुत थका-माँदा लगता है। थकान से स्नायुएँ सिकुड़ने लगती हैं और मन ऊबने लगता है। इस आसन में स्नायुएँ, खासकर सीने की स्नायुएँ, विकसित होती हैं। श्वास-पटल या स्नायुओं का परदा पंचभौतिक होने पर भी उसके ऊपर पड़नेवाले तनाव से यदि वह सिकुड़ जाए तो श्वसन ही नहीं, बल्कि मन भी सिकुड़कर उस पर दबाव आ जाता है। इन आसनों से श्वास विकसित होकर मन प्रफुल्लित हो जाता है। श्वासोच्छ्वास जबरन इच्छा प्रबलता से दीर्घ न होकर सहज और बढ़िया तरीके से दीर्घ, सूक्ष्म और विकसित होकर प्राणायाम की नींव तैयार हो जाती है। जिस प्रकार उत्खनन से चट्टान की परतें निकाली जाती हैं उसी प्रकार श्वास-पटल के नीचे उदर स्नायु की अनेक परतें मुक्त होकर रीढ़ की ओर उतर जाती हैं। श्वासोच्छ्वास की गतिविधि में भी धीमापन आकर शांत बहते झरने जैसा उच्छ्वास होने लगता है। खासकर व्यवस्थापन वर्ग के लोगों को असह्य तनावों की गरमी में ठंडापन उत्पन्न करने के लिए मदद मिलती है।

महिलाओं को मासिक धर्म के समय अधोउदर का दर्द, पैरों एवं पेट में हूक और खासकर उठने-बैठने की गतिविधि में सहसा गुठलियों का स्राव होकर घबराहट से मन में अस्थिरता पैदा होना आदि विकारों पर ये आसन

उपयोगी हैं। छात्रों के लिए परीक्षा, पढ़ाई या पढ़ाई के लिए जागना आदि जैसे तनाव आने पर पूर्ववर्णित अधोमुख श्वानासन, प्रसारित पादोत्तानासन, उत्तानासन आदि आसनों सहित इन आसनों का अभ्यास लाभकारी होता है। लंबी बीमारी के बाद आनेवाली दुर्बलता और थकान, बिगड़ी हुई पाचन-क्रिया, दुर्बल स्नायु, पैर दर्द और सीने में दर्द, उदास चेहरा, प्राणशक्ति की क्षति या मधुमेह, रक्तचाप, हृदय, मूत्रपिंड, यकृत आदि के विकार, पीलिया आदि बीमारियों से उत्पन्न थकान दूर करने के लिए ये आसन निश्चित रूप से पोषक और मन के लिए आनंददायी होते हैं। स्नायुओं के पोषण तथा त्वचा की कांति के लिए अभ्यंग-स्नान करने के समान इन आसनों से इंद्रियाँ और अंग तेलयुक्त होकर शरीर का स्नेहन होता है। इन तीनों सुप्तवर्गीय आसनों की विशेषता यह है कि भरपेट भोजन के बाद पेट को जरा सा हलका करने के लिए भी ये आसन किए जाते हैं। रात को मूत्रोत्सर्जन के लिए बार-बार उठना पड़ता है, जिससे नींद में विघ्न पड़ता है, तब सोने के पूर्व सावधानी के साथ इन आसनों का अभ्यास किया जाता है। साथ ही नींद न आने के कारण महसूस होनेवाली थकान मिटाने के लिए भी ये आसन उपयुक्त हैं। □

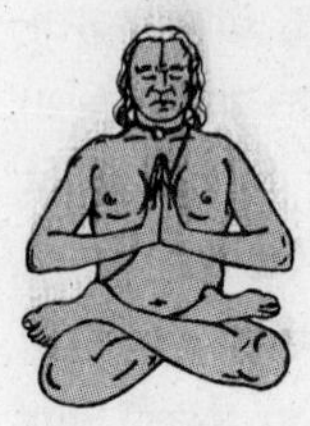

बैठकर किए जानेवाले आसनों की उपयुक्तता

स्नायु को 'खींचना' शब्द से ही कइयों को वैर होता है। इसका कारण है हममें होनेवाला आलस्य या मनोवृत्ति या विकार। यह शरीर के परिश्रम करने के खिलाफ होता है। लोभी मन सिर्फ लाभ के लिए श्रम करने को प्रवृत्त होता है और आसनाभ्यास में लाभ तत्काल दिखाई नहीं पड़ता। लेकिन इन सभी आसनों में स्नायुओं के खींचने की क्रिया चेता स्नायु संस्था (न्यूरो मस्क्युलर सिस्टम) के प्रसरण में मदद करती है। इससे शुद्ध रक्त–वाहिकाओं का प्रसरण होकर रक्ताभिसरण सहज होता है। इससे स्नायुओं को प्राणवायु से परिपूर्ण रक्त की आपूर्ति होती है, साथ ही स्नायुओं पर खिंचाव और चेतन संस्थान का शिथिलीकरण होकर दोहरा फायदा होता है।

ध्यान रखें कि घुटनों, टखनों और पैर की उँगलियों की गतिविधियों का खुला होना आवश्यक है। गठिया जैसा रोग, शरीर में दूषित द्रव्य संचित होने के कारण पैदा होता है। शरीर के कोने-कोने से रक्त वहन करनेवाली सूक्ष्मतम रक्त-नलिकाएँ शरीर की प्रत्येक कोशिका को जीवित रखने में सहायता करती रहती हैं। कोशिकाओं का जीवित रहना उनकी उपचय-अपचय क्रिया अर्थात् घटन-विघटन क्रिया पर निर्भर रहता है। उसके लिए आवश्यक प्राणवायु और पोषक द्रव्य कोशिकाओं को रक्त से मिलता है और उपचय-अपचय प्रक्रिया से निर्मित दूषित द्रव्य या विषाणुओं को मूत्राशय के द्वारा बाहर फेंका जाता है। लेकिन यह उत्सर्जन न होने पर जोड़ों में सूजन आ जाती है और दर्द होने लगता है तथा रक्त में यूरिक एसिड की मात्रा बढ़ जाती है। मूलतः जोड़ों के दर्द का एहसास होने के पहले अपचन, बदहजमी, पेट में गैस उमड़ना, पेटदर्द, सीने में जलन, बेचैनी, झुँझलाहट, थकान, क्रोध, चंचलता आदि लक्षण दिखने लगते

हैं। इसके लिए रक्त-शुद्धि की आवश्यकता होती है। रक्त दूषित है तो मन भी दूषित होता है। इसलिए शरीर को आगे या बगल की तरफ झुकाने और मोड़ने की क्रिया आसनों में बहुत व्यवस्थित तरीके से करना जरूरी होता है। इन सभी आसनों में जोड़ों और शरीर इंद्रियों की गतिविधियों तथा आकुंचन-प्रसरण की क्रियाओं की ओर ध्यान दिया जाता है। स्वस्तिकासन, वीरासनादि चक्र में घुटनों, जंघाओं, टखनों की गतिविधियाँ तो हैं ही, साथ ही रीढ़ की हड्डी को एक ओर मोड़ते, घुमाते या ऊर्ध्व दिशा में खींचते समय शरीर की प्राणमय इंद्रियों का मर्दन, आकुंचन, शिथिलीकरण आदि दूर किया जा सकता है।

दंडासन, स्वस्तिकासन, वीरासन, जानुशीर्षासन की उपविष्ट स्थिति बद्धकोणासन, उपविष्टकोणासन——ये सब रीढ़ की हड्डी को सीधा रखकर किए जानेवाले बैठी स्थिति के आसन हैं, जो घुटने, कदम, पैर की उँगलियाँ, टखने, जंघाएँ, त्रिकास्थि और उदर की हड्डी आदि भागों की ओर आपका ध्यान आकर्षित करते हैं, इतना कि इनको दुर्लक्षित करना असंभव हो जाता है। वहाँ की स्नायुएँ, जोड़, उनका गठन शरीर की विषमकाय स्थिति का एहसास कराते हैं तथा परिवृत्त स्वस्तिकासन, पार्श्ववीरासन, जानुशीर्षासन की मध्य स्थिति में आसन शरीर को समकाय स्थिति में लाने को बाध्य करते हैं।

शरीर की इड़ा-पिंगला नाड़ियों का संबंध केवल बाईं-दाईं नकेल या परस्पर छेद देनेवाले चेतना-तंतुओं तक सीमित नहीं, बल्कि शरीर की दाईं-बाईं तरफ, पीठ और पेट अर्थात् धड़ का पीछे का और आगे का भाग, शरीर, इंद्रियों और उन्हें नियंत्रित करनेवाले मज्जा-संस्थान से है। ये आसन शरीर की प्रथम और द्वितीय स्वायत्त चेतना-संस्थान में संतुलन पैदा करनेवाले हैं। शरीर और मन का द्वंद्व सब लोग जानते हैं; लेकिन शरीर के दो हाथों, दो पैरों, दो नासापुटों, दो आँखों, कानों या दाईं अथवा बाईं तरफ के बीच होनेवाले द्वंद्व का शायद ही किसी को एहसास होता है। उनकी गतिविधि की विसंगति शायद ही ध्यान में आती है। यह किसी के ध्यान में ही नहीं आता कि इन द्वंद्वों या विसंगति के कारण मनोद्वंद्व भी जारी रहता है। इस द्वंद्वमूलक शरीर के द्वैत-संबंध को जानकर उनमें संतुलन लाने के लिए मार्गदर्शक आसन 'ततो द्वन्द्वानभिघातः' का अनुभव देने में सफल होते हैं और आगे चलकर शीर्षासन, सर्वांगासन, हलासन आदि विपरीत स्थिति के आसन करते समय इस द्वंद्व के कारण उत्पन्न होनेवाले असंतुलन को दूर करने में मदद करते हैं।

उच्च रक्तचाप चुपचाप आनेवाली और धीरे-धीरे मृत्यु के गर्त में धकेलनेवाली खतरनाक बीमारी है। नित्य कर्म को जारी रखते हुए तथा उसमें किसी प्रकार की बाधा न लाते हुए शरीर और मन को खोखला करनेवाली बीमारी है। आरंभ में इसकी गंभीरता ध्यान में नहीं आती। कभी सिर दर्द, चक्कर आना, सिर भारी हो जाना तो कभी सीने में दर्द, कभी थकान तो कभी दुर्बलता या शरीर की मंद गति—इस तरह विविध तरीकों से मृत्यु तक की यात्रा धीमी गति से कराती है। अधोमुख स्वस्तिकासन, अधोमुख वीरासन, जानुशीर्षासन, पश्चिमोत्तानासन के आसन उच्च रक्तचाप को नियंत्रित करते हैं। मूत्रपिंड, हृदय, मस्तिष्क आदि अति महत्त्वपूर्ण इंद्रियों को उच्च रक्तचाप के कारण थकान आने पर शरीर गलित मात्र और मन तनाव से भर जाता है। मस्तिष्क को होनेवाली अधूरे रक्त की आपूर्ति स्मृति और बुद्धि पर धीरे-धीरे, पर विपरीत असर करती जाती है। शरीर और मन आराम की जरूरत महसूस करते हैं। इसको नजरअंदाज करने से पक्षाघात, हृदय रोग, मूत्रपिंड विकार, मूत्र विकार आदि के लिए रास्ता खुल जाता है। तब पश्चिमप्रतन आसनों सहित सुप्त वर्ग के सभी आसन, अर्थात् सुप्त स्वस्तिकासन, सुप्त बद्धकोणासन, सुप्त वीरासन बड़े लाभदायी होते हैं।

दमा, श्वास, खाँसी आदि श्वसन विकार, बाह्य प्रदूषण के कारण तो होते ही हैं, लेकिन श्वसन–नलिका के संबंध में असावधान रहना इसका मुख्य कारण है।

मानसिक तनाव के कारण, मन प्रक्षुब्ध होने के कारण, जोर-जोर से या बहुत गति से बोलने या झगड़ने से गला सूखने के कारण स्नायुएँ प्रक्षोभित हो जाती हैं। गरम गले पर ठंडा पानी उड़ेलना (अर्थात् ठंडा पेय पीना), साथ ही तीखे, खट्टे, चिकनाई-युक्त खाद्य पदार्थों का सेवन करने से अन्न नलिका और श्वसन नलिका दोनों दूषित हो जाती हैं। श्वसन नलिका की स्नायुएँ आकुंचित हो जाती हैं, सिकुड़ जाती हैं, सँकरी बनती हैं और दमा जैसे विकार उत्पन्न होने में देर नहीं लगती।

श्वसन मार्ग पर सूजन आना, दाह होना, कफ संचित होना, फेफड़ों की स्नायुओं की आकुंचन-प्रसरण क्रिया में शिथिलता आ जाना, वायुकोशों का दब जाना आदि के कारण श्वसन क्रिया में बाधा आ जाती है और मन भी शांत व संतुष्ट नहीं रहता। कई बार मन की इस असंतुष्ट वृत्ति, अशांति अथवा प्रक्षोभ और कुंठित श्वसन क्रिया पर श्वसन क्रिया से संबद्ध प्राणायाम ही प्रमुख उपाय

बताया जाता है। लेकिन जिस व्यक्ति के लिए श्वासोच्छ्वास करना ही मुश्किल है, वह प्राणायाम कैसे कर सकेगा ? अतः सुप्त स्थिति के आसन, साथ ही जानुशीर्षासन या अधोमुख स्वस्तिकासन फेफड़ों में वायु का आवागमन कराने, पसलियों की स्नायुओं का लचीलापन बढ़ाने, श्वास-पटल को फैलाने तथा मन व मज्जा-तंतुओं का क्षोभ दूर करने में सहायक होते हैं और आगे चलकर प्राणायाम की क्रिया को आसान बनाते हैं।

इन आसनों की पाठ्यचर्या एवं अभ्यास क्रम को ध्यान में रखना जरूरी है। घुटनों के दोष और उनके चलन की सीमा को ध्यान में रखने से दंडासन, स्वस्तिकासन, बद्धकोणासन, वीरासन—इस प्रकार का क्रम उपयुक्त होता है; जबकि दंडासन, स्वस्तिकासन चक्र, बद्धकोणासन, वीरासन चक्र, उपविष्ट-कोणासन, जानुशीर्षासन, पश्चिमोत्तानासन, सुप्त स्वस्तिकासन, सुप्त बद्धकोणासन और सुप्त वीरासन—इस प्रकार का सामान्य क्रम स्वास्थ्य को बनाए रखने के लिए उपयुक्त है। पीठ या कमर में मोच आना, नस चढ़ जाना आदि विकारों पर पार्श्व वीरासन, पार्श्व स्वस्तिकासन, परिवृत्त स्वस्तिकासन उपयोगी होते हैं। ये आसन करने के पश्चात् बद्धहस्तांगुल्यासन, पर्वतासन आदि आसन करने से चढ़ी हुई नस ठीक हो जाती है; परंतु पहले ऊपर की तरफ खिंचाव देना लाभकर नहीं होता, क्योंकि स्नायुओं का हिलना-डुलना गुरुत्वाकर्षण की विपरीत दिशा में होने के कारण अधिक जोर लगाना पड़ता है।

सिरदर्द, सर्दी-जुकाम से सिर भारी हो जाना आदि में अधोमुख स्वस्तिकासन, अधोमुख वीरासन, जानुशीर्षासन, पश्चिमोत्तानासन—यह क्रम उपयुक्त है। साथ ही आसन काल के संबंध में ध्यान रखना जरूरी है कि मोच होने के कारण इस आसन में अधिक देर तक रुकते हुए दाईं और बाईं ओर स्नायुओं को खुला करने के लिए कम समय होगा, अर्थात् 'करो और छोड़ो' पद्धति से ये आसन किए जाने चाहिए; लेकिन इन्हें तीन-चार बार करना आवश्यक है। सिर दर्द होने पर भी पूर्वोक्त आसन की अवधि को बढ़ाकर गरदन, सिर, आँखें एवं माथे को शांत करते हुए श्वास-प्रश्वास शांतिपूर्वक करना और उस आसन-स्थिति में रुके रहना लाभप्रद होता है।

महिलाओं के लिए ये सब आसन उपयुक्त होने के कारण मासिक धर्म के कोई विकार न हो तथा मासिक धर्म उचित हो तो सामान्य क्रम में कोई बदलाव लाने की आवश्यकता नहीं। लेकिन अति रजःस्राव के लिए बद्धकोणासन, उपविष्टकोणासन, जानुशीर्षासन की मध्य स्थिति (रीढ़ की अवतल स्थिति)

और सुप्त स्थिति के आसन उपयुक्त होते हैं। निचले उदर पर समयावधि को बढ़ाते हुए बद्धकोणासन, उपविष्टकोणासन और सुप्त स्थिति के आसन उपयोगी सिद्ध हो सकते हैं।

उत्तिष्ठ आसनों की अपेक्षा बैठी स्थिति के आसनों में रुकने का काल बढ़ाना आसान होता है। इस कारण शरीर तथा उसके कार्यकलापों का परीक्षण-निरीक्षण करके शरीर के प्रत्येक भाग को ध्यानपूर्वक योग्य स्थिति में रखा जाता है। दौड़-धूप, मानसिक क्षोभ एवं तनाव के बोझ से दबे मानव के आंतरिक जीवन के मर्म की खोज का मार्ग इनसे मिल जाता है।

□

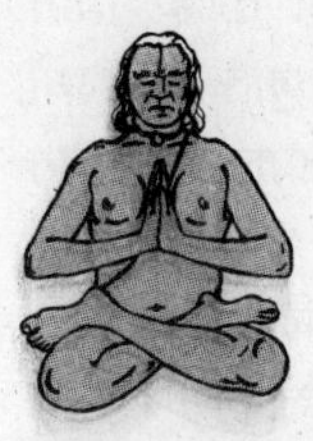

विपरीत स्थिति के आसनों की पूर्व तैयारी

यह निश्चित है कि योग मार्ग की यात्रा कुछ मुश्किल और कष्टकर है। भले ही स्वभाव दृढ़निश्चयी हो, फिर भी भोग-लालसा में लिप्त मन योगाभ्यास की ओर सहजता से नहीं मुड़ता। फिर इसका क्या उपाय है ? योगासनों के संबंध में विचार करते हुए एक बात ध्यान में आती है कि हमारे पूर्वजों ने मानव मन की खोज करते हुए उसमें होनेवाली कमियों, त्रुटियों, कमजोरियों को ध्यान में रखते हुए कुछ आसनों की सिद्धि की है।

योगाभ्यास के लिए उत्साह, साहस, धैर्य आदि गुणों का होना आवश्यक है। योगाभ्यासी को जन-संग परित्याग करना होगा, अर्थात् योगाभ्यास के लिए प्रतिकूल वातावरण उत्पन्न करनेवाले हित-शत्रुओं से उन्हें सावधानी बरतनी होगी। इस संबंध में स्वात्माराम ने 'हठयोग प्रदीपिका' में स्पष्ट किया है कि केवल वेश-धारण अर्थात् बाहरी दिखावे से योगाभ्यास नहीं साधा जा सकता। आनेवाली बाधाओं को समझते हुए उन्हें प्रत्यक्षतः सुलझाने के लिए योगक्रिया की सहायता लेना—अर्थात् योग का अभ्यास एवं साधना करना ही एकमात्र उपाय है।

मनुष्य जीवन प्रवाही है। देह, मनुष्य स्वभाव और परिस्थितियों में नित्य बदलाव आता रहता है। मानव के शरीर में अनगिनत कोशिकाओं की निर्मिति और नाश निरंतर होता रहता है। बाल्यावस्था से वृद्धावस्था तक उसमें निरंतर बदलाव होते रहते हैं। चंचल मन पंछी के समान उड़ानें भरता है, लेकिन वह उद्द्देश्य-पूर्ति के काम में शायद ही आता है। पता ही नहीं चलता कि स्वप्न देखते-देखते कब ओझल हो जाते हैं। अतः इस प्रवाही जीवन रूपी नदी पर सेतु बाँधकर जीवन की यात्रा को सुखमय बनाने के लिए 'सेतुबंध सर्वांगासन' करेंगे।

सेतुबंध सर्वांगासन मूलतः सर्वांगासन से ही किया जाता है। इसके लिए सर्वांगासन उत्तम तरीके से कर सकना आवश्यक है। सर्वांगासन में पैरों को पीछे मोड़ते हुए रीढ़ की पूर्वप्रतन क्रिया, अर्थात् पीठ की तरफ मोड़ने की, झुकने की क्रिया को साधते हुए कदम जमीन पर टिकाए जाते हैं। हाथों से पीठ को सहारा दिया जाता है। दोनों हाथ मानो पुल के आधार-स्तंभ होते हैं। इससे सीने का ऊपरी भाग उठकर चौड़ा फैल जाता है। शरीर को सेतु करके हृदय को (पीठ की ओर से) हाथों का सहारा देते हुए किया गया यह आसन वास्तव में हृदय के लिए 'हृद्य', अर्थात् हृदय के लिए हितकारी साबित होता है। (चित्र-1)

यह आसन 'उत्तान मयूरासन' भी कहलाता है। जिस प्रकार मोर खुशी से सीना उठाए, पंख फैलाए नाचता है उसी प्रकार यह आसन दुःखी मन को आनंदमय बनाता है। थके-माँदे शरीर में उत्साह-उमंग लाता है, हीनभावना से ग्रस्त मन को उत्साहित करता है, भयग्रस्त मन को साहस देता है और भटकी हुई उद्दीपित भावनाओं को शांत करता है। दरअसल शीर्षासन, सर्वांगासन आदि विपरीत स्थिति के आसन 'योग और भोग' की द्विधा स्थिति में फँसे मन के लिए मार्गदर्शक हैं। उनके महत्त्व को अधिक ध्यान में नहीं लिया जाता, बल्कि इस आसन में कितने खतरे हैं, इस बात का ही विवरण अधिक दिया जाता है। विपरीत स्थिति के इन आसनों को सीखने से पूर्व कुछ तैयारी की आवश्यकता होती है, जिसे हमने पूर्ववर्णित आसन में देखा ही है। आज का सालंब सेतुबंध सर्वांगासन अर्थात् विपरीत स्थिति और पीठ की अवतल (कॉनकेव) स्थिति, अर्थात् पूर्वप्रतन स्थिति, इन दोनों स्थितियों के आसनों के बीच की देहली है।

साथ ही पहले कभी भी इस स्थिति के आसन न करने के कारण मन में भय रखकर आसन करने से ये कभी सध नहीं सकते। सशंकित मन को स्वच्छ कैसे करेंगे ? यह आसन ही मूलतः मन को धीरज देनेवाला, शारीरिक संतुलन बनाने का एहसास देनेवाला, मानसिक बल देनेवाला तथा विपरीत स्थिति के आसन करने के लिए आवश्यक मनोधारणा बनानेवाला होता है।

सबसे पहले यह ध्यान में रखना जरूरी है कि जिस प्रकार गुरु बिना विद्या संभव नहीं, वैसे ही कुछ आसन मदद के बिना (अवलंबन के सिवाय) संभव नहीं। फिर जिन्हें आसनों तथा अन्य व्यायाम-प्रकारों का अभ्यास होता है, उन्हें शरीर और शरीर के कार्यकलापों का थोड़ा-बहुत परिचय होता ही है। इसलिए अवलंबन से अर्थात् सालंब अथवा आधार या किसी की सहायता

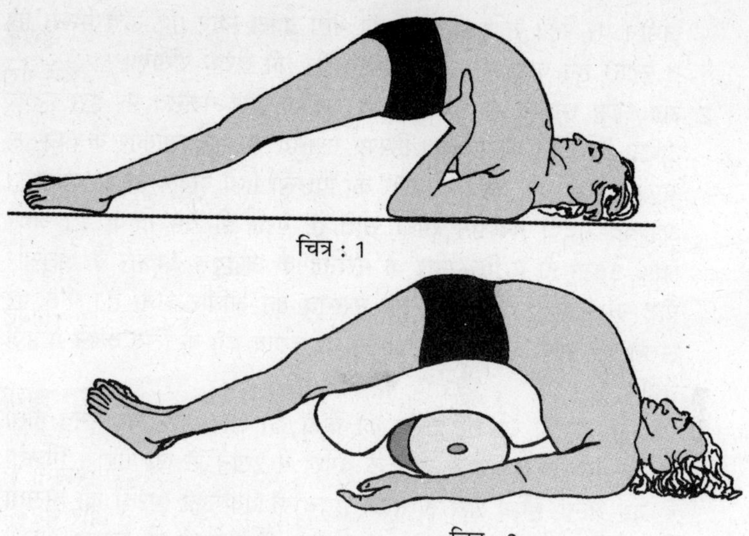

चित्र : 1

चित्र : 2

लेकर कोई भी यह आसन कर सकता है।

निरालंब स्थिति (चित्र-1) के अनुसार आसन करने के लिए सिर्फ शरीर का लचीलापन नहीं, बल्कि मन के धैर्य, स्थिरता एवं दृढ़ता की आवश्यकता होती है। अगर यह सब न हो तो क्या किया जाए, यह आम व्यक्तियों की इस समस्या को, जिसे सुलझाने के लिए यह पद्धति उपयुक्त होती है। अतः पहले साधार और सुलभ विधि देखेंगे।

सुलभ क्रिया प्रकार-1

पूर्व तैयारी

दो मसनद अथवा रुई से भरे दो तकिए लें। एक आड़ा रखकर उस पर दूसरा सीधा रखिए। इससे दोनों मसनद एक-दूसरे पर रखने से क्रॉस तैयार हो जाएगा। अब उसके एक तरफ कंबल को तह करके रखिए, जिस पर सिर रखते हुए वह जमीन पर न जाकर कंबल पर रहेगा।

विधि

1. कंबल के छोर की विपरीत दिशा में मुँह करके क्रॉस किए हुए सीधे मसनद पर इस प्रकार बैठिए कि दोनों पैर बगल की तरफ और कदम

जमीन पर रहें। साथ ही पीछे का भाग क्रॉस किए हुए ऊँचे हिस्से पर न रखते हुए जरा सा आगे, अर्थात् पैर की तरफ रखिए।

2. अब साँस छोड़ते हुए पीठ की ओर मुड़िए और मसनद पर इस प्रकार लेटिए कि सीने का पिछला हिस्सा मसनद के अर्द्धवृत्ताकार के अनुसार आकार लेगा और कंधे तथा सिर का पिछला भाग कंबल पर आ जाएगा। अर्द्धचंद्र गद्दी पर हम सीधा सोते हैं, वैसी ही यह क्रिया है। अंतर सिर्फ इतना ही है कि ऊपर के मसनद के अर्द्धवृत्त आकार के अनुसार पीठ के मेरुदंड को मोड़ते हुए मसनद का आधार लेना है। पीठ पर लेटते हुए हाथों का उपयोग जमीन पर दबाव देने के लिए करने में हर्ज नहीं।
3. पैर मुड़े हुए ही रखकर शरीर को कंधों की ओर सरकाना संभव होता है और मसनद का कोर सीने के बगल में रखने से जो सहारा मिलता है, वह सीना, ह्रदय और खासकर ह्रदय के यवनिका (परदे) को मिलता है। कंधों और सिर का पिछला हिस्सा नीचे रहने के कारण अपनी जमीन पर होने का भी विश्वास होता है और भय कम होता है।
4. इस स्थिति में सीना, मेरुदंड (रीढ़), कंधे स्थिर हो जाने पर क्रमशः एक-एक पैर को सीधे जमीन की ओर खींचिए। एड़ियाँ नीचे रहेंगी, जिससे तलवे टेकें नहीं। (चित्र-2)
5. आरंभ में संतुलन एक तरफ ढलता हुआ महसूस हो तो पैरों में अंतर रखिए। संतुलन सँभाल सकने पर कुछ दिनों के अभ्यास के बाद पैर और कदमों को सटाकर रखा जाए।
6. कंधों को पीछे ढकेलिए और मसनद की सहायता से सीने को चौड़ा कीजिए।
7. दोनों हाथ बगल में सीधे, लंबे और पार्श्व कोरों से जरा सा दूर रखिए। जमीन पर टिका हाथ का पिछला भाग जमीन पर दबाए रखने के कारण सीने को चौड़ा फैलाया जा सकता है तथा सहारे के कारण संतुलन भी रखा जा सकता है। संतुलन बिगड़ने के कारण (क) भय, (ख) पीछे जाते समय झट से या शरीर को आड़ा-तिरछा करते हुए ले जाना, (ग) प्रत्येक क्रिया का एहसास शरीर और मन को होने के पहले ही जल्दबाजी करना, (घ) आँखें बंद करके पीछे औंधे मुँह लेटना, (ङ) पहले बताए गए आसनों का बिलकुल अभ्यास न करके सीधे इस आसन में जाने का प्रयास करना, (च) आसन करने के पूर्व शरीर का

झुकाव मसनद पर किस प्रकार है, इसको निश्चित नहीं करना तथा (छ) पैर ढीले छोड़ने के कारण स्नायुओं पर नियंत्रण न रहना ।

8. अब इस स्थिति में गरदन को सिकुड़ने मत दीजिए। कंधों को गरदन से लंबा खींचिए। सीने का बगल की तरफ का हिस्सा पीछे की ओर से आगे और गोलाकार उठाइए। पर बगलें दब न जाएँ। कंधे की पाँख को अंदर सीने की ओर उठाइए। पसलियों और सीने की स्नायुओं को फैलाइए। सीने के बीच की हड्डी (उरोस्थि) को ऊँचा रखिए। पीछे के भाग की ओर से कदमों की ओर पैरों को लंबा कीजिए। पैरों को सटाकर ही रखिए। अंदर की तरफ से एड़ियों को लंबा कीजिए। घुटनों को कड़ा रखिए।
9. आरंभ में आसन सीखने के लिए अथवा आसन की क्रिया समझने तथा उसकी कमियों को जानने के लिए तीन-चार बार तो स्वयं जाँचिए, तभी समस्याओं का स्वरूप और हल ध्यान में आता है। अतः आरंभ में एक या दो मिनट रुकिए, आगे चलकर पाँच मिनट या उससे अधिक समय तक रुकिए। श्वसन क्रिया शांत स्थिति में जारी रखिए।
10. आरंभ में बहुत देर रुकने पर अभ्यास न होने के कारण पीठ में दर्द होता है, जो आसन से नीचे उतरने के बाद महसूस होता है। अतः पीठ दर्द से बचने के लिए साँस लेते हुए सीना उठाइए (सिर और कंधों को नहीं), उठाए हुए सीने को वैसा ही रखकर साँस छोड़ते हुए दोनों कदमों में अंतर रखें और घुटने मोड़कर मसनद के पास लाइए। इस स्थिति में पीठ पर पड़नेवाला तनाव कम हो जाता है।
11. कुहनी को मोड़कर हथेलियाँ कंधों के पास रखकर उन्हें जमीन पर दबाते और साँस छोड़ते हुए धड़ के भाग को पार्श्व भाग (कूल्हों की ओर से कंधों की ओर) की ओर सरकाइए। ऐसा करते समय भले ही मसनद कुछ हिल जाएँ, क्योंकि आप जमीन की तरफ फिसल रहे होते हैं, लेकिन ऐसे समय सिर उठाकर मसनद पर बैठने का उलटा प्रयास कभी न करें—अर्थात् आसन में जाते समय बैठकर पीछे की ओर झुकिए और आसन छोड़ते समय कमर से सिर की ओर फिसलते जाएँ। फिसलते हुए भी जल्दबाजी, हड़बड़ी और उलझन करने की जरूरत नहीं। पूरी क्रिया शांत चित्त से की जानी चाहिए।

□

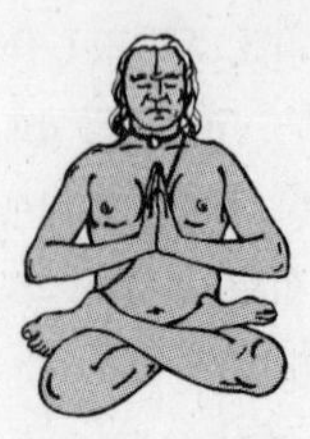

ऐहिक और पारमार्थिक जीवन को जोड़नेवाला सेतु

सुलभ क्रिया प्रकार-2

इसमें मसनद के स्थान पर लकड़ी की बेंच जैसी मसनदों की रचना की जाती है। मसनद के इस्तेमाल का कारण यह है कि वे मुलायम और ठोस होते हैं। क्योंकि लकड़ी की बेंच के किनारे की पीठ में चुभने की संभावना होती है। नवप्रशिक्षु की पीठ या कमर में लकड़ी के बेंच का किनारा चुभने पर दर्द होने लगता है, जिसका संबंध बिना वजह दुखनेवाले आसन से जोड़ा जाता है। रुई के मसनद हड्डियों को चुभते नहीं। दो मसनद एक-दूसरे पर रखने के कारण जमीन से उनकी ऊँचाई सहज ही दस इंच होती है। मसनद की चौड़ाई एक से सवा फीट होती है और इस्तेमाल करते रहने पर ये चपटे भी हो जाते हैं तथा आसन करने में अनुकूल और सुविधाजनक रहते हैं। ये मसनद एक-दूसरे पर ठीक न रहने से उन्हें किसी रस्सी से बाँधे रखें। ऐसी ही मसनद की जोड़ी पहले मसनद के सिरे से सटाकर रखी जाए, जिससे चार मसनदों का बेंच तैयार हो जाएगा। (चित्र-1 के अनुसार) मसनद के स्थान पर लपेटी हुई गद्दी अथवा कड़े तकियों का भी इस्तेमाल किया जा सकता है।

विधि

1. अगले मसनदों की जोड़ी के मध्य पर दोनों तरफ पैर रखकर इस प्रकार बैठिए जैसे घोड़े पर बैठा जाता है, यानी सटाकर रखे मसनदों की जोड़ी पर पैर फैलाने के लिए पर्याप्त जगह रहेगी।
2. श्वास छोड़ते हुए पीठ पीछे के मसनद पर टिकाइए और धीरे-धीरे कंधे की दिशा से नीचे जमीन पर सरकिए। अब कंधे और सिर का पिछला

भाग नीचे रखे कंबल पर टिकाइए। पीठ की ओर से जमीन पर कंधे की दिशा में सरकते हुए मसनद को हिलने न दें।

3. कमर का हिस्सा मसनद के सिरे की ओर फिसलता हुआ न रखकर व्यवस्थित टिकी हुई स्थिति में रखिए। इससे शरीर का भार कंधों पर फिसलेगा नहीं और कंधे भी फिसलेंगे नहीं।
4. कंधे और सिर के पिछले हिस्से को व्यवस्थित रखने के बाद श्वास लेते हुए सीने को पीठ की ओर से उठाइए और फैलाइए। अब एक-एक करके पैर को उठाकर मसनद पर सीधा, तना हुआ रखिए।
5. दोनों जंघाएँ, घुटने, टखने, एड़ियाँ और अँगूठे सटाकर रखिए।
6. शरीर का पिछला हिस्सा, अर्थात् पश्चिम भाग, मसनद से पूर्णतया स्पर्श करता हुआ रहना चाहिए, मानो ऐसा लगे कि मसनद पीठ की ओर से शरीर का हिस्सा ही बना हुआ है। शरीर का मध्य मसनद के समूह के मध्य पर रखिए। यदि शरीर उस पर टेढ़ा हो जाए तो मसनद भी टेढ़े हो जाएँगे और शरीर एक ही तरफ झुकता जाएगा, अतः ऐसा न होने दें।
7. दोनों हाथ बगल की तरफ फैलाइए और हथेलियाँ छत की ओर रखिए।
8. सामान्य श्वासोच्छ्वास कीजिए। आरंभ में पीठ की ओर झुकते समय और आसन में जाते समय श्वासोच्छ्वास तीव्र गति से (जल्दी-जल्दी) होने की संभावना होती है; किंतु बाद में श्वास-पटल के चौड़ा होने से वह मंद और खुला होने लगता है, इसका अनुभव कीजिए। आसन आत्मसात् होने तक या शरीर टेढ़ा रहने पर अधिक समय तक रुकना संभव नहीं होगा। एक से पाँच मिनट तक अवधि धीरे-धीरे बढ़ाइए। आगे चलकर अवधि दस मिनट तक बढ़ाई जा सकती है।
9. अंतिम स्थिति में चेहरे की स्नायुओं को पूर्णतः शिथिल रखिए। गरदन लंबी और सिर सीधा रखिए। सिर मोड़कर इधर-उधर मत देखिए। सीना चौड़ा और उरोस्थि ऊँची रखें। कंधे पीछे ढकेले हुए तथा जमीन पर टिके हुए। (चित्र-1)
10. अब दोनों पैर एक के बाद एक क्रमशः मोड़ते हुए नीचे सिर की दिशा में पीठ और कूल्हों को जमीन पर पूर्णतः टिकने तक फिसलते हुए सरकाइए, कुछ समय रुकिए। बाद में दाईं तरफ मुड़कर उठिए।

ये दोनों प्रकार के आसन सध जाने में तीन से चार सप्ताह लगते हैं। उसे उत्तम तरीके से और सहजता से कर सकने के बाद अगले प्रकार किए जाएँ : यह प्रकार सालंब विपरीतकरणी कहलाता है। यह दस मुद्राओं में से

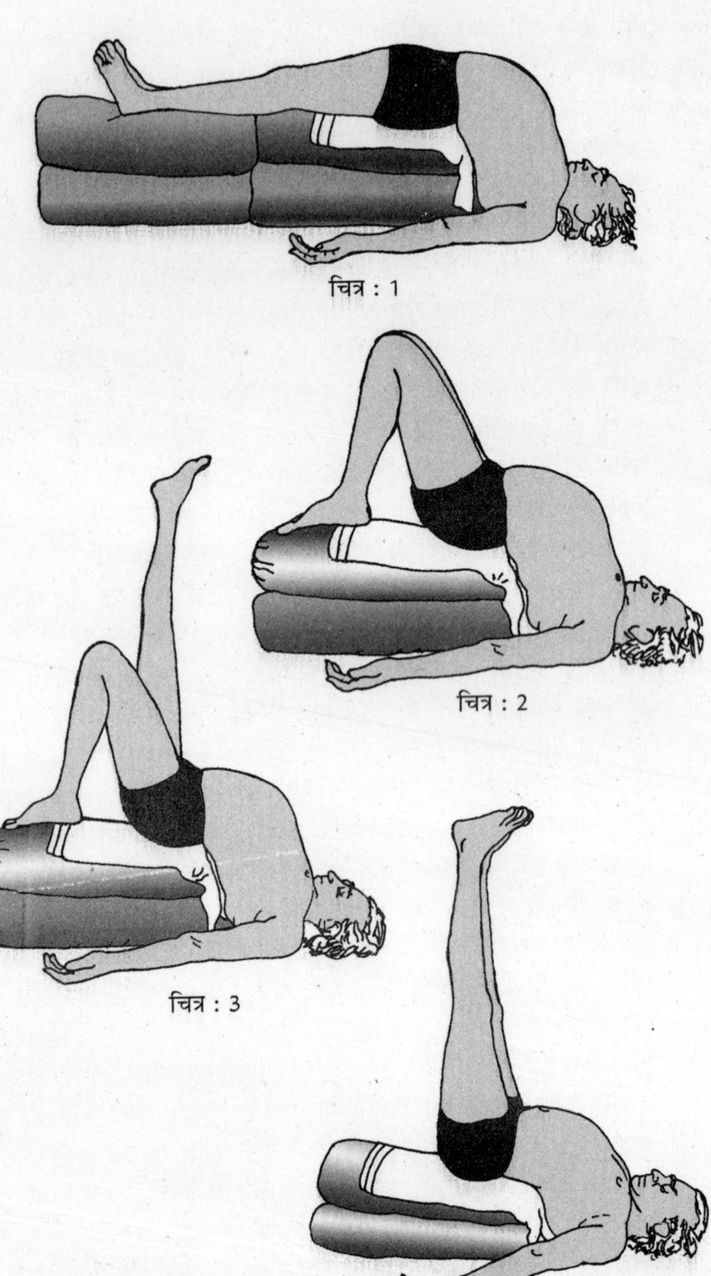
चित्र : 1
चित्र : 2
चित्र : 3
चित्र : 4

एक मानी जाती है। शरीर की विपरीत और उलटी स्थिति में जो-जो आसन किए जाते हैं, उनमें यह मुद्रा होती है। उत्तिष्ठ स्थिति में सिर ऊपर और नाभि प्रदेश नीचे होता है, जबकि विपरीत स्थिति में नाभि प्रदेश ऊपर और सिर का भाग नीचे रहता है।

1. सेतुबंध सर्वांगासन में से एक सरल प्रकार-2 क्रिया 1 से 9 के अनुसार कीजिए।
2. कंधे की और सीने की स्थिति वैसी ही मजबूत रखकर मसनद पर पकड़ मजबूत करें। अब साँस लेते हुए एक-एक पैर घुटने में मोड़िए और तलवे मसनद पर एवं एड़ियाँ जाँघों के पास लाइए तथा चित्र-2 के अनुसार कीजिए। इस स्थिति में नित्य के अनुसार सामान्य श्वासोच्छ्वास करते हुए 5 से 10 सेकंड रुकिए।

   पैरों को मोड़ते समय कमर की स्नायुएँ ढीली पड़कर कमर नीचे फिसलने की संभावना होती है। अतः पैरों को मोड़ने पर अपना ध्यान पहले कमर और सीने के पीछे के (पीठ के) हिस्से पर देना आवश्यक होता है।
3. अब बायाँ पैर मुड़ी हुई स्थिति में रखिए। उसका कदम और बायाँ कूल्हा मसनद पर पूरी तरह जमाकर रखिए। श्वास लेते हुए, दायाँ पैर जरा सा पेट की ओर लेते हुए छत की तरफ कूल्हे की रेखा में उठाइए और उसे चुस्त रखिए।

   एक पैर ऊपर और एक पैर नीचे इस स्थिति में कमर का हिस्सा पार्श्व भाग की तरफ चौड़ा कीजिए। सीने को सिकुड़ने न दें। ऊँचे उठाए हुए पैर का पार्श्व भाग मसनद से मत उठाइए। इस स्थिति में 5 से 10 सेकंड तक रुकिए, श्वास को रोककर मत रखिए।
4. अब श्वास छोड़िए और दाएँ पैर को घुटने से मोड़ते हुए बाएँ कदम के पास रखिए और स्थिर हो जाइए। (चित्र-2)
5. अब श्वास लेते हुए बायाँ पैर पेट की तरफ जरा सा झुकाकर मोड़ते हुए छत और बाएँ पार्श्व भाग की रेखा में सीधा चुस्त रखिए। बायाँ पार्श्व भाग मसनद पर से मत उठाइए। इस स्थिति में 5 से 10 सेकंड रुकिए। श्वास को अवरुद्ध मत रखिए।
6. श्वास छोड़िए और घुटने में मोड़े हुए बाएँ पैर को दाएँ कदम के पास रखिए और स्थिर हो जाइए।
7. इस प्रकार पहले एक-एक पैर उठाने का अभ्यास कीजिए। पैर को

उठाते समय होनेवाले कार्यकलापों एवं गतिविधियों का असर शरीर के अन्य भागों, अंगों की स्थिरता पर नहीं होना चाहिए। सिर, कंधे, सीना, पीठ, कमर, पार्श्व भाग (कूल्हे) और मुड़े हुए पैर—इन सबकी स्थिरता सँभालकर पैर को उठाइए, अन्यथा 'सेतु' डाँवाँडोल हो जाएगा।

8. शरीर को स्थिरता आने पर अब श्वास लेते हुए एक के पीछे एक इस प्रकार दोनों पैर ऊपर उठाइए। पैर उठाने की क्रिया श्वास लेते हुए कीजिए तथा पैर उठाने के बाद श्वास छोड़िए। दोनों पैरों को एक के बाद एक करके जल्दी-जल्दी तत्काल उठाने की आवश्यकता नहीं। एक पैर के स्थिर हो जाने के बाद दूसरा उठाइए। बाद में सामान्य श्वासोच्छ्वास कीजिए। (चित्र-4)
9. अब दोनों पैर ऊपर होने के कारण पहले पैरों को जाँघों, घुटनों, टखनों और अँगूठों के पास सटा लें। पैर के पीछे का भाग एड़ी की ओर लंबा कीजिए। जंघाएँ वृत्ताकार, बाह्य किनारों से आगे और अंदर की तरफ घुमाइए। सीधे किए हुए पैर जमीन से समकोण में रखिए। पीछे के भाग को मसनद पर टेकने के समान इस्तेमाल कर पैर भी सीधे चुस्त कीजिए और सीना भी उठाइए। उदर के हिस्से को मेरुदंड से फुलाइए नहीं। दोनों पैर उठाते समय मानसिक भय से सीना सिकुड़ जाता है। अतः सीने को फैलाने पर ध्यान रखें।
10. कंधे पीछे अर्थात् मसनद की ओर ढकेले हुए तथा जमीन की तरफ दबाए हुए रखें। कंधों की वृत्ताकार पीछे मुड़ने की क्रिया महत्त्वपूर्ण होती है। दोनों हाथ बाजू की तरफ शवासन के समान फैलाकर हथेलियाँ छत की ओर मुड़ी हुई रखिए। शरीर का संतुलन रखने की कुशलता आने तक हाथों को जमीन पर दबाए रखिए।
11. सीने के पीछे के मेरुदंड की स्नायुओं को मसनद पर ढीली मत छोड़िए, वरन् उन्हें सीने की ओर उठाइए (चित्र-4)। इस स्थिति में विपरीतकरणी पूरी हो जाती है।
12. सामान्य श्वासोच्छ्वास करते हुए इस स्थिति में एक से तीन मिनट तक रुकिए तथा आगे चलकर समय पाँच मिनट तक बढ़ाइए।
13. श्वास छोड़िए तथा एक के बाद एक क्रमशः एक पैर को (चित्र-3) घुटनों में मोड़कर कदम मसनद पर टिकाइए। (चित्र-2) यह क्रिया जल्दी में मत कीजिए। थोड़ी देर स्थिर रहिए। श्वास छोड़ते हुए सिर की तरफ पार्श्व भाग के जमीन पर टेकने तक सरकिए और थोड़ी देर रुकिए।

अब दाईं तरफ मुड़िए और स्वस्तिकासन में बैठिए अथवा थोड़ी देर तक औंधे मुँह शवासन में लेटिए। पीछे मुड़ने के कारण कमर की स्नायुएँ दुखने पर सिर मसनद पर टिकाकर अधोमुख स्वस्तिकासन कीजिए।

मस्तिष्क जाग्रत् मन का प्रतीक है और हृदय सुप्त मन का स्थान है। एहसास के क्षेत्र में आनेवाला मन मस्तिष्क के द्वारा सजग रहता है; लेकिन सुप्त मन, जो सहजता से चेतना के क्षेत्र में नहीं आता, वह हृदय में छिपा रहता है। इस आसन में मस्तिष्क सीने की अपेक्षा नीचे होने के कारण इस स्थिति में शांत रहता है और सीना अर्थात् हृदय-स्थान जाग्रत् रहता है। अतः छिपा हुआ और अपने साथ लुका-छिपी खेलनेवाला मन इस आसन में खुल जाता है और शुद्धि की क्रिया आरंभ हो जाती है। भावनाओं के उद्दीपन होने के लिए अधिक मौका नहीं मिलता और अच्छी भावनाओं के लिए बुद्धि की शुद्धता प्राप्त होने में मदद मिलती है। पीठ मोड़ने की क्रिया से पीठ की तरफ के वृक्क (किडनी), अग्न्याशय (पैंक्रियाज) के ऊपर आंकुचनयुक्त दबाव बढ़कर रक्त–संचार एवं रक्तवृद्धि में सहायता मिलती है। सीने की स्नायुएँ खुली होकर पसलियाँ फैल जाती हैं और श्वास-पटल प्रसारित होने के कारण श्वासोच्छ्वास खुला होने लगता है। हृदय-स्थान के आधार सहित विपरीत स्थिति में रखने के कारण हृदय को मजबूती एवं बल मिलता है। इसलिए हृदय रोगी के लिए यह आसन उपयुक्त है। तनाव कम होकर हलकापन महसूस होता है। मगर हृदय रोगी को यह आसन शिक्षक की निगरानी में ही करना चाहिए, जिससे अभ्यास में कोई दोष न रह पाए। सिर का पिछला भाग जमीन पर होने के कारण चेहरे की स्नायुओं को शिथिल किया जा सकता है। आसन ठीक कर सकने के बाद आँखें बंद करने में हर्ज नहीं। ठुड्डी को गले की तरफ और गले का भाग नीचे गरदन की ओर जाने से प्राकृतिक रूप से 'जालंधरबंध' होता है। कंठ की ग्रंथियों को रक्त की आपूर्ति होने से वे कार्यप्रवण हो जाती हैं और ओजपूर्ण अंतरासर्ग अर्थात् हार्मोन्स संतुलित रहते हैं। विपरीतकरणी में ये सभी प्रभाव अधिक स्पष्ट हो जाते हैं। पैर ऊपर रखने से रक्त का प्रवाह पेट की ओर होता है। श्वास-पटल और अधोदर के बीच के भाग के उदर का भाग कुछ नीचे मेरुदंड की ओर जाने के कारण बाँध के समान शक्ति-संचय होता है और उसके फैलाने के कारण श्वास-पटल की तरफ से सीने की ओर रक्तवहन हृदय की ओर होता है, ठीक वैसे ही जैसे पुल के ऊँचे जँगले पर से पानी नीचे गिरता है।

किसी भी आसन में उसकी क्रिया का परिणाम विश्लेषक या अध्येता की ओर से इलाज की दृष्टि से आजमाया हुआ होता है। लेकिन परिणाम का अनुभव लेने के लिए तथा उनके उद्‍देश्य की पूर्ति के लिए साधक को प्रयास करना आवश्यक होता है। क्रिया में त्रुटि होना, अर्थात् असर में भी कमी। अभ्यासक को पहले विश्लेषणात्मक दृष्टिकोण से इस बात का परीक्षण करना चाहिए कि वह आसन ठीक तरीके से कर रहा है या नहीं। हमारे शरीर की चयापचय क्रिया ठीक होने के लिए वात, पित्त, कफ—ये त्रिदोष निरंतर कार्यरत होते हैं। उनके स्थान और कार्यानुसार उनका विभाजन पंचवायु, पंचपित्त तथा पंचकफ में होता है। प्राण, अपान, व्यान, उदान और समान—ये पंचवायु हैं। आलोचक, साधक, रंजक, पाचक और भ्राजक—ये पंचपित्त हैं और तर्पक, बोधक, अवलंबक, क्लेदक तथा संश्लेषक पंचकफ हैं। इन सबके बारे में विचार अब इस समय अधिक महत्त्वपूर्ण न होने पर भी यह निश्चित है कि कंठ, गले और सीने में होनेवाली उदान वायु और साधक पित्त आसनों की दृष्टि से महत्त्वपूर्ण है। योग-साधना के लिए इच्छा शक्ति, दृढ़ निश्चय, साधना के लिए इच्छा शक्ति तथा उत्साह, अभ्यास में निरंतरता, मेधा, बुद्धि, स्मृति में इन सभी को आत्मसात् करना हो तो सेतुबंध सर्वांगासन और विपरीतकरणी उपयुक्त हैं, क्योंकि दोनों आसनों में उदान वायु और साधक पित्त का बल बढ़ाकर साधक को अपनी तपाग्नि को बढ़ाने में निश्चित रूप से सहायता मिलती है।

अतः शरीर और मन को जोड़नेवाला सेतु, ऐहिक और पारमार्थिक जीवन को जोड़नेवाला, अंतःस्थ ग्रंथियों और प्राणमयी शरीरांगों में संतुलन बनाए रखनेवाला यह आसन साधक के लिए निर्देशक है, जो योग-मार्ग पर चलने के लिए सही दिशा दिखाता है।

□

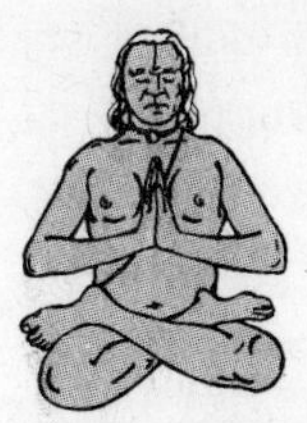

क्षेत्र की मशक्कत करनेवाला हलासन

शारीरिक और मानसिक स्वास्थ्य को बनाए रखने में हमारे शरीर की अंतःस्रावी ग्रंथियाँ महत्त्वपूर्ण भूमिका निभाती हैं। ऐंद्रिय संस्था के कार्य को मस्तिष्क से निकलनेवाले चेतना-तंतुओं के माध्यम से विद्युत् शक्ति द्वारा तथा अंतःस्रावी ग्रंथियों द्वारा रासायनिक क्रिया के माध्यम से नियंत्रित किया जाता है। ये अंतःस्रावी ग्रंथियाँ जिन ग्रंथियों के स्रावों की उत्पत्ति एवं संचय करती हैं, वे संप्रेरक अर्थात् हार्मोन्स कहलाती हैं। आहार के पचित पोषक द्रव्यों, जो रक्त से बहते हुए होते हैं, उनमें से आवश्यक द्रव्यों का शोषण करके संप्रेरक की उत्पत्ति करती हैं। लेकिन इन ग्रंथियों की नलिकाएँ न होने के कारण ये स्वनिर्मित संप्रेरक सीधे रक्त में छोड़कर रक्त के द्वारा शरीर का वर्द्धन, पोषण एवं रक्षण करती हैं। ये नलिका-विरहित ग्रंथियाँ प्रणाली-रहित ग्रंथि भी कहलाती हैं।

शरीर पोषण के अतिरिक्त ये ग्रंथियाँ मानवी भावों के उद्दीपन, संरक्षा तथा नियमन का कार्य करती ही हैं, बल्कि उससे भी परे मानव में होनेवाली आध्यात्मिक शक्ति के क्षेत्र विस्तृत करने में आवश्यक आंतरिक लगन, आकर्षण तथा ऊर्जा-निर्मिति के कार्य में भी इन ग्रंथियों का योगदान महत्त्वपूर्ण होता है।

इन प्रमुख अंतःस्रावी ग्रंथियों और पोषक ग्रंथियों का स्थान सिर में, कंठस्थ ग्रंथियों (गल और उपगल ग्रंथि) का स्थान गले में, अधिवृक्क ग्रंथियों (वृक्क परिग्रंथि) का स्थान स्वादुपिंड (पैंक्रियाज) के ऊपर की तरफ का स्थान स्वादुपिंड (पैंक्रियाज) में और प्रजनन ग्रंथियों का स्थान पुरुषों की वृषण-ग्रंथियों में तथा स्त्रियों की अंतःफल ग्रंथि में पाया जाता है। पर इन सभी ग्रंथियों का नियंत्रक राजा अर्थात् मस्तिष्क होता है।

यद्यपि प्रत्येक अंतःस्रावी ग्रंथि का कार्यक्षेत्र व्यवस्थित, आलेखित एवं आरक्षित होता है, फिर भी उन सबका कार्य परस्परावलंबी, पूरक, रक्षक, सहायक एवं संघटित होता है। शरीर की विविध रासायनिक क्रियाएँ, उपचय-अपचय क्रिया, विभिन्न भाव-घटकों के—अर्थात् शर्करा, क्षार, आयोडीन, जिंक, फास्फोरस, आर्सेनिक, कैल्सियम, सोडियम, पोटैशियम आदि के क्षय वृद्धि पर नियंत्रण रखने का कार्य करती हैं। व्यक्ति में भय, दुःख, शोक, प्रक्षोभ, क्रोध, ईर्ष्या, प्रेम, दया, करुणा, हर्ष आदि भाव-भावनाओं के आवेगों को सँभालने, नियंत्रित रखने तथा उन्हें उचित दिशा में मोड़ने का कार्य भी इन्हीं ग्रंथियों के द्वारा होता रहता है। इस संप्रेरक के भाव-घटकों के संतुलन पर नैतिक जीवन निर्भर रहता है। शील-संवर्द्धन, बुद्धिनिष्ठता, सृजन-क्षमता, वैचारिक सुसंगति, मनः-स्वास्थ्य, विवेक जागृति, आत्मिक संतोष तथा आत्मशक्तिवर्द्धन ये मानव की आत्मोन्नति के गुण हैं। इन गुणों के संवर्द्धन का कार्य भी ये ग्रंथियाँ करती हैं। विशुद्ध आचार, विचार एवं विशुद्ध चरित्र, जीवन की इस त्रिसूत्रि को गूँथने का कार्य इन ग्रंथियों के स्वास्थ्य के माध्यम से निरंतर होता रहता है। मानव के हृदय में आसक्ति और विरक्ति के बीच खींचातानी आदिकाल से रही है। वह जिस प्रकार भौतिक सुखों का भोक्ता बनना चाहता है, वैसे ही पारमार्थिक जीवन का स्वामी बनने की आशा भी मन में रखता है। अभ्युदय और निःश्रेयस के दोहरे मार्ग का यह पथिक दोनों समन्वय साधने का प्रयास करते हुए आत्मानुभूति हृदय में सँजोता है।

ठीक इसी मनःस्थिति में होनेवाले मानव मन को आंतरिक प्रेरणा देने के लिए, उसे उचित मार्ग पर लाने की दृष्टि से, उसे आदर्श का एहसास देने के लिए शीर्षासन, सर्वांगासन, हलासन, सेतुबंध सर्वांगासन आदि विपरीत स्थिति के आसन योगी-मुनियों द्वारा मानव को प्राप्त हुए हैं। उनमें से हम हलासन के बारे में बताते हैं।

विपरीत स्थिति के आसन का उच्चारण करते ही किसी के भी ध्यान में आता है शीर्षासन। जन्म लेते समय उलटी स्थिति में जनमा हुआ मानव प्राणी बाद में शीर्षासन करने में डरता है। इस भय को कम करने की अद्भुत शक्ति योग-साधना में है। जिस प्रकार छोटा बच्चा खड़ा होने से पहले उलटा होने से लेकर एक-एक क्रिया सीखता रहता है, उसी प्रकार शीर्षासन भी सीखना होगा। उत्तिष्ठ स्थिति के आसनों में अधोमुख श्वानासन, प्रसरित पादोत्तानासन, पार्श्वोत्तानासन एवं उत्तानासन और सालंब सेतुबंध सर्वांगासन—इन आसनों में कुछ थोड़ी सी पूर्व तैयारी अर्थात् कुछ अंश में उलटा होने का अभ्यास होने पर

जो आसन सीखना है, वह है—हलासन।

हलासन में शरीर का संतुलन विपरीत स्थिति में सँभालना नए प्रकार से सीखना पड़ता है। हलासन में जमीन पर टिके हुए दोनों कंधों, हाथों और पैर की दबाई हुई उँगलियों का तिहरा आधार संतुलन साधने तथा मन के भय को कम करने में सहायक होता है। शरीर का केवल भार ही नहीं, बल्कि जड़त्व भी शरीर को सहजता से उलटा नहीं होने देता। हलासन में भारी शरीर को गुरुत्वाकर्षण की विपरीत दिशा में उठाने का अभ्यास हो जाता है। यह सही है कि कंधों और गरदन की स्नायुओं पर कभी भार नहीं डाला जाता है। मगर हलासन में ऐसी स्नायुओं को भार सँभालने का अभ्यास कराया जाता है। लेकिन शरीर के विपरीत स्थिति में होने पर भी संपूर्ण शरीर का भार कंधों और गरदन पर न आकर वह विभाजित हो जाता है। क्योंकि यह आसन उलटा, पर भूपृष्ठ से अधिकांश समानांतर होता है। गुरुत्व मध्य नीचे जमीन की ओर होने के कारण मन में भय नहीं होता और न नीचे गिरने का डर ही।

इससे भी महत्त्वपूर्ण बात है कि वर्तमान में दौड़-धूप का जीवन, तनावग्रस्तता और गिरती नैतिकता के कारण कई बीमारियाँ उत्पन्न होती हैं। साथ ही उच्च रक्तचाप, अतिरिक्त दबाव, सिरदर्द, अर्धशीशी, अम्लपित्तादि विकार, सायनस के कारण नाक बंद होना, श्वसन-विकार, नेत्र-विकार और प्रदूषित वातावरण का शरीर पर होनेवाला प्रभाव आदि का विचार करने पर महसूस होता है कि हलासन को सर्वप्रथम सीखना जरूरी है।

हलासन ठीक तरीके से सध जाने पर सर्वांगासन और फिर शीर्षासन—इस क्रम से सीखने पर शीर्षासन का डर कम हो जाता है और उस आसन में होनेवाली आम गलतियों को भी टाला जा सकता है। गलतियों को सुधारना भी आसान हो जाता है। सिखाने का क्रम यद्यपि हलासन—सर्वांगासन, शीर्षासन हो, फिर भी ये तीनों आसन नित्य करते समय शीर्षासन—सर्वांगासन, हलासन अथवा शीर्षासन, हलासन—सर्वांगासन इस क्रम से करने चाहिए।

हलासन

हल—यानी एक प्रकार का कृषि यंत्र। जैसे हल का फाल जमीन में घुसकर जमीन जोतने का काम करता है, वैसे ही इस आसन में शरीर दिखाई देता है। इसमें क्षेत्र रूपी शरीर जोता जाता है और मनःक्षेत्र पर शांति रूपी बीज बोया जाता है। गले में होनेवाली कंठस्थ ग्रंथि और मूत्रपिंड के ऊपर की वृक्क ग्रंथि मानो इस आसन में जोती जाती है।

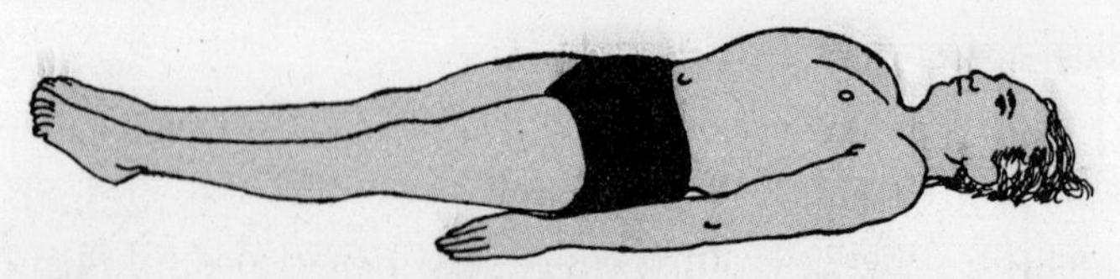

चित्र : 1

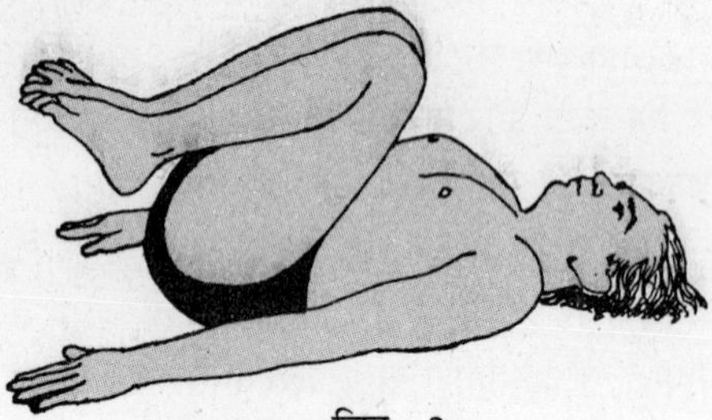

चित्र : 2

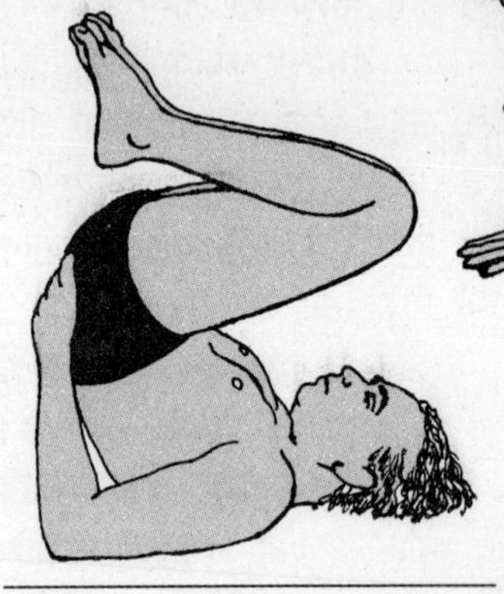

चित्र : 3

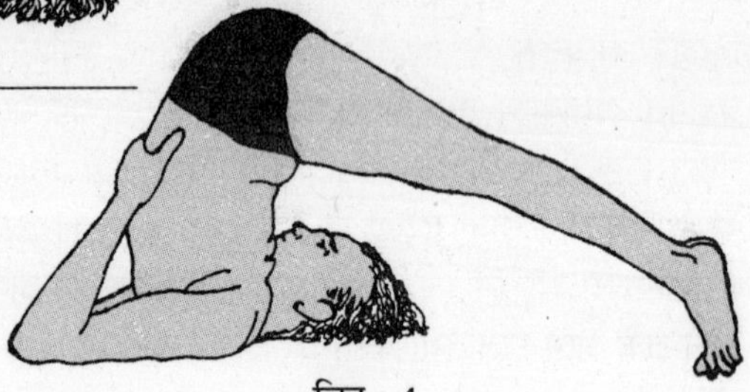

चित्र : 4

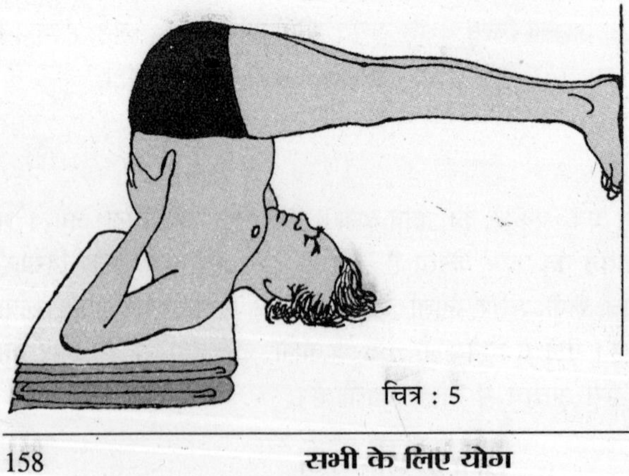

चित्र : 5

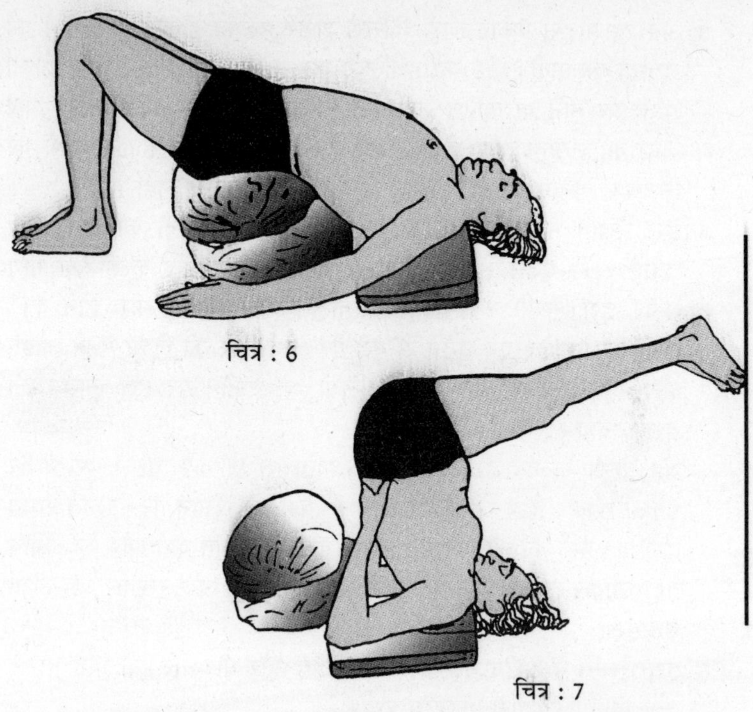

चित्र : 6

चित्र : 7

इस आसन में हाथ तीन प्रकार से रखे जा सकते हैं—पीठ पर या पीछे जमीन पर और उँगलियाँ गुँथी हुई स्थिति में अथवा आगे सिर की दिशा में। लेकिन नौसिखियों के लिए शरीर का संतुलन ठीक सँभालने का अभ्यास हो जाने तक पीठ को हाथ का आधार देकर पार्श्व कोरों को उठाना उचित होता है।

विधि

1. जमीन पर मोटा सा कंबल बिछाइए, ताकि हलासन करते समय गरदन या कंधे को जमीन चुभे नहीं। उस पर छत की ओर मुँह करके लेटिए, पैर सीधे और कदम जुड़े हुए रखिए। हथेलियाँ जमीन की ओर, दोनों कंधे गरदन से दूर रखिए। (चित्र-1) सिर, सीने का मध्य, नाभि और पैर का मध्य सीधी रेखा में रखिए। यदि लेटने की स्थिति सीधी न हो तो अंतिम स्थिति में धड़ अथवा पैर तिरछे होना संभव होता है।
2. श्वास छोड़िए और दोनों टाँगें घुटने से मोड़कर जाँघों को पेट के पास लाइए। (चित्र-2)

3. अब श्वास इस प्रकार छोड़ें, जिससे शरीर हलका होकर पार्श्व भाग को उठाया जा सके। पीठ को हथेलियों का सहारा दें। (चित्र-3) यह क्रिया गतिशील होने के कारण उच्छ्‌वास के साथ जोर लगाकर कूल्हों और कंधों को उठाना तथा पीठ को सहारा देना आवश्यक है। स्नायुओं पर नियंत्रण होनेवालों के लिए जोर लगाने की जरूरत नहीं होती।
4. इस स्थिति में हाथ कुहनियों से मुड़े हुए तथा कुहनी को जमीन पर दबाए रखें। घुटने से मोड़े हुए पैर पेट के पास और कूल्हों का भाग ऊपर, इस स्थिति में शरीर को संतुलित करने का एहसास होने दें।
5. उच्छ्‌वास छोड़िए एवं घुटने से मुड़े पैर आगे सिर की दिशा में ले जाइए और सीधे कीजिए। पैर की उँगलियों को जमीन पर हल जोतने की तरह दबाकर रखिए। (चित्र-4)

   यह क्रिया जल्दबाजी में न करके शांतचित्त से करें, वरना पूरा शरीर धक्का खाकर हिल जाता है। साथ ही पैरों को जमीन पर टिकाते समय सीने को पीठ की ओर खिंचने न दें। इसके विपरीत कंधे और पैर जमीन पर गड़ाकर तथा हथेलियों को पीठ के अंदर की ओर रखकर धड़ ऊँचा उठाइए।
6. इस स्थिति में आरंभ में एक मिनट रहिए और धीरे-धीरे इसे पाँच मिनट तक बढ़ाइए। श्वास सामान्य रखें।
7. अब श्वास छोड़िए और पीठ का भाग जमीन की ओर झुकाए रखकर घुटने से टाँग को मोड़िए और धड़ के पीछे का भाग जमीन पर टिकाइए। उसी समय पंजों के द्वारा पीठ पर दिए हुए टेकन के सहारे को हलका कीजिए। पीठ पर का हाथ झटके से निकालने से शरीर को झटका लगेगा। ऐसा न होने दें।
8. पैर सीधा रखकर मुँह छत की तरफ करके लेटिए। लेकिन जिन्हें कमर दर्द की तकलीफ है, वे पैरों को एकदम सीधे न छोड़कर घुटनों से मुड़े हुए, पर तलवे जंघा के पास जमीन पर टिके हुए रखकर थोड़ी देर रुकें। जिससे रीढ़ की हड्‌डी की स्नायुएँ सिकुड़ नहीं जाएँ। इस आसन स्थिति में निम्नलिखित बातों की ओर अवश्य ध्यान दिया जाए—(क) रीढ़ की हड्‌डी को छत की तरफ तानिए और धड़ को जमीन पर लंबरूप रखिए। (ख) घुटने सख्त रखकर जंघा की चतुःशिरस्क (क्वाड्रिसेप्स) स्नायु जंघा की तरफ खींचिए। (ग) चेहरे से लेकर जंघाओं को ऊँचा उठाइए। (घ) धड़ के पार्श्व किनारों को उठाइए, धड़ को

तिरछा न होने देकर शरीर की धुरी मध्य में रखें। तलवों को सिकुड़ने न दें। (ङ) दंडासन में बताए अनुसार तलवे रखिए। कंधों को एक सीध में गरदन की ओर लंबी चौड़ाई में फैला दीजिए। सिर को एक तरफ ढलने न दें। (च) गरदन को मोड़ने या सिकुड़ने न दें। कंधे मजबूती से स्थिर होने पर भी कंधों और गरदन पर शरीर का भार मत डालिए। ऐसे समय कंधों की पाँखों को छत की दिशा में उठाइए। (छ) माथे की ओर न देखकर दृष्टि सीने की ओर रखें। आँखें शांत रखें। दाँतों को भींचें नहीं, न जिह्वा को कड़ी रखें।

नवप्रशिक्षु पीठ की सख्त स्नायुओंवाले, पुट्ठे भारी होनेवालों, श्वसन की तकलीफ हो अथवा अतिरिक्त वजन हो, उनके अगली दो सुलभ विधियाँ सहायक सिद्ध होंगी। आधार अंतर तय करनेवाले इस हलासन की मध्य स्थिति 'अर्द्धहलासन' कहलाती है।

पूर्व तैयारी

चादर या कंबल की चौहरी तह करके उन्हें परस्पर इस प्रकार रखिए कि उनकी बंद तहें एक तरफ आएँगी और जमीन से चादर की गद्दी दो से तीन इंच ऊँची रहेगी। दीवार से यह गद्दी ढाई से तीन फीट की दूरी पर रखें। यह अंतर निश्चित करना हो तो दीवार की ओर मुखातिब होकर कूल्हों को चादर की गद्दी पर रखिए और दंडासन में बैठिए। तलवे दीवार से सटाकर रखिए। हलासन दंडासन के ठीक विपरीत है। इसके कारण टाँगों की लंबाई के अनुसार अंतर रखना पड़ता है। फर्क सिर्फ इतना ही है कि दंडासन में गरदन सीधी होती है, जबकि हलासन में झुकी हुई। अतः दीवार से दंडासन की नाप पर गद्दी रखिए।

दूसरे प्रकार में चादर की गद्दी रखने पर एक मसनद या उतनी ही ऊँची चादर की तह खुली परतों की तरफ से रखिए। इससे पीठ के बल लेटते समय कूल्हे मसनद पर आ जाएँगे।

सुलभ क्रिया विधि-1

1. गद्दी पर इस प्रकार सो जाइए कि दीवार की ओर की बंद परत के किनारे पर कंधे आएँगे और सिर का हिस्सा दीवार की तरफ और पैर दीवार की विपरीत दिशा में आएँगे। इस औंधी स्थिति में नित्य की

अपेक्षा थोड़ा सा किंचित् दीर्घ श्वसन करें। लेकिन कंधों और सिर को अपनी जगह से हटने न दें।

2. श्वास छोड़िए। टाँगों को घुटने में मोड़िए और पेट के पास लाइए। सामान्य श्वास लें। (चित्र-2 की स्थिति)
3. श्वास को छोड़ते हुए कूल्हों को उठाइए। हथेलियों का सहारा कूल्हों और बाद में पीठ को देते हुए धड़ उठाइए। कदम दीवार पर कमर की ऊँचाई में अथवा जरा सा ऊपर टिकाइए। (चित्र-5, 7) दीवार पर टेकनेवाली टाँगों की ओर न देखते हुए ध्यान सीने और नाभि के बीच में रखिए। कदमों की ओर देखने से पुट्ठे भारी होने लगते हैं और धड़ फिर से जमीन की ओर गिरने लगता है।
4. पैर दीवार से टेककर धड़ को हाथ के सहारे से कंधे के पास से ऊपर उठाइए। तलवों को दीवार पर दबाइए, लेकिन उसका धक्का पीठ पर न लें। धक्का पीछे लग जाने पर पीठ पर गिर जाने की आशंका रहती है।
5. इस स्थिति में पैर जरा सा ऊपर या जमीन से समानांतर रहेंगे और धड़ लंबरूप रहेगा। सामान्य श्वासोच्छ्वास करते हुए तीन से पाँच मिनट इस स्थिति में रहकर धीरे-धीरे गति बढ़ाइए। अभ्यास से आसन ठीक तरह से कर सकने के बाद कालांतर में पैर से दीवार पर जमीन की ओर चलते हुए उँगलियाँ जमीन पर टिकाइए।
6. श्वास छोड़ते हुए कदम दीवार से धीरे से उठाइए। टाँग को घुटने में मोड़कर चादर पर आइए और पीठ के बल लेट जाइए।

सुलभ क्रिया विधि–2

1. पीठ के बल छत की ओर मुँह करके इस प्रकार लेटिए कि कूल्हे मसनद पर और कंधे चादरों की तह के सिरे पर आएँ। (चित्र-6)
2. हमेशा की तरह टाँग को मोड़कर पहले ही ऊँचे रखे हुए कूल्हों को और जरा सा जोर लगाकर उठाइए और टाँगें दीवार से सटाकर पूरी क्रिया आसन विधि-1 के अनुसार कीजिए। (चित्र-7)

□

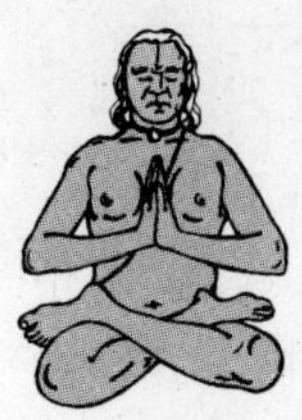

दौर्मनस्य से सौमनस्य की ओर

पुराने जमाने में ऋषियों, योगियों और तपस्वियों के लिए आज जैसी सुविधाएँ उपलब्ध नहीं थीं। जंगल या आश्रम में रहनेवालों को उनकी उतनी आवश्यकता भी महसूस नहीं हुई, लेकिन बैठने के लिए कुशासन, मृगचर्म, दंड या अन्य साधन ही थे। महाराष्ट्र के संत तुकाराम ने कहा है कि वृक्ष-वल्ली हमारे सगे-संबंधी हैं, ठीक वैसे ही जंगल में रहनेवाले इन साधकों के वे सगे-संबंधी हैं। वृक्षों के तने, बिखरी मोटी शाखाएँ, लताएँ, पत्थर, चट्टानें—ये सब उनकी दृष्टि से साधन-सामग्री ही थीं। दंडादि बनानेवाले ये कारीगर उनकी सुविधा एवं आवश्यकतानुसार इन लकड़ियों को उचित आकार देते थे और उनके आधार पर योगासन, प्राणायाम आदि किया करते थे। सहारा लेकर करने की पद्धति में अपने परिश्रम और कर्तृत्व का अंश कम होने पर भी जिन्हें कुछ विकार हों; दुर्बलता, अस्वस्थता, बुढ़ापा जैसी अड़चनें हों तो उन्हें असंभव लगनेवाले आसन भी साध्य हो सकते हैं और वांछित परिणाम भी पाए जा सकते हैं। जिस प्रकार कठपुतलियों को धागे के सहारे नचाया जाता है उसी प्रकार साधनों के आधार से शरीर को आसन की स्थिति में ले जानेवाली और स्थिर करनेवाली यह पद्धति 'योग कुरंट' कहलाती है। संस्कृत में कठपुतलियों को 'कुरंटि' कहा जाता है।

पूर्व तैयारी

इसके लिए लगनेवाली सामग्री घर में सहज ही उपलब्ध होती है। लोहे की दो फोल्डिंग कुरसियाँ या एक कुरसी, उनकी लंबाई का स्टूल (तिपाई) अथवा ड्रेसिंग टेबल का स्टूल या बेड या दीवान अथवा डाइनिंग कुरसी आदि।

सामग्री की रचना

एकत्र की हुई सामग्री पहले इस प्रकार रखिए—

1. लोहे की कुरसी खोलकर रखिए और कुरसी की सीट (बैठने की जगह) पर कंबल की चार तह रख दीजिए, जिससे कुरसी का किनारा पीठ में चुभेगा नहीं।
2. कुरसी के सामने अर्थात् कुरसी के अगले पाँवों के सामने एक मसनद आड़ा रखिए। मसनद के आगे एक कंबल तह किया हुआ, जिससे सिर जमीन पर नहीं जाएगा।
3. रखी हुई कुरसी के सामने दूसरी कुरसी या ड्रेसिंग टेबल या डाइनिंग कुरसी मसनद से दंडासन के अंतर पर रखिए, अर्थात् ढाई से तीन फीट।
4. दीवान अथवा बेड समान सामग्री को सहजता से हिलाना संभव न होने के कारण रखी हुई कुरसी और मसनद, दीवान या बेड से दंडासन के अंतर पर रखिए।

कुरसी पर सालंब सर्वांगासन

विधि

1. कुरसी की सीट पर हमेशा की तरह सामने न बैठकर, एक तरफ मुड़कर दोनों पैर कुरसी के दाईं तरफ रखकर बैठिए ' इस स्थिति में शरीर की दाईं कोर कुरसी की पीठ के समानांतर होगी। अर्थात् कुरसी पर बैठते समय दाईं जंघा को पीठ की कोर से सटाकर रखिए। (चित्र-1)
2. दोनों हाथों से कुरसी की पीठ के किनारों को मजबूती से पकड़िए। सीने को कुरसी की पीठ की ओर मोड़ते हुए दाएँ पैर को घुटने से मोड़कर कुरसी की पीठ पर फँसाइए, बायाँ पैर जमीन पर ही रखिए तथा स्थिर हो जाइए। (चित्र-2)
3. अब बाएँ पैर को उठाकर दाएँ पैर के समान ही घुटने में मोड़कर कुरसी की पीठ के किनारे पर लटकाइए और सिर सीधा रखिए। (चित्र-3)

   इस स्थिति में आप कुरसी की सीट के बीचोबीच कुरसी की पीठ की ओर मुखातिब, दोनों पैर पीठ पर लटकाई हुई स्थिति में, हाथों की पकड़ किनारों पर पक्की मजबूत रखें। कंबल को सरकने न दें।
4. अब श्वास छोड़ते हुए पीठ की ओर जरा सा झुकिए। (चित्र-4) इसके बाद की क्रिया भले ही गतिमान है, फिर भी कुरसी से नीचे फिसलकर

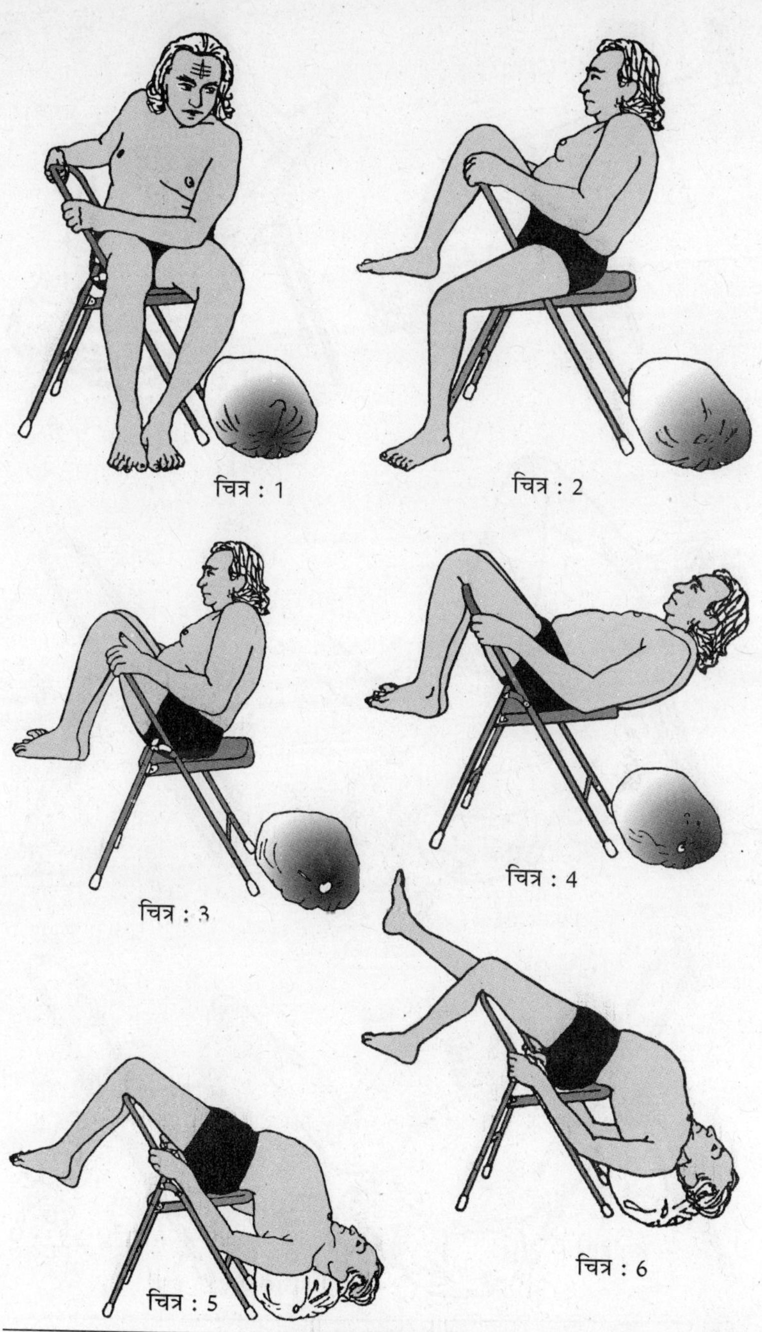

चित्र : 1

चित्र : 2

चित्र : 3

चित्र : 4

चित्र : 5

चित्र : 6

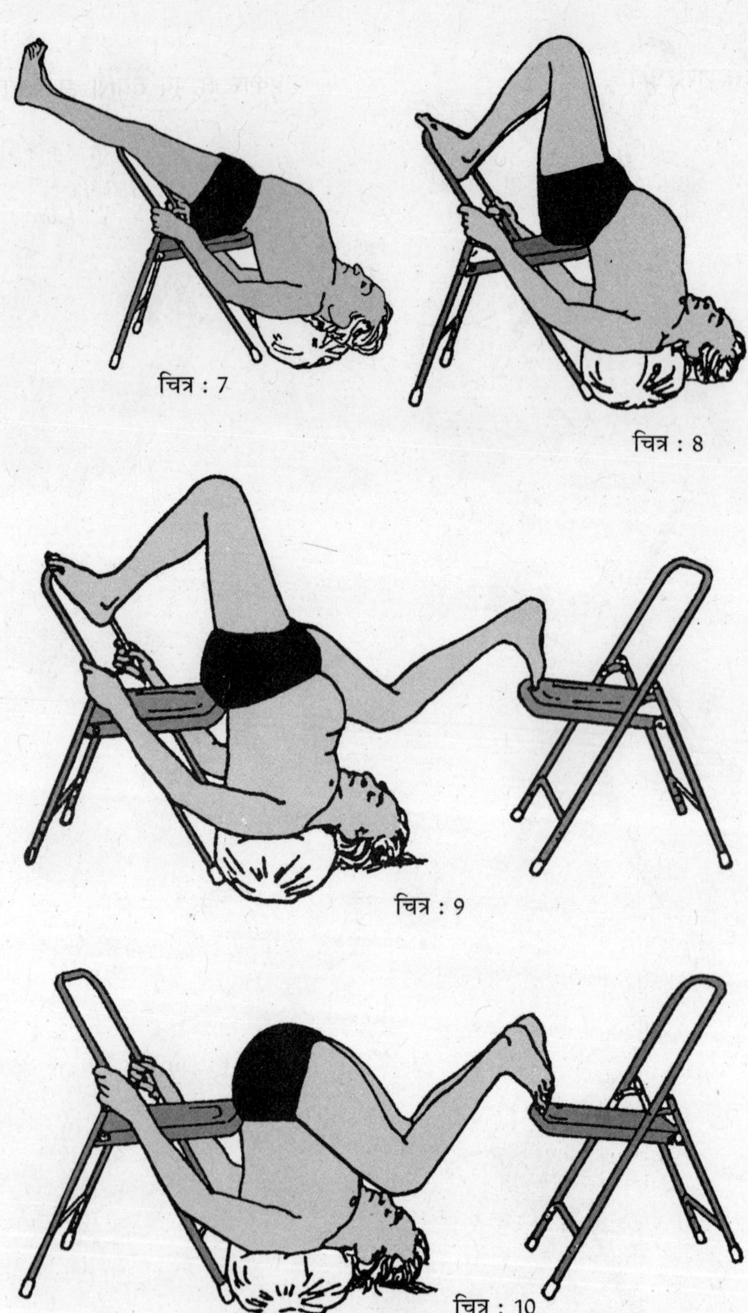
चित्र : 7
चित्र : 8
चित्र : 9
चित्र : 10

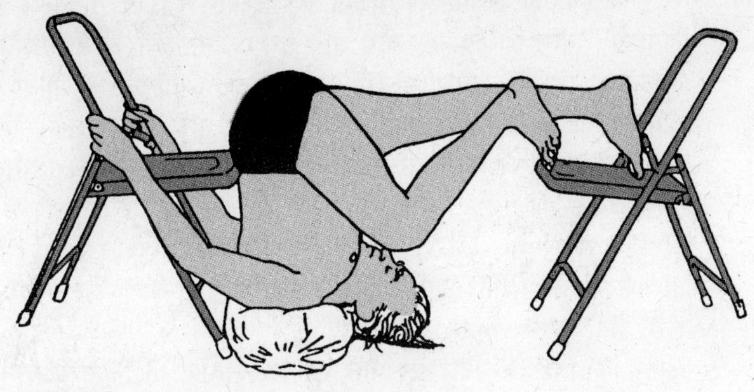

चित्र : 11

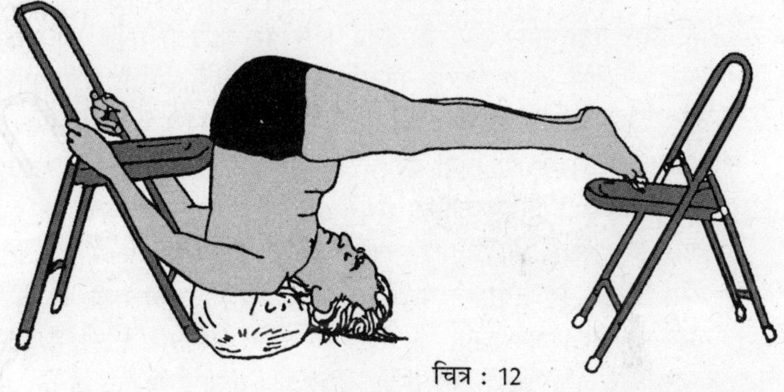

चित्र : 12

जमीन की ओर जाने की नहीं है, बल्कि इसमें गतिविधिगों का एक विशेष अनुक्रम जरूरी है। उदाहरण के लिए, सीढ़ी उतरते समय हाथ-पैरों की गतिविधि यद्यपि धीमी हो जाए, फिर भी हाथ से सीढ़ी के डंडे को मजबूती से पकड़कर हाथों और पैरों की उतरने की क्रिया में एक विशेष तालबद्ध संगति होती है। उसी प्रकार यहाँ भी हाथ से कुरसी की सीट के दोनों किनारों से उतरते हुए, धड़ को पीठ की ओर झुकाते हुए, लटकाए पाँवों की पकड़ को धीरे-धीरे ढीली करते हुए और शरीर का झुकाव पीठ की ओर जाने न देते हुए, कुरसी की सीट से कंधे टिकाने के लिए तैयार किए कई मसनद के अंतर तक का अनुमान लेते हुए, उच्छ्वास सहित कंधों को मसनद के कोरों पर टिकाएँ। (चित्र-5)

चित्र-4 की स्थिति से चित्र-5 की स्थिति में आने में विलंब न लगाइए। श्वास छोड़िए और नीचे आते समय दोनों कंधों को मसनद पर टिकाइए। यह फिसलने या कुरसी पर से लटकने (टाँगने) की क्रिया न होकर कमर के भाग को कुरसी की सीट से, पाँवों का पिछला भाग, कुरसी की पीठ पर (हैंगर पर कपड़ा लटकाने जैसा) और कंधे मसनद पर टेककर शरीर एक तरीके से कुरसी पर लटकाई स्थिति में रखें। कमर से लेकर शरीर कुरसी पर से कंधों की ओर लटकाने पर कुरसी ही शरीर के ऊपर आ जाएगी, क्योंकि गुरुत्वाकर्षण के कारण लटकनेवाले शरीर को कुरसी सँभाल नहीं पाएगी।

5. कुरसी की सीट के बिलकुल पीछे की तरफ (पीठ के किनारे) बैठना गलत है और आगे के किनारे पर भी। पीठ के किनारे बैठने से कमर का भाग सीट पर ही अटक जाता है, जिससे कंधे सहज रूप से मसनद पर उतर नहीं पाते। सीट के अगले सिरे पर बैठने से शरीर का झुकाव कंधों की ओर जाकर शरीर सीट पर से फिसलने लगता है। इसलिए कुरसी पर बहुत पीछे या बहुत आगे न बैठकर मध्य में बैठा जाए।
6. अब श्वास छोड़ते हुए दायाँ पैर कुरसी की पीठ के डंडे से न उठाते हुए कदमों की ओर कड़ा कीजिए (चित्र-6)। एक पैर सख़्त और एक मुड़ा हुआ, इस स्थिति में रहते हुए शरीर को फिसलने या ढलने न दें।
7. साँस छोड़ते हुए उपर्युक्त पद्धति से बायाँ पैर पीठ की डंडी पर सीधा कड़ा कीजिए। अब दोनों पैर डंडी पर टिके हुए, पर घुटने में सीधे, कदम और जंघाएँ जुड़ी हुई रखिए (चित्र-7)। दोनों हाथ पीठ के किनारों से एक के बाद एक जरा से नीचे, अर्थात् कुरसी की पीठ की दिशा में से लाइए और किनारों को पकड़कर रखिए। कंधे चौड़े और मसनद पर टिके हुए रखिए। सामान्य श्वासोच्छ्वास कीजिए। आरंभ में दो से तीन मिनट तक इस स्थिति में रहिए और आगे चलकर पाँच मिनट तक अवधि बढ़ाइए।

कुरसी के सहारे स्थिर सालंब सर्वांगासन में इन बातों को देख-परख लें। कंधे मसनद पर जरा सा पीछे ढकेले हुए, जमे हुए हों और छाती को आगे चौड़ा रखिए, कंधे के पंखों (शोल्डर ब्लेड) को पीठ की ओर से अंदर की तरफ खींचिए। उरोस्थि पीठ की ओर से आगे और ऊपर की ओर उठाइए। कुरसी मानो शरीर का ही हिस्सा है, ऐसा समझकर उसे हाथ से शरीर की तरफ खींचकर रखिए और शरीर को कुरसी पर उठाया हुआ और सटा हुआ रखिए

अर्थात् कुरसी को सहारा देते हुए उसका आधार भी लेना है। सीढ़ी पर चढ़ते समय उसे दीवार या किसी अन्य वस्तु से टिकाया जाता है, जिससे शरीर का भाग उस पर डाल दिया जाता है, लेकिन यहाँ कुरसी को अपने शरीर की तरफ खींचते हुए उस पर चढ़ना है।

कुरसी के पैर कोने में फैले हुए होते हैं, जिस कारण एक प्रकार का त्रिकोण तैयार होकर उसकी नींव मजबूत रहती है और कुरसी की पीठ पीछे झुकी हुई होने के कारण कुरसी आगे से सीढ़ीनुमा दिखती है। इस कुरसी रूपी सीढ़ी की एक सीढ़ी मसनद, कुरसी की सीट दूसरी सीढ़ी और कुरसी की पीठ तीसरी सीढ़ी—इस प्रकार समझकर कुरसी की पीठ की तरफ से पीछे से पाँव की सहायता से कुरसी की सीढ़ी पर चढ़िए। शरीर इन सीढ़ियों पर से सरकने से आप फिसल जाएँगे। घुटने के पीछे की मंदिरशिरा की स्नायु को कड़ा सीधा रखकर पिंडलियाँ एड़ी की दिशा में सीधी कड़ी कीजिए। जाँघों को बाहर न छोड़कर अंदर की तरफ घुमाइए और सीधी कीजिए।

अब इस स्थिति में कुछ देर स्थिर हो जाने के बाद अर्द्धहलासन में जाना है। उसके लिए जल्दी न करके मन को स्थिर रखकर क्रिया ध्यानपूर्वक करनी है।

अर्द्धहलासन

विधि

1. हाथ से कुरसी के ऊपर की पकड़ को मजबूत रखिए, जिससे कुरसी पीछे फिसलेगी नहीं। श्वास लीजिए, सीना चौड़ा और सीने के कोरों को मजबूत रखते हुए दाईं टाँग घुटने में मोड़िए और तलवा कुरसी की पीठ के डंडे पर रखिए। थोड़ी देर सामान्य श्वसन करते हुए रुकिए। अब बाईं टाँग घुटने में मोड़कर तलवा डंडी पर रखिए। कूल्हों को सीट के कोरों से मत उठाइए। (चित्र-8) इस स्थिति में स्थिर हो जाइए।
2. साँस छोड़ते हुए बायाँ पैर डंडी पर स्थिर रखकर दाईं टाँग घुटने में जरा सी मुड़ी हुई स्थिति में आगे लाइए और पैरों की उँगलियाँ सामने पहले से रखी हुई कुरसी की सीट या स्टूल अथवा दीवान या बेड पर रखिए। (चित्र-9)
3. अब साँस छोड़ते हुए बायाँ पैर कुरसी पर रखिए। (चित्र-10) दायाँ और बायाँ पाँव एक के बाद एक क्रमशः उठाकर कुरसी पर लाते हुए घुटने

या पैर छत की दिशा में अधिक ऊँचा न उठाकर, पाँव पेट की ओर लाते हुए कुरसी पर ले जाइए, जिससे संतुलन नहीं बिगड़े। छत की ओर उठाने से शरीर ऊपर फेंकने जैसा लगता है और कदमों को जल्दी कुरसी नहीं मिलती। साथ ही आरंभ में ही कुरसी पास रखी हुई होने से आँखें और सिर को ऊपर उठाकर उस कुरसी की तरफ मत देखिए। ऐसा करने से सिर भारी होकर कुरसी अधिक अंतर पर होने का आभास होता है और उससे भय भी बढ़ता है।

हालाँकि यह भाग विधि की प्रक्रिया का लगता हो, फिर भी मूलतः यह मन शरीर से दूर जाने के कारण उत्पन्न होनेवाली कठिनाई है। इस प्रकार शरीर, मन और कुरसी—तीनों में आंतरिक संपर्क रहना आवश्यक है। अगर पैर कुरसी की सीट पर न पहुँचते हों तो आसन शुरू करने के पहले ही कुरसी को पलटकर रखिए और पैर उसकी पीठ के डंडे पर अर्थात् ऊँचा रखिए।

इस स्थिति में दोनों कदम कुरसी पर, घुटने मुड़े हुए होंगे। हाथों की लंबाई कम होने के कारण यदि साधक कुरसी की पीठ के डंडे को पकड़ न सके तो सीढ़ी के समान हाथों के सहारे उतरते हुए सीट के कोरों को पकड़िए। पीठ की तरफ से कुरसी से संपर्क रखिए। कुछ देर रुककर स्थिर हो जाइए।

4. अब एक-एक पैर सीधा कड़ा करना है। अतः दाएँ पैर की उँगलियाँ कुरसी की सीट पर जरा सी आगे सरकाकर तथा जमाकर घुटने को कड़ा सख्त कीजिए। बायाँ पैर वैसा ही रहने दें। (चित्र-11)
5. अब बायाँ पैर भी वैसा ही सीधा कड़ा रखिए। आप अब अर्द्धहलासन में हैं। (चित्र-12) पीठ की तरफ की पीछे की कुरसी पकड़कर धड़ का भाग ऊँचा उठाइए। कंधों को फिसलने न दें। पैर जमीन से समानांतर और धड़ समकोण में रखिए। गरदन घुमाकर इधर-उधर मत देखिए और सिर की दिशा में रखी हुई आगे की कुरसी की ओर बिलकुल न देखें।

कुरसी की सहायता से अभ्यास करने पर सर्वांगासन और हलासन की क्रिया आत्मसात् होने के बाद भय तो कम होता ही है, पर साथ ही आरंभ में आवश्यक एकाग्रता की तीव्रता कम होती जाती है और कुछ क्रियाएँ सहज ही साध्य हो जाती हैं। फिर आसन में शांतिपूर्वक रुका जा सकता है। सीखने की क्रियाशील विधि हमेशा

आसन सध जाने पर आसन की अपेक्षा भिन्न और आसान लगती है, साथ ही क्रिया करने के लिए जो एकाग्रता आवश्यक होती है, वह क्रियाशील एकाग्रता होती है, जबकि आसन साध्य होने के बाद उसमें आवश्यक एकाग्रता स्थिति स्थिर होती है। वह अधिक शांत व व्यापक होती है, प्रतिक्रियात्मक नहीं होती।

6. अब अर्द्धहलासन में 3 से 5 मिनट तक रुकने के बाद उससे वापस आने की विधि भी सतर्कतापूर्वक करनी होगी। आगे चलकर रुकने की यह अवधि बढ़ा सकते हैं। इसके लिए पहले पीछे की कुरसी हाथ से मजबूत पकड़कर, साँस छोड़ते हुए एक-एक पैर घुटने से मोड़िए। (चित्र-11, 10) अब कूल्हों को कुरसी की ओर ठेलते हुए बायाँ पाँव घुटने में मोड़िए और मुड़ा हुआ पाँव उठाकर कुरसी की पीठ पर टिकाइए तथा दायाँ पाँव भी वैसे ही उठाकर रखिए। (चित्र-9, 8)

   अब कुरसी को एकदम छोड़कर शरीर को गिरने न दें। नीचे उतरने की क्रिया दो पद्धतियों से की जा सकती है।

   (अ) कूल्हों को कुरसी की सीट से सटाकर रखिए और हाथों की कुरसी से होनेवाली पकड़ ढीली कीजिए तथा कंधे मसनद से जमीन की ओर धीरे-धीरे सरकाइए; अथवा

   (ब) कुरसी पीठ की ओर धीरे से सरकाइए और कूल्हों को मसनद व कुरसी के बीच में जमीन पर टिकाइए, जिससे सिर मसनद पर आएगा। नीचे उतरने पर दाईं करवट पर मुड़िए। मसनद का इस्तेमाल सिर के दाईं ओर तकिए जैसा करके कुछ देर रुकिए और फिर उठकर बैठिए।

सहारे के बिना किए जानेवाले सर्वांगासन और अर्द्धहलासन की यह क्रिया प्रारंभ में ही आसन करनेवालों की कठिनाइयों को ध्यान में लेकर बहुत विचार करके बनाई गई है। जिनका शरीर बोझिल है और जिन स्त्रियों का पार्श्वभाग व कमर के पास का हिस्सा स्थूल है, ऐसी स्त्रियों एवं पुरुषों के लिए इस पद्धति से सर्वांगासन करना सहज संभव हो जाता है, इस प्रकार का अनुभव है। सामान्यतः विपरीत स्थिति के ये आसन करने में कठिन लगते हैं, सो उन्हें टालने या न करने की ओर झुकाव रहता है। ऊपर की विधि में कुरसी का शरीर को मिलनेवाला आधार और मसनद की जोरदार मजबूत नींव इनकी सहायता से पूरा शरीर उलटा करना बिलकुल संभव होता है। सहारा मिलने के कारण मन का भय भी नष्ट हो जाता है, आत्मविश्वास बढ़ता है। आगे

चलकर सर्वांगासन व हलासन—ये दोनों आसन सहारे के बिना करने की एक प्रकार से पूर्व तैयारी हो जाती है।

ये आसन-स्थितियाँ भले ही मध्यावस्था की हों, फिर भी सहारा देकर शरीर इस अवस्था में रखने के खास लाभ हैं। इस प्रकार के सर्वांगासन में पूरा शरीर उलटी स्थिति में रहने पर भी उसे पीछे कुरसी का सहारा मिलने के कारण स्थिति कष्टकर नहीं होती। सहारे के कारण संतुलन खो नहीं जाता। कंधे के नीचे मसनद पर गरदन रखने से गरदन पर तनाव नहीं आता। जिन्हें गरदन की तकलीफ है या गरदन पर खिंचाव पड़ने का भय रहता है, उन्हें सर्वांगासन करना संभव होता है। खासकर बीमारी के बाद होनेवाली थकान दूर करने के लिए सर्वांगासन का बहुत उपयोग होता है। सर्वांगासन के अन्य सभी फायदे अपने आप ही बिना प्रयास के मिल जाते हैं। खासकर श्वसन-विकार, हृदय रोग, मानसिक तनाव, मानसिक थकान, नेत्र-विकार—इनके साथ ही पेट पर किसी वजह से शल्यक्रिया की गई हो तो स्वास्थ्य सुधार के लिए इस तरह का सालंब सर्वांगासन उपयुक्त होता है।

इस प्रकार से किए गए हलासन के भी ऐसे ही लाभ हैं। कुरसी की सहायता से पहले सर्वांगासन करने पर कूल्हे पूर्णतः ऊपर उठे हुए रहते हैं। इससे हलासन में पीछे का भाग ऊपर उठाने की समस्या सुलझ जाती है। साथ ही हाथ से कुरसी पकड़े रहने के कारण तथा कंधे मसनद पर स्थिर रहने के कारण उनके सहारे पाँव जमीन की ओर ले जाना संभव होता है। मसनद, कुरसी और स्टूल के सहारे पीठ को उठाना, पाँव सीधे कड़े करना संभव होता है। पहले ही मुश्किल लगनेवाली हलासन की क्रिया सहारा लेकर करने से सरल मालूम होती है। कंधे के पास की स्नायुएँ खुल जाती हैं, पीठ की हड्डी खिंच जाती है, उदरावयव, उदरांगों पर प्रभाव होता है। पैर के पीछे का भाग खिंच जाता है। सहारे की सहायता से आसन स्थिति में अधिक समय तक रुकना संभव होता है। सिर दर्द, गले में दर्द, टॉन्सिलाइटिस के उपचार के लिए भी यह एक उपाय है। गायन, भाषण आदि में मस्तिष्क, स्वर-यंत्र और फेफड़ों पर आनेवाले तनाव को भी दूर करने में ये दोनों आसन उपयुक्त हैं।

इन दोनों आसन-अवस्थाओं में नजर सीने की ओर रखकर, गरदन ढीली रखकर धीमी गति से चलनेवाले दीर्घ उच्छ्वासयुक्त श्वसन पर ध्यान केंद्रित करने से ज्ञानेंद्रियाँ तथा मन बाह्य जगत् से अलग हो जाते हैं और

शरीर के अंतरंग एकरूप हो जाते हैं। इस प्रकार से किए गए सर्वांगासन में सौमनस्य (मन की पवित्रता) तथा हलासन में मनोलय की अनुभूति सबके लिए सहज प्राप्य हो जाती है। मस्तिष्क को आराम मिलता है। एक प्रकार की जाग्रत् निद्रा का आनंद मिलता है, मानसिक शांति का लाभ होता है। योगाभ्यास के लिए शांत तथा सात्त्विक व्यक्तित्व तैयार हो जाता है।

शारीरिक, मानसिक, आध्यात्मिक, सर्वांगीण उन्नति के लिए सहायक इन आसनों का लाभ सभी को मिले, इसलिए अत्यंत ध्यानपूर्वक तथा अनुभवसिद्ध क्रिया का लाभ अवश्य लेना चाहिए सर्वांगासन व हलासन—इन आसनों की अमूल्य धरोहर से वंचित न रहना साधक के वश में है।

□

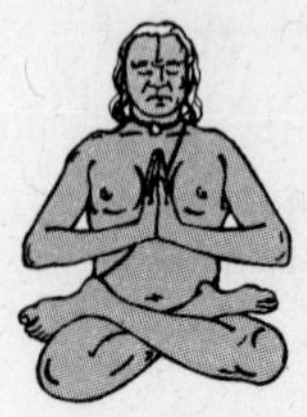

आसनों की जननी : सर्वांगासन

संपूर्ण शरीर व्यवस्था प्रभावकारी पद्धति से संचालित करनेवाला, मनोविकारों को शांत करनेवाला, बुद्धि को जाग्रत् बनानेवाला, अहं को विनम्र बनानेवाला सर्वांगासन ही सभी आसनों की जननी है। इस आसन का नाम ही माँ की ओर संकेत करता है। जिस प्रकार माता सर्वार्थ से बालक का पोषण करती है उसी प्रकार यह आसन मानव का सर्वार्थ से पोषण करता है। खासकर महिलाओं में विशेष रूप से पाया जानेवाला मानसिक धैर्य और भावनात्मक स्थिरता का विकास सर्वांगासन से होता है। जिस प्रकार परिवार के सभी घटकों का स्वास्थ्य, सुसंवाद तथा संतोष साधने का काम माँ करती है उसी प्रकार शरीर के सभी अंगों, स्नायु संस्थान आदि का कार्य तथा स्वास्थ्य को सँभालते हुए उनमें सुसंवाद उत्पन्न करके सुख-शांति प्राप्त कराने का कार्य सर्वांगासन करता है। मनोबल बढ़ाकर, भावनाओं का संतुलन रखकर बौद्धिक क्षमता बढ़ाने का कार्य भी सर्वांगासन करता है।

सर्वांगासन के दो प्रकार

सालंब और निरालंब—जिस प्रकार छोटे बालक को चलते हुए माँ के हाथ का सहारा चाहिए उसी प्रकार सालंब सर्वांगासन में पीठ को हाथों का आधार चाहिए, इसलिए यह सालंब कहलाता है। निरालंब सर्वांगासन में यह सहारा न होकर कंधों पर संतुलन को सँभाला जाता है; पर यहाँ केवल सालंब सर्वांगासन की जानकारी प्रस्तुत है।

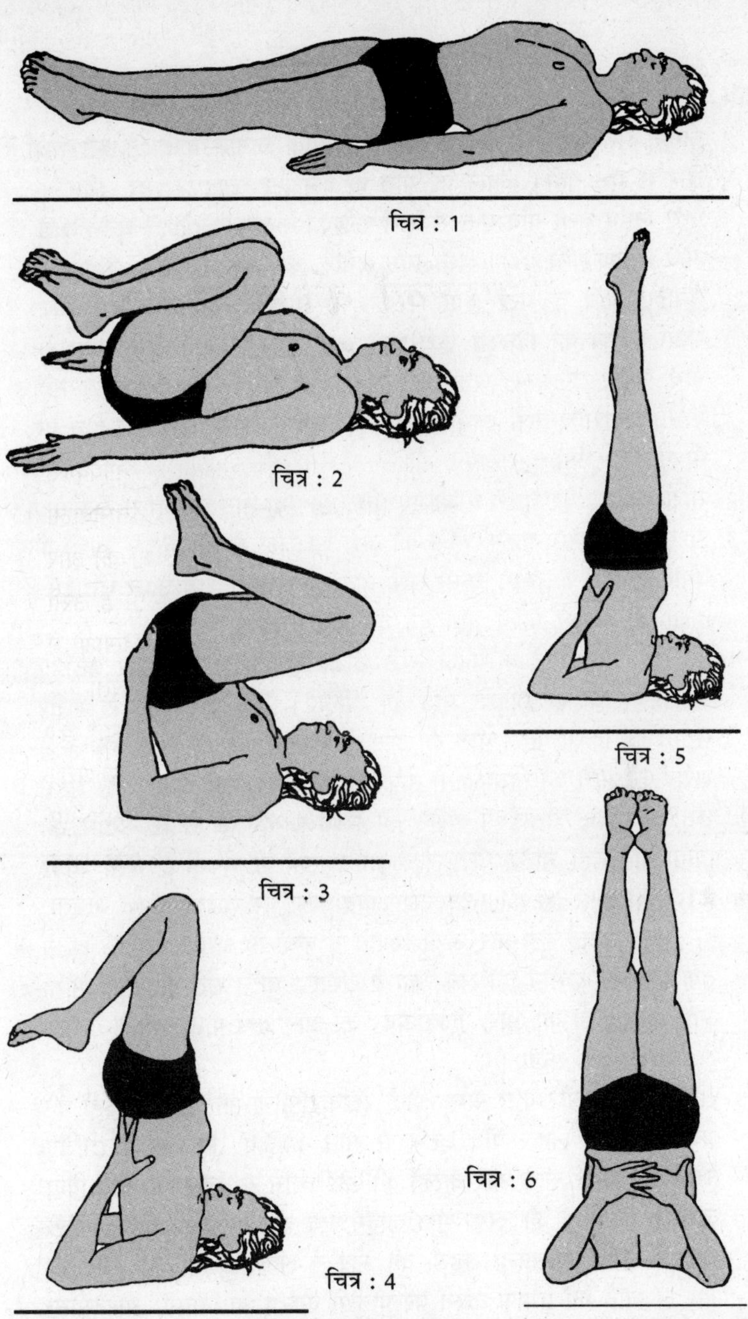
चित्र : 1
चित्र : 2
चित्र : 3
चित्र : 4
चित्र : 5
चित्र : 6

सालंब सर्वांगासन

विधि

1. जमीन पर मोटा सा कंबल बिछाइए, ताकि जमीन कंधों, कुहनी तथा सिर में चुभे नहीं। कंबल पर पीठ के बल लेट जाइए। सिर, सीने का मध्य, नाभि तथा पाँव एक सीध में रखिए। कदम मिलाइए। घुटने कड़े-सीधे रखिए (चित्र-1)। हथेलियाँ जमीन की ओर घुमाइए, कंधे पीछे घुमाइए, कंधे के पंखे (शोल्डर ब्लेड्स) नीचे टिकाइए। गरदन सीधी रखिए। सिर का पिछला मध्य भाग जमीन पर रखिए। नजर जरा सी नीचे रखिए, जिससे गरदन की सबसे ऊपर की कशेरुका पीछे नहीं मुड़ेगी, श्वासोच्छ्वास सामान्य कीजिए। पीठ जमीन पर टिकी होने पर भी मन को जाग्रत् रखिए।
2. साँस छोड़िए, पैर घुटने में मोड़िए (चित्र-2)। दो-तीन बार साँस लीजिए।
3. हाथ जमीन पर दबाकर, साँस को जरा सा जोर से छोड़ते हुए, हाथों के दबाव से पीछे का भाग, कमर तथा पीठ धकेलते हुए धड़ ऊपर उठाइए। हाथों का आधार पार्श्व भाग को दीजिए। (चित्र-3)
4. धड़ पुनः नीचे आने के पहले साँस छोड़ते हुए शरीर को ऊपर उठाइए और हथेलियों का आधार पीठ को दीजिए। (चित्र-4) जमीन से शरीर उठाने की क्रिया पहले पीठ की ओर से होती है। अब तो इस स्थिति से शरीर को आगे की जंघाओं से ऊपर उठाना है। जंघाएँ ऊपर और घुटने छत की तरफ उठाइए। शरीर को सिर्फ जमीन से ऊपर उठाने की क्रिया मात्र नहीं, बल्कि जैसे लता वृक्ष या खंभे पर चढ़ती है, उसी प्रकार शरीर को इस देह की मध्य रेखा, केंद्र रेखा पर चढ़ाना है।

   अब उठाई हुई और ऊँची स्थिति में कंधों के अगले भाग से घुटने तक पूरा धड़ जमीन की लंब रेखा में रखिए। घुटने छत की ओर, सीना आगे की ठुड्डी की ओर, कूल्हे अंदर की ओर, कंधे पीछे, हथेलियाँ पीठ से चिपकी हुईं रखिए।
5. साँस लीजिए और कुछ समय रोके रखकर सीना आगे तथा कूल्हों को अंदर की ओर लेकर पाँव घुटने से सीधे कीजिए। फिर साँस छोड़िए (चित्र-5)। अगर सीने और कूल्हों की ओर ध्यान न देकर पैर सीधे किए जाएँ तो पैर आगे की तरफ झुक जाएँगे, टेढ़े हो जाएँगे और कूल्हा पीछे जाएगा। साथ ही सीना ठुड्डी की ओर न लेकर ठुड्डी को सीने की ओर ले जाने का प्रयास करने पर पीठ में वक्रता आ जाएगी और सीना

सिकुड़ जाएगा। रीढ़ की हड्डी उठाने की क्रिया फन उठाए नाग के समान अंदर और ऊपर होती है।

6. इस स्थिति में कंधे से लेकर कदमों तक शरीर जमीन से लंब रूप रहेगा। इस अंतिम स्थिति में सामान्य साँस लेते हुए 3 से 4 मिनट तक रुकिए। पर इस स्थिति में आगे की बातों पर ध्यान दें—

(अ) सर्वांगासन में स्थिरता एकदम प्राप्त नहीं होती और इस स्थिरता का लकड़ी के समान होना अपेक्षित भी नहीं, स्नायुओं के कारण प्राप्त होनेवाली काष्ठवत् स्थिरता के कारण शरीर गलित यानी शिथिल हो जाता है या थक जाता है। अतः सीने और पसलियों की स्नायुओं को मुलायम रखते हुए ही उठाइए। आगे की पसलियों को पिछली पसलियों की अपेक्षा जरा सा ऊपर उठाइए।

(ब) रीढ़ की स्नायुओं को अंदर लेकर चौड़ा कीजिए, फैलाइए। हथेलियों के बल पीठ उठाने की क्रिया आरंभ में सतत होती रहनी चाहिए। (चित्र-6)

(स) कंधे की और जत्रु की हड्डी (कॉलर बोन) को चौड़ा रखिए। कुहनियों में अंतर कंधों की चौड़ाई के अनुसार रखिए। कुहनियों के बीच का अंतर बढ़ने पर सीना शिथिल होने लगता है और धड़ उठाया नहीं जाता। ऐसे समय पाँव आगे झुकने लगते हैं। पाँव पीछे धड़ की सीध में लाने के पहले कूल्हों की स्नायुओं को अंदर खींचिए। ये क्रियाएँ अलग-अलग होने पर भी एक साथ करनी हैं।

(द) गरदन टेढ़ी रखने की आदत हो तो सर्वांगासन में भी वैसी ही रहती है। अतः उसे ध्यानपूर्वक सीधी रखिए। ठुड्डी का मध्य, गरदन और उरोस्थि का मध्य एक सीध में रखिए। गरदन से दोनों कंधे दोनों तरफ समान अंतर पर चौड़े न रखने से गरदन तो टेढ़ी हो ही जाती है, साथ ही दोनों कानों के परदे एक सीध में न रहने से कान के विकारवालों को चक्कर आता है, कानों में आवाज आने लगती है। अतः दोनों कानों को ध्यानपूर्वक एक सीध में रखना आवश्यक है।

(य) अब इसमें हाथों की रचना पर भी ध्यान देना आवश्यक है।

बाँह को अंदर से बाहर की तरफ घुमाइए। बाँह घुमाने की क्रिया बहुत महत्त्वपूर्ण है। उससे गरदन पर आनेवाला अतिरिक्त भार कम हो जाता है। इसे साधने के लिए द्विशिरस्क (बायसेप्स)

स्नायुओं को बाहर घुमाइए, ताकि उसकी अंदर की कोर छत की ओर रहे। साथ ही बाँह की त्रिशिरस्क (ट्रायसेप्स) स्नायु बाहर से अंदर की तरफ घुमाइए, ताकि बाहरी कोर जमीन पर रहे। बाँहों में पड़नेवाली ऐंठन पीठ के लिए सही मायने में 'सालंब' साबित होती है और पीठ आगे सीने की ओर तथा ऊर्ध्व दिशा में उठाई जाती है। शरीर रूपी लता स्तंभ रूपी हाथों के आधार पर चढ़ाइए। हाथों की पीठ पर होनेवाली पकड़ गरदन पर पड़े तनाव को कम करती है। साँस भारी हो जाए या श्वासोच्छ्वास कष्टकर हो, कानों में डट्टा बैठा हो, हाथों की ऐंठन और पकड़ ढीली होने का लक्षण समझा जाए तो फिर से क्रिया हाथों के जोड़ से लेकर दोहराइए।

(फ) नजर का कदमों की ओर जाना स्वाभाविक है। लेकिन नजर सीने से नाभि तक रखने पर सिर भारी नहीं होता और सीने का मध्य ठीक केंद्र में रहकर दोनों बाजुएँ समान मात्रा में फैलाई जा सकती हैं।

7. इस आसन स्थिति में कुछ देर रुकने पर साँस छोड़ते हुए घुटनों को आगे मोड़िए। (चित्र-4) और पेट की ओर लाइए। (चित्र-3) कूल्हों को नीचे (चित्र-2) लाते हुए जमीन पर टिकाइए। पाँव सीधे कीजिए। (चित्र-1) और थोड़ी देर सीधे लेटिए। स्नायुओं को कसकर मत रखिए और एकदम ढीली भी मत छोड़िए। गरदन में दर्द होता है, इसलिए उसे घुमाइए नहीं। यह दर्द सिर्फ शरीर के भार के कारण होता है। दाईं करवट पर मुड़ते हुए उठकर बैठिए।

□

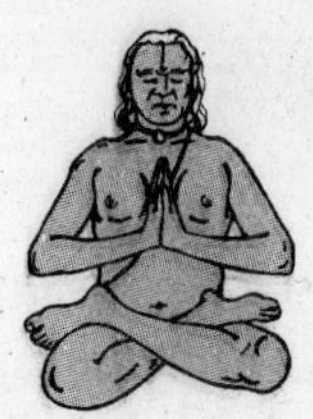

दीवार के सहारे सर्वांगासन

जो गरदन पर तनाव व खिंचाव भी सहन नहीं कर सकते, ऐसे व्यक्तियों के लिए आगे बताई गई विधि के अनुसार कंधे के नीचे कंबल रखकर तथा दीवार का सहारा लेकर सर्वांगासन करने से पार्श्व भाग और धड़ को ऊपर उठाना संभव होता है। दीवार का सहारा मिलने के कारण संतुलन खोने का भय नहीं रहता। कंधे के नीचे के कंबल के कारण गरदन पर अधिक तनाव नहीं आता।

पूर्व तैयारी

चार कंबल लेकर उनकी चार तह करके एक के ऊपर एक ठीक तरह से रखिए। उनकी बंद बाजुएँ एक तरफ हों। कंबलों की इस गद्दी की लंबाई जमीन से दो-तीन इंच हो। चौड़ाई कंधे के अंतर से ज्यादा अर्थात् दो से ढाई फीट तथा लंबाई तीन से साढ़े तीन फीट हो। इस प्रकार तैयार की गई कंबल की गद्दी की खुली परतों को दीवार से सटाकर रखिए।

विधि

1. दीवार से सटी कंबल की गद्दी पर पैर दीवार की ओर करके पीठ पर इस प्रकार लेटें कि दीवार से दूर होनेवाली बंद परतोंवाले किनारे पर कंधे आएँ और सिर का पिछला हिस्सा जमीन पर टिके। पैर घुटने से मोड़कर कदम दीवार पर टिकाइए। कूल्हों को दीवार से जरा सा दूर रखिए (चित्र-1) और साँस लीजिए।
2. अब साँस छोड़िए। कंधों को कंबल पर टिकाकर दीवार पर टिके कदमों पर जोर देकर कूल्हे, कमर तथा पीठ ऊपर उठाइए। हाथ

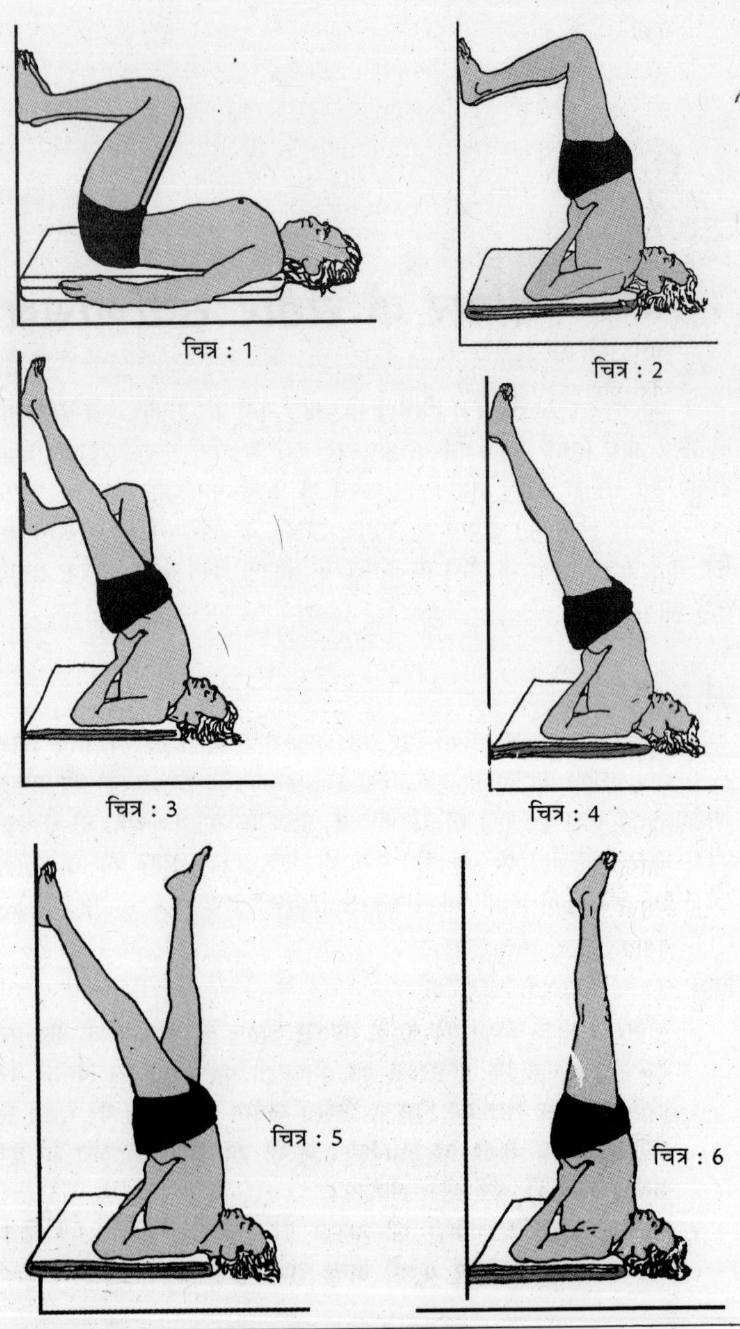
चित्र : 1
चित्र : 2
चित्र : 3
चित्र : 4
चित्र : 5
चित्र : 6

कुहनियों में मोड़कर हथेलियों को पीठ के केंद्र में रखिए और कंधे से घुटने तक पूरे शरीर को ऊपर उठाइए। सीना ऊपर उठाकर ठुड्डी की दिशा में लाइए। (चित्र-2) आसन की यह मध्य क्रिया ध्यानपूर्वक कीजिए। इसमें कदम दीवार पर टिके होने के कारण पैरों को दीवार का सहारा मिलता है, साथ ही कंधे नीचे गद्दी पर मजबूत स्थिति में जरा सा पीछे स्थिर होते हैं। साथ ही बाँह और कुहनी भी कंबल पर स्थिर रहती है। इससे नींव पक्की हो जाती है। दीवार पर कदम दबाकर तथा कंधे (बाँह, कुहनी) नीचे पक्के गड़ाकर रखने पर पार्श्व भाग, कमर तथा पीठ को पूर्णतः उठाना सहज संभव होता है। साथ ही जैसे-जैसे शरीर ऊपर उठाया जाता है वैसे-वैसे हथेलियों से उसे सहारा दिया जा सकता है और सर्वांगासन की एक महत्त्वपूर्ण क्रिया साध्य की जा सकती है।

3. इस स्थिति में थोड़ी देर रुकिए। सीना खुला और चौड़ा कीजिए। अब दीवार से सटे दाएँ कदम को दीवार पर स्थिर रखिए और बायाँ कदम धीरे-धीरे ऊपर ले जाते हुए वह पाँव सीधा कीजिए। (चित्र-3) एड़ी को दीवार पर टिकाइए।
4. इसके बाद दीवार के आधार से बायाँ पैर स्थिर करते हुए दाएँ पैर को ऊपर ले जाइए। एक के बाद एक पैर को कड़ा और सीधा कीजिए। दोनों पैरों की एड़ियों, अँगूठों, टखनों और घुटनों को एक-दूसरे से जुड़ा हुआ रखिए। (चित्र-4) पाँव ऊपर ले जाते समय कंधे कंबल पर से नीचे फिसलने न दें या कमर ढलने न दें। इस स्थिति में दो-तीन बार साँस लीजिए।
5. इसके पश्चात् दीवार से सटकर रखे हुए बाएँ कदम को दीवार पर दबाकर दायाँ कदम दीवार पर से धीरे से उठाइए और पैर सीधा करके धड़ की सीध में लाइए। (चित्र-5) पाँव को दीवार से उठाते समय घुटने से मोड़िए नहीं, उसे तना हुआ रखकर सीधा कीजिए। इससे संतुलन रखने में सहायता मिलती है।
6. इसके बाद बायाँ पैर दीवार पर से उठाने की क्रिया भी ध्यानपूर्वक कीजिए। उसके लिए कंधे से लेकर कमर तक धड़ का भाग पीठ पर रखी हथेलियों के सहारे स्थिर रखिए। पहले सीधा किया हुआ पैर मोड़िए नहीं, उसे ऊपर की दिशा में सीधा तना हुआ रखिए। बाद में फिर दीवार से सटे हुए दूसरे कदम को जरा सा मोड़कर, दीवार पर

दबाकर हलका सा धक्का देते हुए आगे लाइए और सीधा कीजिए। अब दोनों पैर जोड़कर रखिए और संतुलन रखने का प्रयास कीजिए। (चित्र-6)

इस प्रकार दूसरा पैर दीवार पर से उठाने पर शरीर को दीवार का आधार नहीं मिलता। शरीर का बोझ और संतुलन दीवार के सहारे के बिना सँभालना होता है। कंधों, बाँह, कुहनी और हथेली के प्रयोग से वह संभव होता है। उसके लिए पीठ पर होनेवाली हथेलियों की सहायता से पीठ को अच्छी टेक देकर कमर को ऊपर उठाए रखिए। कंबल पर टिकी कुहनी पर बोझ तौलकर कमर को ढलने न दें, पीठ सीधी कड़ी रखिए। दोनों कंधों, दोनों कुहनियों और ऊपर पीठ पर टिके हुए हाथों से बनी तिपाई पर शरीर का संतुलन साधना संभव होता है। पीठ की ओर दीवार के पास होने के कारण संतुलन बिगड़ने की आंशका होने पर कदमों को झट दीवार पर टिकाया जा सकता है। यह इस आसन की अंतिम स्थिति है।

इसमें नीचे कंधे से लेकर ऊपर कदम तक शरीर उलटी स्थिति में जमीन से लंब रूप में कड़ा सीधा रहता है। शरीर का बोझ सँभालने के लिए कंधे, बाँहें और कुहनियाँ तैनात होने पर भी उन पर शरीर का भार कम-से-कम पड़े, इस बात का खयाल रखना पड़ता है। सावधानी बरतनी चाहिए। उसके लिए पैर सीधे कड़े रखकर कूल्हों को गुदाद्वार की दिशा में भीतर खींचकर तथा पीठ सीधी करके कंधे के ऊपरी संपूर्ण शरीर को ऊपर छत की दिशा में खींची हुई स्थिति में रखना है। इससे शरीर का भार कंधे पर नहीं आता। कंधे गद्दी पर जमीन से ऊँचाई पर रखकर सिर नीचे जमीन पर रखने से गरदन पर तनाव महसूस नहीं होता। इस आसन-स्थिति में सामान्य श्वसन करते हुए तीन से पाँच मिनट तक रुकिए। आगे चलकर यह अवधि बढ़ा सकते हैं।

7. आखिर में आसन से नीचे आने के लिए घुटने में एक-एक पैर जरा सा मोड़कर एक-एक कदम पीछे दीवार पर टेकिए और चित्र-4 की स्थिति में आइए। इसके बाद दीवार के सहारे कदम धीरे-धीरे नीचे लेते हुए, पीठ और हाथ की टेक ढीली करते हुए कूल्हों को धीरे से जमीन पर लाइए। पीठ कंबल पर टिकाइए। घुटनों को मुड़े हुए रखकर दाईं ओर मुड़िए और उठकर बैठिए। कंधों को गरदन की अपेक्षा जरा सा ऊपर

कंबलों की गद्दी पर रखने का कारण है गरदन की कशेरुकाओं की सुरक्षा। कंधे ऊपर रखने से गरदन की अंतर्वक्रता हमेशा बनी रहती है और गरदन पर भार या तनाव नहीं आता।

शरीर के सभी भागों पर अच्छा प्रभाव डालनेवाला यह सर्वांगासन सभी विकारों के लिए रामबाण दवा है। इस आसन में होनेवाली विपरीत स्थिति के कारण रक्त नलिकाओं का रक्त हृदय की ओर शुद्ध होने के लिए बिना प्रयास जाता है। सीने के पास की जगह में प्राणवायु से भरपूर शुद्ध रक्त की आपूर्ति होती है, जिससे साँस फूलना, दम लगना, गले के विकार, सीने की धड़कन आदि विकारों में आराम मिलता है। अशक्तता, रक्तक्षय की स्थिति में भी फायदा होता है। सर्वांगासन में सीना ऊपर उठाकर उसे आगे ठुड्डी की ओर लाने के कारण गले का हिस्सा अंदर गहराई में जाकर बंद हो जाता है, वह 'जालंधर बंध' कहलाता है। जालंधर बंध के कारण कंठ ग्रंथियों और उपकंठ ग्रंथियों में रक्त की भरपूर आपूर्ति होती है, रक्त मिलता है। इससे उनकी कार्यक्षमता बढ़कर शरीर और मस्तिष्क में संतुलन स्थापित होता है। सिर दर्द, सर्दी, नाक का दबकर भर जाना आदि शिकायतें दूर हो जाती हैं। सायनस की तकलीफ ठीक हो जाती है। सर्वांगासन का असर संपूर्ण रक्ताभिसरण संस्थान में स्वास्थ्य एवं शांति लाने के लिए होता है इससे गरदन पर तनाव आने या बहुत थकावट के कारण चिड़चिड़ापन होने पर, बहुत थकान महसूस होने पर या मानसिक स्वास्थ्य सहसा टूट जाने पर, निद्रानाश के विकार आदि में यह आसन नियमित करने से लाभ होता है। इस आसन में शरीर का गुरुत्व मध्य बदलने के कारण उदरस्थ अंगों पर असर होता है। आँतों के उपचय-अपचय का कार्य सुचारु रूप से होता है। बवासीर, आँतों का व्रण (अल्सर), अतिसार (दस्त की बीमारी) आदि में अच्छा फायदा होता है। शरीर व्यवस्था के विष-द्रव्य दूर होकर रक्त शुद्ध हो जाता है। साथ ही मूत्रमार्ग की शिकायतें, गर्भाशय का सरक जाना, मासिक धर्म की शिकायतें, श्वेत प्रदर एवं रक्त प्रदर, आंत्रवृद्धि आदि के मरीजों के लिए यह आसन उपयोगी है। मासिक धर्म के विकारों पर सर्वांगासन और हलासन के उपयुक्त होने पर भी उन दिनों में ये दोनों आसन पूर्णतः वर्जित हैं। मासिक धर्म के दौरान होनेवाला रजःस्रवण रुकने के बाद अगले मासिक धर्म के समय तक यह आसन किया जाए। परंतु उसके रुक जाने पर ये आसन फिर से शुरू करना अत्यावश्यक है। उससे महिलाओं की मासिक धर्म संबंधी कई शिकायतें दूर हो जाती हैं। लंबी बीमारी के बाद दिन में दो बार सर्वांगासन करने पर बीमारी के द्वारा नष्ट हुई शक्ति फिर से प्राप्त

हो जाती है। उच्च रक्तचापवालों को चाहिए कि वे पहले हलासन करें और बाद में सर्वांगासन।

सर्वांगासन नियमित करने से पुरानी थकावट दूर हो जाती है। नई उमंग व शक्ति प्राप्त होती है। आत्मविश्वास बढ़ता है, शरीर में नवचैतन्य का संचार होता है, मानसिक शांति प्राप्त होती है। शरीर में जीवन के सुख-दुःख को झेलने तथा आनंद का उपभोग करने की सक्षमता आ जाती है। प्राणायाम की पूर्व तैयारी हो जाती है।

मनुष्य के लिए अन्न के समान ही शुद्ध हवा की आवश्यकता होती है। अन्न के बिना आदमी कुछ दिन जी सकता है, पर हवा के बिना एक क्षण भी जीना संभव नहीं। बाह्य पर्यावरण से होनेवाले दूषणों से मानव के शरीर पर, खासकर श्वसन संस्थान पर, कुप्रभाव पड़ता है। इसके लिए श्वसन संस्थान तथा उससे संबंधित स्नायुओं को सुदृढ़ बनाना आवश्यक है। उनकी प्रतिरोधक शक्ति बढ़ाना जरूरी है। मूलतः श्वसनेंद्रिय और श्वसन संस्थान कमजोर हो तो बाह्य पर्यावरण के दोषों का उन पर तत्काल असर हो जाता है; लेकिन अगर वे स्वस्थ एवं सुदृढ़ हों, उनकी प्रतिरोधक क्षमता अच्छी हो तो बाह्य वातावरणीय दोषों का मुकाबला वे अच्छी तरह से कर सकते हैं।

□

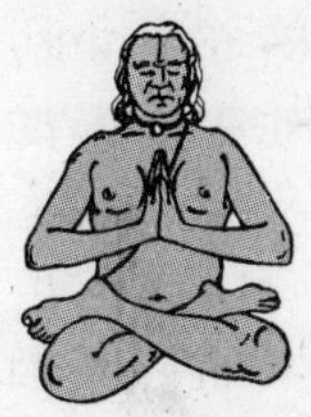

मेरुदंड में शक्ति-मंथन : भरद्वाजासन

गर्भावस्था में माँ के गर्भ में ही शरीर को घुमाते हुए दुनिया में प्रवेश करने वाला बच्चा आगे चलकर इस घुमाने की क्रिया से वंचित हो जाता है। आयु के अनुसार तथा सीमित गतिविधियों के कारण रीढ़ की हड्डी को मोड़ने की क्रिया बहुत सीमित होती जाती है। स्टार्च लगे कपड़े के समान रीढ़ की हड्डी की स्नायुएँ कड़ी हो जाती हैं। कशेरुकाओं के बीच जगह सँकरी होकर दब जाती है और गतिविधियों का खुलापन नष्ट हो जाता है। ऐसे समय रीढ़ की हड्डी तथा वहाँ की स्नायुओं को एकाध गतिविधि से भी आघात पहुँचने की संभावना होती है। पीठ का भारी हो जाना, हूक भरना, गरदन या पीठ में दर्द होना आदि शिकायतें शरीर में अपना अड्डा जमा लेती हैं। खासकर वात वृद्धि होने पर दर्द बढ़ जाता है। वात विकार और वात व्याधि आजकल बढ़ती जा रही है। इसका मुख्य कारण है अनुचित आहार और उससे पैदा होनेवाले पाचन-दोष। मिलावट के इस युग में अन्न शरीर के अंगों को दुर्बल बनाकर उनके काम में बाधाएँ लाता है और शरीर की सप्त धातुओं—अर्थात् रस, रक्त, मांस, मेद, अस्थि, मज्जा एवं शुक्र—इन पर दुष्परिणाम दिखाता है। जठर से आँतों तक पाचनेंद्रियों का कार्य धीमा हो जाने पर पेट दर्द, पेट फूलना, मलावरोध, अधोवात, कमर ऐंठ जाना, पीठ में दर्द, गुदास्थि का चुभना, कमर का कार्यचालन सीमित हो जाना आदि का अनुभव आने लगता है। वायु दूषित होने पर गठिया, शरीर दर्द, जोड़ों और कशेरुकाओं पर सूजन आना आदि से शरीर का आकार विकृत होने तक अर्थात् पीठ में कूबड़, शरीर का आगे या पीछे झुकना अथवा मेरुदंड कड़ा हो जाना, लेकिन सिकुड़ा हुआ जैसे वात–विकार बढ़ जाते हैं। सिर्फ सुविधा के कारण 'फास्ट फूड' खाने से होनेवाली अपच, बदहजमी, डकार, वमन होना, कब्ज (मलावरोध), दस्त आदि ऊपरी तौर पर

सामान्य लगनेवाले, लेकिन हानिकारक दुष्परिणामों को नजरअंदाज किया जाता है।

योगासनों की परिवृत्त क्रिया में मेरुदंड को मोड़ने की क्रिया होने का एहसास होता है, फिर भी उसमें उदरांगों का मर्दन होना, अंगों को मरोड़ देना, उस पर दबाव देकर रक्त की आपूर्ति बढ़ाना आदि अनेक क्रियाओं का समावेश होता है। पीठ की यह परिवृत्त क्रिया उत्तिष्ठ (खड़ी स्थिति), उपविष्ट (बैठी स्थिति), विपरीत (उलटी स्थिति) और हाथ पर संतुलन साधने की स्थिति के आसनों में तथा पूर्वप्रतन और पश्चिमप्रतन स्थिति के आसनों में विविध प्रकार से की जाती है। आसनों की तीव्रता के कारण उनका असर भी विभिन्न और तीव्रतर होता रहता है। लेकिन उत्तिष्ठ तथा उपविश्ट आसनों में उन्हें करना निश्चित रूप से सुलभ होता है। क्योंकि इस स्थिति में मोड़ने की क्रिया का अभ्यास हो जाता है; क्रिया दिशाहीन नहीं होती और मोड़ने की दिशा का ध्यान रहता है।

भारद्वाजासन, मरीच्यासन, अर्द्धमत्स्येंद्रासन, पाशासन, परिपूर्ण मत्स्येंद्रासन—इस प्रकार ऊर्ध्वगामी कोटि के आसन उनके बढ़ते क्रम से उनकी सूक्ष्मता के कारण असरदार और लाभकर होते हैं। ये आसन जठराग्नि को प्रज्वलित करने से लेकर रीढ़ की हड्डी की प्राणशक्ति को अधोभाग से ऊर्ध्वभाग तक उद्दीपित एवं ऊर्ध्वगामी बनाने का काम करते हैं। अब इन आसनों में एक भारद्वाजासन प्रस्तुत है।

भरद्वाजासन

कौरव-पांडवों के गुरु थे द्रोणाचार्य और आचार्य द्रोण के पिता थे ऋषि भरद्वाज। यह आसन उनके नाम से विख्यात है। इसके दो प्रकार हैं, उनमें से यहाँ हम पहले प्रकार पर चर्चा करेंगे।

इस आसन में दोनों कदम नितंब के पास रखते हुए, एक हाथ पीठ की ओर ले जाकर पीछे हथेली से दूसरी बाँह का ऊपरी हिस्सा पकड़ा जाता है। एक हथेली की ओर से दूसरी बाँह को पकड़ने के लिए मेरुदंड और गरदन को उस दिशा में मोड़ा जाता है। (चित्र-1) लेकिन रीढ़ की हड्डी को मोड़ना नए साधकों को सिखाने के लिए उसमें थोड़ा सा बदलाव करके हम भरद्वाजासन करेंगे। चित्र देखकर बाँह को पकड़ने की क्रिया समझ में आ सकती है। इससे बाल वर्ग और युवा वर्ग को यह अंतिम स्थिति सहज ही प्राप्त हो सकती है।

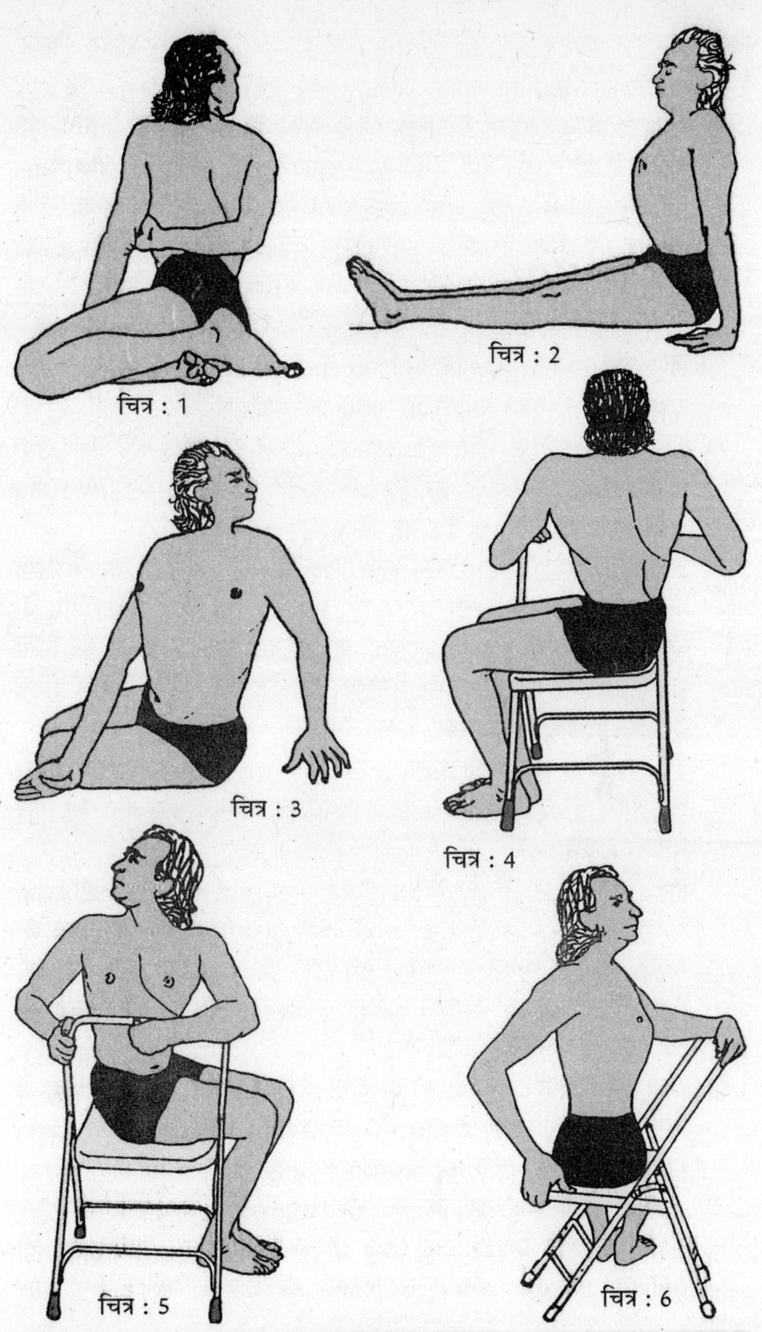

चित्र : 1

चित्र : 2

चित्र : 3

चित्र : 4

चित्र : 5

चित्र : 6

विधि

1. जमीन पर मोटा सा कंबल बिछाइए और दंडासन में बैठिए। (चित्र-2)
2. दोनों टाँगों को घुटनों में मोड़कर दाईं जंघा के पास रखिए। दाएँ टखने का आगे का हिस्सा बाएँ तलवे पर रखिए। चित्र-1 में पैर बाईं तरफ होने के कारण बायाँ टखना दाएँ तलवे पर है, उसी प्रकार दाईं तरफ दायाँ टखना बाएँ तलवे पर रखिए। दोनों घुटने एक-दूसरे के पास सामने और सीधी रेखा में रखिए। कूल्हे जमीन पर रखिए।
3. साँस छोड़ते हुए धड़ का हिस्सा बाएँ कंधे की दिशा में 45 अंश में मोड़िए और दाईं हथेली को बाईं जंघा के नीचे जमीन पर टिकाइए। हथेली जमीन पर न टिका सकने पर जंघा को पकड़िए।
4. हाथ के आधार से उच्छ्वास सहित धड़ को, खासकर धड़ का बायाँ पार्श्व किनारा बाईं ओर घुमाइए और बाएँ हाथ की उँगलियों का कप बनाते हुए उँगलियाँ जमीन पर टिकाइए। (चित्र-3)
5. अब इस स्थिति में दोनों हाथ बाईं तरफ टिके हुए होने के कारण हाथों का सहारा लेते हुए साँस छोड़ते हुए धड़ का पूर्वी हिस्सा दाईं ओर से बाईं ओर और पश्चिमी हिस्सा बाईं ओर से दाईं ओर यानी धड़ को मानो अपने ही मध्य धुरी के साथ घुमाइए। मेरुदंड को मोड़ते, घुमाते समय उसे ऊँचा उठाकर घुमाइए, ढलते हुए मत घुमाइए।
6. इस स्थिति में सीना एक तरफ पूर्णतः मुड़ा हुआ होगा। साँस को छोड़ते हुए सीना उठाइए और उसे चौड़ा करते हुए गरदन बाएँ कंधे की ओर घुमाइए। (चित्र-3)
7. इस स्थिति में 20 से 30 सेकंड सामान्य श्वसन करते हुए रुकिए। इस स्तंभन काल में साँस लेते हुए ध्वनि सहित उच्छ्वास करते हुए रीढ़ की हड्डी को और घुमाने का प्रयास करें। यह क्रिया दो-तीन बार करते हुए मेरुदंड को घुमाइए, जिससे अधिक-से-अधिक कितना घुमा सकते हैं, इस बात का अनुमान होता है।
8. साँस छोड़िए और मेरुदंड को ढीला न करते हुए दाईं बाँह की दिशा से सामने लाइए और बायाँ हाथ धीरे से उठाइए, ताकि मेरुदंड न ढले। दोनों टाँगें सीधी करते हुए दंडासन में आइए।
9. अब यह क्रिया बाईं ओर कदम बढ़ाते हुए, बायाँ कदम दाएँ तलवे पर रखते हुए, बाईं हथेली दाईं जंघा के नीचे दबाते हुए, दाएँ हाथ की उँगलियों का कप जमीन पर टिकाते हुए धड़ व गरदन दाईं ओर

घुमाइए और 20 से 30 सेकंड रुकिए। पुनः दंडासन में आइए।

अब आगे की बातें कीजिए—

बाईं ओर मुड़ते हुए जंघा और घुटना एक सीध में रखिए। घुटने को बाईं ओर मत लाइए। दाईं ओर मुड़ते समय दाएँ घुटने को भी वैसा ही साधिए। बाईं तरफ घूमते हुए दायाँ कूल्हा यदि जमीन से उठ जाए तो धड़ बाईं तरफ तिरछा टेढ़ा हो जाएगा। ऐसी स्थिति में बाएँ कूल्हे के नीचे कंबल की या तौलिए की तह कर लेने पर दोनों कूल्हे समतल रहेंगे और धड़ टेढ़ा नहीं होगा। धड़ को एक तरफ घुमाते हुए नाभि और सीने का मध्य एक सीध में जमीन पर लंब रूप रखिए। आम तौर पर धड़ घुमाव की बाजू में ढलता है, वैसा न होने दें। बाईं तरफ घूमते हुए दाईं कोर कम घूमती है और दाईं तरफ घूमते समय बाईं कोर कम घूमती है—अर्थात् खुली तरफ सहजता से घूमती है। लेकिन बंद ओर सिकुड़ती है, घूमती नहीं। अतः घूमने की क्रिया के बारे में निश्चित विश्वास हो जाने पर ही साँस छोड़कर फिर एक बार बंद तरफ को अधिक घुमाइए। उसे घुमाने के लिए उस तरफ के हाथ का इस्तेमाल कीजिए। उसी प्रकार जंघा के नीचे हथेली को जंघा के नीचे दबाकर रखिए तथा धड़ को घुमाइए। बाईं तरफ घूमते समय दाईं जंघा के बाहरी किनारे को नीचे दबाइए और दाईं ओर मुड़ते समय इससे ठीक विपरीत क्रिया कीजिए। जत्रु की हड्डी को सिकुड़ने न दें और उरोस्थि को उठाएँ। कंधे के पंखे (शोल्डर ब्लेड्स) को ऊपर-नीचे न होने दें। टाँगों की दिशा जमीन की ओर तथा धड़ छत की ओर रहने दें।

जो साधक जमीन पर नहीं बैठ सकते, नीचे बैठने पर जिनकी जंघाएँ समतल नहीं रहतीं, जिनकी रीढ़ की हड्डी पर सूजन आई हो या चक्र का स्थलांतर हो गया हो, पीठ में हूक उठती हो, ऐसे व्यक्ति यह आसन कुरसी की सहायता से कर सकते हैं।

क्रिया

इस प्रकार बैठें कि दाईं जंघा और दाईं पार्श्व कोर कुरसी की पीठ से सटी रहे। हाथों से कुरसी की पीठ के किनारों को पकड़िए (चित्र-4) दोनों जंघाएँ पास रखिए, पैर जमीन पर टिके हुए। साँस छोड़ते हुए धड़ दाएँ कंधे की दिशा में घुमाइए, जिससे धड़ का पूरा भाग कुरसी की पीठ के समानांतर रहे। फिर गरदन घुमाकर दाईं तरफ देखिए (चित्र-5)। एक तरफ घुमाना आसान लगने के बाद बायाँ हाथ डंडे पर टिकाकर दाएँ हाथ से सीट के किनारे को पकड़िए (चित्र-6)। हाथों की पकड़ को मजबूत करते हुए मेरुदंड

को उठाकर घुमाइए। टाँग धड़ के तल की अपेक्षा काफी नीचे होने के कारण उसे घुमाना आसान होता है। लेखक, लिपिक या कुरसी पर बैठकर काम करनेवालों की कमर भारी हो जाती है। ऐसे समय कुरसी पर बैठे-बैठे यह आसन सहज रूप में किया जा सकता है। भरद्वाजासन की यह परिवृत्त-क्रिया पेट या उदर पर दबाव न लाते हुए की जाती है। इससे यह सबके लिए सहज होती है। गर्भवती महिलाएँ यदि कुरसी पर बैठकर, जंघा, घुटनों और टाँगों में दस इंच का अंतर रखकर आसन करेंगी तो अधोदर पर दबाव नहीं पड़ेगा और रीढ़ की हड्डी सहज ही घुमाकर उस पर पड़नेवाले दबाव को भी कम किया जा सकता है।

पाचन, सार-ग्रहण, रक्तशुद्धि, मल-मूत्र, अधोवात के निस्सारण आदि क्रियाओं में काफी बदलाव आ जाता है और जठर, यकृत, प्लीहा, पित्ताशय, अग्न्याशय (पैंक्रियाज), आँतें, मूत्रपिंड आदि अंगों में प्राण-धारण की क्षमता बढ़ जाती है। भीड़ में साइकिल चलाना, यात्रा करना, हवा का जोरदार झोंका सीधे शरीर पर लगना, वात पैदा करनेवाले पदार्थ खाना—इन सबके कारण वर्तमान में गरदन दर्द, स्पोंडिलाइसिस जैसे रोग के प्रकार बढ़ रहे हैं। इन शिकायतों के लिए भरद्वाजासन उत्तम इलाज है।

इससे पूर्व किए सर्वांगासन, हलासन आदि आसनों में कुछ साधकों को गरदन पर भार आने और सीने पर दबाव महसूस होता है। शरीर का भार गरदन, कंधे पर सँभाला नहीं जाता। ऐसे समय गरदन को पीछे मोड़कर विपरीत क्रिया करने की अपेक्षा पश्चिमोत्तानासन या जानुशीर्षासन की मध्य स्थिति करके भरद्वाजासन करने से गरदन के ऊपर तनाव और दबाव से मुक्ति पाई जा सकती है। रीढ़ की स्नायुओं को सहजता से घुमाना आवश्यक होता है। अतः खिलाड़ियों के लिए खेल के मैदान पर भी सहजता से घुमाना संभव होता है। मेरुदंड में रक्त का भरपूर संचार होता रहता है, फिर भी बाईं तरफ से दाईं तरफ और दाईं तरफ से बाईं तरफ परस्पर काटनेवाले चेतना-तंतुओं को अर्थात् इड़ा और पिंगला को मेरुदंड के स्थल संकुचन के कारण और परस्पर काट के कारण आवश्यक शक्ति नहीं मिलती। इस आसन में दाईं ओर से बाईं ओर घूमते समय दाईं ओर अवकाश और बाईं ओर से दाईं ओर घूमते समय बाईं ओर अवकाश मिलने के कारण वहाँ का शक्ति-स्पंदन बढ़ जाता है। यही इस परिवृत्त वर्ग के आसनों की विशेषता है।

□

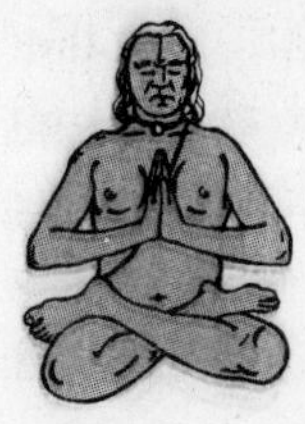

उदरांगों का स्वयं मर्दन और मंथन

ब्रह्मा, विष्णु और शिव इस त्रिमूर्ति में सृष्टिकर्ता ब्रह्मा का पुत्र और सूर्य के पितामह मरीचि ऋषि के नाम से ख्यात इस आसन के चार प्रकार हैं, जिनमें से परिवृत्त क्रिया के अंतर्गत आनेवाले मरीच्यासन का तीसरा प्रकार हम सीखेंगे। इसमें बैठी स्थिति में मुड़े हुए पैर को दोनों हाथों की पकड़ में लपेटते हुए मेरुदंड को घुमाया जाता है। (चित्र-1)

किसी भी आसन की पूरी स्थिति सीखने के पहले उसकी मध्य स्थिति की बारीकियों को ध्यान में लेना आवश्यक होता है। ये सब मध्य स्थितियाँ पूर्ण आसन की ओर जाने का मार्ग दिखाती हैं। प्राणशक्ति की उत्पत्ति एवं संचय कैसे किया जाए तथा अपव्यय को कैसे टाला जाए, इस बात की सीख इन स्थितियों से मिलती है। मध्य स्थिति पूर्णासनों की नींव ही है। स्नायु, चेतना-तंतु, रक्त नलिकाएँ, नाड़ी, धमनी, शिराएँ आदि शरीर रूपी वस्त्र के ताने-बाने हैं। बुद्धि सुई की आँख है, चित्त सुई की नोक है। जिस प्रकार धागा सुई के अग्र (नोक) की दिशा में ही जाता है या सुई का अनुकरण करता है उसी प्रकार आसन करते समय शरीर के धागे को पकड़कर आत्मा के आमने-सामने समानांतर होनेवाले सत्त्वचित्त यानी सुई की नोक का अनुसरण करता है।

मरीच्यासन

विधि

1. कंबल फैलाकर दंडासन में बैठिए। घुटने के अंदर की हड्डी को दबाकर, जंघाओं को अंदर की तरफ घुमाते हुए कूल्हों के अंदर की ओर के किनारों पर बैठिए।

2. दायाँ पैर कड़ा सीधा रखकर बाईं टाँग घुटने में मोड़िए। तलवा जमीन पर रखिए। साँस छोड़ते हुए बाईं एड़ी को बाईं जंघा के पास लाइए। हाथों से पैर की पिंडली के आगे के हिस्से को पास खींचिए। आगे की हड्डी को लंब रूप में रखिए। बाएँ तलवे को उँगलियों तक सीधा फैलाइए। टाँग को मोड़ने के बाद पिंडलियों और जंघा की अंदर की कोर को बाहर की ओर घुमाइए। दायाँ घुटना कड़ा रखिए। एड़ी और उँगलियाँ लंब रूप में रखिए। हाथों को दंडासन के समान रखकर जमीन पर दबाइए और त्रिकास्थि की हड्डी को ऊपर उठाइए। थोड़ी देर तक उसी स्थिति में रहिए।
3. अब साँस को छोड़ते हुए दायाँ हाथ ऊपर उठाइए और धड़ की दाईं कोर हाथों सहित ऊपर उठाकर जरा सा झुकते हुए धड़ को बाईं तरफ इस प्रकार घुमाइए कि सीने की दाईं कोर तथा दायाँ हाथ बाईं जंघा को काटते हुए बाईं तरफ आएगा।

   अब दाईं बाँह की बाहरी कोर को बाईं जंघा की बाहरी कोर से काटते हुए बाईं जंघा में फँसा दीजिए। दाईं बगल और पार्श्व कोर बाईं जंघा के पास आएगा। अब साँस छोड़ते हुए पेट को दाईं ओर से बाईं ओर मोड़ते हुए शरीर को घुमाइए। लेकिन सीने के नीचेवाली पसलियों की कोरें पेट की ओर दबने या सिकुड़ने न दें।

   आरंभ में शरीर की पार्श्व कोर शायद जंघा के पास नहीं आएगी, क्योंकि रीढ़ की हड्डी और उदर का भाग घूम नहीं पाता। ऐसे समय साँस लीजिए और उसे जरा सा जोर से छोड़कर पीठ की ओर से दाईं पार्श्व कोर को आगे लाइए। लेकिन दाईं पार्श्व कोर को बाईं तरफ लाने के लिए उच्छ्वास की दिशा वृक्क के, पीठ के स्थान से सीने के दाएँ हिस्से की ओर रहने दीजिए।
4. दाईं कुहनी को मोड़कर जंघा के उस पार फँसा दीजिए। हथेली को सामने खड़ी रखिए। बायाँ हाथ शरीर के बाएँ कूल्हे के पास हाथ का उलटा कप बनाकर रखिए। (चित्र-3) हथेली अगर नीचे टिक जाए तो धड़ बाईं ओर ढल जाएगा। उसे टालने के लिए उँगलियाँ दबाकर धड़ का हिस्सा पाँवों की ओर ले जाइए। इससे वह सीधा लंब रेखा में आएगा। सीना चौड़ा करके सिर को बाएँ कंधे की ओर घुमाइए। गरदन को मोड़ना आसान होता है, इसलिए वह पहले घूमती है; पर वैसा मत कीजिए।

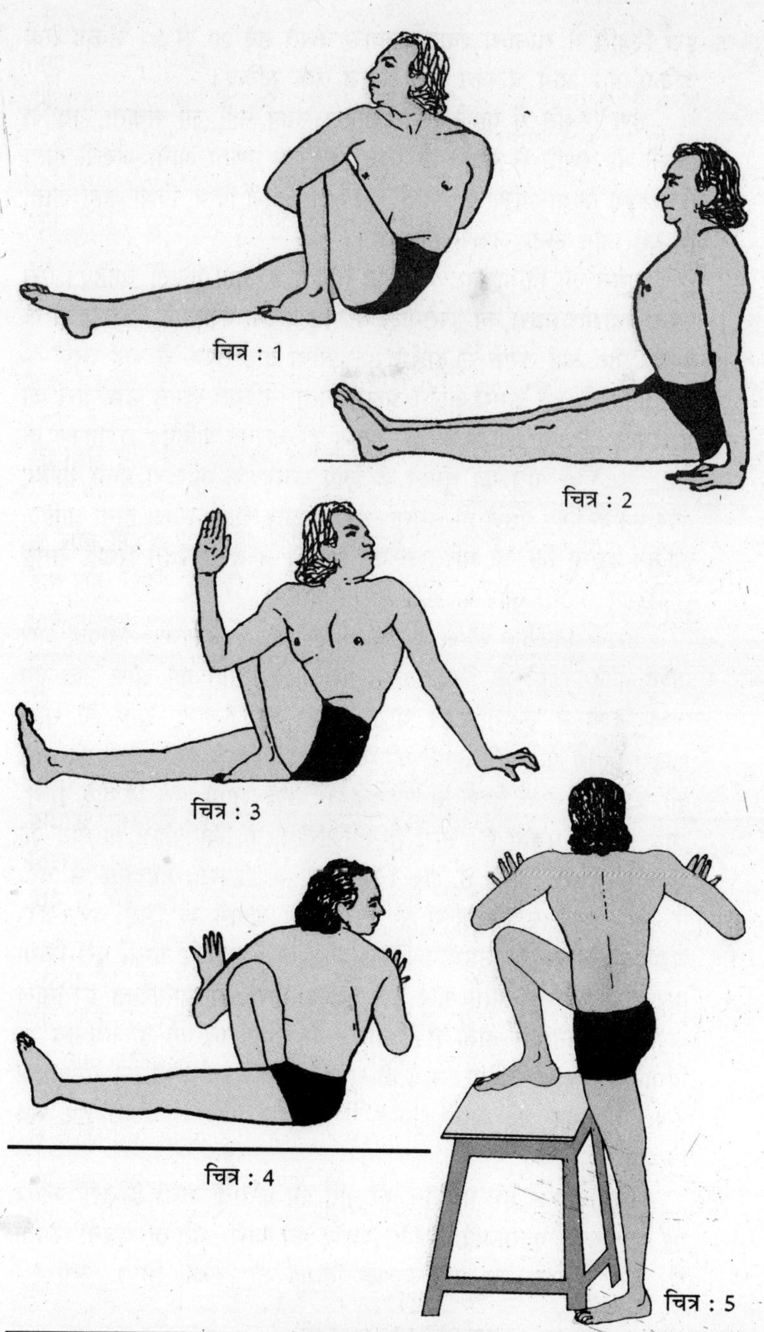

चित्र : 1

चित्र : 2

चित्र : 3

चित्र : 4

चित्र : 5

5. इस स्थिति में सामान्य श्वासोच्छ्वास करते हुए 20 से 30 सेकंड तक रुकिए और आगे चलकर एक मिनट तक रुकिए।

इस स्थिति में पहले स्थिर होकर रुका नहीं जा सकता, क्योंकि किसी भी स्थिति में रुकने के लिए क्रिया में पूर्णता आना जरूरी होता है। अधूरी क्रिया अस्थिरता लाती है। अतः अधूरी क्रिया किसे कहा जाता है, यह जान लेना जरूरी होता है।

घूमने की क्रिया झटके से या तीव्रता से नहीं करनी चाहिए। ऐसे समय श्वासोच्छ्वास का इस्तेमाल यंत्रवत् करना पड़ता है। उच्छ्वास के सहित पीठ बाईं तरफ से दाईं तरफ, सीना दाईं तरफ से बाईं तरफ—इस प्रकार घुमाते समय अलग-अलग किंतु निश्चित स्थान उच्छ्वास का इस्तेमाल जितना आवश्यक हो उतना ही करना चाहिए। उदाहरण के लिए, उदर के भाग को घुमाने के लिए उच्छ्वास जोर से होना चाहिए और उसके लिए पहले ही उतना जोर से और तीक्ष्ण श्वास होना चाहिए, लेकिन इतना कि जो मस्तिष्क को झटका न दे। गरदन घुमाते समय उच्छ्वास ज्यादा जोर से नहीं करना चाहिए।

इसके विपरीत श्वास का इस्तेमाल सीना, उरोस्थि, मेरुदंड और पार्श्व कोर उठाने के लिए करना पड़ता है। सीने को साँस लेते हुए ऊर्ध्व दिशा में उठाना और चौड़ा करना या फैलाना, साथ ही साँस छोड़ते समय पीठ की तरफ की स्नायुओं को कंधे से नीचे पार्श्व भाग की ओर और एक तरफ से मेरुदंड की ओर लाना—ये क्रियाएँ साथ-साथ जोड़नी पड़ती हैं। साथ ही नौसिखियों के लिए सीना या पीठ को घुमाना आसान होता है, पर त्रिकास्थि का हिस्सा सहजता से नहीं हिलता। इसलिए त्रिकास्थि से शरीर को घुमाने के लिए चरण-दर-चरण उच्छ्वास का उपयोग किया जाता है। एक ही समय पूरी क्रिया करना संभव नहीं होता और इस प्रकार साँस का अतिरिक्त इस्तेमाल करना भी अनुचित होता है। अतः शरीर और मन को दोलायमान या विचलित न होने दीजिए, साथ ही घूमते समय पार्श्व कोरों को समानांतर रखते हुए धड़ को आगे झुकने न दें और पीछे न ढलते हुए सब क्रियाएँ पूरी करें।

जिस प्रकार हम भगवान् की मूर्ति की प्रतिष्ठा करते हैं उसी प्रकार हर आसन में कायाब्रह्म, अर्थात् शरीर की प्राण–प्रतिष्ठा करनी पड़ती है। इस प्रतिष्ठा का भाव प्रत्यक्ष क्रिया की अपेक्षा भिन्न होता है।

हालाँकि नौसिखियों के लिए यह सब समझ में न आता हो, फिर भी आगे चलकर इन बातों का पालन करना होता है। इसलिए उसकी जानकारी हो, एहसास हो जाए और ध्यान रहे, इस उद्देश्य से यह बात सहज रूप में कही जा रही है।

6. अब साँस लेते हुए धड़ का दायाँ पार्श्व कोर उठाते हुए हाथ दंडासन में लाइए। साँस छोड़ते हुए बायाँ पैर सीधा तानिए और दंडासन में आइए। दायाँ पैर घुटने में मोड़कर बाएँ हाथ को दाईं जंघा के पार फँसाकर यही आसन दाईं तरफ कीजिए।

यदि धड़ लंब रेखा में न आकर पीठ की ओर ढलता रहे, उदर-मेद बढ़ गया हो या रीढ़ की हड्डी के विकार हों तो कूल्हों के नीचे कंबल की ऊँची तह करके उस पर बैठें, ताकि त्रिकास्थि उठाई और घुमाई जा सके अथवा दीवार के पास समानांतर दंडासन में बैठकर, दाएँ पैर को मोड़कर बायाँ हाथ दाहिने पैर के ऊपर लाते हुए हथेलियाँ दीवार पर रखिए और बाईं पार्श्व कोर दीवार की तरफ तथा दाहिनी कोर पीछे ले जाइए। इस तरह दीवार की सहायता से मेरुदंड को घुमाया जा सकता है। (चित्र-4)

बैठी स्थिति में परिवृत्त क्रिया रीढ़ की हड्डी के लिए चुनौती ही है, क्योंकि कूल्हों से पैर ज़मीन पर टिके हुए होने के कारण मेरुदंड का चलन पैर की स्थिर स्थितियों के विपरीत होता है। इससे पैर के पास की त्रिकास्थि की हड्डी को स्थिर पैर के विपरीत सहजता से उठाया या घुमाया नहीं जा सकता। इसके लिए उत्तिष्ठ स्थिति में दीवार का आधार लेते हुए उसे घुमाने से मेरुदंड मूल से ही मुक्त रूप से घूमता है। इससे रीढ़ की हड्डी का विकार, रीढ़ की हड्डी की चकती का स्थलांतर, रीढ़ की हड्डी पर सूजन, कंधे का दर्द, गरदन में दर्द, स्पोंडिलाइटिस, हूक भरना आदि विकारों में लाभ होता है। उत्तिष्ठ स्थिति में मरीच्यासन 'उत्तिष्ठ मरीच्यासन' कहलाता है।

इसके लिए जंघा की लंबाई के बराबर एक स्टूल दीवार के पास रखिए। ताड़ासन में दीवार के पास दायाँ पैर आएगा। इस स्थिति में खड़े रहिए। दाहिनी टाँग घुटने में मोड़कर कदम स्टूल पर रखिए। बायाँ पैर नीचे और दायाँ पैर स्टूल पर मुड़ा हुआ, यह स्थिति घुटनों के गठिया रोग (संधिवात) पर भी असरदार है। साँस छोड़ते हुए बायाँ हाथ दाईं जंघा के विपरीत दिशा में ले जाते हुए दीवार पर लाइए। दाईं हथेली भी दीवार पर रखकर मेरुदंड त्रिकास्थि से ऊपर उठाते हुए घुमाइए। दूसरी तरफ से इसे

करने के लिए स्टूल की दूसरी तरफ जाकर बायाँ पैर स्टूल पर और दाहिना हाथ बाईं जंघा की विपरीत दिशा में ले जाते हुए हाथ दीवार पर रखिए। घर में लकड़ी या लोहे की अलमारी के किनारों को हाथ से पकड़कर भी इस प्रकार घुमाया जा सकता है। (चित्र-5) परिवृत्त क्रिया में मेरुदंड और पीठ की स्नायुओं को अंदर लेते हुए ऊँचा उठाकर घुमाने की क्रिया महत्त्वपूर्ण होती है।

वर्षा ऋतु में वात वृद्धि और पित्त संचय होने के कारण भूख न लगना, अपच, अम्लपित्त आदि विकार बढ़ते हैं, साथ ही उसके बाद गरमी के मौसम में पित्त का प्रकोप होता है। उससे बचने के लिए वर्षा ऋतु में पीठ की परिवृत्त क्रिया आवश्यक होती है। बाहरी वातावरण में ठंडक होने के कारण ये आसन जठराग्नि को प्रदीप्त रखने का कार्य करते हैं।

दैनिक कार्यों में कुछ लोगों को शरीर का इस्तेमाल एक ही तरफ से करने की आदत पड़ जाती है। उदाहरण के लिए, रिवर्स गियर पर गाड़ी चलाते समय जितना दाईं तरफ घुमाने का अभ्यास होता है उतना बाईं तरफ का नहीं। खिलाड़ियों को बहुधा खेलते समय कमर को घुमाना पड़ता है, लेकिन उनकी घुमाने की कुशलता एक ही तरफ ज्यादा रहती है। भरद्वाजासन और मरीच्यासन, इन दोनों आसनों में मेरुदंड की भीतरी और बाहरी स्नायुएँ उसी स्तर पर रखी जाती हैं और दोनों तरफ की स्नायुओं का इस्तेमाल किया जाता है। चोट या घाव के कारण होनेवाले दर्द का दूर किया जा सकता है और पेट पर दबाव पड़ने के कारण श्वास–पटल की गतिविधियों में सहजता आती है।

उरुसंधि कड़ी हो जाने पर निचली हड्डी भी कड़ी हो जाती है। इस आसन में उरुसंधि को फैलाया या ढीला छोड़ा जाता है। जंघाओं और उदरांगों का परस्पर घर्षण और मर्दन होता है तथा घुमाने की क्रिया करते समय पड़नेवाली ऐंठन और दबाव के कारण रक्त–संचार बढ़ जाता है। पीठ को घुमाने में सहायक अग्न्याशय (पैंक्रियाज), वृक्क तथा वृक्क ग्रंथि (एड्रीनल ग्लैंड) रक्त में जैसे धोकर साफ हो जाती है। पाचन क्रिया में सुधार आ जाता है और डकार तथा अधोवात मुक्त होती है, शरीर में अम्लता नहीं बढ़ती।

आंत्रवृद्धि (हार्निया), उरोगत आंत्रवृद्धि (हायटस), उरुसंधि, आंत्रवृद्धि (इंग्वीनियल) एवं नाभिगत आंत्रवृद्धि (अंबलीकल) के रोगियों के लिए तथा गर्भवती स्थिति में या मासिक धर्म के समय जिन स्त्रियों की बच्चेदानी नीचे या

पीछे सरक गई हो उन्हें यह ऑसन नहीं करना चाहिए; क्योंकि इस आसन में गर्भाशय और बीजांडकोश पर दबाव पड़ता है। पर बीजांडकोश को उद्दीपित करने के लिए अन्य समय यह आसन अवश्य किया जाए।

यह आसन एक ही बार के प्रयास में नहीं हो पाता। अतः उसे दाईं और बाईं तरफ दो-तीन बार करते रहने से कार्यकलाप, समयानुसार होनेवाला श्वसन, श्वसन के अनुसार मन की गहराई का होनेवाला एहसास—इन सभी बातों को समझना एवं आत्मसात् करना पड़ता है। आसन-साधना में शरीर की कली खिलती है। इसमें धैर्य रखना पड़ता है, तभी आत्म-विकास संभव होता है।

□

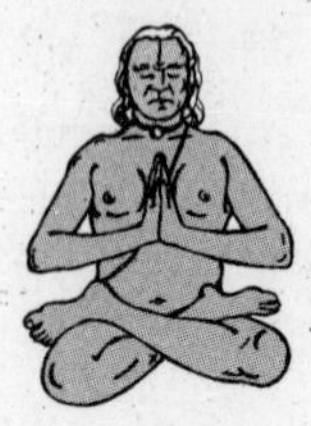

मेदहारी ऊर्ध्व-प्रसारित पादासन

पैंतीस वर्ष की आयु तक सामान्यतः प्रत्येक व्यक्ति के जीवन में थोड़ी स्थिरता आ जाती है। नौकरी-व्यवसाय ठीक-ठाक चलता है, आर्थिक स्थिरता आ जाती है। पारिवारिक व्यवस्था ठीक दिशा में चलने से मानसिक स्वास्थ्य उत्तम रहता है। वाहन खरीदना संभव होता है। कुल मिलाकर दौड़-धूप कम हो जाती है। लेकिन स्वास्थ्य के साथ-साथ सुस्ती भी आती है। युवावस्था में खेलने, कसरत करने की आदत छूट जाती है। हिलना-डुलना कम हो जाता है। शारीरिक श्रम और कसरत नहीं होती है तथा खाने-पीने के प्रकारों में बदलाव आता है। कई अवसरों पर पुष्टिवर्द्धक मिष्टान्न खाया जाता है। खाने-पीने पर काबू नहीं रह पाता। आहार-विहार में अनियमितता आ जाती है।

ठीक इसी समय एक समस्या अचानक प्रवेश करती है। शरीर में मोटापा चढ़ने लगता है। पेट निकलने लगता है। आरंभ में इसे सुस्थिति का लक्षण समझा जाता है। सुस्ताए हुए जीवन में उसकी तरफ ध्यान नहीं दिया जाता। कुछ दिनों के बाद यह समस्या बन जाती है और खूब सताने लगती है। पेट, कमर का हिस्सा, जंघाएँ, कूल्हे आदि स्थानों पर मेद बहुत जल्दी बढ़ता जाता है। वजन बढ़ता जाता है। सुस्थिति के लक्षणों का रूपांतर बेडौलपन में हो जाता है। महिलाओं में यह बदलाव प्रसूति के बाद विशेष रूप से दिखने लगता है। मेद–वृद्धि पर समय पर काबू न पाने से आगे चलकर घुटनों का दर्द, रक्तचाप, मधुमेह आदि विकारों को आमंत्रण दिया जाता है। उनकी जरा सी आहट लगते ही झट आँखें खुल जाती हैं। कुछ करने की इच्छा होती है। वजन कम करने के लिए व्यायाम, कसरत पद्धति का अवलंबन करने का विचार शुरू हो जाता है। वजन को एकदम घटाना भी स्वास्थ्य के लिए हितकर नहीं होता। चरबी भले ही कम न हो, पर भीतर के अंग तरोताजा रहेंगे, दुर्बलता

नहीं आएगी, उपचय-अपचय क्रिया पर विपरीत प्रभाव नहीं पड़ेगा। इन बातों की फिक्र करना, सतर्क रहना आवश्यक होता है और उसी प्रकार के व्यायाम का चयन करना पड़ता है।

व्यायामादि से चरबी भले ही कम हो जाए, फिर भी उस भाग की स्नायुएँ ढीली पड़कर शिथिल हो जाती हैं और व्यायाम, कसरत में रुकावट पड़ने पर फिर से वहाँ चरबी बढ़ने लगती है।

योगासनों का मूल और मुख्य उद्देश्य वजन घटाना या सिर्फ स्वास्थ्य बनाना मात्र न होते हुए भी यह सब स्वयं ही होता रहता है। यह धन-संपत्ति, आहार-विहार में संयम, अभ्यास की नियमितता, निश्चितता और मनोनिग्रह से प्राप्त होती है।

लाभकारक ऊर्ध्व-प्रसारित पादासन इन्हीं में से एक आसन है। इससे चरबी कम हो सकती है, इंद्रियाँ सशक्त व मजबूत हो जाती हैं, वजन कम हो सकता है।

ऊर्ध्व--प्रसारित पादासन

ऊर्ध्व-प्रसारित यानी ऊपर की दिशा में प्रसारित अर्थात् फैले हुए और पाद यानी पैर। इस आसन में जमीन पर पीठ के बल लेटकर दोनों पैर ऊपर की दिशा में शरीर से लंबकोण में ताने व खींचे जाते हैं। इस आसन में शरीर की स्थिति दंडासन के समान होती है। अंतर इतना ही होता है कि जमीन पर धड़ स्थिर रखकर पैर ऊपर तने हुए होते हैं तो दंडासन में पैर जमीन पर सीधे रखकर धड़ ऊपर की ओर तना हुआ होता है।

विधि

1. जमीन पर कंबल या दरी बिछाकर पीठ के बल लेट जाएँ। पैर सटे हुए, घुटने कड़े और हाथों को पैरों की दिशा में, हथेली जमीन की ओर मुड़े हुए रखें (चित्र-1)। अगली क्रिया के लिए उदरावकाश की रीढ़ की हड्डी (लंबर स्पाइन) और वहाँ की स्नायुओं को कूल्हों की ओर लंबा करके रखिए। वह भाग सिकुड़ने पर पेट और पीठ पर अतिरिक्त तनाव आकर पीठ दर्द हो सकता है।
2. क्रमशः एक-एक पाँव घुटने में मोड़कर दोनों कदम व एड़ियाँ कूल्हों की ओर लाइए और कदमों, घुटनों तथा जंघाओं को जुड़ी हुई रखिए। इस

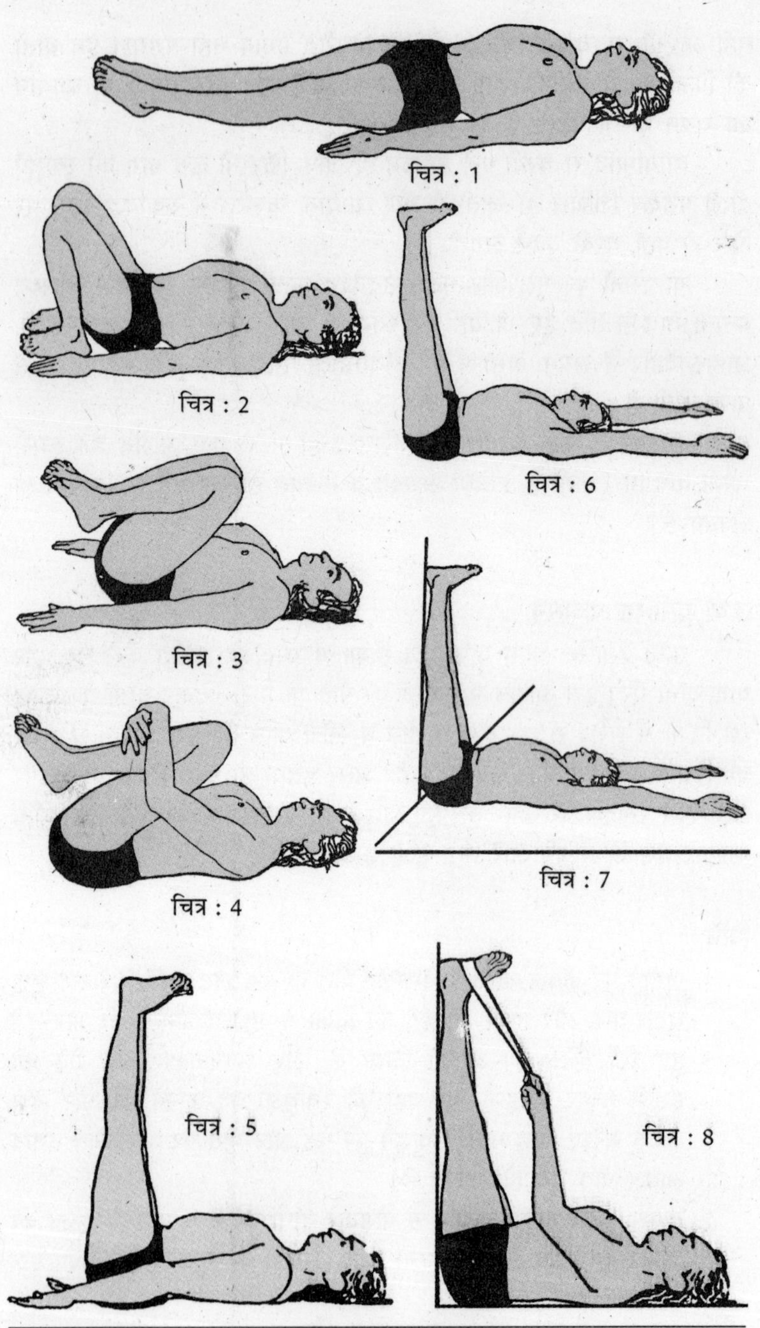

चित्र : 1

चित्र : 2

चित्र : 3

चित्र : 4

चित्र : 5

चित्र : 6

चित्र : 7

चित्र : 8

स्थिति में फिर एक बार उदरावकाश की रीढ़ की हड्डी (लंबर स्पाइन) को कूल्हे की दिशा में लंबा कीजिए। (चित्र-2)

3. साँस छोड़िए। दोनों घुटने और जंघाएँ पेट की दिशा में लाइए। एक-दो श्वास लीजिए। (चित्र-3)
4. साँस छोड़िए और हाथ उठाकर हाथों की पकड़ का घेरा पाँवों के चारों ओर से करके पाँवों को आलिंगन में पकड़िए। (चित्र-4) इस मध्य स्थिति को उत्तान पवनमुक्तासन या सुप्त पवनमुक्तासन कहते हैं। इसमें उदरावकाश (लंबर स्पाइन) और त्रिकास्थि की हड्डी को पार्श्वभाग की ओर अधिकाधिक लंबा खींचा जा सकता है। साथ ही जंघाओं का दबाव पेट पर आने के कारण निचले उदर से सीने की तैरती पसलियों तक उदर का भाग लंबा फैलाया जा सकता है। यह स्थिति कमर दर्द (खासकर महिलाओं को) और अधोवात कम निकलनेवालों के लिए उपयुक्त होती है और अगली क्रिया अप्रत्यक्ष रूप से दूषित हो तो उस दोष को कैसे टाला जाए, इसके बारे में भी हम समझ सकते हैं।
5. अब दोनों हाथ धड़ के दोनों तरफ रखिए। (चित्र-3) साँस छोड़ते हुए पैर छत की दिशा में, शरीर के लंब कोण में सीधा तना हुआ रखिए। (चित्र-5)
6. इस स्थिति में आरंभ में अधिक-से-अधिक 5 से 6 सेकंड सामान्य श्वासोच्छ्वास करते हुए रुकिए।
7. अब सामान्य साँस लेते हुए दोनों हाथ सिर की दिशा में ऊपर की ओर खींचिए। तलवे छत की ओर मुड़े हुए रखिए। दोनों हाथों में कंधे की चौड़ाई जितना अंतर रखिए। (चित्र-6)
8. इस स्थिति में आरंभ में अधिकतर 5 से 10 सेकंड तक सामान्य श्वासोच्छ्वास करते हुए रुकिए। अभ्यास के अनुसार यह अवधि 30 सेकंड तक बढ़ाएँ।
9. साँस छोड़िए, हाथ धड़ की दिशा में (चित्र-5) और घुटने मोड़कर पैर पेट की ओर लाइए। (चित्र-3) फिर साँस लेकर छोड़ते हुए कदम जमीन पर रखिए। (चित्र-2) अब एक के बाद एक पाँव सीधा कीजिए। (चित्र-1) अब आगे की बातों को ध्यानपूर्वक कीजिए, ताकि इसमें होनेवाली गलतियों को कैसे टाला जाए, यह ध्यान रहे।

पैर छत की ओर उठाते समय पीठ की स्नायुएँ सिकुड़ने न पाएँ। साथ ही कूल्हे भी उठने न पाएँ। उदरांगों और त्रिकास्थि के पास की पीठ की

स्नायुओं को कूल्हे की ओर ठीक गुदास्थि की दिशा में लंबाई में खींचिए। वहाँ की त्वचा भी सिकुड़ने न पाए।

दरअसल कमर के बाहर की स्नायुएँ अर्थात् कूल्हे के तरफ की स्नायुएँ अपने आप ऊपर उठ जाती हैं। उन्हें ध्यानपूर्वक नीचे और तना हुआ रखें। कमर और कूल्हे के कोरों को न उठाते हुए जमीन पर रखिए। साँस लेते हुए पैर ऊपर न उठाइए। इससे सीने और श्वास-पटल पर दबाव पड़ता है और सिर भारी हो जाता है।

दोनों जंघाओं की स्नायुएँ अंदर की तरफ मोड़कर अंदर के कोरों को एक-दूसरे से सटाकर रखिए। घुटनों के कटोरे जोड़ों की दिशा में अंदर की तरफ खींचिए। चतुःशिरस्क (क्वाड्रिसेप्स) स्नायुओं को जंघा की ओर मोड़िए। तलवों को एड़ी की ओर से उँगलियों की ओर लंबा और मेहराब की ओर बाहरी कोरों की तरफ चौड़ा रखिए। उँगलियों को सिकुड़ने न दें। पिंडली के आगे की तरफ की हड्डी (शिन बोन्स) और जंघा की हड्डियों की बाहरी कोर को अंदर के कोरों की ओर दबाएँ। पैर कदमों की दिशा में खींचते हुए भी जंघाओं के जोड़ को मजबूती से दबाए रखें।

सीने और गरदन को सिकुड़ने न दें। कंधों को चौड़ा रखें। श्वास-पटल को सिकुड़ने न दें। बगल पर हाथों के अंदर की तरफ की बाँह को न दबाएँ। साथ ही आसन-स्थिति में, श्वास लेते समय गले पर दबाव पड़ जाए, गरदन ऊपर सिर की ओर उठ जाए तो हाथ को सिर पर उठाने की जल्दी न करें। संभवतः हाथ उठाकर सिर पर तानने की क्रिया (चित्र-6) प्रथम चित्र-5 की क्रिया ठीक तरह से सध जाने के पहले न करें। हाथ धड़ के पास रखकर ही आसन करें।

हाथ ऊपर खींचने पर हाथों के अंदर की तरफ के कोर गरदन या सिर की तरफ गड़े हुए नहीं रहने चाहिए। ऐसा होने पर पेट को असरदार कसरत मिलने की बजाय गले और सिर पर तनाव पड़ता है और कनपटियों (टेंपल्स) पर तनाव पड़ने से वे गरम हो जाती हैं।

सिर पर तने हुए हाथ को मोड़िए या सिकोड़िए नहीं, बल्कि दोनों हाथ निचली पसलियों, बगलों और बगलों से हाथों तक तानिए। पर देख लीजिए कि इससे हाथ कड़े और तने हुए रहें, पर सिर पर तनाव नहीं हो और जबान तथा गला घुट नहीं रहा हो।

पैर अगर लंबकोण में न रखकर पेट की ओर लाए जाएँ तो अधोदर की बाहरी स्नायुएँ सिकुड़ जाती हैं और वहाँ के अंगों पर अतिरिक्त दबाव अर्थात्

मूत्राशय, बीजांडकोश, गर्भाशय, वीर्यग्रंथि पर पड़ता है, जिससे वे धड़ के नीचे की दिशा में दब जाते हैं। वैसा न हो, इसलिए आरंभ से ही उदरावकाश की रीढ़ की हड्डी (लंबर स्पाइन) और त्रिकास्थि कूल्हे की ओर तानने की सूचना बार-बार दी गई है, उसकी ओर ध्यान दें। उदरांग रीढ़ की हड्डी की ओर होना चाहिए; लेकिन ध्यान रहे कि वह गुदास्थि की दिशा से जंघा की ओर दब न पाए।

पेट की चरबी को कम करने के लिए, उदरांगों में ताजगी लाने के लिए, पीठ की स्नायुओं में ताकत लाने के लिए, पेट में गैस होने पर तो यह आसन उपयुक्त है, पर इससे और भी अधिक लाभ होते हैं। क्रिया में जरा सा बदलाव करके, अर्थात् दीवार की सहायता से करने पर निश्चित ही पता चलता है।

दीवार से सटकर दंडासन में बैठिए। धड़ को जमीन की तरफ झुकाते हुए पीठ दीवार पर ले जाइए या जमीन पर टिकाइए। टाँगों को दरवाजे की चौखट के पास पीठ पर लेटते हुए पैर दीवार की तरफ ले जाइए। दरवाजे की चौखट के पास करने से हाथ से चौखट पकड़कर कूल्हों को दीवार के पास सरकाया जा सकता है। इस प्रकार टाँगें दीवार पर और पीठ जमीन पर रखकर पार्श्व भाग दीवार से पूर्णतः टिकाकर रखने से शरीर अंग्रेजी के 'एल' (L) के आकार में रहेगा। (चित्र-7)

जो अतिमेद के कारण पैर स्वतंत्र रूप से नहीं उठा सकते या कमर दर्द के कारण इन स्नायुओं में शक्ति नहीं होती, उनके लिए यह क्रिया लाभकारी है। किसी व्यक्ति में इतनी दुर्बलता हो कि पैर उठाकर लंब कोण में रखने की क्रिया जब बड़ी मुश्किल से अर्थात् साँस को रोककर, सीने को सिकोड़कर तथा गरदन, गले और कनपटियों पर तनाव देते हुए करनी पड़ती हो, तब इस तरह करने से फायदा होगा या महिलाओं को भी यदि अधोउदर पर तनाव देकर (सिकुड़कर) करने से तकलीफ होने की संभावना रहती हो तब भी इस तरह करने से फायदा होगा।

दीवार की सहायता से शरीर स्थिर रखने से अंगों पर अतिरिक्त तनाव नहीं पड़ता। घुटनों का गठिया हो, जंघा के जोड़ों का हिलना-डुलना सीमित हो, पाँवों में वेरिकोज वेन्स हों, वे लोग यह आसन इस पद्धति से करें। टाँगें केवल उलटी रखने से अशुद्ध रक्त टाँगों से हृदय की ओर जाने लगता है। पैरों पर ही हमेशा खड़े रहने से होनेवाला टाँगों का दर्द इससे कम होता है। घुटनों के जोड़ गुरुत्वाकर्षण से कड़े सीधे किए जाते हैं। ऐसी स्थिति में हाथ सिर पर न ले जाकर उन्हें पार्श्व कोरों की दोनों तरफ रखना गलत नहीं।

आमवात या गठिया रोग, वात रोग, संधिवात से घुटने कड़े न हो सकें या दुर्बल अंग के कारण पैर, जंघाएँ और पेट की स्नायुएँ काँपती हों तो दोनों कदमों को चारों ओर से पट्टी से दोनों हाथों से पकड़ें और पैरों को सीधा किया जाए। इससे घुटनों का दर्द और सूजन कम हो जाती है तथा कँपकँपी भी रुक जाती है। (चित्र-8)

महिलाओं में प्रसूति के बाद स्नायुओं का ढीला हो जाना, मेद बढ़ जाना, कमर में त्रिकास्थि और गुदास्थि के पास दर्द होना, इन पर यह आसन लाभकर है। हालाँकि प्रसूति के बाद का अभ्यास-क्रम स्वतंत्र अध्ययन का विषय है। सिर्फ यही एक आसन करते रहने पर उसके विपरीत परिणाम होने की भी संभावना होती है। इसलिए सर्वांगासन और हलासन करना ही पड़ता है। लेकिन यह आसन भी स्नायुओं की खोई हुई ताकत पुनः पाने के लिए तथा सभी इंद्रियों को तरोताजा रखने के लिए उपयुक्त साबित होता है।

यह आसन सुप्तबद्धकोणासन में संपुटित करने से अर्थात् सुप्तबद्धकोणासन—ऊर्ध्वप्रसारित पादासन—सुप्तबद्धकोणासन इस क्रम से करने पर पेट पर तनाव पड़ा हो अथवा पेट पर गलत दबाव पड़ा हो तो उसे निकाला जा सकता है। 'संपुटन' शब्द से तात्पर्य है कि दो आसनों के बीच में मुख्य आसन को बद्ध करना। जिल्द में बद्ध किताब के अनुसार दो आसनों के बीच प्रमुख आसन संपुटित किया जाता है।

जिन महिलाओं को श्वेतस्राव या रक्तस्राव के विकार हों, उन्हें यह आसन दीवार के पास और ऊपर बताए हुए सुप्तबद्धकोणासन में संपुटित करके संयोजित करना चाहिए, जिससे उन्हें तकलीफ नहीं होती। मासिक धर्म या मासिक धर्म-विषयक विकार में यह आसन नहीं करना चाहिए।

मेद को कम करने के लिए यदि यह आसन इसी पद्धति से आरंभ में पाँच-छह बार किया जाए और आगे चलकर यथाशक्ति बढ़ाया जाए तो उदर पर प्रभावी साबित होने के लिए इसे धीमी गति से और अचूक तरीके से करने पर ही फायदा होता है। लेकिन जल्दी-जल्दी करने के उद्देश्य से, अर्थात् गति बढ़ाने से, इंद्रियों और स्नायुओं की रचना पर काबू न रहकर शरीर पर टेढ़ा-मेढ़ा तनाव पड़ता है। ऐसा करना बदन दर्द और अन्य बीमारियों को आमंत्रित करना होगा। इसलिए प्रत्येक मुद्दे पर विस्तार से विवेचन किया गया है।

योगासनों को केवल शारीरिक व्यायाम या कसरत समझने के कारण कइयों के मन में प्रश्न उठता है कि आध्यात्मिक उन्नति के लिए इस शारीरिक

व्यायाम की जरूरत ही क्या है? लेकिन शारीरिक बीमारियाँ लग जाने पर आध्यात्मिक साधना भी डाँवाँडोल हो जाती है। आम व्यक्ति रमण महर्षि या रामकृष्ण परमहंस नहीं हो सकता। अतः स्वास्थ्य सँभालने के लिए फिर से योगासनों की तरफ मुड़नेवाले लोगों की संख्या भी कम नहीं है। साथ ही जिन्होंने इसे व्यायाम या कसरत अथवा व्याधि निवारणार्थ स्वीकार किया है उन्हें भी लगता है कि फिर इस क्रिया को इतनी बारीकी, इतनी गहराई से जानने की क्या जरूरत है। लेकिन ये आसन करने पर जब दोष पैदा होते हैं तब उनमें फिर अचूकता साधनी ही पड़ती है। इसलिए कोई भी साधना करते समय उसकी गहराई पर गंभीरतापूर्वक विचार करने से कई पहेलियाँ अपने आप सुलझ जाती हैं।

□

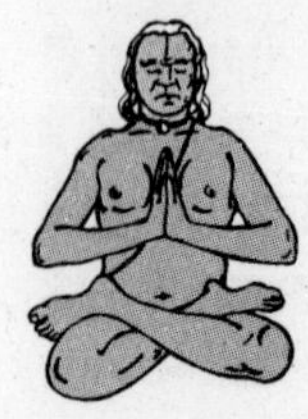

बहुगुणी सुप्तपादांगुष्ठासन

श्रीविष्णु ने वामनावतार लेकर दानवीर दैत्यराज बलि से तीन पग भूमि माँगी थी। उन पगों की व्याप्ति इतनी थी कि एक पग से पृथ्वी, दूसरे से आकाश व्याप लिया गया। अंत में तीसरा पग बलि के सिर पर रखकर उसे सीधे पाताल भेज दिया। बटुक वामन ने त्रिविक्रम् का अवतार धारण करके पृथ्वी, स्वर्ग और अंत में नरक को भी जीत लिया। यह कथा आप सब जानते ही होंगे।

योगासन में ये त्रिविक्रमासन और सुप्तत्रिविक्रमासन के ही प्रकार हैं। इन आसनों का ही एक प्रकार है उत्थित और सुप्तपादांगुष्ठासन। इनमें से ऊर्ध्वप्रसारित पादासन का सुप्तपादांगुष्ठासन जुड़वाँ भाई जैसा है। पीठ दर्द, कमर दर्द, पैर दर्द, उरुसंधि का कड़ा होना, त्रिकास्थि और गुदास्थि के पास का दर्द या गुदास्थि का बाहर आना, रीढ़ की हड्डियों की क्षति या विस्थापन; रीढ़ की स्नायुओं का समानांतरित न रहना, घुटनों-टखनों में गठिया होना, मंदिरशिरा का सिकुड़ना और उसमें पीड़ा होना, कमर दर्द, गृध्रसी (साइटिका) आदि विकारों पर तथा आंत्रवृद्धि (हार्निया), मासिक धर्म में अतिरजःस्राव, कमर दर्द, बच्चेदानी के मुख के पास जलन, मासिक धर्म के पहले अधोदर में दर्द, भारी होना; रजःस्तंभन के बाद कमर, उरुसंधि, जंघा के जोड़ों में दर्द और सिकुड़न, श्वेत स्राव आदि बीमारियों पर, जंघा की हड्डी का जोड़ से सरक जाना या फिसल जाना, जोड़ों की क्षति हो जाना, खिलाड़ियों को पैरों के जोड़ों का प्रयोग और हिलना-डुलना मुक्त रूप से करने के लिए या उनके संभवनीय पीठ, घुटने, पिंडलियों, यात्रा के कारण कटिबंध की हड्डी के दर्द पर, बैठी स्थिति में काम करने से, साथ ही बहुत चलने, पहाड़ पर चढ़ने से, वाहन चलाने से, कराटे (कुंगफू) की गतिविधियों में हिलने-डुलने में सुधार लाने के लिए या अनजाने में होनेवाले सदोष कार्यकलापों के कारण होनेवाली बीमारी

या पीड़ा कम करने के लिए और सभी अवस्था के व्यक्तियों के लिए पैरों के कार्यकलाप मुक्त रूप से होने के लिए, स्वास्थ्य की दृष्टि से उपयुक्त तथा करने में सरल है सुप्तपादांगुष्ठासन।

सुप्तपादांगुष्ठासन

सुप्त अर्थात् सोया हुआ, पाद यानी पैर, अंगुष्ठ का अर्थ है अँगूठा—सुप्त स्थिति के इस आसन में पैर का अँगूठा पकड़कर दूसरे पैर के विपरीत दिशा में ताना जाता है। इस आसन के कुल तीन प्रकार हैं। उनमें से पहले दो प्रकार हम सीखेंगे।

प्रकार-1

विधि

1. जमीन पर पीठ के बल लेट जाइए। दोनों पैरों को जोड़कर घुटनों में कसा हुआ रखकर सीधे फैलाइए। (चित्र-1) सामान्य श्वास लीजिए।
2. साँस लीजिए, बायाँ पैर सीधा रखकर दाहिना पैर घुटने पर मोड़िए और एड़ी जंघा के पास लाइए। (चित्र-2) अब दाईं जंघा पेट के पास लाइए। पैर की उँगलियाँ छत की ओर और तलवा फैलाया हुआ।
3. अब साँस छोड़ते हुए दायाँ कदम सीने की ओर जरा सा उठाते हुए, दाएँ हाथ की तर्जनी और मध्यमा के योग से पैर का अँगूठा पकड़िए। (चित्र-3)
4. टाँग जरा सी पेट की ओर लेते हुए छत की दिशा में जमीन से लंब रेखा में खींचिए, और टाँग के पीछे की मंदिरशिरा की स्नायुओं को सीधे लंबा खींचिए। (चित्र-4) एक-दो श्वास लीजिए।
5. अब साँस छोड़ते हुए दायाँ पैर जरा सा आगे खींच लें, पर दायाँ कंधा यथासंभव जमीन की ओर लीजिए। (चित्र-5)
6. बायाँ पैर सीधा, लेकिन जमीन की ओर दबाए रखिए। बायाँ हाथ बाईं जंधा के पास जमीन पर रखिए।
7. इस स्थिति में 10 से 15 सेकंड सामान्य श्वासोच्छ्वास करते हुए रुकिए।
8. साँस छोड़िए। दायाँ घुटना मोड़िए। (चित्र-3) कदम जमीन पर रखकर (चित्र-2) सीधा कीजिए और सीधा लेट जाइए। (चित्र-1)
9. अब साँस लेते हुए बायाँ पैर पेट के पास लाइए। बाईं उँगलियों की पकड़ में अँगूठे को पकड़िए और यही क्रिया बाईं तरफ से कीजिए। इसमें अगली बातें क्रमशः सीखिए। दाईं टाँग ऊपर ले जाने की धुन में

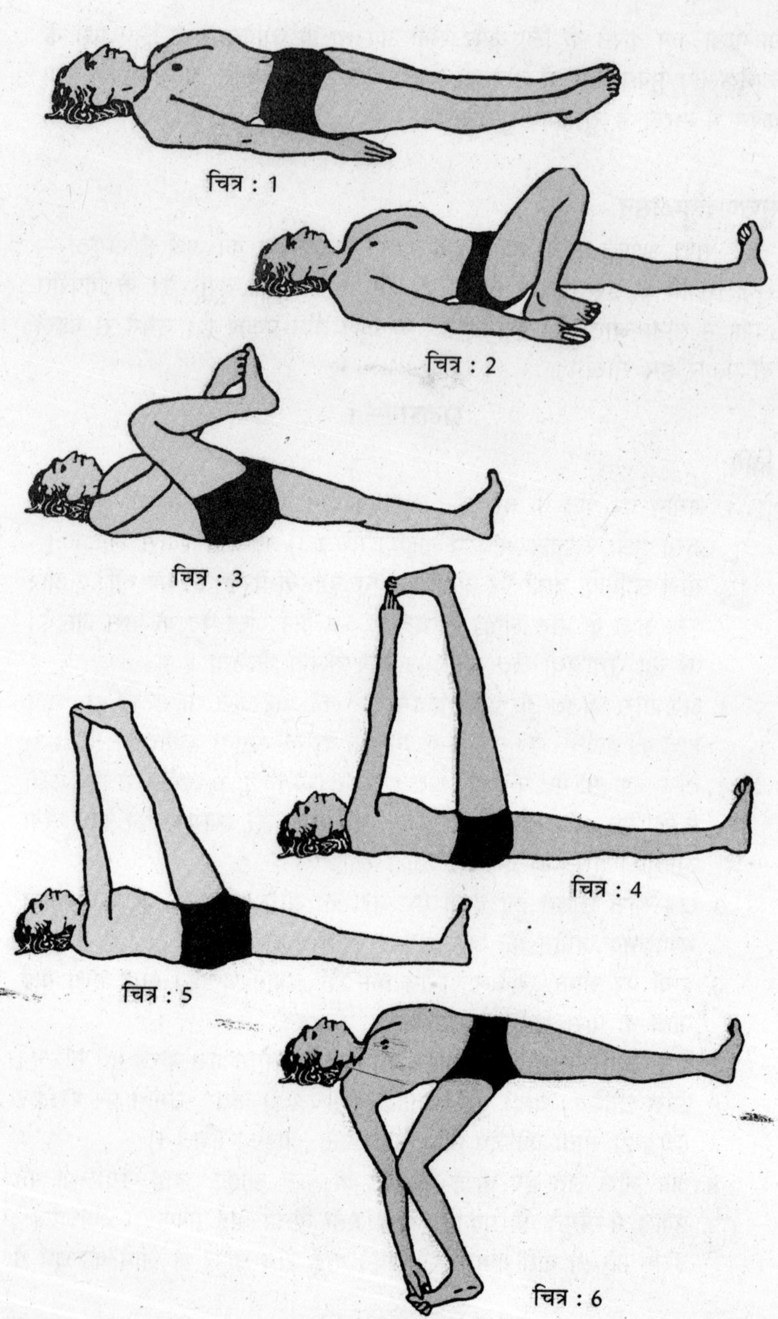
चित्र : 1

चित्र : 2

चित्र : 3

चित्र : 4

चित्र : 5

चित्र : 6

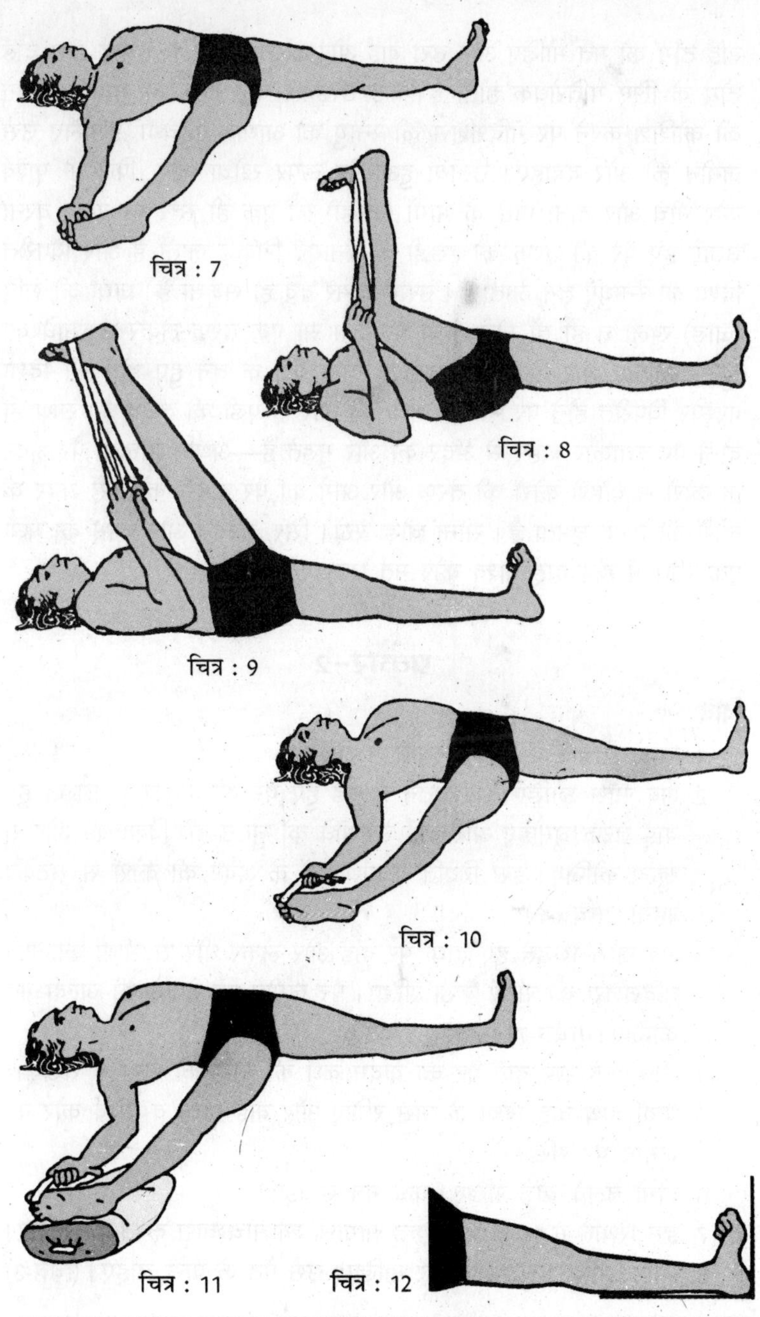

चित्र : 7

चित्र : 8

चित्र : 9

चित्र : 10

चित्र : 11

चित्र : 12

बाईं टाँग को मत मोड़िए और उसे बाईं ओर ढलने न दीजिए। बाईं टाँग दाईं टाँग के लिए गतिरोधक होती है। बाईं छोड़कर दाईं टाँग को सामने खींचने की कोशिश करने पर मंदिरशिरा की स्नायु को आघात पहुँचेगा, इसलिए उसे जमीन की ओर दबाइए। उठाया हुआ पैर ऊपर खींचा जाए, फिर भी पार्श्व कोर नीचे और दोनों पीछे के भागों (कूल्हों) को एक ही स्तर पर रखें। वरना उठाए हुए पैर की तरफ की हड्डी की स्नायुएँ सिकुड़ जाती हैं और विपरीत दिशा की स्नायुएँ तन जाती हैं। उससे कमर दर्द हो सकता है। जंघा की संधि (जोड़) खुली न हों तो मोड़ा हुआ पैर जरा सा एक तरफ लेकर उरुसंधि को खुला कीजिए और फिर पैर उठाइए। दोनों पैरों के तने हुए होने की दिशा परस्पर विपरीत होने पर भी वह जंघा की ओर से एड़ी की तरफ है। साथ ही दोनों पैर वृत्ताकार बाहर से अंदर की ओर मुड़ते हैं—अर्थात् पिछला पैर अंदर के कोरों से बाहरी कोरों की तरफ और आगे का पैर बाहरी कोरों से अंदर के कोरों की तरफ घूमता है। सीना चौड़ा रखें। सिर, गरदन और नाभि का मध्य एक सीध में हों। दाईं पार्श्व कोर मत उठाइए।

प्रकार-2

विधि

1. पहले चित्र-3 की मध्य स्थिति में आइए।
2. अब साँस छोड़िए और घुटने में मुड़े हुए पैर को अँगूठा न छोड़ते हुए दाईं तरफ घुमाइए और दाईं उरुसंधि को घुटने की दिशा की ओर से खुला कीजिए। इस स्थिति में हाथ पैरों के अंदर की कोरों से सटकर रहेगा। (चित्र-6)
3. अब साँस छोड़ते हुए दायाँ पैर दाईं ओर लेकर धीरे से सीधा कीजिए। मंदिरशिरा को सीधा कड़ा रखिए। पैर जमीन पर टेकने की जल्दी मत कीजिए। (चित्र-7)
4. सीधे कड़े रखे दाएँ पैर का कदम कंधे की रेखा की सीध में रखिए।
5. बायाँ हाथ बाईं जंघा के पास रखिए और बाईं जंघा व पार्श्व कोर को जमीन पर रखिए।
6. दोनों तलवे चौड़े रखिए। कंधे मत उठाइए।
7. इस स्थिति में 10 से 15 सेकंड सामान्य श्वासोच्छ्वास करते हुए रुकिए।
8. साँस छोड़िए। घुटने पर पैर मोड़िए। उसे पेट के पास लाइए। (चित्र-3)

9. कदम जमीन पर रखकर सीधा कीजिए। (चित्र-1)

10. अब यही क्रिया बायाँ अँगूठा पकड़ में लेकर बाईं तरफ कीजिए।

अब आगे की बातें ध्यानपूर्वक करें—पैर बगल की तरफ (दाईं या बाईं तरफ) ले जाते समय पैर को धक्का देते हुए कसा हुआ न ले जाएँ। घुटने को कड़ा करने का मतलब है, सिर्फ उसके पीछे के भाग को ही तानना नहीं, बल्कि जंघा के पिछले भाग से एड़ी तक सीधा कड़ा करना। एक तरफ की ओर ले गए पैर की बाहर की कोर से जंघा की ओर तथा अंदर की कोर आगे से पीछे ले जाइए। बायाँ पैर दाएँ का गतिरोधक होता है, सो उसे जमाए रखें। पैर दाईं तरफ ले जाते समय कदम को जमीन पर टिकाने की धुन में शरीर का संतुलन साधते हुए शरीर उसी तरफ झुकाएँ और बाईं पार्श्व कोर जंघा पर उठाइए। वैसा न होने देने के लिए बायाँ हाथ जमीन पर दबाकर शरीर का भार बाईं तरफ रखें। बगल की तरफ लिया हुआ पैर जरा सा ऊपर, अधर में रह जाए तो हर्ज नहीं, पर विपरीत दिशा का पैर और पार्श्व कोर ऊपर न उठने पाए। बायाँ पैर जंघा-जोड़ से एड़ी की तरफ खींचिए और बगल में ले जाया गया पैर जंघा जोड़ की तरफ खींचिए। सीना चौड़ा, दाईं पार्श्व कोर को बाईं पार्श्व कोर के समानांतर और लंबी खींची हुई रखिए। कूल्हे एवं कटिबंध की हड्डी तथा सिर, सीना और नाभि को एक सीध में रखिए।

ऊपर के दोनों प्रकारों में पैर के अँगूठे हाथ से न पकड़ सकने पर नाड़ा, बेल्ट या पट्टी या कूदने की रस्सी कदमों के ऊपर लटकाकर उसके दोनों छोर हाथ से पकड़ें। संक्षेप में यह कि हाथ की लंबाई को रस्सी की सहायता से बढ़ाएँ (चित्र-8, 9, 10)। एक तरफ ले जाए गए पैर को अधर में सँभालना मुश्किल लगने पर कदमों की बाहरी कोर मसनद पर टिकाइए। कदम टिकाने पर कटिबंध, अधोदर का भाग खुला और विस्तारित हो जाता है। गदि महिलाओं को मासिक धर्म के समय उरुसंधि में दर्द होता हो या रजःस्राव अधिक होता हो तो यह आसन उपयोगी है और गर्भवती महिलाओं के लिए उपयोगी सिद्ध होता है। (चित्र-11) ऊपर उठाया हुआ पैर ऊपर या बगल में लंबा कड़ा करते समय नीचे का जमीन पर होनेवाला पैर पीठ की स्नायुओं की कड़ाई के कारण मुड़ता या सिकुड़ता है। ऐसे समय कदम दीवार पर दबाकर उसके सहारे घुटना सीधा कड़ा करते हुए, पैर जमीन पर दबाते हुए यह आसन किया जाए। (चित्र-12) साइटिका की बीमारी हो तो कंबल की गोल लपेटी बनाकर एड़ी के नीचे रखें, जिससे कमर से पैर तना हुआ रह सकता है।

आरंभ में ये दोनों प्रकार अलग-अलग करना ही हितकर होता है। इससे जोड़ और स्नायु टेढ़े-मेढ़े खींचे नहीं जाते। आगे चलकर दोनों प्रकार, दाईं तरफ और बाईं तरफ, इस क्रम में करने में कोई हानि नहीं। इन दोनों प्रकारों में एक पैर ऊपर उठाया हुआ होता है और दूसरा जमीन पर टिका हुआ— अर्थात् शरीर का एक भाग क्रियाशील और दूसरा स्थिर होता है। क्रिया गतिमान होती है। उसके लिए प्रयास करने पड़ते हैं। स्वाभाविक रूप से क्रिया की तरफ ध्यान केंद्रित हो जाता है और स्थिर भाग की ओर ध्यान नहीं जाता। लेकिन योगासन में यह क्रिया जितनी प्रयासपूर्वक और ध्यानपूर्वक करनी होती है उतना ही शरीर के स्थिर भाग की ओर ध्यान देना पड़ता है, वरना आसन का अपेक्षित परिणाम प्राप्त नहीं हो पाता है।

□

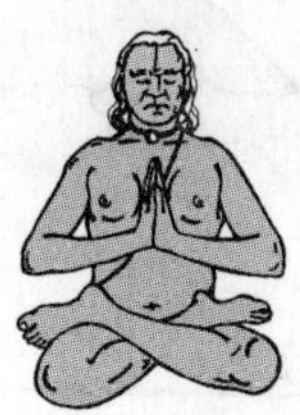

पेट के लिए नावासन

नाव यानी नौका। शरीर का आकार नाव के समान करके हाथों को पतवार जैसा करना है—नावासन। नदी को सुरक्षापूर्वक पार करके ले जानेवाली नाव के समान उदरांगों को, चाहे वे कुपोषित हों या अतिपोषित, सुरक्षित रखनेवाला यह आसन है। उदरकोश का मर्दन, वहाँ की स्नायुओं की सिकुड़न तथा मेरुदंड की स्नायुओं को मजबूत करके और उदरांगों को स्वस्थ एवं सुदृढ़ बनानेवाला यह आसन है। इस आसन को करने के लिए भरद्वाजासन, मरीच्यासन, ऊर्ध्वप्रसारित पादासन और सुप्तपादांगुष्ठासन—इन आसनों की दृढ़भूमि तैयार की जाती है।

हालाँकि पेट पर जमा चरबी को कम करने के लिए यह आसन किया जाता है, फिर भी इसका इस्तेमाल बहुत सावधानी से करना चाहिए। पैरों को ऊपर उठाते समय या कूल्हों पर संतुलन साधते समय उदरकोश सिकुड़ता है और वहाँ का मेद कम होता है। लेकिन उसी समय यह भी ध्यान में रखना होगा कि अधोदर का भाग नीचे अधोदिशा में दब न जाए, अन्यथा अंतर्गत होना, गर्भाशय का सरक जाना आदि विकार हो सकते है। कहने का तात्पर्य यह है कि आसन करने में भले ही आसान हो, फिर भी इसे करते समय सावधानी बरतनी चाहिए।

परिपूर्ण नावासन

इस आसन के दो प्रकार हैं—अर्द्धनावासन और परिपूर्ण नावासन। परिपूर्ण नावासन में धड़ व पैर में कोण की कमी है और कदम सिर की अपेक्षा ऊँचाई पर उठाए जाते हैं। अर्द्धनावासन में यह कोण अधिक होता है और कदम सिर के ही स्तर पर रखे जाते हैं। परिपूर्ण नावासन अपान वायु पर तो अर्द्धनावासन समान वायु पर काबू पाकर उस स्थान के स्वास्थ्य की रक्षा करते हैं।

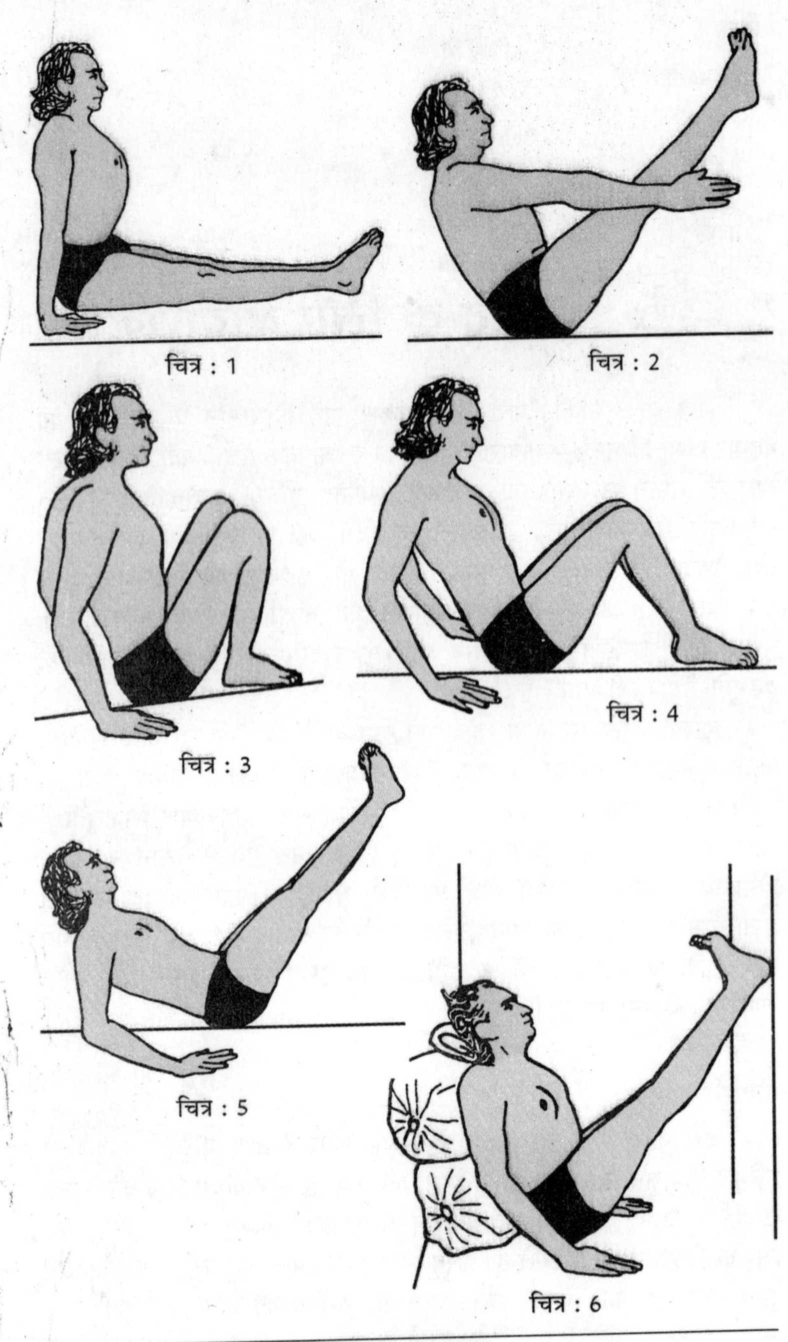
चित्र : 1
चित्र : 2
चित्र : 3
चित्र : 4
चित्र : 5
चित्र : 6

विधि

1. कंबल पर दंडासन में बैठिए। (चित्र-1)
2. साँस छोड़िए और हथेलियों को जमीन पर दबाते हुए धड़ को जरा सा पीछे की ओर झुकाइए। अब पैर जमीन से उठाइए। धड़ पीछे की तरफ रखना और पैर उठाना—ये दोनों क्रियाएँ एक साथ कीजिए।
3. अब दोनों हाथ जमीन से उठाकर सामने सीधे कड़े रखिए। शरीर का संतुलन सिर्फ कूल्हों पर रहने दीजिए। (चित्र-2)
4. सामान्य श्वसन करते हुए 20 से 30 सेकंड रुकिए, साँस को मत रोकिए।
5. अब साँस छोड़िए और हाथ तथा पैर नीचे लाकर दंडासन में आइए। कमर में दर्द होने पर या पेट में ऐंठन का अनुभव होने पर शवासन में आइए।

अब आगे की बातों पर ध्यान दें—धड़ पीछे की ओर झुकाते समय सीने को सिकुड़ने न दें और यह क्रिया साँस लेते हुए न करें। सिर को आगे लाकर संतुलन साधने का प्रयास न करें। गरदन या गले पर तनाव या खिंचाव न आए। ऐसे समय गरदन के नीचे के हिस्से से सिर सीधा कीजिए। पैर घुटनों पर लोहे की सलाख के समान कड़े रखिए। जंघाओं के अंदर के कोर परस्पर पास रखिए। दोनों जंघाएँ अंदर की ओर घुमाइए। चतु:शिरस्क (क्वाड्रिसेप्स) स्नायुओं को जंघा की ओर खींचिए। पैर के तलवे चौड़े रखें और उँगलियों को सिकुड़ने न दें। दोनों हाथ कुहनियों में कड़े, कंधों से हथेलियों तक जमीन के समानांतर रखिए। कंधे ऊपर गरदन की ओर मत उठाइए। त्रिशिरस्क (ट्राइसेप्स) स्नायुओं को लटकने न दें। कूल्हों की हड्डी शुंडाकार होती है, ठीक उसी हड्डी पर संतुलन को साधें। संतुलन रहने के बावजूद त्रिकास्थि (सेक्रम) की रीढ़ ढलने लगती है, उसे ढलने न दें। सिर्फ संतुलन साधने के लिए कई बार साँस को रोका जाता है। यह सरासर गलत है।

इससे सीने पर दबाव महसूस होगा और उदरावकाश की स्नायुओं की अपेक्षा पेट पर होनेवाली स्नायुओं पर तनाव पड़ेगा। साथ ही दीर्घ साँस लेकर आसन-स्थिति में रुकने पर उदरावकाश की स्नायुओं पर पकड़ ढीली होती जाएगी। इसलिए साधारण श्वसन करते हुए पहले पूर्णतः साँस छोड़िए। उच्छ्वास के बाद साँस को कुछ देर रोकते हुए यदि आसन रुके तो उदरांगों पर एक प्रकार की पकड़ आ जाती है। यह पकड़ साँस लेकर उसे रोके रखने पर नहीं आ सकती। साथ ही आरंभ में सिर्फ संतुलन साधने की मुख्य क्रिया होने के कारण नौसिखियों को सामान्य श्वसन करना चाहिए। आसन का उदरांगों पर होनेवाला परिणाम 20 सेकंड के बाद प्रतीत होने के कारण इस

अवधि के पूर्ण होने के बाद ही पेट, अधोदर पर दबाव-आकुंचन की क्रिया का अनुभव होने लगता है, उससे पहले नहीं। इसलिए आरंभ में 20 सेकंड सिर्फ संतुलन साधना सीखिए। ऐसे समय दोनों हाथों को जमीन पर टिकाकर संतुलन साधने में हर्ज नहीं। 20 सेकंड के बाद जिस समय उदरकोश के बारे में एहसास होने लगता है, तब दीर्घ उच्छ्वास सहित रुकना उचित है, क्योंकि उदरांगों पर होनेवाले परिणामों का एहसास भी तभी होने लगता है। शरीर का होनेवाला उलटा तिकोन और हाथ जमीन के समानांतर होना इस आसन का सौंदर्य स्थल अर्थात् आसन का 'रूप-लावण्य' है। उठाए हुए पैर और पीछे की तरफ झुका हुआ, लेकिन सीधा धड़ दंडासन के समान होना शरीर का 'बल' है। तराशा हुआ चमकता हीरा साँचे में बिठाया जाए, उसी प्रकार ठीक-ठीक किए गए इस आसन में शरीर बाह्य त्वचा और स्नायुओं के आवरण में इतना व्यवस्थित और सुघड़ बैठ जाता है कि वहाँ वज्र की सघनता (संहननता) का गुण, एकरूपता, एकत्व दिखाई देता है। अन्यथा शरीर का संतुलन पीछे अथवा आगे जाता है और वह डूबनेवाली नौका के समान दिखता है।

कमर दर्द, पेट दर्द या दुर्बलता के कारण अथवा त्रिकास्थि की हड्डी उठा न सकने के कारण जिनका संतुलन बिगड़ जाता है या जब पैरों को ऊपर उठाना कठिन होता हो तो ऐसे व्यक्ति अगले सालंब नावासन की आसान क्रिया का अनुसरण करें।

आसान क्रिया

दंडासन में बैठकर घुटनों को मोड़िए। कदम जंघा की ओर ले जाते हुए दोनों पैर पेट के पास लाइए। (चित्र-3) हथेलियों को जमीन पर दबाते हुए धड़ जरा सा पीठ की ओर पीछे कीजिए। (चित्र-4) साँस छोड़ते हुए पैर ऊपर उठाइए और संतुलन साधने का अभ्यास करें। हाथ नीचे रखने से हाथ का सहारा मिलेगा और संतुलन बिगड़ेगा नहीं। (चित्र-5) परिपूर्ण नावासन बाह्यतः पेट पर ऊर्ध्व और अधोदर पर अपरिणामकारक होते हुए भी पीठ की स्नायुओं और हड्डी को बल देनेवाला आसन है। महिलाओं को नीचे उदरावकाश और त्रिकास्थि की हड्डी में (खासकर प्रसूति के बाद) पीड़ा होती है। कमर में शक्ति नहीं रहती। कशेरुकाओं में दोष न होते हुए भी पीठ और अधोदर की स्नायुएँ ढीली पड़ती हैं और उठते-बैठते, झुकते, सोते समय कमर दर्द होता है। ऐसे समय यह आसन उपयुक्त है। लेकिन आसन सीखते समय संतुलन साधने की धुन में रीढ़ की हड्डी और उसकी स्नायुओं पर पड़नेवाले तनाव के बारे में सोचने पर कमर दर्द कैसे दूर हो सकता है, यह प्रश्न उठना स्वाभाविक है।

इसलिए तनाव न पड़कर कमर दर्द को दूर करना हो तो यह आसन सहारा लेकर करना पड़ता है। पुरुषों के लिए भी साठ साल के बाद रक्तचाप, मधुमेह हो तो यह आसन उपयुक्त है। लेकिन इसे आधार लेकर करने से रक्तचाप भी नहीं बढ़ता और मधुमेह का भी इलाज हो जाता है। घर में लोहे की अलमारी या दीवार के बीच में जगह हो या लॉबी के समान दो दीवारों में होनेवाली सँकरी जगह में या दीवार और पैर रखने के लिए कुरसी आदि रखकर उनमें, साथ ही दरवाजे की चौखट की सँकरी जगह में, यह आसन किया जा सकता है।

पीठ दीवार से सटाकर पीठ को मसनद का सहारा दिया जाए और पैर उठाकर सामने दीवार पर या अलमारी के एक तरफ या कुरसी पर रखें। पीठ के टेक के कारण स्नायुओं पर सीधे खिंचाव न पड़कर रीढ़ उठाई जाती है और कमर में दर्द भी नहीं होता। फिर संतुलन साधने का प्रश्न ही नहीं उठता। उदरांगों और उदर-स्नायुओं का मर्दन होता है। (चित्र-6) नाभिगत आंत्रवृद्धि (अंबलीकल हार्निया) हो तो यह आसन निषिद्ध है। लेकिन यही आसन ऊपर बताई गई विधि में सहारे से करने पर उपयुक्त होता है। साठ साल के पश्चात् रक्तचाप, मधुमेह आदि विकार हो जाने पर परिपूर्ण नावासन करना कठिन होता है। पेट पर और श्वास–पटल पर तनाव आने से रक्तचाप बढ़ सकता है। ऐसे समय सहारा लेकर किए गए इस आसन में रक्तचाप न बढ़कर मधुमेह को काबू में रखा जा सकता है। इसकी रचना इस प्रकार होती है कि जब बिना सहारे नावासन किया जाता है, तब अनेक स्नायुओं का इस्तेमाल किया जाता है। स्नायुओं पर पड़नेवाले दबाव के कारण रक्तचाप बढ़ने की संभावना होती है। उस तनाव को दूर करके यकृत और आँतों पर असर करने का काम इस साधार नावासन में होता है। परिपूर्ण नावासन में उदर की स्नायुओं का आकुंचन होता है। आँतें, यकृत, प्लीहा, अग्न्याशय (पैंक्रियाज) की स्नायुओं का आकुंचन होकर अंगों पर दबाव पड़ता है। आसन स्थिति से पूर्व स्थिति में अर्थात् दंडासन में आने के बाद यानी दबाव को दूर करने पर रक्त–प्रवाह बढ़ता है। प्रसूति के पश्चात् खोई ताकत पाने के लिए, स्नायुओं और इंद्रियों में ताजगी लाने में मदद मिलती है और चरबी भी कम हो जाती है। अग्नि प्रदीप्त होकर पाचन-क्रिया में सुधार होता है। आरंभ में आसन में 5 सेकंड भी रुकना मुश्किल लगता है। ऐसे समय कम समय रुककर इसे दो-तीन बार करें।

मासिक धर्म के समय श्वेत प्रदर का विकार हो तो संपूर्ण गर्भकाल में और गर्भ रहने की शंका होने पर भी महिलाओं को तत्काल यह आसन बंद कर देना चाहिए। हृदय रोगियों के लिए भी यह आसन वर्जित है।

□

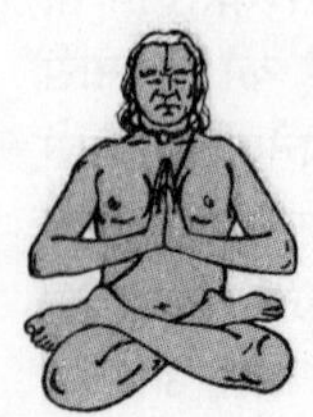

चिकित्सक क्रिया और क्रम

परिवृत्त क्रिया के आसन मेरुदंड और चेतना-तंतु का मंथन करते हैं। उससे पहले विपरीत स्थिति के सेतुबंध सर्वांगासन, विपरीतकरणी, सालंब सर्वांगासन, हलासन—आदि सीखते समय शरीर की विपरीत स्थिति के कारण रीढ़ की हड्डी की स्नायुओं पर, खासकर उदरावकाश के और त्रिकास्थि की हड्डी की तरफ की स्नायुओं पर पड़नेवाला भार सबके लिए सहनीय होता हो, ऐसा नहीं। साथ ही गरदन की स्नायुओं में भी सब में ताकत होती ही है, ऐसा नहीं। इसलिए शरीर के भार के कारण गरदन या पीठ की स्नायुओं में दर्द होने पर वह भरद्वाजासन, मरीच्यासन और उत्थित मरीच्यासन से हलका हो जाता है। शरीर में होनेवाला वात इस प्रकार के शरीर दर्द का कारण हो सकता है।

कुरसी पर किया जानेवाला भरद्वाजासन और उत्थित मरीच्यासन, ये दोनों आसन ऐसे हैं जो कभी भी और कहीं भी बैठे-बैठे या खड़े-खड़े किए जा सकते हैं। घर के काम से उत्पन्न तनाव को दूर करने के लिए, कार्यालय में लगातार बैठकर काम करने से होनेवाले तनाव और कंप्यूटर या टाइपिंग के काम से होनेवाले पीठ दर्द या गरदन दर्द को दूर करने के लिए ये आसन उपयुक्त हैं। मरम्मत का काम करनेवाले मैकेनिक, बहुत देर तक खड़े रहनेवाले पुलिसवाले, ट्रैफिक नियंत्रण करनेवाली पुलिस आदि को सतानेवाले शरीर दर्द, पीठ दर्द और पीठ में होनेवाली अधूरी या कम रक्तापूर्ति पर ये दोनों आसन उपयुक्त हैं। आसनों का स्तंभनकाल यानी आसन में ठहरने का समय कम करके उसे बार-बार करना लाभप्रद होता है।

ऊर्ध्वप्रसारित पादासन और परिपूर्ण नावासन, दोनों आसन उदरांगों के मर्दन के साथ ही पाचनेंद्रियों की कार्यक्षमता बढ़ाने और मेद अथवा चरबी कम करने का काम करते हैं। इससे इन आसनों की आवश्यकता सबको प्रतीत

होती है। लेकिन ये आसन कौन करें और कब करें, कौन इसे न करें,—इन बातों का उल्लेख प्रस्तुत अध्याय में किया गया है। इसके संबंध में सावधानी बरतना आवश्यक होता है। हृदय रोगियों के लिए ये सर्वथा वर्ज्य हैं। लेकिन ये ही आसन दीवार के सहारे से करने पर उपयुक्त होते हैं। आखिर शरीर के प्रत्येक अंग का व्यवस्थापन कैसे किया जाए, इसे हर एक को समझकर सतर्कता से सीखना होगा।

अपच, बदहजमी, पेट में जलन, डकार, अम्लता—इन आम बीमारियों पर ये परिवृत्त क्रिया के तीनों आसन और ऊर्ध्वप्रसारित पादासन एवं परिपूर्ण नावासन उपयोगी हैं। लेकिन आंत्र व्रण (इंटेस्टिनल अल्सर) के विकार में ये आसन निषिद्ध हैं। जठर व्रण (गैस्ट्रिक अल्सर) पर ये उपयुक्त और सुखदायी साबित होते हैं। गर्भकाल में परिवृत्त क्रिया और मर्दन क्रिया पूर्णतः वर्ज्य मानी जाए। लेकिन कुरसी पर किया जानेवाला भरद्वाजासन और सुप्तपादांगुष्ठासन (प्रकार-2) ये दोनों कमर दर्द और भारीपन को दूर करने के लिए, कटिबंध की जगह खुली और विस्तृत करने, गुदास्थि पर आनेवाले जड़त्व को हलका करने के लिए वरदान-स्वरूप होते हैं। ये आसन ध्यानपूर्वक, व्यवस्थित ढंग से करने पर गर्भवती स्त्री को इससे मुक्त और सहज श्वसन-क्रिया का तुरंत अनुभव होता है। बल्कि जिन्होंने पहले ये आसन किए हैं उन्हें गर्भकाल में इन आसनों की आवश्यकता प्रतीत होने लगती है।

प्रसूति के बाद ये सब आसन अत्यंत उपयोगी हैं, पर ये डेढ़ महीने के बाद ही किए जाएँ। प्रसूति के बाद आसन-प्राणायाम की क्रमशः अभ्यास पद्धति की जानकारी लेना स्वतंत्र विषय है। लेकिन इस विषम समूह के आसनों का क्रम इस प्रकार है—ऊर्ध्वप्रसारित पादासन, परिपूर्ण नावासन, सुप्तपादासन (प्रकार 1, 2), भरद्वाजासन, मरीच्यासन और उत्थित मरीच्यासन और उसके बाद विपरीत स्थिति के आसन, अर्थात् हलासन, सालंब सर्वांगासन, सेतुबंध सर्वांगासन, विपरीतकरणी—इस क्रम से करना आवश्यक है। विषम समूह के आसन विपरीत स्थिति के आसनों का शमन करने का कार्य करते हैं तो तीव्र आसनों पर अनुपान का काम करते हैं।

आयुर्वेद में दवाइयाँ दो प्रकार की होती हैं—शोधन करनेवाली और शमन करनेवाली। शोधनात्मक ओषधियाँ कुपित त्रिदोषों को शरीर से पूरी तरह निकाल फेंकती हैं और शमनात्मक ओषधियाँ त्रिदोषों का शमन करती हैं। दवाइयों की तीव्रता कम करने के लिए उन्हें पानी, शहद, दूध, घी इत्यादि

अनेक द्रव्यों के साथ लिया जाता है। उन द्रव्यों को अनुपान कहते हैं। यहाँ विषम समूह के आसन शोधनात्मक हैं और विपरीत स्थिति के आसन शमनात्मक व अनुपानात्मक हैं।

मेद कम करने के लिए आरंभ में नवप्रशिक्षुओं के लिए एक बार ये आसन करने से पूरा पर्याप्त नहीं होता, बल्कि उसके 5 से 15 तक आवर्तन स्वशक्ति के अनुसार करना चाहिए। लेकिन ऐसे आवर्तन करने के लिए नित्य अभ्यास की आवश्यकता होती है। नित्य अभ्यास भी क्रमशः धीरे-धीरे बढ़ाना पड़ता है। एक ही कौर में सबकुछ निगला नहीं जा सकता, चाहे कौर छोटा ही हो तथा उसे चबाना भी पड़ता है, तभी तो उसका पाचन होता है। कौर को धीरे-धीरे बढ़ाना पड़ता है।

अब सिर्फ मेद को कम करने के लिए आसनों का अतिरिक्त इस्तेमाल करना सरासर गलत होगा। इन आसनों के आवर्तन करते समय मस्तिष्क, आँखें, कान, कनपटी—इन पर तनाव बढ़ने लगे तो समझिए कि उनकी अति हो रही है। जब तक तनाव का अनुभव नहीं होता तब तक ही इसे किया जाए। लेकिन तनाव का अनुभव होने लगे और वह अधिक बढ़ने लगे तो समझिए कि आप सीमारेखा को पार कर चुके हैं। वैद्यकशास्त्र में जिस प्रकार हृदय-स्पंदन से तनाव सहने की शक्ति को पहचाना जाता है, वैसे ही मस्तिष्क, आँखें, कान, कनपटी का गरम होना या उन पर तनाव महसूस होना शरीर के ताप–मापन यंत्र पर तनाव आ जाना सूचित करता है।

महिलाओं में मासिक धर्म के रुकने (बंद होने) के बाद मेद बढ़ने पर यह आसन करने का मन करता है; लेकिन यह ध्यान में रखें कि इस काल में बढ़नेवाला मेद नैसर्गिक (हार्मोन्स के बदलाव के कारण) होता है।

ऐसी स्थिति में सिर्फ मेद कम करने का उद्देश्य सामने रखना स्वास्थ्य के लिए हानिप्रद हो सकता है। इसलिए इन आसनों को वर्णित न करके, सीमित अवधि में करने से तकलीफ नहीं होती। अन्यथा शरीर गरम होकर आँख, कान, कनपटी व मस्तिष्क पर तनाव महसूस होने लगता है और वे गरम होने लगते हैं। संभवतः सालंब सर्वांगासन, अर्ध और पूर्ण हलासन, सेतुबंध सर्वांगासन, विपरीतकरणी के बाद इन आसनों का परिचय करने का यही उद्देश्य है। इसी कारण पहले विपरीत स्थिति के आसन सीखना आवश्यक है। उसके बाद मेदहारी आसन सीखने से ऊपर की कठिनाइयों का सामना किया जा सकता है और मेदहारी आसनों के बाद साधक विपरीत स्थिति के आसन भी कर सकता है।

ऊर्ध्वप्रसारित पादासन और परिपूर्ण नावासन करने से रीढ़ पर पड़नेवाले भार या दबाव को भरद्वाजासन और मरीच्यासन से दूर करना पड़ता है। उदरावकाश पर पड़नेवाला तनाव सुप्तबद्धकोणासन, सुप्तवीरासन, सुप्तपादांगुष्ठासन, सेतुबंध सर्वांगासन आदि आसनों से दूर करना पड़ता है। अधोदर पर पड़नेवाले तनाव को सालंब सर्वांगासन से दूर किया जाता है। उसके लिए सर्वांगासन की किसी भी विधि का अपनी क्षमता के अनुसार चयन किया जा सकता है।

परिपूर्ण नावासन में पुच्छदंड के भाग को उठाना या ऊर्ध्वप्रसारित पादासन में रीढ़ की हड्डियों को लंबा करना, इन विधियों को समझकर करने में समय लगता है और ऐसे समय आसन में शरीर की रचना गलत हो सकती है। यह सही है कि आसन को शास्त्रयुक्त करना चाहिए; किंतु पहली ही बार शास्त्र–शुद्धता साध्य नहीं हो सकती। इसलिए जिस प्रकार काँटे से काँटा निकाला जाता है, उसी प्रकार एक आसन का दोष दूसरे आसन से दूर करना पड़ता है। इसीलिए इन आसनों का क्रम ध्यान में रखना आवश्यक है।

व्याधि और दुर्बलता शरीर के अंदर छिपी हुई होती है। वह कब उफनकर आएगी, कहा नहीं जा सकता। कुछ निमित्तवश हो जाता है। उदाहरण के लिए, कई बार महिलाओं की बच्चेदानी सरकी हुई और पीछे पड़ी हुई होती है, यह ध्यान में नहीं आता। ऐसे समय परिपूर्ण नावासन और ऊर्ध्वप्रसारित पादासन आदि आसन करने से शरीर में कमर दर्द, श्वेत प्रदर, रक्त प्रदर आदि दोषों का पता चलता है। उस पर आसन ही गलत करने पर, अर्थात् उदरांग का दबाव अधोदर पर पड़ने पर बीमारी का उद्वेग होता है और वह आसन उपकारक होने की बजाय अपकारक सिद्ध होगा। इसके लिए आसन करने की पद्धति को ठीक-ठीक समझना और ध्यान में रखना चाहिए और इस प्रकार का कोई उपाय न हो, इस बात की सावधानी रखनी आवश्यक है। अगर कहीं इस प्रकार का भार और तनाव अधोदर, बच्चेदानी एवं कनपटी या आँखों पर आ भी जाए तो सालंब सर्वांगासन, अर्द्धहलासन आदि ठीक तरीके से करना और उनकी जानकारी होना आवश्यक है। तभी उपाय हो सकता है। इतने सब आसनों की जानकारी क्यों आवश्यक है, इसका उत्तर इसी में छिपा हुआ है।

खिलाड़ियों के लिए भी ये आसन बहुत उपयुक्त हैं। कार्यकलापों के लिए आवश्यक खुलापन, तत्परता, खेल के कारण उत्पन्न होनेवाली बीमारियाँ, इनके लिए ये सब आसन उपयुक्त सिद्ध होते हैं। लेकिन ताकत और दम बढ़ाने के लिए, परिश्रमों का परिहार करने के लिए इससे पूर्व बताए गए विपरीत स्थिति के आसन उपयुक्त हैं।

अब इन आसनों के क्रम के संबंध में सीखेंगे। सीखने का क्रम अध्यायों के क्रमानुसार ही है। इन आसनों का परिचय इसी क्रम से करना पड़ता है। अभ्यास से आसन आत्मसात् हो जाने पर ऊर्ध्वप्रसारित पादासन, परिपूर्ण नावासन, सुप्तपादांगुष्ठासन, भरद्वाजासन, उत्थित मरीच्यासन, मरीच्यासन—इस क्रम-पद्धति से आसन करने पर रीढ़ की हड्डी पर दबाव कम होता है और आगे चलकर विपरीत स्थिति के आसन करना आसान व सुविधाजनक होता है।

वृद्ध व्यक्तियों को कुरसी पर भरद्वाजासन, उत्थित मरीच्यासन, दीवार के सहारे ऊर्ध्वप्रसारित पादासन, सालंब नावासन और कदमों को पट्टे का सहारा देकर दीवार के पास का सुप्तपादांगुष्ठासन पद्धति और क्रम उपयुक्त और उचित सिद्ध होते हैं। ये आसन मधुमेह को नियंत्रित करने के लिए भी उपयुक्त होते हैं।

जिस प्रकार वैद्यकशास्त्र में बीमारियाँ, उनके होने के कारण, रोग की पहचान, चिकित्सा का ज्ञान होना तथा कई दवाइयाँ और उपचार जानना आवश्यक होता है, उसी प्रकार इस क्षेत्र में भी इन सभी बातों की जानकारी आवश्यक होती है। चिकित्सा की दृष्टि से देखा जाए तो आसनों की क्रियाओं के क्रम और आसनों के क्रम का अभ्यास करना पड़ता है। बीमारी के अनुसार व्यक्ति के स्वास्थ्य और आयु के अनुकूल आसन क्रिया व क्रम की संगति तथा उनके संतुलन को ठीक ध्यान में रखकर आयोजन करना पड़ता है। कुछ आसन किसी विशिष्ट आसन का अनुपान सिद्ध होते हैं तो कुछ आसन दूसरे आसन में संपुटित होकर अधिक उपयोगी तरीके से किए जा सकते हैं। साथ ही ऐसे अनुपान संपुटन के कारण आसनों के परिणाम मृदु और तीव्र किए जा सकते हैं। खासकर उनके कारण मानसिक गठन और स्वभाव अनुकूल तरीके से बदलने में, शांत होने, अंतर्मुख बनने में मदद मिलती है। यही बात प्राणायाम में भी ध्यान में लेनी पड़ती है।

इन आसनों में खासकर रीढ़ की हड्डी का मंथन और उदरांगों का मर्दन होता है। इसलिए रक्त–संचार का और रक्त–शुद्धीकरण का लाभ होता है। रक्त की कई पेशियों के संतुलन रखने के लिए इन आसनों के बाद विपरीत स्थिति के आसनों का क्रम भी बताया गया है। अतः रक्त के इन अवयवों को बढ़ाने एवं उनकी गुणवत्ता सुधारने के लिए ये आसन उपयोगी होते हैं। शरीर के विषाणु-जीवाणुओं को मारने के लिए जिस प्रकार बी-सेल्स एंटीबॉडीज को तीर के समान उन पर छोड़ते हैं या जिस प्रकार टी-सेल्स सीधा घेराव डालकर उन्हें (विषाणु-जीवाणु को) बंद कर, चुनकर मार डालते हैं और रक्त से अलग कर देते हैं, ठीक उसी प्रकार की मंथन-क्रिया इन आसनों का अनुपान और संपुटन सहित करने पर हो सकती है।

□

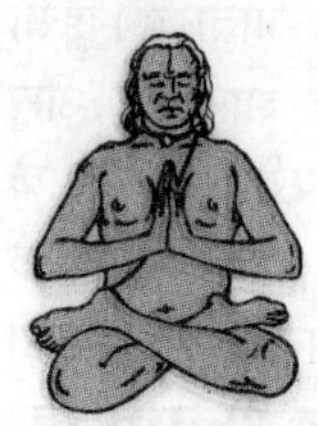

आसनों का राजा शीर्षासन

हमारे शरीर के शिरोभाग में, चोटी के केंद्र में स्थापित मस्तिष्क शरीरांगों और उनकी कार्य-व्यवस्था को सँभालते हुए, उनके कार्य में संगति लाते हुए, ज्ञानेंद्रियों और उनके कार्य को स्वस्थ रखते हुए उन पर नियंत्रण रखता है। बुद्धि, ज्ञान, विवेक, चतुराई, सुविचार, इच्छा-शक्ति, कल्पना-शक्ति, स्मरण-शक्ति आदि जो केवल मानव के ही सर्वमान्य गुण हैं, उनका उद्‌गम स्थल मस्तिष्क ही है। प्रकृति के सत, रज, तम—इन त्रिगुणों में सत का स्थान मस्तिष्क में है। प्रकृति के अर्थात् बुद्धि की शुद्धता और पवित्रता रखने का कार्य इस संस्कारित मस्तिष्क की ओर से ही होता है। योग साधक के लिए साधना की दृष्टि से रजोगुणी बुद्धि की सत्त्व-शुद्धि करके उसे हृदय स्थान में मूल स्वरूप में स्थित चेता शक्ति में समर्पित करना आवश्यक है, तभी मनोभावना में संतुलन होता है। मन का संतुलन पग-पग पर सँभाला जाता है। शरीर, मन, बुद्धि का उत्तम स्वास्थ्य सँभालने का कार्य शरीर का राजा मस्तिष्क करता है। उस मस्तिष्क की देखभाल व निगरानी रखकर मस्तिष्क की तिवेक-शवित, बुद्धि-शक्ति को संपन्न करने का कार्य करता है। सभी आसनों में 'शीर्षासन' अग्रणी है।

हमारे शरीर में खासकर मस्तिष्क से मेरुदंड के क्षेत्र में कई शक्ति–स्थान या शक्ति केंद्र हैं। इस स्थान के शक्ति-संचय के अनुसार शक्ति-स्पंदन होते रहते हैं, जो शरीर, मन, अहं, बुद्धि, चित्त—इनको चैत्तिक दृष्टि से प्रभावित करके उनकी ऊर्जा-शक्ति को विस्तारित करते हुए उनका क्षेपण करते रहते हैं।

शीर्षासन के समान विपरीत स्थिति के आसनों का महत्त्व, प्रभाव और बल स्थान यही है कि उन आसनों की साधना करने से शरीर के शक्ति–स्थल उद्‌दीपित और प्रभावित होकर वे मनुष्य की विकृतियों पर रोक लगाते हैं। उन्हें दूर करते हुए प्राकृतिक शक्ति को संस्कारित करके

उसे ऊर्ध्व गति प्राप्त करा देते हैं—अर्थात् उन्हें उच्च कोटि के स्तर पर पहुँचा देते हैं। अंतरिक्ष में चंद्रमा सूर्य के आधिपत्य में रहता है। हमारे शरीर में जब मस्तिष्क का चंद्र स्थान ऊपर हो तो नाभि का सूर्य स्थान नीचे होता है। अर्थात् चंद्रमा का प्रभाव सूर्य पर पड़कर मानो वहीं ढक जाता है। इसी का तात्पर्य यह है कि दुर्बल आधिपत्य में होनेवाला मानव शारीरिक और मानसिक विकारों का सहजता से शिकार हो जाता है। विपरीत स्थिति के आसन में चंद्र स्थान (सिर) नीचे और सूर्य स्थान (नाभि) ऊपर जाने के कारण शरीर एवं गरदन पर सूर्य का आधिपत्य रहकर वह मनुष्य के विकारों पर काबू पा सकता है और इस प्रकार का विकारमुक्त मनुष्य ही उच्च स्तर का जीवन जी सकता है। इन आसनों का स्वयं प्रकाशी जीवन-जागृति का महत्त्वपूर्ण कार्य ध्यान में रखना अत्यावश्यक है।

शरीर विज्ञान की दृष्टि से भी शीर्षासन का शरीर के विभिन्न संस्थानों तथा स्नायुओं पर प्रभाव होता है। बदले हुए गुरुत्वाकर्षण के कारण हृदय की ओर रक्त की आपूर्ति बिना प्रयास के होती है एवं रक्त–शुद्धि, रक्ताभिसरण बढ़ता है। रक्त–घटकों की मात्रा में संतुलन रखने के रासायनिक कार्य को ध्यान में लेने पर उसके कारण और प्रयोजन ढूँढ़ने चाहिए। यह क्षेत्र योग विद्या को सकारात्मक दृष्टिकोण से देखनेवाले वैद्यकशास्त्र के विद्वानों के लिए निश्चित ही शोध का विषय है।

आजकल की दौड़-धूप की जिंदगी में तनावों की शिकार रक्त नलिकाएँ सिकुड़ने लगती हैं। उनकी आकुंचन-प्रसरणादि क्रिया कम होती जाती है। अतिरिक्त दबाव भी उसी का एक प्रकार है। आदमी सहजतया तनावरहित नहीं हो सकता, यह उसकी अपनी वैयक्तिक कठिनाई हो सकती है। दैवी कृपा से मस्तिष्क के समान संवेदनशील भाग स्वयं नियंत्रित होता है। तनाव और रक्तचाप मस्तिष्क के क्षेत्र में बढ़ जाने पर मस्तिष्क को चारों ओर से घेरकर उसे सराबोर करनेवाला द्रव रक्त-नलिकाओं पर झपट पड़ता है और तोड़-फोड़ से उनका बचाव करता है। मस्तिष्क की इस संवेदनशील प्रक्रिया को सँभालने का कार्य शीर्षासन में अवश्य होता है, लेकिन उसके लिए शीर्षासन के पहले कुछ उपक्रम करने पड़ते हैं, जिनका विवेचन आगे किया जाएगा।

वयोवस्था के अनुसार हृदय में रक्त की आपूर्ति कम होते जाने से उसके कार्य में अर्थात् हृदय-स्पंदन में बाधा आने लगती है। उसकी स्नायुएँ सूखे हुए रसहीन फल जैसी सिकुड़ जाती हैं। शीर्षासनादि आसनों में हृदय का रक्ताभिसरण सूक्ष्म वाहिकाओं में बढ़ने लगता है। रक्त-नलिकाएँ खुल जाती

हैं। हृदय की कार्य-क्षमता और स्पंदन-क्षमता बढ़ती है और वहाँ की पेशियों के नाश को बहुत कुछ रोका जा सकता है और यह सब हृदय पर ज्यादा तनाव न पड़कर हृदय को आराम मिलते हुए होता है। जिस प्रकार किसी गंदी नाली को पानी के फव्वारे से साफ किया जाता है उसी प्रकार की क्रिया इस आसन से होती है। जैसे जोरदार हवा का झोंका मारकर सफाई की जाती है, वैसी क्रिया प्राणायाम में होती है और जिस प्रकार अंतराल पैदा करके उसमें कर्षण करके सफाई की जाती है, उस प्रकार की क्रिया धारणा में होती है। सामान्यतया हृदय की कार्य-क्षमता एवं मजबूती बढ़ाने के लिए शरीर के क्रियाकलाप (गतिविधियाँ) बढ़ानेवाली कसरत (व्यायाम) करने की पद्धति सर्वश्रुत और सर्वमान्य है ही; लेकिन स्थिर स्थिति में शक्ति-व्यय को टालकर मनःस्थिरता और चित्त-शांति कम न होने देकर, बल्कि उसे साधने का महान् कार्य करानेवाले विपरीत स्थिति के ये आसन बड़े विस्मयकारी हैं। इसका श्रेय हमारे पूर्वाचार्यों को ही जाता है।

शीर्षासन का प्रत्यक्षतः अभ्यास शुरू करने के पूर्व नीचे दी गई बातों को ध्यान में रखकर अभ्यास करना चाहिए—

1. इससे पूर्व बताए गए सभी आसन उत्तम तरीके से कर लेने के बाद ही शीर्षासन सीखना शुरू किया जाए। खासकर उत्तिष्ठ स्थिति के आसनों के अभ्यास से शरीर के रचनात्मक गठन को सुधारना संभव होता है और स्नायुओं की रचना शीर्षासन के लिए अनुकूल होती जाती है।
2. अधोमुख श्वानासन, प्रसारित पादोत्तानासन, पार्श्वोत्तानासन और उत्तानासन—उत्तिष्ठ स्थिति के इन पश्चिमप्रतन आसनों में और साथ ही बैठे पश्चिमप्रतन आसनों के अधोमुख वीरासन, अधोमुख स्वस्तिकासन, जानुशीर्षासन और पश्चिमोत्तानासन में रक्तचाप को नियंत्रित किया जाता है। खासकर शीर्षासन के पहले अधोमुख श्वानासन, उत्तानासन, जानुशीर्षासन और पश्चिमोत्तानासन या अधोमुख वीरासन करके फिर से ये आसन उलटे क्रम से अर्थात् अधोमुख वीरासन, जानुशीर्षासन, उत्तानासन, अधोमुख श्वानासन इस क्रम से करते हुए शीर्षासन को उस श्रृंखला में सम्मिलित करने से रक्तचाप बढ़ना, सिर या आँखों का भारी होना आदि से बचाव होता है। इस पद्धति को 'विन्यास क्रम' कहते हैं। मुख्य आसन की ओर जाने के पहले अन्य आसनों के सहारे शरीर और मन का अनुकूल समन्वय करते हुए अनुकूल स्थिति उत्पन्न करना और वांछित आसन तक पहुँचना तथा उसके बाद फिर वापस आते समय उसी

प्रकार की मनोधारणा में से शारीरिक स्थिरता लाना यानी 'विन्यास' है। अलग-अलग आसनों के अनेक प्रकार के विन्यास होते हैं। योग से रोगोपचार करते समय इस तरह का विन्यास-क्रम खास करके बहुत उपयुक्त होता है। लेकिन जरूरी नहीं कि इस प्रकार का उपक्रम हमेशा ही अभ्यास में हो।

3. समझिए, अगर मनोधैर्य गिर चुका हो या मन हीनभावना से ग्रस्त हो या मन शारीरिक भय की अपेक्षा मानसिक भय-भावना से घिरा हुआ हो या कोई दुःखद घटना घटी हो, जिससे मन की शांति और स्थिरता ढल गई हो तो ऐसे समय शीर्षासन के पहले पूर्वप्रतन क्रिया के आसन करने चाहिए। इससे मनोधारणा में बदलाव लाया जा सकता है। ये पूर्वप्रतन क्रिया के आसन हम आगे चलकर सीखेंगे ही। उनमें से पूर्वोत्तानासन की (चित्र-1) आसान क्रिया सालंब रूप में दी जा रही है।

   (क) **सालंब पूर्वोत्तानासन**—दीवार से डेढ़ या दो फीट के अंतर पर दो से ढाई फीट की मजबूत मेज रखिए। उसकी ऊँचाई कम-अधिक हो तो उस पर मसनद रखकर लंबाई बढ़ाई जा सकती है। दीवार की तरफ मुखातिब होकर स्टूल पर इस प्रकार बैठिए कि कूल्हों का भाग मसनद के सिरे पर टिका हुआ रहे। (चित्र-2) पैरों की उँगलियाँ दीवार पर लगाकर पीठ के बल मसनद पर लेटिए। पूरी पीठ उस पर टिकाइए। सिर के नीचे कंबल की तह रखें, जिससे सिर कुछ ऊपर रहेगा। हाथ से मेज के किनारे पकड़कर कंधे पीछे धकेलिए। कंधे के पंखों को अंदर की तरफ लें और सीना ऊपर उठाएँ। घुटने सीधे कड़े रखिए। (चित्र-3) इस आसन से सीना चौड़ा और खुला होता है। श्वासोच्छ्वास खुला होकर श्वास–पटल पर दबाव कम होता है। खासकर श्वसन विकार, अम्लता, हृदय विकार के लिए यह आसन लाभप्रद होता ही है, साथ ही शीर्षासन के पहले के डर को भी इससे दूर किया जा सकता है। सालंब विपरीत दंडासन की क्रिया आगे दी जाएगी।

4. सर्वांगासन और हलासन में कुशलता प्राप्त किए बिना शीर्षासन सीखने की जल्दबाजी न की जाए। उससे पूर्व सर्वांगासन और हलासन सीखने के पूर्व सालंब सेतुबंध सर्वांगासन और विपरीतकरणी

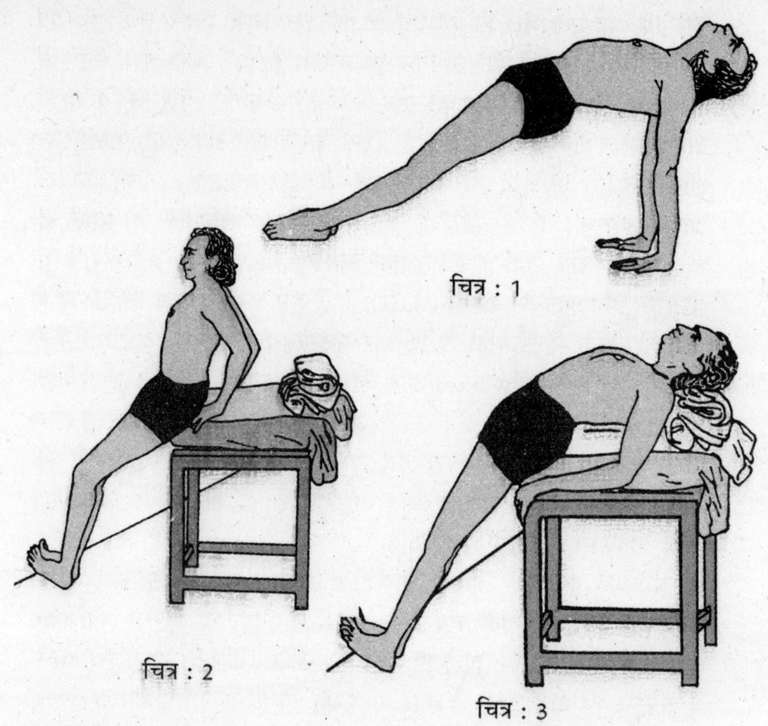

चित्र : 1

चित्र : 2

चित्र : 3

को सीखने की आवश्यकता है। इसका तात्पर्य यह है कि अन्य आसन ठीक ढंग से किए बिना शीर्षासन करना उचित नहीं। फिर अन्य आसन सीखने और अभ्यास में जो समय लगता है, अर्थात् शीर्षासन तक पहुँचने में बहुत समय लगने के कारण अगले अनेक दोषों को टाला जा सकता है।

5. सीखने का क्रम हालाँकि सेतुबंध सर्वांगासन, विपरीतकरणी, अर्द्धहलासन, हलासन, सर्वांगासन और बाद में शीर्षासन—इस प्रकार का होते हुए भी शीर्षासन सीखते समय और उसका अभ्यास करते समय यह क्रम शीर्षासन, सर्वांगासन, हलासन, सेतुबंध सर्वांगासन, विपरीतकरणी—इस प्रकार है। इस क्रम से आसन करने से थकान, शरीर में रह गया बुखार, लंबी बीमारी के कारण आई थकान, रक्तहीनता, सर्दी-जुकाम, खाँसी आदि छात्रों को पढ़ाई परीक्षादि से होनेवाला तनाव-थकान (खासकर सिर और आँखों को), महिलाओं के मासिक धर्म की अनियमितता, प्रसूति के बाद की थकान आदि में लाभ मिलता है।

6. हालाँकि यह क्रम भले ही विपरीत स्थिति के आसनों का बताया गया हो, फिर भी कुछ आसन बीच में किए जा सकते हैं, वे 'विषमन्यास' कहलाते हैं। उदाहरणार्थ, शीर्षासन के बाद उत्तिष्ठ, उपविष्ट, परिवृत्त, पूर्वप्रतन, पश्चिमप्रतन क्रिया के आसन भी किए जा सकते हैं। परंतु सर्वांगासन और हलासन के बाद उत्तिष्ठ स्थिति के और पूर्वप्रतन, यानी पीठ की ओर मोड़ने की क्रिया नहीं की जा सकती। वह शीर्षासन के पहले या बाद में की जा सकती है। इसका कारण यह है कि सर्वांगासन या हलासन में जालंधर बंध के कारण आई हुई ठंडक पूर्वप्रतन क्रिया में नष्ट हो जाती है, जिससे शरीर और मन बहुत तपता है। सर्वांगासन व हलासन के बाद पश्चिमप्रतन और बैठी यानी उपविष्ट स्थिति के परिवृत्त आसन किए जा सकते हैं। उंनसे आई हुई ठंडक और शांति नष्ट न होकर गरदन दर्द और कमर दर्द आदि भरद्वाजासन से दूर किए जा सकते हैं। विपरीतकरणी के बाद अन्य कोई भी आसन न करते हुए सिर्फ शवासन ही किए जाएँ।
7. नए साधकों के लिए उत्तिष्ठ स्थिति के आसन करके शीर्षासन करना उत्तम होता है, क्योंकि तब तक जोड़ों का हिलना-डुलना, खासकर गरदन के कार्यकलाप, खुले हो जाते हैं। उत्तिष्ठ स्थिति के पश्चिमप्रतन में थकान भी कम होती है और रक्तचाप नियंत्रित रहता है।
8. दम लगना, अति पसीना छूटना, थकान, शरीर काँपना आदि स्थितियों में सीधे शीर्षासन में न जाकर पहले सुप्त स्थिति के सुप्तबद्धकोणासन, सुप्त स्वस्तिकासन, सुप्त वीरासन आदि आसन करके बाद में ही जानुशीर्षासन और पश्चिमोत्तानासन आदि आसन किए जाएँ, जिससे कंप, थकान, पसीना कम हो जाता है। उसके बाद शीर्षासन किया जाए, जिससे संतुलन साधना भी कठिन नहीं होता।
9. सिर्फ शीर्षासन करने से और उसे सर्वांगासन का साथ न देने से शायद शारीरिक विकारों का ज्यादा अनुभव नहीं होगा; लेकिन स्वभाव का चिड़चिड़ापन, खीझ, मनःताप बढ़ने की संभावना होती है और मानसिक स्वास्थ्य बिगड़ जाता है। सर्वांगासन आसनों की जननी है तो शीर्षासन पिता। जिस प्रकार परिवार में स्वास्थ्य, शांति और सुसंवाद के लिए दोनों की आवश्यकता होती हैं उसी प्रकार शरीर और मन स्वस्थ रखने के लिए इन दोनों आसनों की आवश्यकता होती है।
10. अभ्यास के समय शीर्षासन बार-बार न करके सिर्फ एक बार ही किया

जाए। पर सुबह-शाम दो समय अभ्यास करनेवाले अगर सवेरे एक बार और शाम को एक बार करते हैं तो कोई हानि नहीं।

11. सिर्फ शौक से, रुचि या रुझान से तो कभी चुनौती समझकर कभी भी, कोई भी योगासन करने पर या गैर-जिम्मेदारी से शीर्षासन करने पर वह शरीर और मन के लिए हानिप्रद होता है।

12. अतीव तीव्र रक्तचाप, सिर दर्द (सिर दर्द न हो तो कोई हर्ज नहीं), आँखों की शिकायतें, यानी नेत्र चतुर्थ पटल (रेटिना) सरक गया हो, कान से पीव या मवाद आता हो, कान के परदे में छेद हो, नाक बंद हो गई हो, श्वास दुर्गंध, पीनस, साइनस आदि विकार हों तो इसे करने में हानि नहीं। अतिमूत्र या थोड़ा-थोड़ा मूत्रस्राव हो तो उसके लिए शीर्षासन लाभप्रद है। लेकिन मासिक धर्म के काल में रक्तस्राव रुकने तक इसे न किया जाए। पर मासिक धर्म के सभी विकारों पर, अंतःस्रावी ग्रंथियों पर और प्रजनोत्पादक संस्थान के स्वास्थ्य रक्षणार्थ मासिक धर्म काल के अतिरिक्त अन्य दिनों पर यह आसन करना चाहिए। शरीर का राजा मस्तिष्क ऊपर है और उसकी शाखा-उपशाखाएँ नीचे शरीर भर में फैल जाती हैं। इस प्रकार हमारा शरीर 'ऊर्ध्वमूलमधः शाखा' जैसा अर्थात् अश्वत्थ (पीपल) वृक्ष के समान है। शीर्षासन में यह ज्ञानमूल नीचे और शाखा-उपशाखाएँ ऊपर जाती हैं। वृक्ष के लिए उदक-सिंचन करके वृक्ष-संवर्द्धन किया जाता है, उसी प्रकार शीर्षासन में मस्तिष्क की ओर रक्त प्रवाहित करके ज्ञानमूल को मजबूत किया जाता है। मस्तिष्क के भीतर के अधरस्थल के तापनमर्म (हाइपोथॅल्मस) शरीर के तापमान को नियंत्रित रखता है। जिस प्रकार चंद्रमा पृथ्वी पर शीतलता फैलाता है, उसी प्रकार मस्तिष्क में यह चंद्र स्थान शरीर में ठंडक उत्पन्न करने वाला है। शीर्षासन करते समय यह अगर तनाव रहित होकर किया जाए, साँस रोकी हुई न हो, कंठ प्रदेश दबा हुआ न हो, जबान सटी, फँसी व सिकुड़ी हुई न हो तो शीर्षासन में ऐसी ही ठंडक पैदा हो सकती है। ऐसे समय सिर गरम होना, रक्तचाप बढ़ना आदि कुछ भी नहीं होता, सिर्फ वह आसन करने में जरूरी होती है अचूकता एवं निर्दोषता और उसे साधने में लगता है—ज्ञान और साधना। इसलिए शीर्षासन करना, यानी सिर्फ सिर पर खड़े होना नहीं बल्कि विज्ञान से, अर्थात् विशेष ज्ञान से, जान-बूझकर समझदारी से अभ्यास करना है।

□

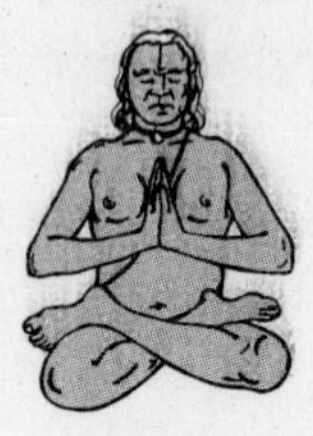

सालंब शीर्षासन की पूर्व तैयारी

सालंब का अर्थ है—(स + आलंब) आधार सहित, शीर्ष का अर्थ है—सिर। सिर पर खड़े रहकर किया जानेवाला आसन—शीर्षासन । हाथ की उँगलियाँ गूँथकर, हथेलियों को जमीन पर दबाते हुए, हाथों को आगे लंबे पसारते, फैलाते या हाथ को मोड़कर आदि अलग-अलग पद्धतियों से हाथ का सहारा लेते हुए जो शीर्षासन किया जाता है, वह सालंब शीर्षासन कहलाता है। पर दोनों हाथ छत की ओर फैलाते हुए, सिर्फ शीश मध्य पर, अर्थात् बिना आधार से जो शीर्षासन किया जाता है, उसे निरालंब शीर्षासन कहते हैं। इस मूलभूत आसन के कई प्रकार हैं, जो पार्श्व, परिवृत्त, पूर्व और पश्चिमप्रतन क्रिया कहलाते हैं। इन्हें शीर्षासन श्रृंखला कहा जाता है। यह निश्चित है कि शीर्षासन में सिर पर पूरे शरीर को संतुलित किया जाता है। शरीर का संतुलन साधते समय हमारे कदम भले ही जमीन पर टिके हुए होते हैं, फिर भी हम पूर्णतः कदमों पर भार डालकर खड़े नहीं होते। जिस प्रकार हमारे शरीर का भार रीढ़ की हड्‌डी वहन करती है उसी प्रकार शीर्षासन में भी शरीर रीढ़ की हड्‌डी के आधार पर खड़ा रहता है। समस्थिति में मेरुदंड रीढ़ जिस प्रकार पैरों पर खड़ी रहती है, वैसे ही शीर्षासन में वह हाथों की तिपाई पर खड़ी की जाती है। उसमें रीढ़ और पैर का मजबूत होना जरूरी होता है, वैसा ही शीर्षासन में रीढ़ और हाथों का मजबूत होना आवश्यक है। शीर्षासन की प्रमुख कठिनाई संतुलन साधने की है। यह अपेक्षा भी नहीं होती कि यह आसन पहले ही प्रयास में सबके लिए संभव हो। उसके लिए अनुचित तरीके से प्रयास करने से हानि होने की संभावना अधिक रहती है। अतः इस आसन का धीरे-धीरे क्रम से अभ्यास करना चाहिए।

पहले दीवार से सटकर, दीवार का सहारा लेकर तथा दो दीवारों के बीच का कोना चुनकर, उसका सहारा लेते हुए अथवा किसी सहायक की मदद से यह आसन करना ठीक रहता है। लेकिन यह आसन करने के पहले शीर्षासन की मध्य स्थिति, अर्थात् शीर्षासन-स्थिति (जो अर्द्ध-शीर्षासन कहलाती है) को ध्यान में रखना जरूरी है। जिस प्रकार उत्तिष्ठ स्थिति के आसनों की नींव समस्थिति है, बैठे हुए यानी उपविष्ट स्थिति के आसनों की नींव दंडासन है, वैसे ही शीर्षासन की नींव है—अर्द्ध-शीर्षासन। यह मध्य स्थिति होती है। इस नींव को ठीक तरह से समझना आवश्यक है। शीर्षासन में पैर जमीन से उठाकर आधी ऊँचाई पर लाने में उतनी ही क्रिया को ऊर्ध्वदंडासन कहते हैं। यह क्रिया दंडासन के ठीक विपरीत होती है।

शीर्षासन खाली जमीन पर न करके एक मोटे कंबल को तह करके उस पर किया जाना चाहिए। कड़ा फर्श सिर में चुभता है, जिससे सिर, गरदन, पीठ व कमर दुखने लगते हैं। गद्दी-तकिया पर यह आसन नहीं करना चाहिए। मुलायम गद्दी या तकिया चुभेगा तो नहीं, पर उस पर सिर और हाथ रखते ही वह नीचे धँसता है। कंबल की तह का बंद भाग दीवार से सटाकर रखा जाए। शीर्षासन जब दीवार के कोने में किया जाता है, तब कंबल की तह को इस प्रकार रखें कि उसका एक सिरा कोने में ठीक-ठीक रहे।

अर्द्ध-शीर्षासन

विधि

1. दीवार से सटकर कंबल की तह रखकर सामने दीवार की तरफ मुँह करके वीरासन में पैरों को मोड़कर बैठिए (चित्र-1)। घुटने और कदम जोड़कर रखिए।
2. दोनों हाथों की उँगलियाँ गूँथिए और अँगूठे जोड़िए, ताकि हथेलियों का आकार अर्द्ध-वृत्ताकार रहे। वह सिर के पिछले हिस्से के आकार के अनुसार अर्द्ध-चंद्राकार रहेगा। गुँथे हुए हाथों को सिर के पीछे ले जाने पर सिर का पिछला हिस्सा उसमें उचित ढंग से बैठेगा।
3. अब वीरासन से कूल्हों को उठाइए और गूँथी हुई उँगलियों को दीवार से सटाकर इस प्रकार लंब रूप में रखिए कि कनिष्का का हिस्सा कंबल पर और अँगूठे का ऊपर रहे। हथेलियों की अर्द्ध-गोलाकार अंजुलि को कलाई के पास सिकुड़ने न दें, बल्कि उसे चौड़ा रखिए।

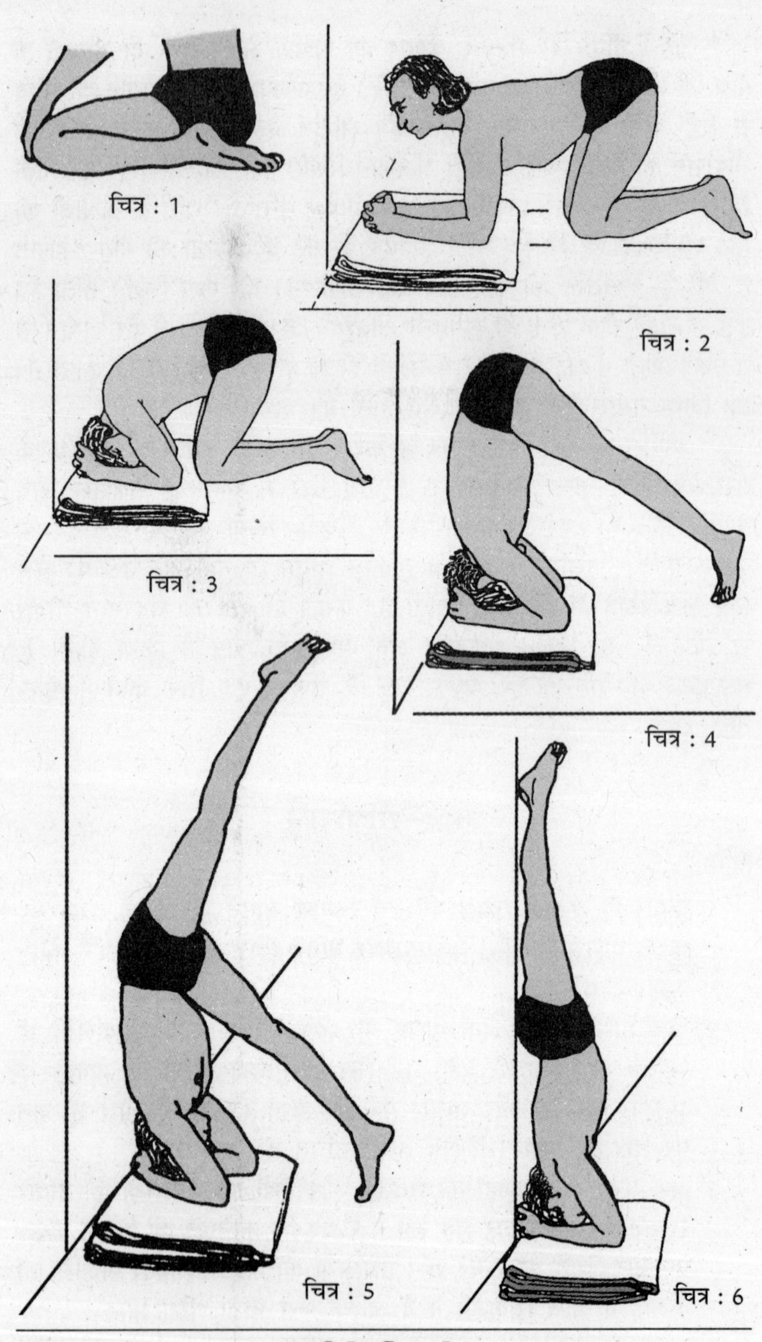

चित्र : 1

चित्र : 2

चित्र : 3

चित्र : 4

चित्र : 5

चित्र : 6

4. कुहनी से कलाई तक के नीचे के अधोबाहु पर इस प्रकार रखिए कि वे बाहर की तरफ मुड़ें या झुकें नहीं। खासकर कलाई को बाहर की ओर न मोड़ें। कनिष्ठा की दिशा में होनेवाली अक्षीय हड्डी (उल्ना) नीचे तो अँगूठे के पास की अरीय हड्डी (रेडियस) ऊपर, इस प्रकार परस्पर समानांतर और जमीन से लंब रूप रखिए। संक्षेप में नीचे रखे हुए अधोबाहु खड़ी स्थिति में ही रखिए, उन्हें बाहर की ओर ढलने नहीं दीजिए।
5. दोनों कुहनियों को एक सीध में रखिए। एक कुहनी आगे की ओर और एक पीछे न होने दें। कुहनियों में अंतर फैलाए हुए दोनों कंधों के बीच के अंतर जितना रखिए। कुहनी को कंधे से चौड़ी रखने से शीर्षासन में गरदन की कशेरुकाएँ सिर की ओर दब जाएँगी और गरदन सिकुड़ जाएगी तथा उन्हें अगर कंधों से कम चौड़ा रखा जाएगा तो सीने की पसलियों के कोर दब जाएँगे, जिससे सीने में दर्द होगा। इस स्थिति में कूल्हों की ओर से उठाया हुआ शरीर जमीन से समानांतर रहेगा। कुहनी से बाँह के ऊपरी हिस्से तक ऊर्ध्व बाहु को अंदर के कंधों सहित उठाइए और जमीन से लंबरूप में रखिए। अधोबाहु समभुज त्रिकोण (इक्वीलॅटरल ट्रंगल) में स्थित होंगे। (चित्र-2)
6. अब साँस छोड़कर सिर को नीचे रखना है। उसके लिए घुटने जरा सा कुहनियों तक लाइए। पीछे का हिस्सा और कंधे उठाइए। सिर के ऊर्ध्व शीर्ष का मध्य कंबल पर इस प्रकार धीरे से रखें कि पीछे का सिर (पश्चिम शीर्ष) उँगलियों की चंद्राकार रचना में ठीक बैठेगा और बगल का पार्श्व शीर्ष अधोबाहुओं की कलाइयों के कोरों में रहेगा। ऊर्ध्व शीर्ष का मध्य नीचे रखने पर सिर के पीछे और आगे का भाग अर्थात् पश्चिम और पूर्व शीर्ष परस्पर समानांतर तथा जमीन से लंबरूप रहेंगे। वृत्ताकार सिर को हथेलियों और उँगलियों के गूँथने से बाँध बनाने जैसा आकार होगा। मध्य-ऊर्ध्व शीर्ष नीचे रखते समय उँगलियों के गूँथने (उँगली जोड़) पर मत रखिए। सिर को कलाइयों की पकड़ में दृढ़ता से मत पकड़िए। ऊर्ध्व बाहु को सिकुड़ने मत दीजिए। सिर नीचे रखते समय कंधों को चौड़ा करते हुए इस प्रकार ऊँचा उठाइए मानो कंधे सिर को नीचे जाने ही नहीं दे रहे हों। इसका मतलब यह है कि कंधे ऊपर, गरदन लंबी और सिर नीचे, अर्थात् कंधे जमीन से ऊपर, अपकर्षित करते हुए सिर नीचे रखिए (चित्र-3)। इस स्थिति में एक-दो बार साँस लीजिए।

7. फिर साँस छोड़िए और दोनों घुटने जमीन से उठाइए। पैर की उँगलियों को जमीन पर रखते हुए पैरों से अंदर की तरफ, सिर की दिशा में चलिए। पीठ और कमर को ऊपर उठाते हुए धड़ को सीधा कीजिए। उसे पीछे मत जाने दीजिए और सीने को सिकुड़ने न दीजिए। अब साँस छोड़ते हुए पैर सीधे और चुस्त रखिए।
8. सिर से कूल्हों तक धड़ को जमीन की लंब रेखा में उठाइए। पैरों की उँगलियाँ जमीन पर रखकर एड़ियों को उठाइए। दोनों पैर, जंघाएँ और कदम मिलाकर रखिए। जंघाओं को लटकने न देकर कड़ी रखिए। चतु:शिरस्क स्नायुओं (क्वाड्रिसेप्स) को घुटनों के ऊपर कसकर रखिए। पिंडली से टखने तक की हड्डी यानी अग्रजंघा को पिंडली की ओर उठाते हुए पैरों के पीछे के हिस्से को सीधा कड़ा कीजिए। यह स्थिति नावासन के ठीक विपरीत होती है (चित्र-4)।

साँस को रोकिए मत। सामान्य साँस लेते हुए उच्छ्वास जरा सा दीर्घ रखिए। ध्यान, आसन स्थिति की ओर ही रहे। इस स्थिति में आरंभ में 30 सेकंड और आगे एक से दो मिनट तक रुकिए।

अर्द्ध-शीर्षासन की इस आसन स्थिति में रहते हुए कंधे और ऊर्ध्व बाहु गिरने न पाएँ। पीठ में कूबड़ नहीं निकलना चाहिए। अगर कूबड़ निकले तो सामने छोटा सा स्टूल या मसनद रखकर उस पर पैरों की उँगलियाँ रखकर कमर को उठाइए, ताकि पीठ में टेढ़ापन या कूबड़ न निकले। पैर घुटने से सीधे रखकर उनका खिंचाव उँगलियों की ओर से कूल्हों की ओर रहेगा, धड़ को कंधे से कूल्हों की ओर, सीने के पार्श्व कोर ऊपर एवं सीने का मध्य केंद्र पीठ की तरफ से आगे रखिए। अर्द्ध-शीर्षासन की इस स्थिति में रुकने का काल आरंभ में घड़ी की सुइयों की ओर देखकर निश्चित न करें, बल्कि शरीर को पैर की ओर से, धड़ की ओर से पीछे के कूल्हों तक उठाकर तथा धड़ को जमीन से लंब रूप रखकर साँस न रोकते हुए, सिर को भारी न होने देते हुए रुका जा सकता है या नहीं, यह देखना है।
9. अब साँस छोड़िए, घुटने मोड़िए, वीरासन में वापस आइए। अधोमुख वीरासन कीजिए, ताकि सिर और रीढ़ की हड्डी की स्नायुओं पर पड़ा तनाव दूर हो जाए। यह मध्य स्थिति महिलाओं के लिए उपयोगी है। कमर के नीचे थकान सी महसूस होना, खड़े-खड़े काम करने से पीठ

और कमर की स्नायुओं में दर्द होना, मासिक धर्म के समय कमर दर्द होना आदि शिकायतों में कदमों में एक फीट का अंतर रखकर अर्द्ध-शीर्षासन करना उपयुक्त रहता है। लेकिन मासिक धर्म के दौरान यह नहीं करना चाहिए।

ऊर्ध्व-प्रसारित एकपादशीर्षासन

विधि

1. दीवार के पास एक से आठ तक की क्रियाएँ करते हुए अर्द्ध-शीर्षासन में रुकिए।
2. दाएँ पैर की उँगलियाँ जमीन पर रखकर बायाँ पैर उठाना है। उसके लिए साँस लीजिए और साँस पूर्णतः छोड़कर पीठ में कूबड़ न निकालते तथा कंधों को नीचे गिरने न देते हुए बाएँ पैर को जरा सा अंदर जाँघ के जोड़ की तरफ सिकोड़कर ऊपर उठाइए और सीधा कड़ा कीजिए। पैर उठाते हुए दोनों कुहनियों को बगल की ओर या आगे-पीछे न होने दें। गतिविधियाँ पैरों की हैं, लेकिन ध्यान हाथों और कंधों पर ही रखें। (चित्र-5)

   इस स्थिति में दायाँ पैर नीचे और बायाँ ऊपर रहेगा। दाएँ पैर की उँगलियाँ जमीन पर टिकी हुईं, पर पैरों का खिंचाव जंघा के जोड़ की तरफ यानी उसकी गर्त में अर्द्ध-शीर्षासन के समान रहेगा और इस पैर का आधार लेते हुए बायाँ पैर उठाया जाएगा। शरीर का भार दाएँ पैर पर न पड़कर धड़ की तरफ रीढ़ की हड्डी पर पड़ेगा। बाएँ पैर का ऊर्ध्व तनाव ऐसा होना चाहिए कि सीना और रीढ़ उठाई जाएँ।
3. अब साँस छोड़िए और बायाँ पैर नीचे दाहिने पैर के पास रखिए। अब यही विधि बाएँ पैर को नीचे और दाएँ को उसके ठीक विपरीत ऊर्ध्व दिशा में उठाते हुए कीजिए। बाद में, पुनः अर्द्धशीर्षासन-वीरासन इस क्रम से अधोमुख वीरासन में आइए। इस प्रकार एक बार बायाँ पैर और फिर दायाँ पैर ऊर्ध्व दिशा में उठाने का अभ्यास करें।

पूर्व तैयारी की इन दोनों क्रियाओं, अर्थात् अर्द्ध-शीर्षासन और ऊर्ध्व-प्रसारित एकपादशीर्षासन आरंभ में एक ही बार कीजिए। आगे चलकर उसे दो-तीन बार करने में कोई हानि नहीं है। क्रिया फिर से करते समय, भूतकाल में न रहकर अर्थात् सिर्फ वही यांत्रिक तरीके से न करके, उसकी त्रुटियों को

ध्यान में रखकर क्या किया गया था, क्या छूट गया, क्या कर सके और क्या नहीं आदि सभी बातों को ध्यान में लेकर करना चाहिए। साथ ही, वर्तमान अवसर न छोड़ते हुए करना महत्त्वपूर्ण है।

कदम जमीन पर टिके हुए होने पर भी कई लोगों को घुटने जमीन से उठाते हुए या पैर ऊपर उठाते हुए मानसिक भय का अनुभव होता है। डर से शरीर काँपता है या भारी हो जाता है। भारी शरीर को शीर्षासन में उठाया नहीं जा सकता और शीर्षासन में रहते, शरीर डर से अंदर से गिर जाता है। पहले इस अनावश्यक डर को मन से निकाल देना जरूरी है।

इन दोनों प्रकारों में रीढ़ की हड्डी की स्नायुएँ और पीठ की रचना शीर्षासन में कैसी होनी चाहिए, यह पता चलता है। पैर उठाकर शीर्षासन में जाते समय भी शरीर हलका हो जाता है। एक पैर उठाते समय कंधे नीचे गिर जाते हैं। यह गलती पूर्व तैयारी में पहले ही ठीक हो जाती है और ऊर्ध्व दिशा का एहसास होता है। पैर उठा सकने के बाद का अगला चरण है, सहायक की मदद से शीर्षासन में जाना। शीर्षासन करनेवालों को सर्वथा सहायक पर निर्भर नहीं रहना चाहिए। इससे आसन करनेवाले का शरीर भारी होना और उठानेवाले का हाँफना—इस प्रकार की स्थिति बन जाती है। उसके लिए एक पैर उठाते हुए करनेवाले का ध्यान कंधे, गरदन और रीढ़ पर होना चाहिए। जब सहायक शरीर को उठाता हो, तब कंधे का भाग छत की ओर और जंघाओं की गति पीछे दीवार की ओर रहनी चाहिए। सहायक को अपनी बाईं तरफ खड़े होने को कहें, क्योंकि आप बायाँ पैर उठा रहे हैं।

सालंब शीर्षासन (सहायक की मदद से)

विधि

1. अर्द्ध-शीर्षासन की 1 से 9 तक की क्रियाएँ और ऊर्ध्व-प्रसारित एक पादशीर्षासन की 2 तक की क्रियाएँ ध्यानपूर्वक कीजिए और रुकिए।
2. सहायक को बायाँ पैर दोनों हाथों से जाँघ और अग्रजंघा की हड्डी (शिन बोन) के पास पकड़ने के लिए और उसे ऊपर छत की ओर ले जाने के लिए कहें। कंधे उठाए हुए, रीढ़ की हड्डी सीधी, सीना आगे फैलाया हुआ चौड़ा, इस स्थिति में रखकर बायाँ पैर उठाते समय दाएँ को भी ऊपर ले जाइए। पीछे की एड़ियाँ दीवार पर टिकाइए। लेकिन शरीर के भार को दीवार की तरफ मत धकेलिए। ठीक यहीं गलती हो

जाती है। एड़ियाँ दीवार से सटी हों, फिर भी शरीर को ऊपर छत की ओर उठाइए। इस स्थिति में मन में डर रहने पर भी शरीर विचलित नहीं होता। बल्कि उदरावकाश कशेरुका (लंबर) के आगे आने से शरीर भारी होते हुए नीचे आ जाता है। सीने के पीछे रीढ़ की हड्डी (थॉरसिक) में कूबड़ आ जाता है। ऐसे समय पैरों को घुटनों से सीधे तानकर आगे की जंघा को पीछे की जंघा की तरफ ले जाइए और पैरों को सीधे चुस्ती से ऊँचे करते हुए ऊपर उठाइए। पैर दृढ़ रहने पर भय से निर्मित मन का खोखलापन धैर्य से भर जाता है।

3. सीने के पार्श्व कोरों को उठाइए। कंधों को ऊपर और कंधे के पंखों (शोल्डर ब्लेड) को अंदर की ओर लीजिए। कूल्हों को कमर से ऊपर उठाइए। श्वासोच्छ्वास दीर्घ न करते हुए सामान्य कीजिए। 1 से 2 मिनट तक इस स्थिति में रुकिए। (चित्र-6)
4. अब सहायक को बायाँ टखना पकड़ने को कहिए। साँस छोड़कर दायाँ कदम जमीन की ओर लाइए। दाएँ पैर को आगे मत लाइए। दायाँ पैर दाएँ कूल्हे की तरफ थोड़ा सा सिकोड़कर पैर नीचे लाइए, अन्यथा पैर आगे फेंका जाएगा। दायाँ पैर जैसे-जैसे नीचे जाता रहेगा वैसे-वैसे बायाँ पैर भी जमीन की ओर आएगा, लेकिन उसे दाएँ पैर के आगे मत लाइए।
5. दोनों पैर जमीन पर टिकाने के बाद ही घुटनों को मोड़कर वीरासन में और बाद में अधोमुख वीरासन में आइए। इससे सिर या आँखों पर तनाव महसूस नहीं होगा। शीर्षासन में जिह्वा को जकड़ा हुआ मत रखिए, अन्यथा गले में भारीपन महसूस होगा और गला सूख जाएगा। श्वास नलिका का मुख खुला न रहकर श्वसन भारी हो जाएगा। चेहरे की स्नायुएँ कड़ी और मन व्यग्र न रहने पाएँ। गलत शीर्षासन के बाद रक्तचाप बढ़ने की भी आशंका रहती है, वरना ऐसा कुछ भी नहीं होता, बल्कि सिर ठंडा महसूस होता है।

□

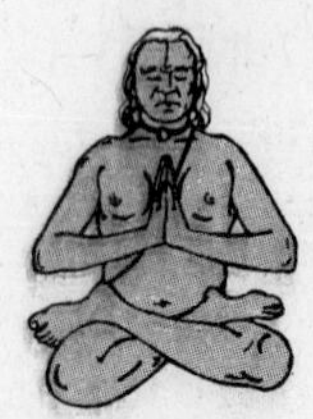

सालंब शीर्षासन–1

दीवार के कोने में शीर्षासन

विधि

1. दीवार के कोने में कंबल की चार तह करके रखिए। दीवार के इस समकोण के कोने में पक्की गुँथी हुई उँगलियाँ दो से तीन इंच आगे रखिए, क्योंकि कूदते समय कूल्हों का भाग हमेशा जरा सा पीछे जाता है। पीछे दीवार की ओर या दीवार के कोने में जरा सी जगह का होना आवश्यक है।
2. अर्द्ध-शीर्षासन तक की प्रक्रिया व्यवस्थित तरीके से पूरी कीजिए। अब दोनों कदम और अंदर लेकर पैर घुटने से मोड़िए। घुटनों में जरा सा अंतर रखिए। साँस छोड़िए और जमीन से इस प्रकार कूदिए मानो पैरों का झूला कूल्हों की समतल ऊँचाई तक जा रहा हो। उससे कूल्हों का भाग कोने में और कदम ऊपर जाएँगे। घुटनों को जमीन से ऊँचे उठाकर तथा एड़ियों के पीछे का भाग दीवार से सटाकर रखिए। फिर एक-एक पैर को सीधा कीजिए। एड़ियाँ दीवार के कोने में सटाइए। पीछे का भाग जरा सा आगे लाइए (चित्र-1)। चलने या खड़े होने के लिए जिस प्रकार 'वॉकर' शरीर को अगली ओर से घेर लेता है, ठीक उसी प्रकार शीर्षासन के लिए दोनों तरफ की दीवार मानो पीठ की तरफ से सहारे के लिए लिया गया एक प्रकार का 'वॉकर' है। अतः शरीर उस साँचे में ठीक बैठता है।

   दोनों पैरों से एकदम कूद न सकने पर ऊर्ध्व-प्रसारित एकपाद शीर्षासन करके एक पैर से कूदते हुए दूसरा पैर साइकिल चलाने की तरह उठाइए। अगली विधि में और उसके साथ दिए गए चित्र से भी

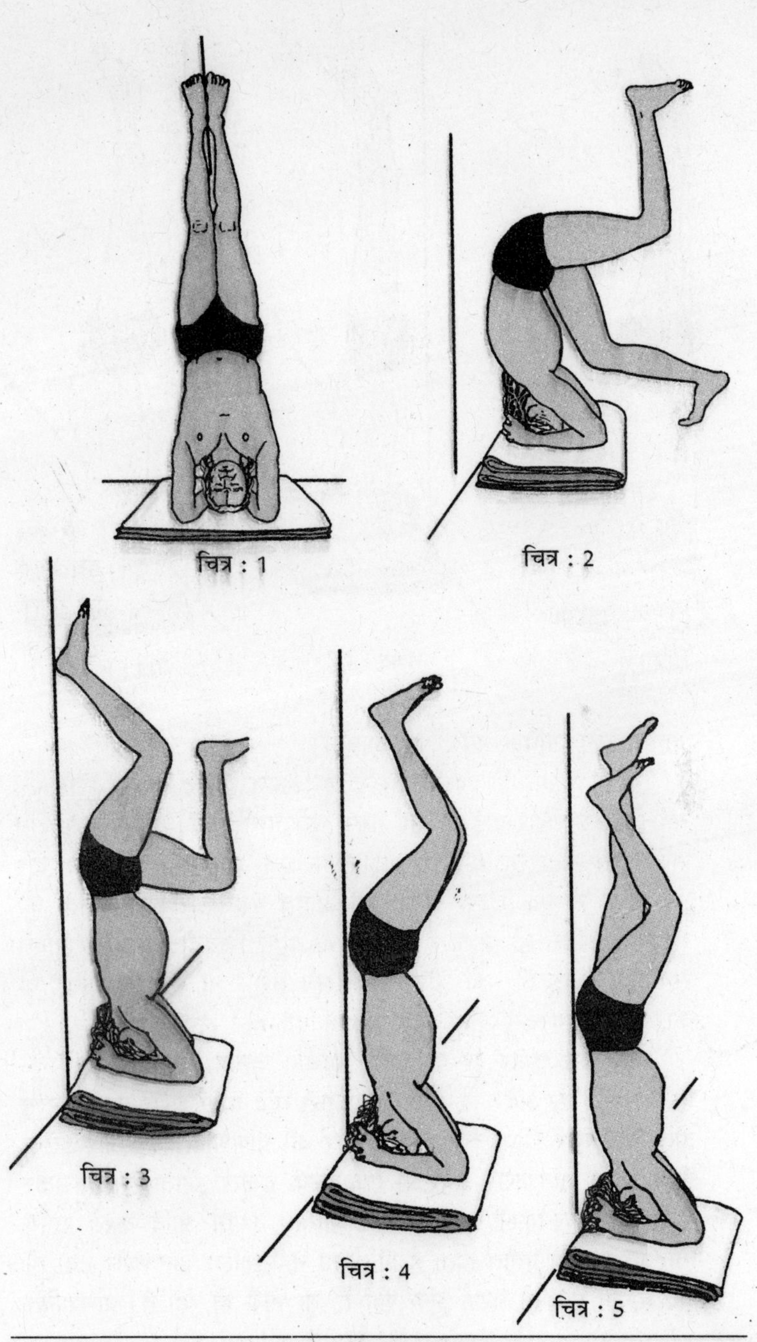
चित्र : 1
चित्र : 2
चित्र : 3
चित्र : 4
चित्र : 5

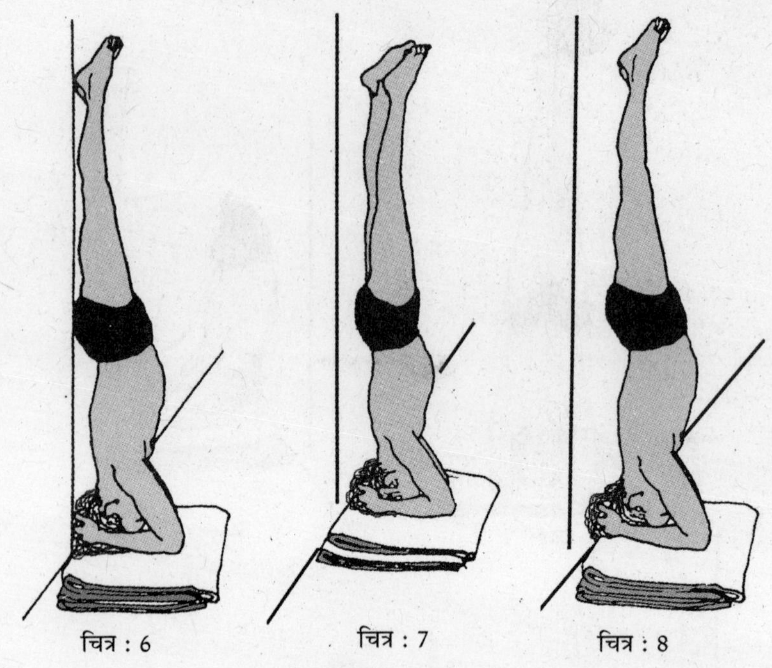

चित्र : 6 चित्र : 7 चित्र : 8

यह तरीका अधिक स्पष्ट हो जाएगा।

दोनों तरफ होनेवाली दीवार के कारण शरीर का केंद्र हिलता नहीं। उससे शरीर दाईं या बाईं तरफ झुकता भी नहीं। कई बार संतुलन साधने पर भी शरीर दाईं या बाईं तरफ झुक सकता है और एक बार इस तरह से एक तरफ झुकने की आदत पड़ने पर उस गलती को सुधारना कठिन हो जाता है। शरीर भी बहुत जिद्दी होता है। आदतें सहजता से छूटतीं नहीं और फिर गलत तरीके से संतुलन साधने के कारण सिर, गरदन, कंधों और पीठ में दर्द होने लगता है।

कई बार शरीर पर पड़नेवाले खिंचाव, तनाव, कार्यभार आदि का प्रभाव शरीर पर अंदर से पड़ता है। इससे यदि बाह्य शरीर पर असर न होते हुए शरीर सीधा रहे तो भी भीतर की प्राणशक्ति का जोर इतना होता है कि अंतःशरीर अंदर से एक तरफ ढकेला जाता है। खासकर योगाभ्यास करनेवाले को आसन, प्राणायाम, ध्यान आदि करते समय निश्चित रूप से प्रतीत होता है कि बाह्य नहीं, बल्कि अंतःशरीर टेढ़ा हो रहा है, या एक ही तरफ झुक रहा है, या भारी हो रहा है। प्राणशक्ति

में भी इसी विषमता का अनुभव होता है और इस विषमता के कारण चित्त की डाँवाँडोल स्थिति का और एकाग्रता में आनेवाली बाधा का उन्हें स्पष्ट भान होता है। लेकिन उस एहसास के स्तर तक पहुँचने के लिए अभ्यास और साधना भी उतनी ही होनी आवश्यक है, वरना बहुत फर्क नजर नहीं आता। शीर्षासन का अभ्यास करनेवाले को बीच-बीच में इस प्रकार का कोना चुनकर वहाँ शीर्षासन करने पर इस प्रकार का बदलाव अवश्य ध्यान में आ जाता है।

3. इस स्थिति में 3 से 5 मिनट धीरे-धीरे बढ़ाते हुए हमेशा की तरह सामान्य श्वासोच्छ्वास करते हुए रुकिए।
4. नीचे उतरने के लिए साँस छोड़िए। सीना आगे रखकर कमर और पैर दीवार के कोने में टिकाइए। घुटनों को मोड़ते हुए उन्हें जरा सा नीचे लाइए और जमीन की ओर एक-एक पैर अथवा दोनों कदम एक ही साथ टिकाइए। लेकिन घुटने नीचे जमीन पर पटकें नहीं। शीर्षासन में ऊपर जाते समय जोर से कूदना पड़ता है, वैसा नीचे आते समय उतना जोर नहीं लगता; लेकिन होता है बिलकुल उलटा। शीर्षासन में ऊपर जाते समय कूदने की क्रिया मंद गति से और नीचे उतरने की क्रिया जोर से होती है। इसलिए जो सधना चाहिए, वह सधता नहीं। अतः नौसिखियों को चाहिए कि आरंभ में जोर से कूदना चाहिए। आगे चलकर धीरे-धीरे कम करते हुए धीरे से उठाना तथा धीरे-धीरे उतरना पड़ता है। नव साधकों को दीवार के कोने में संतुलन साधकर भय को मात दी जा सकती है। दीवार की सन्निधि के कारण जाग्रत् रहकर शीर्षासन अचूक किया जा सकता है। इसके बाद दीतार के सहारे शीर्षासन कैसे किया जाए, यह देखेंगे।

दीवार के पास (सटकर) शीर्षासन

1. दीवार के पास चौपरत कंबल की बंद परतें रखकर उपर्युक्त क्रिया के अनुसार हाथ दीवार से 2 से 3 इंच आगे रखिए। अर्द्ध-शीर्षासन और ऊर्ध्व-प्रसारित एकपाद शीर्षासन कीजिए, जिसमें दायाँ पैर नीचे और बायाँ पैर ऊपर रहेगा।
2. अब एक पैर से कूदना है। दोनों पैर घुटनों से मोड़िए (चित्र-2)। साँस छोड़िए और एक कूद में बायाँ पैर इस प्रकार ऊपर ले जाइए कि बाईं एड़ी दीवार से टिक जाएगी। कूद ठीक रहेगी, लेकिन अगर वह जोर

से कूदे तो दीवार पर फेंकी हुई गेंद जिस प्रकार उछल जाती है उसी प्रकार बायाँ पैर उछल जाएगा और नीचे आ जाएगा। साथ ही कूदने के बाद तलवे दीवार पर न ले जाकर सिर्फ पिछली एड़ी को उस पर टिकाइए, वरना पैर नीचे आ जाएगा। फिर से बायाँ पैर उठाते ही उसी क्षण दायाँ पैर भी उठाया जाना चाहिए और दाईं जंघा कमर की अपेक्षा ऊँची जानी चाहिए (चित्र-3)।

3. अब बाएँ पैर को और उठाते हुए दाईं एड़ी उसके पास ले जाइए (चित्र-4) और एक के बाद एक पैर को कड़ा कीजिए (चित्र-5)। इस प्रकार से साइक्लिंग जैसे पैर उठाना सीखना पड़ता है।
4. इस स्थिति में दोनों पैर घुटनों में सीधे कड़े और एड़ियाँ दीवार से टिकी हुई रखिए। पीठ, कमर का भाग और पैर ऊपर की ओर खींचिए, कंधे व सीने के पार्श्व कोरों को ढलने मत दीजिए। आरंभ में तीन मिनट और आगे चलकर पाँच मिनट तक समय बढ़ाइए। सामान्य श्वासोच्छ्वास कीजिए। दीर्घ श्वसन मत कीजिए (चित्र-6)।

आधार सहित किए गए इस शीर्षासन में अधो-ऊर्ध्व बाहु, कंधे, गरदन, सीना, पार्श्व कोर, नितंब, जंघा—इनकी ओर ध्यान देना जरूरी है। साथ ही आसन ठीक तरह से किया जा रहा है या नहीं, इस ओर भी ध्यान केंद्रित करके आत्मावलोकन करना चाहिए। कम-से-कम दो-तीन महीनों तक इसी पद्धति से आसन करना चाहिए। वृद्धजन लोग यदि स्वतंत्र रूप से संतुलन साधने का प्रयास करने की अपेक्षा दीवार से एड़ियाँ टिकाकर अभ्यास करेंगे तो वांछित परिणाम पा सकते हैं। लेकिन अन्य व्यक्तियों के लिए सहारे के सहित किए गए इस आसन में शरीर की अपेक्षा मन का ठीक अभ्यास हो जाने के और उसमें रम जाने या स्थिर होने के बाद ही आगे बढ़ना होगा।

5. अब साँस छोड़कर रीढ़ की हड्डी को उठाते हुए पीछे का भाग जरा सा आगे लाइए। इससे पीछे की एड़ियाँ दीवार से और शेष शरीर मानो स्वतंत्र रूप से हाथ और सिर पर खड़े हैं, ऐसा एहसास होना चाहिए। अब दीवार को छोड़ने के लिए आगे की क्रिया करें।
6. पीछे की दाईं एड़ी दीवार पर रखकर बायाँ पैर जरा सा आगे लाइए। इसके लिए दीवार पर छोड़ा हुआ शरीर का भार जरा सा कम करते हुए अधोबाहु को जमीन पर दबाइए और धड़ को उठाइए। दाईं एड़ी के दीवार पर रखे रहने पर भी उस पर भार न देते हुए बायाँ पैर आगे

लाइए। दीवार आधार होते हुए भी उसे न लेकर मानो स्वतंत्र खड़े होने जैसा रहिए (चित्र-7)। उसी प्रकार बाईं एड़ी पीछे और दायाँ पैर आगे, इस तरह से अभ्यास कीजिए। शरीर दीवार से आगे इस प्रकार लाइए कि गुरुत्व मध्य पीठ की ओर न जाकर शरीर मध्य पर आएगा, अर्थात् शरीर दीवार के बिना ऊपर उठाते हुए, शरीर और रीढ़ के अस्तित्व का एहसास करते हुए उसका ठीक-ठीक अनुभव कीजिए।

7. अब साँस छोड़कर बायाँ पैर आगे लाइए, उसे दृढ़ रखिए। संतुलन सँभालिए। (चित्र-8)

किसी को दायाँ तो किसी को बायाँ पैर आगे लाकर संतुलन सँभालना आसान होता है। अतः कोई भी पैर आगे लाया जा सकता है। दीवार छोड़कर आगे आते समय संतुलन साधने के लिए कमर, छाती या पेट को आगे न फुलाएँ। संतुलन को साधने का कार्य रीढ़ से करें। इसके साथ ही संतुलन साधते समय साँस अपने आप कुछ रोकी जाती है। यदि वैसी रुद्ध हो जाए या रोकी जाए तो साँस छोड़कर ही रोकिए, लेकिन सिर पर तनाव न आने दीजिए। शरीर को स्थिर होने के लिए कुछ क्षण इस प्रकार की स्थिति होती है। पर उसके बाद होनेवाला श्वासोच्छ्वास सूक्ष्म होता है। वह शरीर को झटका नहीं लगने देता और संतुलन भी साधा जाने लगता है। साँस पर ध्यान देने के पहले संतुलन-स्थैर्य साधें। संतुलन टूट रहा है, ऐसा यदि लगे भी तो घबराएँ नहीं, क्योंकि दीवार पीछे ही रहती है और एड़ियाँ दीवार तक सहज पहुँच सकती हैं। उसके कारण पैर झट से पीछे ले जाए जा सकते हैं। संतुलन न खोने के लिए पैर दृढ़ और रीढ़ उठी हुई रखना आवश्यक होता है। उसी तरह दृष्टि भी सामने ही रखनी चाहिए। आँखों से ऊपर पैरों की तरफ देखने की कोशिश करने पर संतुलन खो जाने के कारण पीछे की तरफ गिरने की संभावना रहती है। संतुलन एक ही दम में या एक प्रयास में साधा नहीं जा सकता। इसलिए 3 से 5 मिनट के समय में शरीर के संतुलन साधने की क्रिया, ढंग और कुशलता समझ लीजिए। हर रोज थोड़ा-थोड़ा प्रयास करने पर यह क्रिया साध्य भी हो जाती है।

संतुलन साधने के लिए शरीर के साथ-साथ मन की ऊँचाई भी बढ़ानी पड़ती है। डर के कारण मानसिक स्तर ऊँचा होने के बजाय कम हो जाता है, घट जाता है। ऐसे समय शरीर सहित गरदन को उठाइए,

बल्कि ऊँचा कीजिए। उत्साह, साहस, धैर्य आदि से परिपूर्ण मन ऊपर पहुँच सकता है। दूसरी बात यह कि दीवार छोड़कर आगे आने पर स्वतंत्र रूप से किए गए शीर्षासन में मानसिक आनंद आता है। परंतु आनंद के कारण शरीर बहुत आगे झुकने न पाए। यहाँ अलबत्ता छोटे बच्चे की सी स्थिति होती है। नया-नया चलना सीखता हुआ बच्चा माँ को देखते ही उसकी ओर झपट पड़ता है और गिर जाता है। माँ सामने होती है तो उसे सँभाल लेती है; लेकिन यहाँ तो सँभालनेवाला कोई नहीं। इसलिए इतनी सावधानी रखिए कि खुशी से शरीर आगे न जाए। उसके लिए मानसिक स्थिरता की आवश्यकता है।

8. अब साँस छोड़िए। एक के बाद एक एड़ी दीवार से टिकाइए और दो-तीन साँस लेते हुए रुकिए। बाद में साँस छोड़िए। दोनों पैर घुटनों से मोड़ते हुए धीरे से पैरों की उँगलियाँ जमीन पर टिकाइए अथवा एक पैर पहले नीचे लाते हुए दूसरा टिकाइए। वीरासन में आकर अधोमुख वीरासन कीजिए।

जिन साधकों के लिए कूदना संभव नहीं होता, उनके लिए निम्नलिखित पद्धतियाँ बताई जा रही हैं—(क) आजकल कुछ के घरों में सामान्यतः छोटी सी गली रहती है। दो दीवारों के बीच की सँकरी जगह में एक दीवार को पीठ टेककर सामने की दीवार पर पैर दृढ़ रखकर दीवार पर चढ़ा जाए। कदमों से आधे अंतर को तय करने के बाद छलाँग लगाकर एक पैर पीठ की तरफ की दीवार पर ले जाइए और दूसरा पैर उठाइए या एक पैर दीवार के आधे पर लगाकर दूसरा पैर पीठ की तरफ की दीवार की ओर ले जाते हुए ऊर्ध्व-प्रसारित एकपाद शीर्षासन किया जाए। इससे आत्मविश्वास और धैर्य बढ़ेगा। (ख) घर के किसी छोटे-बड़े स्टूल की रचना सीढ़ीनुमा करके या आम इस्तेमाल की लकड़ी की दो दीवारों के बीच की सँकरी जगह में, जो हिले नहीं, इस तरह सीढ़ी रखकर उलटी तरफ से चढ़ना चाहिए।

हालाँकि शीर्षासन ठीक-ठीक कैसे किया जाए, यह समझ लेने पर अपने विवेक का इस्तेमाल किया जा सकता है। कोई भी आसन सीखते समय मानसिक व भारीरिक सजगता बहुत आवश्यक है। अपने आप कुछ भी नहीं होगा और यांत्रिकता अनुपयुक्त हो जाती है। प्रयत्न निश्चित और अचूक होना चाहिए।

□

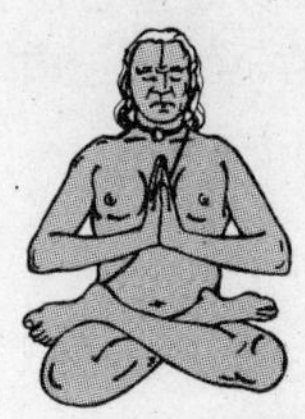

सालंब शीर्षासन-2

श्रीखंड जैसा कोई मीठा पदार्थ हो तो कोई भी व्यक्ति उसका स्वाद पहले लेगा और उसके बनाने की प्रक्रिया बाद में पूछेगा। कुछ पदार्थ ही ऐसे होते हैं कि उनको अनुभव करना होता है, उनका स्वाद चखना होता है। वे कैसे बनाए गए हैं, उनमें क्या-क्या पड़ा है, यह बाद में देखना है। शीर्षासन की भी ऐसी ही स्थिति है। पहले आस्वाद, बाद में संवाद। कुछ आसन विधि के पीछे-पीछे जाते हुए सीखने पड़ते हैं तो कुछ आसनों के बारे में एकदम मंजिल पाकर वहाँ हम कैसे पहुँच गए, या क्या करने से वैसा अनुभव प्राप्त होता है, यह देखना होता है। इसलिए दीवार, कोना या सँकरी दीवार—कहीं भी शीर्षासन करें, पहले उसका अनुभव करके बाद में उस मार्ग से उसे करने की विधि को सीखना पड़ता है। सालंब शीर्षासन बिना किसी सहारे के सीखना है। सहारे के बिना कम-से-कम तीन महीने अभ्यास करके उसकी बारीकियों को ठीक तरह से समझ लेने के बाद रीढ़ की स्नायुओं की शक्ति को आजमाते हुए, शरीर की रचना एवं गठन को समझ में लेते हुए, मन की एकाग्रता साधते हुए दीवार का सहारा छोड़कर उसे करना होगा। इस बात को ध्यान में रखने के बाद ही अगली विधि सीखनी चाहिए।

शीर्षासन में पहुँच जाने के कई प्रकार सीखे। एक पैर से कूदना आसान होने के कारण सब साधक उसे कर सकते हैं। अगली मंजिल पाने के पहले कम-से-कम 3-3 महीने ऐसा अभ्यास जारी रखने पर पीठ की स्नायुओं पर पड़नेवाला तनाव विषम होता जाता है। इसलिए एक दिन दाएँ पैर से और एक दिन बाएँ पैर से कूदने पर दोनों तरफ की स्नायुओं का इस्तेमाल करने से उनकी विषमता कुछ तो कम हो सकती है। लेकिन स्नायुओं का असंतुलन टालने के लिए दोनों पैरों को एकदम उठाना हितकर होता है। उन्हें दोनों तरीकों से उठाया जा सकता है—(1) पैरों को मोड़कर, (2) पैर सीधे रखकर। आरंभ में पैरों को

मोड़कर करना ही उचित होगा, क्योंकि उससे संतुलन बनाए रखने की तकनीक समझ में आती है। रीढ़ की हड्डी की स्नायुओं से संपर्क रखा जा सकता है। रीढ़ पर अधिक तनाव भी नहीं पड़ता। पैरों को सीधा रखकर उठाना कठिन है ही, मगर उससे जो संतुलन प्राप्त होता है, उसका अनुभव कुछ और ही होता है। यह संतुलन मनःप्रवाह को समानधर्मी रखने में सहायक होता है।

विधि

1. अर्द्ध-शीर्षासन कीजिए। (चित्र-1)
2. साँस छोड़िए। दोनों कदम अंदर लीजिए और घुटनों को जरा सा मोड़िए। घुटनों में थोड़ा अंतर रखिए और 5 सेकंड तक रुकिए।
3. साँस छोड़ते हुए दोनों पैर जमीन से इस तरह उठाइए कि रीढ़ की हड्डी सीधी हो जाए और पीछे का हिस्सा ऊँचा उठता जाए। रीढ़ की हड्डी की स्नायुओं को उठाने का मतलब उन्हें कड़ा करना (खींचना नहीं) बल्कि रेंगनेवाले साँप जैसी ये स्नायुएँ शरीर की ओर अंदर की तरफ मुड़ते हुए ऊपर चढ़ती हैं या केंचुआ जैसे आगे सरकता है, उसी प्रकार रीढ़ की हड्डी की स्नायुएँ आगे सरकती हैं। घुटने अंदर की तरफ मुड़े हुए और रीढ़ उठी हुई, इस दशा की मध्य स्थिति 'आकुंचनासन' कहलाती है। (चित्र-2)

   इस स्थिति में संतुलन खो जाता है, यदि ऐसा लगे तो घुटनों और जंघाओं में 6 इंच का अंतर रखिए। बाहरी जंघाएँ नितंबों की सीध में आने दीजिए, जिससे संतुलन साधा जाएगा।
4. रीढ़ की हड्डी एकदम सीधी होने पर उसे धक्का न देकर घुटनों, जंघाओं, कदमों में 6 से 8 इंच का अंतर रखने में कोई हानि नहीं। वैसा करने से रीढ़ पर आनेवाला सीधा भार भी कम हो जाता है। इससे गुरुत्व मध्य ऊपर जाकर शरीर हलका हो जाता है।
5. अब जंघाओं और घुटनों के बीच का अंतर कम करके पैर छत की दिशा में सीधे ऊपर ले जाइए। कूल्हों को पीछे मत ले जाइए। यह क्रिया जरा सावधानी बरतकर की जाए। अगर कूल्हे पीछे जाएँ तो उस तरफ भारी होकर पीछे गिर जाने का खतरा होता है। धड़ के पार्श्व कोर, बगलें, पैर एवं कूल्हे इन सबकी दिशा और ध्येय एक ही अर्थात् ऊर्ध्व गमन—छत की तरफ जाना है। उसे इस प्रकार उठाइए कि शरीर सीधी रेखा में ऊपर की ओर जाए। (चित्र-4)

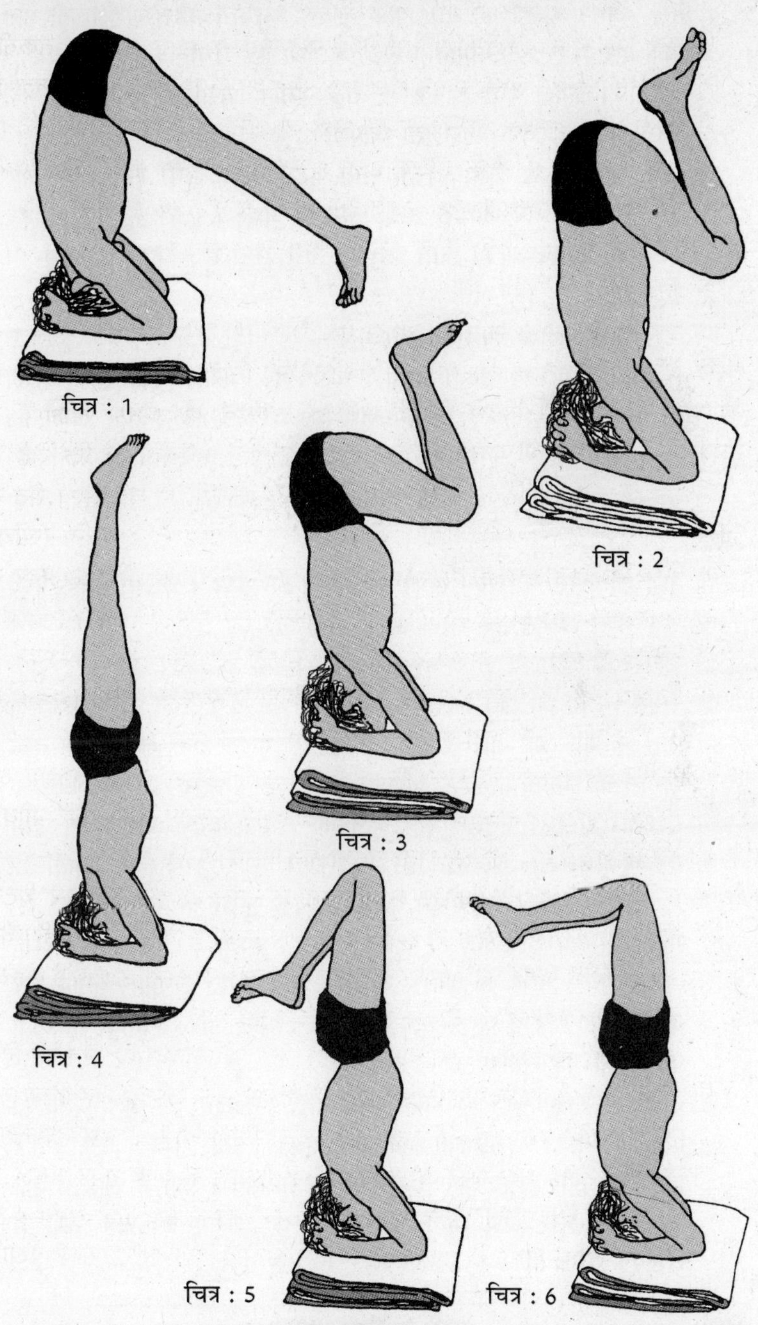

चित्र : 1

चित्र : 2

चित्र : 3

चित्र : 4

चित्र : 5

चित्र : 6

अगर कूल्हों का भाग पीछे जाकर भारीपन महसूस हुआ तो पीठ की ओर गिरने की संभावना है। तब गुँथी हुई उँगलियों को तुरंत छोड़ दीजिए। इससे पीछे गिरने पर रीढ़, बगलों, पसलियों को पीड़ा नहीं होगी। शरीर सिर्फ फिसलता जाएगा।

6. अब शीर्षासन से नीचे उतरते समय घुटने मोड़कर पैर सामने की ओर से नीचे लाते हुए, अर्थात् उलटे क्रम से आना है। पहले साँस छोड़िए और शरीर हलका हो जाने पर पैर नीचे लाते हुए फिर उँगलियों को टिकाइए।

यह तरीका सीख जाने पर अगले एक चरण को उसमें जोड़ना है। इस चरण की मध्य स्थिति के कारण संतुलन साधने की निश्चितता तो आती ही है, पर साथ ही रीढ़ की भीतरी स्नायुएँ सुरक्षित, संरक्षित और तैयार रहती हैं। उनके ऊपर का भार भी कम होता है। हिलने-डुलने में अचूकता आ जाती है।

विधि

1. अर्द्ध-शीर्षासन कीजिए। ऊपर की विधि की 2 से 4 प्रक्रिया दोहराइए।
2. अब साँस छोड़ते हुए सीना आगे और पीछे का हिस्सा अंदर की ओर शरीर की दिशा में ले जाइए। रीढ़ की हड्डी के अंदर की तरफ जाते समय घुटनों को छत की ओर उठाते हुए कदम पीछे ले जाइए। एड़ियाँ पीछे के भाग की ओर आएँगी। बगलों से घुटनों तक शरीर लंबा तथा जमीन के समानांतर रहेगा। आरंभ में संतुलन सँभालने के लिए जंघाओं में अंतर रखिए। संतुलन सध जाने पर जंघाएँ, घुटने और कदम जोड़ दीजिए (चित्र-5)। शीर्षासन की यह स्थिति 'ऊर्ध्व वीरासन' कहलाती है।

   इस स्थिति में शीर्षासन में और अधिक सुधार के लिए गुंजाइश का मौका मिलता है। पीठ का कूबड़ कम हो जाता है। पीठ की स्नायुएँ अंदर जाकर शरीर को आधार देती हैं। अधोदर पर होनेवाले तनाव और दबाव को निकाला जा सकता है। गरदन, पीठ और कमर के शीर्षासन की रचना को सुधारा जा सकता है।
3. ऊर्ध्व वीरासन में स्थिर होकर फिर पैरों को छत की ओर उठाइए। पिछली विधि में जंघाओं को समानांतर लाया गया, उसी प्रकार पिंडलियों और अग्रजंघा की हड्डियों के समानांतर रूप में लाइए। इस स्थिति में सिर और कंधों से घुटनों तक शरीर को लंब रेखा में रखिए। (चित्र-6)

इस क्रिया को आत्मसात् करने के लिए दीवार से एक से डेढ़ फीट आगे शीर्षासन किया जाए, ताकि संतुलन खोने का एहसास होते ही कदमों की उँगलियाँ तुरंत दीवार की ओर ले जाई जा सकें और दीवार के सहारे संतुलन साधना सीखा जा सकता है।

4. अब साँस छोड़कर पैरों को सीधे उठाते हुए पूरा शरीर जमीन से लंब रेखा में लाइए। ऊर्ध्व वीरासन से शीर्षासन, यह एक अखंड क्रिया है। इस क्रिया से जंघाओं और पीछे के भाग की मजबूती संभव होती है। इस स्थिति में सामान्य श्वासोच्छ्वास लेते हुए 3 से 5 मिनट तक रुकिए और आगे चलकर उसमें सहजता एवं अंतःस्थिरता आने पर अपनी क्षमता के अनुसार यह अवधि बढ़ाई जाए। (चित्र-4)
5. अब साँस छोड़कर शीर्षासन से नीचे उतरने के लिए यही क्रम उलटा कीजिए। अर्थात् ऊर्ध्व वीरासन, आकुंचनासन करते हुए अर्द्धशीर्षासन में आइए। घुटने जमीन पर टेककर कुछ देर रुकिए। सिर को जमीन पर से एकदम मत उठाइए। यह क्रिया आत्मसात् करने पर शीर्षासन में जाने और वापस आने की क्रिया अगले पृष्ठ पर चित्र 1 से 9 में दिखाई हुई है। (चित्र-1, 2, 3, 4, 5, 6, 7, 8, 9 और 9, 8, 7, 6, 5, 4, 3, 2, 1)।

शीर्षासन करने के पूर्व मध्य और बाद में कुछ बातों को ध्यान में रखना आवश्यक है, जो इस प्रकार हैं—

(अ) वीरासन के चित्र-1 की स्थिति में से कूल्हों को कदमों की ओर लंबा करते हुए एड़ियाँ पास में लीजिए और घुटनों में अंतर रखकर अधोमुख वीरासन में आते हुए 1 से 2 मिनट तक उसी में स्थिर रहिए। फिर साँस छोड़कर सिर ऊपर उठाइए और वीरासन से दंडासन में आइए या स्वस्तिकासन में बैठिए। शवासन न करें। बाद में करनेवाले आसनों को क्रमशः कीजिए और उपयोग में लाइए।

(ब) समस्थिति में पैरों और घुटनों का गठन, उनकी मजबूती, अंदर की तरफ का गोलाकार घुमाव, गरदन की लंबाई, चौड़े कंधों का गठन, कंधे के पंखों के अंदर की तरफ का जोर और ऊर्ध्वहस्त-ऊर्ध्वबद्धांगुलि आदि आसनों में बगलों की बढ़नेवाली लंबाई और उन पर आनेवाला खिंचाव ध्यान में रखकर शीर्षासन में कंधे, कंधों के पंखों, गरदन, बगल—इन सबको जोड़कर उनका ठीक तरह से व्यवस्थापन नीचे रखी हुई हाथों की तिपाई पर करना महत्त्वपूर्ण होता है। जिस प्रकार नए साधकों का ध्यान समस्थिति में आरंभ में पैरों की ओर खींचा गया है, वैसे ही यहाँ

भी पैरों की ओर ही ध्यान खींचना चाहिए। पैर मजबूत होंगे तभी शीर्षासन ठीक प्रकार से हो सकेगा। अगर पैर लड़खड़ा जाएँगे तो शीर्षासन ढह जाएगा। समस्थिति में पैर मजबूत हों तो शीर्षासन में शिखर (पैर) मजबूत, वरना कगार ढह जाता है, वैसे ही शीर्षासन में शरीर ढह जाएगा। शीर्षासन में होनेवाला गरदन का दर्द मूलतः पैर ढीले पड़कर उनका भार गरदन पर पड़ने के कारण होता है।

अगली जंघाओं को आगे न उठाते हुए उन्हें पिछली जंघाओं की ओर ले जाकर उन स्नायुओं को मजबूत कीजिए। पैर जंघाओं से लंबे कीजिए, परंतु सिर्फ कदमों की उँगलियों को ऊपर मत खींचिए; उससे पीछे का पैर सिकुड़कर पीछे गिर जाने की आशंका रहती है।

2. शीर्षासन में अधोबाहुओं को जमीन पर व्यवस्थित रखकर उनके विपरीत ऊर्ध्व बाहुओं को उठाना, आरंभ में यह निरंतर करना पड़ता है। बाहुओं के दोनों तरफ का यह त्रिकोण मानो दो खिड़कियाँ हैं। उनका निरंतर खुला रहना वायु के आवागमन के लिए आवश्यक होता है। अगर ध्यान बाहर जाए तो कंधे ढल जाते हैं, गरदन सिकुड़ जाती है—अर्थात् खिड़कियाँ बंद होने से दम घुट जाता है।
3. शीर्षासन में हाथ और सिर को नीचे रखने पर शरीर ऊर्ध्व दिशा से उठाने तक की जो यात्रा है, उसमें प्रत्येक स्थित्यंतर के समय हाथ, कंधे, पीठ और रीढ़ की स्थिति में थोड़ा-बहुत फर्क आ जाता है, क्योंकि शरीर का भार निरंतर उन्हीं पर पड़ता है। लेकिन पूर्णावस्था में पहुँचने पर उन्हें अधिकाधिक ऊपर उठाना आवश्यक होता है।
4. कंधे उठाते समय कानों के पीछे का अधोभाग आगे न आने पाए। इससे कान भी बंद हो जाते हैं और आँखों पर भी तनाव आ जाता है। उसे ठीक कानों के पीछे की ओर से इस प्रकार ठीक किया जाए कि वह हिस्सा पीछे पश्चिम शीर्ष की ओर रहे। यह क्रिया 'टायनिटस', 'ह्वर्टिगो' आदि बीमारियों में बहुत ध्यानपूर्वक एवं सावधानी से करनी पड़ती है। यदि कानों का पीछे का हिस्सा आगे की ओर आ गया तो ऊपर बताई हुई बीमारियों पर विपरीत प्रभाव हो सकता है। कान, ऊर्ध्व शीर्ष, गरदन, जिह्वा, मुँह का खोखला हिस्सा—इन सभी पर आनेवाला अतिरिक्त तनाव ऊपर बताई हुई सही विधि का अनुसरण करने पर दूर हो जाता है।

गरदन का दर्द, गरदन में मोच, स्पांडिलाइटिस आदि विकारों पर शीर्षासन के निषेध संरक्षणात्मक ही हैं, क्योंकि आखिरकार एकाध के

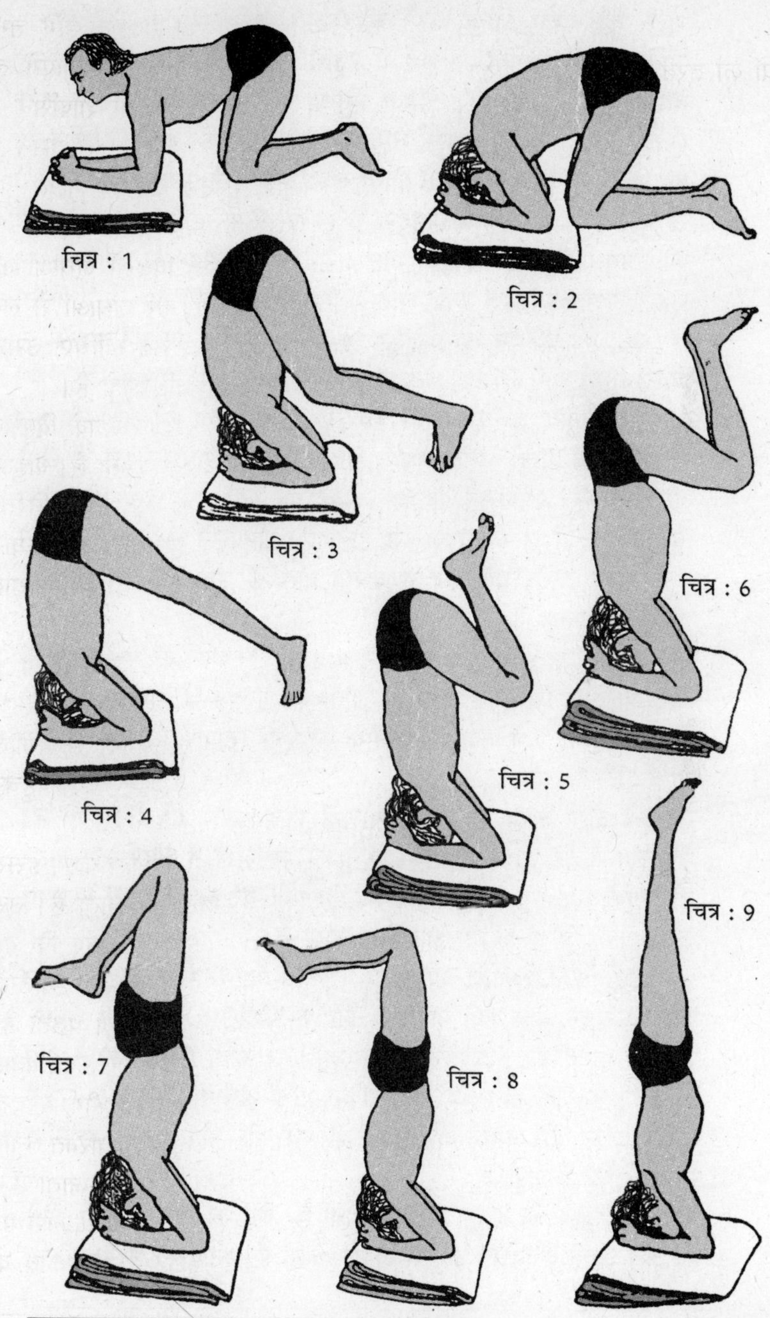
चित्र : 1
चित्र : 2
चित्र : 3
चित्र : 4
चित्र : 5
चित्र : 6
चित्र : 7
चित्र : 8
चित्र : 9

शरीर की रचना, क्रिया करने की पद्धति, शरीर-स्वभाव, अन्य विकार, आकलन की सूक्ष्मता, साधना में प्रवृत्ति कितनी और कैसी होगी, यह बताया नहीं जा सकता। लेकिन अनुभव के पश्चात् यह ध्यान में आता है कि ऊर्ध्व शीर्ष का अगला भाग कंबल पर रखकर यानी ऊपर बताई हुई विधि के बिलकुल उलटी क्रिया करके शीर्षासन 2 या 3 मिनट करने से गरदन दर्द या स्पांडिलाइटिस से होनेवाली असहनीय वेदनाओं, वहाँ की स्नायुओं में उत्पन्न दुर्बलता और शरीर का निढालपन या शिथिलता—सब कम होकर सहज स्फूर्त प्रतिक्रिया सुनने में आती है—'बड़ा अच्छा लग रहा है। एकदम खुला-खुला सा लग रहा है।' पर सब आखिर में किसी योग्य योग शिक्षक के मार्गदर्शन में करना ही श्रेयस्कर होता है।

5. मानसिक तनाव, डर सहज ही चेहरे पर प्रकट होता है। साथ ही कुछ भी देखते या सुनते समय अथवा हाव-भाव करते समय चेहरा ही आगे आ जाता है। शीर्षासन में यही चेहरे को जरा सा पीछे हटा हुआ विरामावस्था में ले जाना जरूरी होता है। शीर्षासन चेहरे की ओर से नहीं, बल्कि शरीर की ओर से करना होता है, इस बात को ध्यान में रखना आवश्यक है।
6. गले की ओर सतर्कतापूर्वक ध्यान देना पड़ता है। चेहरे के समान वह भी आगे आने पर सिकुड़ने जैसा हो जाता है। गरदन के पास के कंधे के भाग को तथा वहाँ की परिस्कंधीय स्नायुओं (ट्रपिसियम) को उठाना आवश्यक होता है।
7. सीने के दोनों तरफ के कोर, पसलियाँ मानो शरीर की दीवार ही हैं। शीर्षासन में वह गिरने न पाए। सीने की पसलियों में अंदर और बाहर की पर्शुकीय स्नायुओं (इंटीरियर एंड एक्सटीरियर इंटरकॉस्टल मसल्स) को उठाकर चौड़ा रखना आवश्यक होता है।

   सर्वांगासन में बाहर की आंतर-पर्शुकीय (एक्सटीरियर इंटरकॉस्टल मसल्स) अपने आप फैल जाती है, जबकि शीर्षासन में अंतःस्थ आंतर-पर्शुकीय (इंटीरियर इंटरकॉस्टल मसल्स) फैल जाती है। जो अपने आप हो जाता है, उसे होने दीजिए। लेकिन दोनों आसनों में न फैलनेवाली क्रमशः अंदर और बाहर की, यानी अंतःस्थ और बाह्य आंतर पर्शुकीय स्नायुओं को फैलाइए।
8. सीने की हड्डी का कूबड़ पीठ पर होता है। रीढ़ को वहाँ से आगे सीने की ओर लाना शीर्षासन की महत्त्वपूर्ण क्रिया है। शीर्षासन में यह क्रिया

ठीक-ठीक कर सकने पर सर्वांगासन में और अधिक सुधार आ जाता है।

9. पीछे के भाग की स्नायुओं अर्थात् कूल्हों के भाग का ढीला पड़ना ठीक नहीं। मन के विचलित होने से पैर आगे आने लगते हैं और कूल्हे पीछे जाने लगते हैं। मन के भूतकाल में खो जाने पर पैर पीछे और पेट आगे आने लगता है। शीर्षासन में सिर, धड़ और गुदा मध्य को एक सीध में रखने के लिए श्वासोच्छ्वास की क्रिया भी न बहुत दीर्घ और न सामान्य होनी चाहिए। यह सीधी सामान्य स्थिति सिर्फ वर्तमान में रहने की स्थिति नहीं, बल्कि शरीर, मन और आत्मा—तीनों एक सूत्र में गुँथ जाने चाहिए।

आत्मविश्वास जगाकर और आत्मबल को बढ़ाकर आत्मस्थैर्य लानेवाला आसन है—शीर्षासन। इसे और इसके साथ सर्वांगासन करने से आरोग्य-प्राप्ति ही नहीं, बल्कि मनुष्य का अंतर्बाह्य परिवर्तन होता है। ये दोनों आसन मनुष्य के स्वभाव, धर्म के अनुसार उसकी आत्मशोध की जिज्ञासा में खाद-पानी देकर उसे सँभालते-सहेजते हैं, उसका संवर्द्धन करते हैं तथा उसमें मजबूती लाते हैं।

□

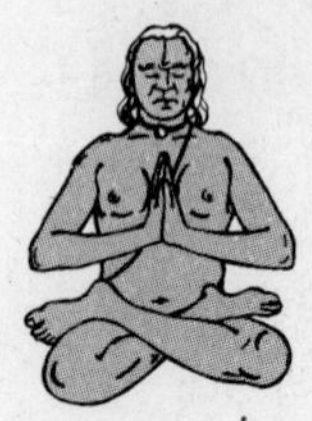

पूर्वप्रतन क्रिया

मेरुदंड की पीछे मुड़ने की क्रिया है पूर्वप्रतन क्रिया। उठना, बैठना, चलना, सोना, लेटना—इन नित्य क्रियाओं में सामान्यतः विपरीत स्थिति और पूर्वप्रतन क्रिया नहीं की जाती। पर योगाभ्यास में उनका बहुत ही अधिक महत्त्व है।

पूर्वप्रतन क्रिया में रीढ़ की हड्डी के पीछे की ओर मुड़ने से उसका आगे का हिस्सा, अर्थात् पूर्व भाग खींचा जाता है। रीढ़ की स्नायुएँ मजबूत होकर बगल की तरफ समानांतर रहती हैं। रीढ़ के अंदर का हिस्सा खिंच जाने से रक्त-प्रवाह अंदर की तरफ होता है। इससे चेतना-तंतुओं को ये आसन एक प्रकार से जाग्रत् और संगठित रखते हैं। नेत्रसुख देनेवाले ये आसन निश्चित रूप से दर्शनीय एवं प्रदर्शनीय हैं। साथ ही मन को अंतर्मुख करनेवाले हैं। चित्त को अंदर की ओर खींचकर स्थिर रखने की कला इस आसन-साधना से सध सकती है। इस साधना में वृद्धि होते रहने से प्रत्येक साधक के लिए अपने अंतर्गत शरीर व मन का चित्रण स्पष्ट होता जाता है और उसकी त्रुटियाँ तथा स्वयं अपनी मनोरचना सहजता से ध्यान में आने लगती है। चेतना-संस्थान को सतर्क, कार्यान्वित और प्रोत्साहित करनेवाले ये आसन मन को उत्साहपूर्ण और प्रफुल्लित करते हैं। लेकिन ये जाग्रत् मनःशक्ति बहिर्मुख करने के बदले अंतःप्रवाहित करते हैं, यही इनकी विशिष्टता है।

पूर्वप्रतन के लिए लचीलेपन की आवश्यकता होती है, फिर भी उसका दुरुपयोग न होने देकर चेतना-संस्थान को जाग्रत् रखना आवश्यक होता है। तभी ये आसन तारक हो सकते हैं। पूर्वप्रतन आसन पेट, पीठ के बल लेटकर, साथ ही पैर और सिर पर खड़े होकर विविध तरीके से किए जा सकते हैं। इन विविधांगी विधि एवं क्रियाओं का परिणाम शरीर और मन पर विभिन्न तरीके से होता है। भय-भावना और हीन-भावना को दूर करने, मन को उल्लसित करने, मानसिक धैर्य बढ़ाने, शारीरिक जड़ता को दूर करके अंगलाघव (चपलता)

लाने, दुःख को भूलने, काम-क्रोधादि विकारों पर नियंत्रण, स्मृति बढ़ाने, बुद्धि को प्रखर (तेज) बनाने तथा अहंभाव को अंतर्मुख करके विनम्र बनाने के लिए ये आसन, उनकी विभिन्न क्रियाएँ तथा मृदु-मध्यम तीव्रता के अनुसार उनके क्रम और प्रभाव निश्चित ही उपयुक्त साबित होते हैं।

हर एक व्यक्ति अपनी शारीरिक शक्ति को आजमाकर उसका इस्तेमाल एवं व्यवस्थापन करना बहुत हद तक समझता है। लेकिन पूर्वप्रतन के कारण केवल शारीरिक शक्ति ही नहीं बल्कि मन, बुद्धि, अस्मिता तथा चित्त की सामर्थ्य को ध्यान में रखकर उसका विकास एवं संचय करना, अपव्यय को टालना संभव है। संभवतः समझ में न आनेवाली, न सुलझनेवाली व्यवस्थापन कला इस आसन-साधना के माध्यम से समझ में आने लगती है। इसके कारण वह केवल शारीरिक क्रिया न होकर एक भिन्न स्तर की चित्त-साधना होती है।

महर्षि पतंजलि ने प्रणव-साधना बतलाते हुए उसका जप और प्रभाव भी बताया है। आसन-साधना में भी क्रिया जप है। अंतर्मुख होना आसन क्रिया का उद्‌देश्य अर्थात् अर्थ है तथा इस आसन के माध्यम से अंतःविश्व को अंतःस्पर्श करके हृद भावनाओं को आत्मनिष्ठ करना अर्थभावन है।

इस वर्ग के ऊर्ध्वमुख श्वानासन, भुजंगासन, शलभासन—ये तीन आसन हम पहले करेंगे। रीढ़ का सिर्फ लचीलापन न देखकर रीढ़ के आकार और उसके झुकने या मोड़ने की क्रिया में संतुलन साधना महत्त्वपूर्ण होता है। गरदन (सर्वाइकल) और उदरावकाश की कशेरुकाएँ (लंबर) शरीर की ओर अवतल (कॉनकेव) होने के कारण वहाँ से झुकना या मोड़ना आसान होता है। लेकिन सिर्फ उसी भाग से झुकने या मुड़ने से रीढ़ का संतुलन बिगड़ सकता है। सीने (थोरॅसिक डॉसल) और त्रिकास्थि की कशेरुकाएँ शरीर से उत्तल (कॉनवेक्स) होने के कारण वहाँ पूर्वप्रतन क्रिया सहज नहीं होती। अतः रीढ़ की हड्‌डी को मोड़ते समय चारों भागों की कॉनकेव स्थिति को साधना होता है। उसके लिए पीठ का कूबड़ कम करके, सीने की रीढ़ की हड्‌डी (थोरॅसिक) को पीठ की ओर से अंदर की तरफ अवतल स्थिति साधकर सीने को फैला हुआ रखना है। पीछे झुकते या मुड़ते समय कई बार साँस रोकी जाती है। सीने को सिकुड़ने न देने की सावधानी सालंब पूर्वोत्तानासन में प्राथमिक स्तर पर बरती जाती है। खासकर पीछे न मुड़ी हुई स्नायुओं पर इस प्रकार का तनाव ऐसा रहता है कि वह सीधे सिर तक पहुँच सकता है। इसलिए जैसे-जैसे पूर्वप्रतन क्रिया प्रगत होती जाती है, वैसे-वैसे श्वसन क्रिया खुली हो जाएगी। इस बात को देखना आवश्यक होता है।

ऊर्ध्वमुख श्वानासन

ऊर्ध्व—यानी ऊपर, मुख—यानी मुँह, श्वान—यानी कुत्ता। जैसे कुत्ता पिछले पैरों पर अपने शरीर को तानता है, वैसे ही वह अगले पैरों पर भी तानता है। अधोमुख श्वानासन के विपरीत यह आसन हाथों के सहारे किया जाता है। यह पेट के बल लेटकर करने की पूर्वप्रतन क्रिया है।

विधि

1. दरी या कंबल बिछाकर पेट के बल लेटिए और माथा टिकाइए। सिर, धड़ एवं पैर को एक सीध में रखिए। कदमों में सामान्यतः 10 से 12 इंच का अंतर रखिए, अर्थात् पैरों को कूल्हों के बाहर के भाग की रेखा में रखिए। कदमों को उँगलियों की दिशा में लंबी खींचिए; हाथों को धड़ के बगल में रखिए। (चित्र-1)
2. अब साँस छोड़ते हुए दोनों हाथों को सिर की दिशा में बगलों की रेखा में लंबाई में खींचिए। कदम के अग्रभाग को जमीन पर दबाइए, तलवे ऊपर की ओर रहेंगे। ठुड्डी आगे रखिए। (चित्र-2)
3. साँस छोड़ते हुए दोनों हाथों को कुहनियों से मोड़िए और कूल्हों की बाजुओं को तैरती पसलियों के पास लाइए। उँगलियों को फैलाकर हथेलियाँ जमीन पर टिकाइए। (चित्र-3)
4. साँस लीजिए। सिर और धड़ को हाथ पर इस तरह उठाइए कि रीढ़ की हड्डी पीछे झुक जाए। तलवों के पृष्ठभाग को जमीन पर दबाते हुए जंघाएँ और घुटने उठाइए। दोनों हाथों को कलाइयों से कंधे की सीध में जमीन से लंब रूप में रखिए। उसके अनुसार तलवों को आगे-पीछे सरकाइए।
5. कंधों और सीने को फैलाकर साँस सहित उरोस्थि को उठाइए। सिर पीछे ले ज़ाइए। (चित्र-4)
6. इस स्थिति में 20 से 30 सेकंड तक रुकिए। सामान्य श्वासोच्छ्वास कीजिए।
7. अब कुहनियाँ मोड़िए। जंघाएँ और घुटने जमीन पर टिकाइए। धड़ को जमीन की ओर लाइए (चित्र-3), माथा जमीन पर टिकाइए। हाथों को धड़ की तरफ पैर की दिशा में सीधा और कड़ा कीजिए। अब इस आसन में निम्नलिखित बातें ध्यानपूर्वक कीजिए—

पेट के बल लेटने पर जंघाओं के पीछे का मांसल भाग अंदर से बाहर और जमीन पर टिके हुए अगले भाग को बाहर से अंदर गोलाकार में घुमाइए।

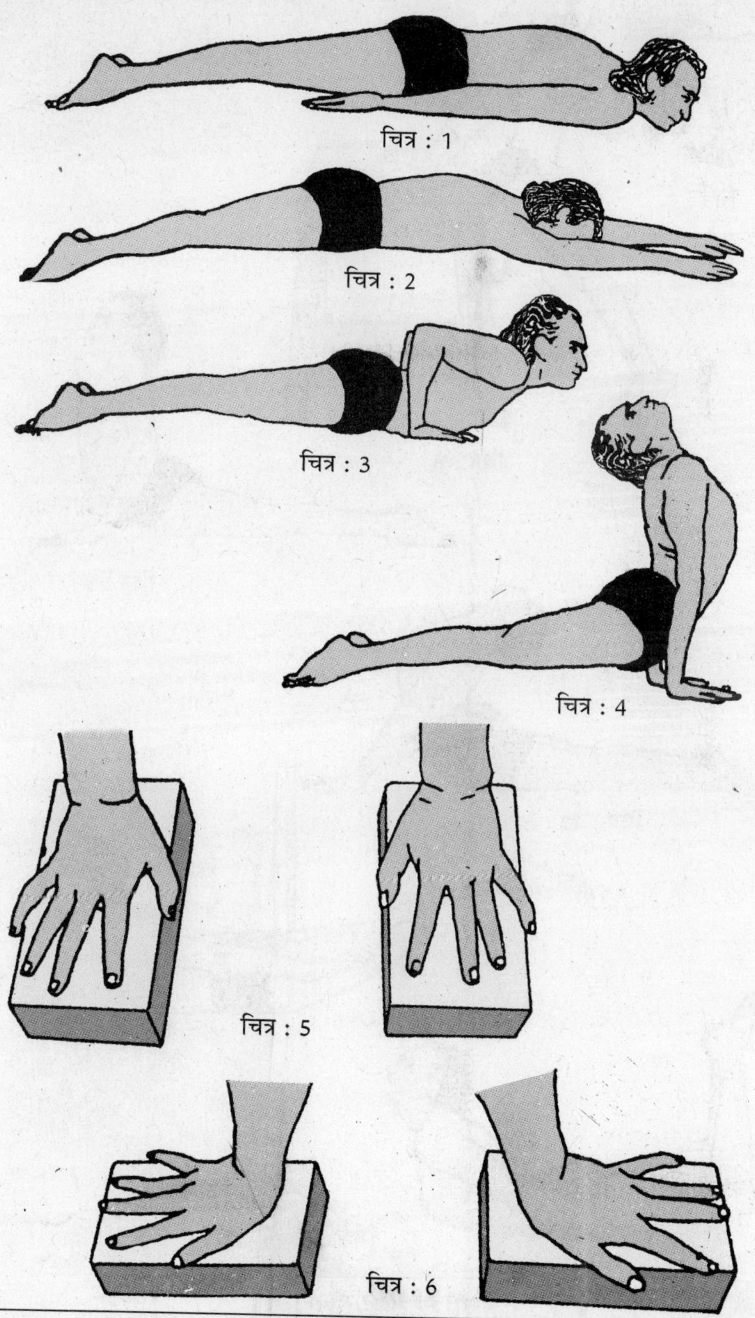
चित्र : 1
चित्र : 2
चित्र : 3
चित्र : 4
चित्र : 5
चित्र : 6

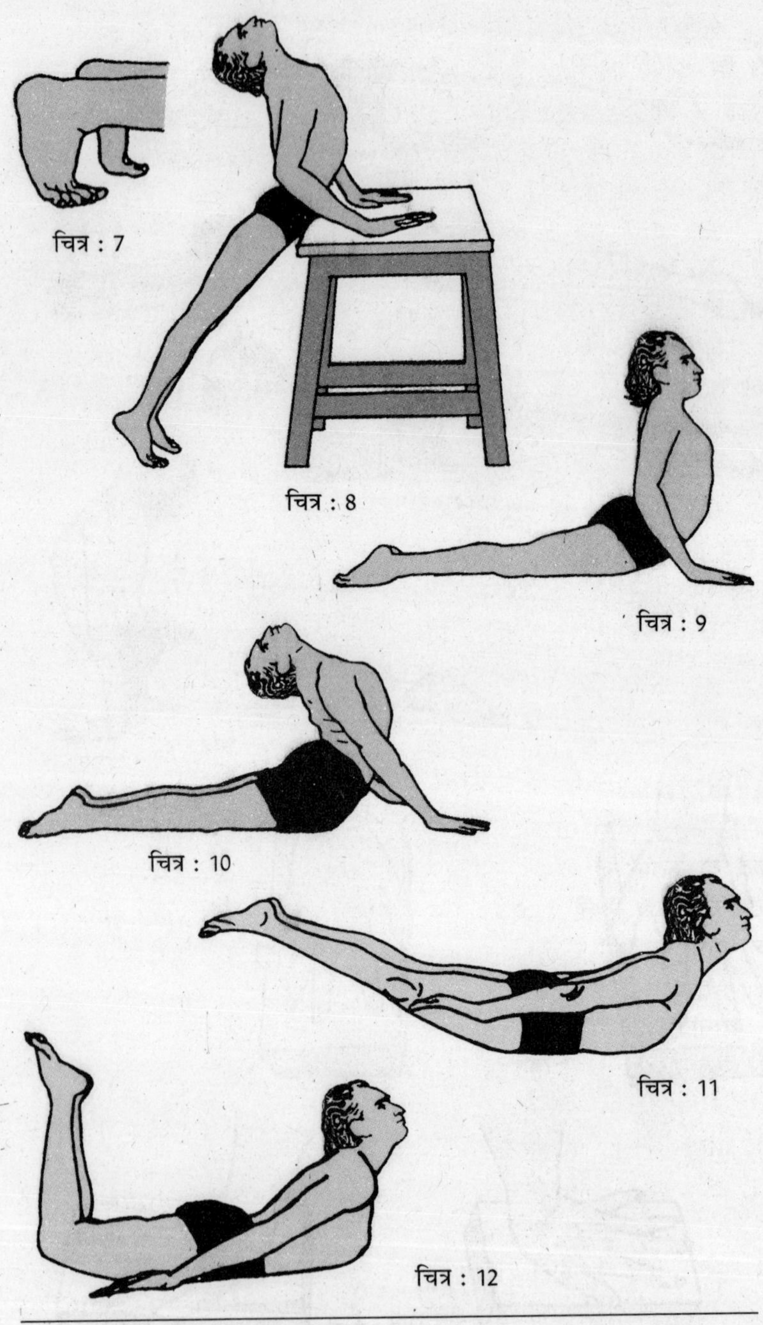

चित्र : 7

चित्र : 8

चित्र : 9

चित्र : 10

चित्र : 11

चित्र : 12

शरीर को इस प्रकार खींचिए कि पार्श्व कोरों से धड़ हाथों की दिशा में और पैर कदमों की दिशा में खींचे जाएँगे। पीठ की स्नायुएँ बगल की ओर चौड़ाई में तानिए। सीना नीचे की पसलियों से आगे खींचिए। जमीन पर होनेवाली जंघाओं को घुटनों की ओर लंबा करते हुए उदर स्नायुओं को ऊपर सीने की दिशा में खींचिए।

हाथ पार्श्व कोरों के नजदीक रहते हुए भी (चित्र-3) कंधे चौड़े, कंधे के पंखे अंदर, कुहनियाँ छत की ओर उठाइए। उन्हें बाजू में गिरने न दीजिए और हाथों को ढीला मत रखिए।

शरीर को ऊपर उठाते समय धड़ को हाथों के बीच में से आगे लेते हुए ऊपर उठाइए। मानो हाथों के सुरंग में से रेलगाड़ी जा रही हो।

हथेलियों और पैर के आगे के भाग (फोरफीट) को इस तरह दबाइए कि रीढ़ की हड्डी गुदास्थि से अंदर की ओर ऊर्ध्व दिशा में उठ जाए।

सीने की बगलों के पास के हिस्से को आगे लाइए। सीने को दोनों हाथों के बीच न सिमटने दें। कुहनियों को कड़ी रखकर ऊर्ध्व बाँहों को इस प्रकार मोड़िए कि द्विशिरस्क (बायसेप्स) स्नायुएँ अंदर से बाहर और त्रिशिरस्क (ट्रायसेप्स) स्नायुएँ बाहर से अंदर की तरफ गोलाकार मुड़ेंगी तथा कलाइयों के आगे के हाथ (अधोबाहु) जमीन से छत की ओर ऊँचे उठ जाएँगे।

जंघाओं से अधोदर को आगे लाते हुए जंघा की अस्थि से शरीर को ऊपर उठाइए। रीढ़ की स्नायु अंदर और सीधा चौड़ा कीजिए। धड़ उठाने और मोड़ने की क्रिया का मूल पैरों को कड़ा करके ऊपर उठाने में है।

जो इस आसन में शरीर को ऊर्ध्व दिशा में खुले तरीके से उठा नहीं सकते या उठाने के कारण जिनके उदरावकाश की हड्डी (लंबर) चुटकी काटने जैसा दब जाती है, उनके लिए निम्नलिखित उपाय उपयुक्त होंगे—

(क) दोनों हथेलियाँ ईंटों पर रखकर शरीर उठाने से सीना खुल जाता है। इससे श्वसन क्रिया सहज हो जाती है। गरदन पर होनेवाला अतिरिक्त तनाव भी कम हो जाता है। बगलें दब नहीं पातीं और हड्डी को ऊँचा उठाया जा सकता है (चित्र-5)। स्पांडिलाइटिस, कलाई और उँगलियों के विकार, सूजन व हड्डी बढ़ने और गठिया रोग आदि विकार हों तो तलवे ईंटों पर बाहर की ओर मोड़कर रखिए। (चित्र-6)

(ख) शरीर के भारीपन और स्नायुओं की कमजोरी के कारण शरीर को उठा न सकने पर पैर की उँगलियों को अंदर की तरफ करके जंघाएँ और घुटने ऊपर उठाइए। (चित्र-7)

रीढ़ की हड्डियाँ दबी या जुड़ गई हों अथवा एक हो गई हों या चकतियाँ (डिस्क) सरक गई हों तो निम्नलिखित क्रिया की जाए—

(क) डाइनिंग टेबल या जंघा तक ऊँचा स्टूल दीवार से सटाकर रखिए। कदम एक से डेढ़ फीट पीछे रखिए। अगली जंघा के भाग से स्टूल पर झुककर लेट जाइए। तलवे मेज के कोरों पर रखिए और धड़ को पीछे मोड़िए। गुरुत्व मध्य के उठ जाने पर पीठ को मुक्त रूप से पीछे की तरफ झुकाया जा सकता है। पीठ का दर्द या कमर दर्द हो, जांघिक स्नायु शूल (साइटिका) और दमे की बीमारी के कारण फेफड़े सिकुड़ गए हों, गलग्रंथियाँ बढ़ गई हों तो इस तरीके से क्रिया करना उपयुक्त होगा। (चित्र-8)

भुजंगासन सदृश यह आसन भुजंगासन से अधिक प्रभावकारी है, क्योंकि भुजंगासन में जंघाओं को जमीन पर टेककर हाथ आगे ले जाने के कारण रीढ़ में कूबड़ बढ़ सकता है और उसका दबाव जमीन की ओर रहता है तथा सीना चौड़ा नहीं होता। ऊर्ध्वमुख श्वानासन में जंघाएँ उठाने के कारण रीढ़ की स्नायुएँ खुल जाती हैं। जघनास्थि (यूबिक बोन) खुली होने के कारण रीढ़ को ऊँचा उठाया जाता है। उससे रीढ़ लंबी करके मोड़ने का लाभ मिलता है। इसलिए असर की दृष्टि से यह आसन महत्त्वपूर्ण है।

भुजंगासन

भुजंग—यानी सर्प । इस आसन के दो प्रकार हैं—पहले प्रकार में हाथों के सहारे रीढ़ को मोड़ा जाता है, जबकि दूसरे आसन में इस बिना हाथ के रेंगनेवाले प्राणी की नकल बिना हाथों के सहारे की जाती है। उसका पहला प्रकार निम्नलिखित विधि के अनुसार किया जाए।

विधि

1. ऊर्ध्वमुख श्वानासन के समान पेट के बल लेटिए (चित्र-1)। लेकिन जंघाओं, घुटनों, कदमों को जोड़कर रखिए और पैर की उँगलियों को पीछे की ओर कड़ी कीजिए तथा कदमों के आगे (फोरफीट) का भाग नीचे रखिए।
2. हथेलियाँ चित्र-3 के अनुसार धड़ की बगल में रखिए। दो-तीन बार साँस लेते हुए धड़ को इस प्रकार उठाइए कि जंघनास्थि (यूबिस) जमीन पर ही रहे (चित्र-9)।

3. हथेलियाँ जमीन पर दबाकर हाथों के धकेल से धड़ को पीछे मोड़िए, साँस छोड़िए और सिर पीछे ले जाइए। (चित्र-10)
4. इस स्थिति में 15-20 सेकंड रुकिए और सामान्य श्वासोच्छ्वास कीजिए। साँस छोड़िए। अब सिर सीधा कीजिए और धड़ जमीन पर टेककर चित्र-1 की स्थिति में आ जाइए।

इस आसन में जंघनास्थि (यूबिस) का हिस्सा जमीन पर रह जाने पर भी अधोदर के भाग को उठाइए। दोनों जंघाएँ पास रखिए तथा उन्हें नीचे दबाते हुए पैर की तरफ लंबा कीजिए। पीछे के भाग की स्नायुओं को सिकोड़ लीजिए। पैरों के भाग को दबा हुआ ही रहने दीजिए। रीढ़ को मोड़ने की क्रिया को इस आसन में आत्मसात् कीजिए।

इसमें हाथ-पैरों के सहारे रीढ़ को उठाकर लंबा करने पर भुजंगासन के सहारे ही त्रिकास्थि के भाग को टेकन (सहारे) जैसा इस्तेमाल करके रीढ़ को उठाया गया। अब तीसरे आसन में हाथ-पैरों के सहारे का उपयोग न करके रीढ़ को अवतल (कॉनकेव) करना है।

शलभासन

शलभ—यानी टिड्डी या पतंगा। टिड्डी के समान दिखनेवाला आसन—शलभासन। इसकी भी दो विधियाँ हैं—

विधि

1. दरी पर पेट के बल लेट जाइए। माथा जमीन पर टेकिए और हाथ धड़ के बगल में रखिए। हथेलियाँ जमीन की ओर मोड़ने की अपेक्षा छत की ओर घुमाइए। (चित्र-1)
2. साँस छोड़िए। पैर, जंघाएँ और सीने का हिस्सा इस प्रकार उठाइए कि पेट का भाग जमीन पर रहे। घुटने सीधे एवं केंद्र में रखकर पैर उँगलियों की दिशा में खींचिए।
3. अब कूल्हों को सिकोड़ते हुए सीने का निचला भाग उदर से लंबा कीजिए और हाथ जमीन पर से उठाइए। (चित्र-11) सामान्य श्वसन करते हुए 5 से 10 सेकंड तक रुकिए।
4. साँस छोड़िए और धड़ नीचे टिकाइए। (चित्र-1)

इस आसन में हालाँकि पीठ अवतल (कॉनकेव) होती है, फिर भी पीठ की बाहरी स्नायुओं की तो कसरत होती है। आसन की पहुँच अंदर की

स्नायुओं तक अधिक नहीं होती। इसके कारण रीढ़ की विकृति ठीक होने में अधिक गुंजाइश नहीं होती। लेकिन इससे पीठ की स्नायुओं में मजबूती आती है तथा उदरांगों का मर्दन होता है। अगर पैर बहुत ऊपर उठाए जाएँ तो अवतल (कॉनकेव) स्थिति में होनेवाले उदरावकाश की कशेरुकाओं पर भार पड़कर वे और भी अधिक अंदर दबाए जाते हैं और फिर संतुलन बिगड़ जाता है।

जिनकी जंघाएँ व पीठ की स्नायुएँ मजबूत नहीं होतीं, ऐसे साधकों को पैरों में अंतर रखकर घुटने मोड़ने चाहिए। पिंडली से टखने तक की हड्डी (अग्रजंघा या शिनबोन) को जमीन से लंब रूप में रखिए और जंघाओं को उठाइए। हाथ जमीन पर रखिए और सीना शलभासन के समान उठाइए। (चित्र-2)

पैरों की स्नायुओं का ठीक विकास नहीं हुआ हो, पीठ और कमर की स्नायुएँ दुबली हों, पोलियो से कमजोर हुई हों या पैरों की स्नायुओं का विकास ही रुक गया हो तो इस आसन क्रिया से लाभ होता है। महिलाओं को मासिक धर्म रुकने के बाद स्नायुओं में आई कमजोरी को दूर करने के लिए इससे मदद मिलती है।

इन तीनों आसनों में बाजी मार जाता है—ऊर्ध्वमुख श्वानासन। तीनों आसन करने के बाद उनकी तुलना की जाए तो भुजंग और शलभ, दोनों आसन स्नायुओं पर तनाव देकर ही करने पड़ते हैं। लेकिन दिया हुआ तनाव एवं दबाव शरीर के गठन और अंगों की सुदृढ़ता, मजबूती लाने की दृष्टि से ऊर्ध्वमुख श्वानासन की तुलना में कम पड़ते हैं। ऊर्ध्वमुख श्वानासन में श्वास-पटल बगल की तरफ तन जाने के कारण खुल जाता है।

पीठ की स्नायुएँ एक-दूसरे में बुनी हुई सी होती हैं। इसलिए शलभासन में पीठ के ऊपरी स्तर की स्नायुओं, भुजंगासन में उससे नीचे के स्तर की स्नायुओं तथा ऊर्ध्वमुख श्वानासन में संपूर्ण पीठ की स्नायुओं का आकुंचन होता है। रीढ़ के अंदर का भाग ऊर्ध्वमुख श्वानासन में ऐसे खींचा जाता है कि उससे पूर्वप्रतन अधिक होता है, जबकि इसकी तुलना में भुजंगासन और शलभासन में वह कम होता है। फिर भी ये तीनों आसन परस्पर पूरक होकर पूर्वप्रतन क्रिया की विधि, चरण, उतार-चढ़ाव समझने में सहायता करते हैं। □

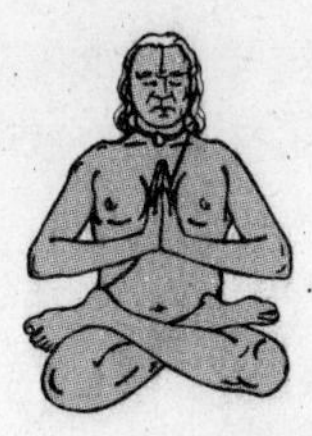

मन का आलस्य दूर करनेवाले आसन

रीढ़ की हड्डी, उसकी कशेरुकाएँ और उनके चेतना-तंतुओं तथा चेता-स्नायु संस्थान का स्वास्थ्य सँभालना आसान काम नहीं है। सामान्यतः 28 इंच लंबे और 33 कशेरुकाओं से बनी यह माला चेतना-तंतुओं से पिरोई हुई है। इनका जाल पूरे शरीर में फैला हुआ है। इस प्रकार के मेरुदंड में नाना प्रकार की उठा-पटक होने की संभावना को कतई नकारा नहीं जा सकता। पाँच भागों में विभाजित रीढ़ सर्प गति के समान अवतल (कॉनकेव) और उत्तल (कॉनवेक्स) तो होती ही है, साथ ही कशेरुकाओं की रचना, चौड़ाई और मोटाई भी इस प्रकार होती है कि उससे हिलने-डुलने या लचीलेपन और मजबूती, दोनों में संतुलन बना रहता है।

रीढ़ और कशेरुकाओं, उनकी स्नायुओं तथा उनमें से जानेवाले चेतना-तंतुओं के विकार भी कम नहीं हैं। शरीर के हिलने-डुलने पर पाबंदी तो लग ही जाती है, साथ ही मानसिक स्वास्थ्य को बनाए रखना भी मुश्किल हो जाता है। रीढ़ के प्रत्येक जोड़ का हिलना-डुलना विशिष्टतापूर्ण और महत्त्वपूर्ण होता है। दरअसल शरीर के विभिन्न कार्यकलाप इसी पर अवलंबित होते हैं। रीढ़ की स्नायुएँ अत्यंत छोटी-छोटी क्रियाओं में बहुत बड़ी भूमिका निभाती हैं। इसी कारण वहाँ रक्त की आपूर्ति भरपूर होनी आवश्यक है।

पूर्वप्रतन के विभिन्न प्रकारों में शरीर के, खासकर सिर, गरदन और रीढ़ की वैशिष्ट्यपूर्ण भौमितिक रचना के कारण केंद्रीय एवं स्वायत्त चेतना-संस्थानों को उद्दीपित एवं प्रोत्साहित किया जा सकता है। अन्य कसरत के समान रक्तचाप या कंपन–क्रिया के बढ़ने पर भी पेशी-क्षय या पेशियों का ह्रास नहीं होता। प्राणशक्ति का संचय बढ़ाया जाता है। दिमाग के विभिन्न केंद्र स्थानों को जाग्रत् एवं प्रोत्साहित करने का कार्य भी इससे साध्य हो सकता है। पीठ

पीछे झुकने के कारण सीने का पिंजरा चौड़ा हो जाता है। उरोस्थि के पास होनेवाली पसलियों की जलन या सूजन इससे कम होती है। स्वायत्त चेतना-तंतुओं (अटोनॉमस नर्वस सिस्टम) के उद्दीपित होने के कारण हृदय का रक्ताभिसरण बढ़ जाता है। आयुमान के अनुसार स्नायु-अस्थि संस्था के आकार एवं कार्यक्षमता में अंतर पड़ता रहता है। पूर्वप्रतन आसन के कारण यह संस्था सुदृढ़ रहकर हृदय, फेफड़े, मूत्रपिंड आदि प्रमुख इंद्रियाँ के सक्षम रहने में सहायता मिलती है। इसमें प्रथम आसन है—धनुरासन।

धनुरासन

धनु यानी—धनुष। जिसमें शरीर की वक्रता धनुष के समान होती है, जो खूँटी पर लटकाया हुआ होता है वह धनुरासन। इसके पाँच प्रकार हैं—जमीन पर रखा हुआ धनुष अर्थात् पार्श्व धनुरासन, जमीन से उठाया हुआ ऊर्ध्व धनुरासन, तना हुआ धनुष अर्थात् पादांगुष्ठ धनुरासन, प्रत्यंचा लगाकर तना हुआ तीर छोड़ने के लिए तत्पर बैठी स्थिति का धनुरासन है—आकर्ण धनुरासन। उनमें से पेट के बल लेटकर किए जानेवाले पूर्वप्रतन के धनुरासन के बारे में अब अभ्यास करेंगे। सिर, धड़ और पैर धनुष हैं, जबकि हाथ धनुष की प्रत्यंचा हैं।

विधि

1. जमीन पर पैर लंबे फैलाकर पेट के बल लेटिए और हाथ पार्श्व कोरों की बगल में रखिए। हथेलियाँ छत की दिशा में रखिए। कदमों में कमर जितना अंतर रखिए।
2. श्वास छोड़िए और घुटने मोड़िए। श्वास लेते हुए सीना और सिर ऊपर उठाइए। दोनों हाथ ऊपर उठाइए और टखनों को हथेलियों की पकड़ में रखिए।
3. अब अधोदर का भाग जमीन पर रखकर श्वास छोड़ते हुए धड़ को छत की ओर उठाइए। श्वास-पटल का भाग, तैरती पसलियों का भाग और कटिबंध की हड्डी को जमीन पर टेकने मत दीजिए। उदरकोष के भाग पर शरीर संतुलित रखिए।
4. सीने के पार्श्व कोरों को उठाइए और सिर पीछे ले जाइए।
5. शरीर को ऊँचा उठाए जाने पर जंघा, घुटने और कदम जोड़िए। (चित्र-2) इस स्थिति में 15 से 20 सेकंड तक रुकिए। पेट पर पड़नेवाले

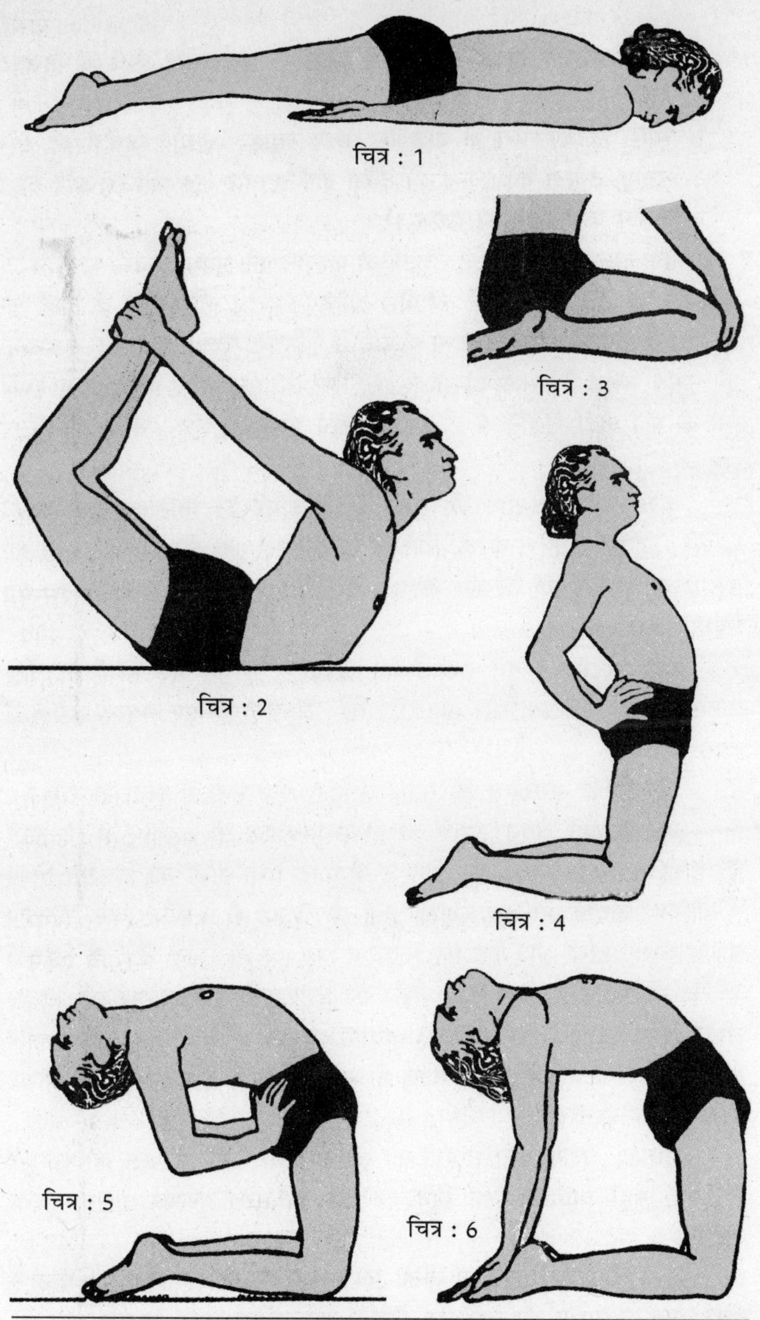

चित्र : 1

चित्र : 3

चित्र : 2

चित्र : 4

चित्र : 5

चित्र : 6

भार के कारण श्वसन की गति बढ़ जाएगी, पर उससे डरने की जरूरत नहीं।

6. श्वास छोड़िए, पैरों के बीच का अंतर बढ़ाइए, जंघाएँ जमीन की ओर लाइए, टखनों की पकड़ को ढीला कीजिए, पैर लंबे कीजिए और माथा जमीन पर टिकाइए। (चित्र-1)

इस आसन में आरंभ में टखनों के पकड़ने की अपेक्षा कदमों के पीछे के भाग को पकड़िए और कदमों को पीछे खींचिए। इससे नौसिखियों के हाथों को पीछे से बैठनेवाला खिंचाव सीना फैलाने में सहायता करता है। बाद में टखनों को पकड़ सकते हैं। साथ ही सीना और सिर उठाकर कदम पकड़ न पाने पर पेट के बल लेटी स्थिति में ही पहले टखने पकड़कर, फिर सीना और सिर उठाइए।

शरीर का भार सीने की तरफ ले जाने पर पैर निश्चित ही ऊँचे हो जाएँगे। लेकिन वैसा न करके सीने के पार्श्व कोरों और निचली पसलियों को इस प्रकार उठाइए कि पैर और सीना—ये दोनों विपरीत छोर उठाते समय यह खिंचाव सम रहे।

हाथ से पकड़े हुए टखनों को अंदर न खींचते हुए हाथों से पीछे धकेलिए। पीछे धकेलना और ऊपर उठाना—ये दोनों क्रियाएँ संयुक्त तरीके से होनी चाहिए।

जंघाओं से अग्रजंघा को ऊपर उठाइए और उन्हें मजबूती से रखिए।

नया सीखते समय उठाने की क्रिया हाथ-पैरों के सहयोग से ही होती है। हाथों से टखने पकड़े हुए होने के बावजूद उन्हें हाथों की विपरीत दिशा में खींचिए। कदमों की ओर धकेला हुआ जोर हाथों के विपरीत रहने दीजिए। उसके कारण हाथों और पैरों की सहायता लेते हुए भी उनके बीच के खिंचाव को परस्पर विपरीत रखिए और शरीर की धनुषाकृति को अधोदर का आधार लेकर ऊपर उठाइए। उसके लिए कदमों को प्राणशक्ति सहित उठाना और हाथों की टखनों पर होनेवाली पकड़ भी मजबूत रखनी पड़ती है। हाथ या पैर ढीले न पड़ने पाएँ।

जंघाओं, घुटनों और टखनों को जोड़ते समय रीढ़ के पास की स्नायुएँ सिकुड़नी नहीं चाहिए। वैसा होने पर पैरों को तुरंत परस्पर अलग करना चाहिए।

भुजंग, शलभ, धनुर—ये तीनों एक ही कुल के आसन हैं। अतः पीठ में पीड़ा होना, स्नायुओं की सिकुड़न, पैरों में नस चढ़ना आदि अनुभव होने पर

तत्काल पेट के बल लेट जाइए। ध्यान में रखिए कि रीढ़ की स्नायुएँ सिमट गई हों या संकुचित हुई हों तो यह पीड़ादायक अनुभव होता है।

मूलतः यह आसन करने का उद्देश्य यह है कि पेट और पीठ अथवा शरीर की अगली या पिछली स्नायुओं को समानांतर स्थिति में रखकर उनकी क्रिया में सुसंगति लाई जाए। स्नायुओं को उनके अपने स्थान पर रखने से रीढ़ के विकारों पर वे लाभकर होती हैं। उदरांगों पर पड़नेवाले दबाव के कारण वे अधिक कार्यक्षम बन जाती हैं। इसके बाद पैरों के आधार से पूर्वप्रतन क्रिया के आसन करने होंगे। आगे उनमें से पहले आसन उष्ट्रासन के बारे में जानेंगे।

उष्ट्रासन

उष्ट्र—यानी ऊँट। महर्षि व्यास ने भाष्य में इसका उल्लेख 'उष्ट्रनिषदन' में किया है। ऊँट के नीचे बैठते समय उसकी जो गतिविधि होती है, उसे देखने पर ध्यान में आएगा कि यह लंबा प्राणी नीचे बैठते समय खास तरीके से अपने शरीर को डुलाते हुए सिकोड़ लेता है। इस आसन में हमारी शारीरिक क्रिया भी उसी के समान होती है।

विधि

1. कंबल पर वीरासन में बैठिए (चित्र-3)। अब शरीर को घुटनों से उठाइए। (चित्र-4) कदमों और घुटनों में 10 से 12 इंच का अंतर रखिए। अग्रजंघा (शिनबोन) को जमीन पर दबाइए। कदमों के अग्रभाग (फोरफीट) को उँगलियों तक खींचिए और फैलाइए। तलवों को चौड़ा रखिए।
2. दोनों हाथ पीछे के भाग पर रखकर जंघाएँ जरा सी आगे धकेलिए, जिससे पुच्छदंड का भाग अंदर जाएगा। (चित्र-5)
3. अब श्वास छोड़कर और पीछे झुकते हुए हाथ जमीन की ओर कदमों की दिशा में एक के बाद एक छोड़िए और दोनों हथेलियाँ पहले एड़ी की तरफ तथा बाद में तलवों पर टिकाइए। संभव हो तो कदमों पर उन्हें समतल-सपाट रखिए। (चित्र-6)
4. अग्रजंघा (शिनबोन) को दबाकर सीना उठाइए। जंघाएँ जमीन से लंबकोण में रखिए। सिर पीछे ले जाइए। पेट पर तनाव पड़ने से श्वास खिंच जाता है और दीर्घ श्वास लेना पड़ता है। उस समय सिर पर तनाव नहीं पड़ना चाहिए, इस बात को ध्यान में रखना होगा। इस स्थिति में 10 से 15 सेकंड तक रुकिए।

5. श्वास छोड़िए, हथेलियाँ एक के बाद एक उठाते हुए शरीर को उठाइए और घुटनों पर जाइए। वीरासन में बैठिए (चित्र-3)। गरदन और गले को लंबा करते हुए उच्छ्वास सहित सिर और आँखों पर होनेवाले तनाव को दूर कीजिए। लेकिन रीढ़ को गिरने न दें।

अब इस आसन की कुछ मुख्य बातें ध्यान में रखें। घुटने पर खड़े होते समय पिंडलियों को अंदर से बाहर की ओर घुमाइए, अग्रजंघा को ऊपर से नीचे तक कदमों सहित जमीन पर इस तरह दबाइए कि वहाँ तनाव समान हो जाए।

आगे की जंघाओं को बाहर से अंदर की ओर और पीछे की जंघाओं को अंदर से बाहर की ओर घुमाइए। घुटनों को जंघाओं से अधिक चौड़ाई में न रखें। जंघाओं को जमीन से लंबकोण में रखकर ऊपर उठाइए।

पीठ की तरफ झुकते समय आरंभ में जंघा पीछे की तरफ झुकती हैं, क्योंकि हाथों की पहुँच कदमों तक नहीं होती। पर वैसा करने से जंघाओं के पीछे की स्नायुएँ सिकुड़ती हैं, इसलिए जंघाएँ पीछे न ले जाएँ। साथ ही उन्हें बहुत अधिक आगे भी न ले जाएँ। इसके लिए जंघाएँ आगे लाना और ऊपर उठाना, इन दोनों क्रियाओं में मेल बिठाने से (क) जंघाओं में पीड़ा नहीं होती। (ख) रीढ़ की पूर्वप्रतन क्रिया त्रिकास्थि एवं उप-त्रिकास्थि (कॉकिक्स) से शुरू होती है और कमर पर टेढ़ा-मेढ़ा तनाव नहीं पड़ता। (ग) झुकने की क्रिया नियंत्रित रहती है। इससे सिर भारी होना, सिर दर्द, श्वास घुट जाना आदि आगे के दोषों को टाला जा सकता है।

दोनों हाथ कदमों की ओर ले जाते समय हाथ सिकुड़ने न दें। बगलें खुली रखते हुए सीना उठाएँ और कंधे के जोड़ गोलाकार घुमाएँ, जिससे हाथ लंबे होते-होते कदमों की ओर जाएँ।

रीढ़ की हड्डी का झुकाव सिर की ओर न जाने दें बल्कि उसे कूल्हों की ओर अर्थात् जंघा की ओर खींचिए, ताकि हाथ कदमों तक सहज रूप से पहुँचें।

हाथ को एक के बाद एक ले जाते समय जो हाथ कदमों की ओर पहले पहुँचता है, उस तरफ रीढ़ की स्नायुओं को उठाइए और फिर दूसरा हाथ नीचे ले जाइए। अभ्यास करते समय कौन सा हाथ पहले आगे जाता है, इसकी ओर ध्यान दें। उससे तात्पर्य यह है कि वह दूसरी तरफ की अपेक्षा ज्यादा झुकती है। अतः यह क्रम अदल-बदलकर कीजिए, अन्यथा कार्यभार एक ही तरफ पड़ेगा।

सीने को चौड़ा करके छत की ओर उठाइए। पीठ की ओर से पसलियों और उनके स्नायुओं को अंदर की ओर खींचते हुए शरीर को उठाइए।

इस आसन की प्रगत-प्रक्रिया में धनुरासन के समान ही जंघाएँ, घुटने

और कदम जोड़े जाते हैं। उसी प्रकार भुजंगासन और शलभासन में भी वे जोड़े जाते हैं। इस बारे में नए साधकों को कुछ बातें ध्यान में रखनी आवश्यक हैं। पीठ की ओर की स्नायुएँ गोलाकार तरीके से, लेकिन चटाई के समान ताने-बाने जैसी परस्पर सुंदर तरीके से बुनी हुई सी दिखती हैं। साथ ही ये स्नायुएँ परस्पर मिलते हुए इस प्रकार प्रवेश करती हैं, जिससे उनकी मजबूत पक्की बुनावट–सी तैयार हो जाती है और शरीर भी उत्तिष्ठ स्थिति में रह सकता है। उसी प्रकार उदर के अर्थात् नीचे की पसलियों को लेकर कटि के आस-पास के भाग की स्नायुओं को अस्थि का सहारा न होने के कारण वे भी स्वभावतः मोटी और मजबूत होती हैं। ऊपर से नीचे, नीचे से आगे और आड़ी फैली हुई स्नायुएँ यानी प्राणमय इंद्रियों को साधनेवाला पिटारा ही है।

अब तक देखे हुए इन पाँच आसनों में से पहले चार आसन यानी ऊर्ध्वमुख श्वान-भुजंग-शलभ-धनुर—ये पेट के बल लेटकर किए जानेवाले इस प्रकार के आसन हैं, जिनके कारण धड़ के आगे और पीछे की स्नायुओं की बुनाई व चुस्ती को बढ़ाया जा सकता है। पीठ की तरफ की स्नायुओं को पहले बगल की ओर फैलाकर फिर उन्हें सिर की तरफ उठाया जाता है। उसके बाद पैरों को जोड़ते समय कूल्हों की स्नायुएँ आकुंचित की जाती हैं। रीढ़ की स्नायुएँ झुकाते समय उदर-स्नायुएँ फैलाई जाती हैं। इन स्नायुओं को सहारे के रूप में इस्तेमाल करते समय वे दब नहीं जातीं, बल्कि उन्हें लंबा-चौड़ा बनाया जाता है। पहले पैरों में अंतर रखकर करने से इस आसन में पेट और पीठ परस्पर समानांतर रहते हैं और वहाँ की स्नायुओं को स्व स्थान पर रहने में सहायता मिलती है तथा नस भी नहीं चढ़ती।

ये आसन पहले ही प्रयास में ठीक तरह से करना संभव नहीं होता। यदि पीठ के अंदर की स्नायुओं तक पहुँचकर परिगाग साधन। हो तो इन आसनों के कम-से-कम तीन आवर्तन होने आवश्यक होते हैं।

जिनका यकृत कमजोर है या जिन्हें पित्त का विकार है, उन्हें ये आसन करने के बाद मचलने का–सा अनुभव होता है, या सिर भारी होकर दुखने लगता है। साथ ही स्नायुओं के होनेवाले आकुंचन की आदत न होने के कारण ये आसन सहज ही करना असंभव होता है। कमजोर स्नायुओं को थोड़ी ज्यादा ताकत का प्रयोग करना पड़ता है। उसका परिणाम प्रथम और द्वितीय स्वायत्त चेतना-तंतुओं (सिंपेथेटिक एंड पैरासिंपेथेटिक नर्वस) पर होते हुए सिर दर्द और मितली का अनुभव होता है। ऐसे समय में साधक को यह देखना है कि कहीं साँस रोकी तो नहीं रखी गई है। साथ ही उच्छ्वास के बाद शरीर को उठाना,

उदर की स्नायुएँ फैलाए रखना, रीढ़ को मोड़ते समय रीढ़ की स्नायुओं को फैलाना, आँखें, कान और चेहरे की स्नायुओं को तनावमुक्त न रखना—इन सभी बातों का ध्यान रखना आवश्यक है। ऊपर बताई गई विधि में त्रुटि रही हो तो ऐसे समय अधोमुख वीरासन, जानुशीर्षासन के आवर्तन 2-3 बार करें और उन आसनों में रुककर दिमाग को शांत होने दें। बाद में हलासन कीजिए। ताकत बढ़ने पर यह समस्या अपने आप सुलझ जाती है। आँख, कान और चेहरे की स्नायुओं का स्थान मानो सिर के पीछे पश्चिम-शीर्ष में है, इस प्रकार चेहरे की स्थिति होनी चाहिए। मस्तिष्क चेहरे से आगे न झाँककर मानो पीछे ही विश्राम कर रहा हो, ऐसी स्थिति में रखना आवश्यक है। पर अगर ग्लूकोमा के समान आँखों के विकार हों तो भुजंग-शलभ-धनुर आसन वर्ज्य हैं। लेकिन सालंब पूर्वोत्तानासन, ऊर्ध्वमुख श्वानासन, उष्ट्रासन—इन आसनों को करने में आपत्ति नहीं है।

उष्ट्रासन में उदर पर दबाव न होने के कारण ऊर्ध्वमुख श्वानासन के समान ही श्वसन क्रिया में खुलापन महसूस होता है, श्वास-पटल चौड़ा हो जाता है, पीठ की स्नायुएँ भार-रहित होकर उठाई जाती हैं तथा इससे महत्त्वपूर्ण लाभ होता है। भीड़ से रास्ता निकालते हुए वाहन चलाते समय या अन्य कारण से गरदन, कमर की स्नायुओं में शक्ति नहीं रहती। पीठ की कशेरुकाओं का लचीलापन चला जाता है और वे कड़ी हो जाती हैं। ऐसी स्थिति को गरदन अकड़ जाना (मन्यास्तंभ) कहा जाता है। इसमें ये आसन उपयोगी हैं। साथ ही निढाल, थके शरीर को उल्लसित करने के लिए, आलस्य को दूर करने के लिए, उसमें जोश लाने के लिए ये आसन बड़े उपयोगी होते हैं।

□

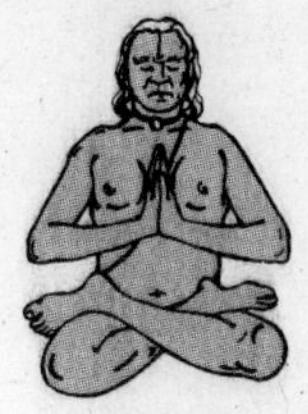

कमनीय इंद्रधनुष

पूर्वप्रतन क्रिया के पाँच आसन देखने के बाद उनमें से परिणामकारक, लाभदायक एवं अत्यावश्यक और दो आसन सीखने होंगे। बल्कि इन दो आसनों के लिए शरीर की रचना उचित हो, इसलिए पहले पाँच आसनों को पूर्व तैयारी के रूप में समझना होगा। ये दोनों आसन हैं—ऊर्ध्व धनुरासन और द्विपाद-विपरीत दंडासन। इनमें से दूसरा आसन अर्थात् द्विपाद-विपरीत दंडासन साधन का इस्तेमाल करके करना है, क्योंकि नए साधकों के लिए वह विधि उपयुक्त होती है।

ऊर्ध्व धनुरासन

ऊर्ध्व—यानी ऊपर, धनु—यानी धनुष। इस आसन में पीठ की ओर से कमान की जाती है, जो हाथ-पैरों के सहारे संतुलित की जाती है। हाथों और पैरों के बीच का भूभाग अर्थात् प्रत्यंचा होता है। हाथ और पैर पास लाकर उन्हें परस्पर सटाने पर वह त्र्यंगमुखोत्तानासन कहलाता है। यह स्थिति उत्तानासन से ठीक विपरीत होती है।

ऊर्ध्व धनुरासन तीन प्रकारों से किया जाता है—(1) जमीन पर से शरीर उठाते हुए, (2) उत्तिष्ठ स्थिति में ही पीछे झुकते हुए और (3) हाथों पर छलाँग लगाकर पीठ की कमान करके पैरों को पीछे डालते हुए। एक से बढ़कर एक प्रगत क्रियाएँ मन पर अच्छा परिणाम दिखाती हैं। इनमें से दूसरा तरीका मन को मजबूत और गंभीर बनाने में सहायता करता है, जबकि तीसरा तरीका मन को उल्लसित और उन्नत बनाता है। इन दोनों प्रगत प्रक्रियाओं की नींव में होनेवाला प्रथम प्रकार आसान, सुविधापूर्ण और आरंभ करने योग्य तो है ही, साथ ही अगली क्रिया-विधि के लिए शारीरिक और मानसिक तैयारी करके आगे चलकर उत्पन्न होनेवाले दोषों को टालने

के लिए सभी आयु के व्यक्तियों के लिए अनुकूल होने के कारण यहाँ इस विधि का चयन किया गया है।

यह आसन यथासंभव जमीन पर या न फिसलनेवाली दरी अथवा गलीचे पर किया जाना चाहिए।

विधि

1. पीठ के बल लेटिए। जंघाएँ परस्पर सटी, कदम जुड़े हुए, कंधे फैले हुए, गरदन लंबी, सीना ऊपर और हथेलियाँ जमीन से टिकाकर रखिए। (चित्र-1)
2. साँस छोड़िए, दोनों पैर घुटनों से मोड़कर एड़ियों को जंघाओं के पास पीछे के हिस्से की ओर लाइए। पैरों का अंतर 10 से 12 इंच रखिए। एड़ियाँ पास न आ सकें तो हाथों से टखनों को पकड़कर कदमों को पास खींचिए और सीधे रखिए। हाथों से पैरों को खींचने के कारण मजबूती आती है और कदम छूट नहीं पाते। तलवों को कूल्हों के बाहरी कोर की सीध में रखिए।
3. अब दोनों हाथों को जमीन से उठाते हुए कुहनियों से मोड़िए। हाथ की उँगलियाँ फैलाते हुए, साँस लेते हुए उन्हें सिर की दिशा में ऊपर की ओर ले जाइए। हथेलियाँ जमीन पर इस प्रकार रखिए कि उँगलियाँ कंधे की दिशा में और कलाई विपरीत दिशा में रहे। हथेलियों को कंधे की सीध में रखिए। (चित्र-2)
4. घुटने और कुहनियाँ छत की दिशा में रखिए। साँस छोड़ते समय सीना ढलने न दें। कुछ देर इसी स्थिति में रुकिए, शरीर और मन की एकाग्रता अगली क्रिया के लिए समेटकर रखिए।

   साँस छोड़िए। अब कदमों और हाथों के अँगूठों को ठीक दबाते हुए कूल्हे और पीठ एक ही समय, एक साथ समान बल देते हुए जमीन पर से उठाइए और ऊर्ध्व शीर्ष जमीन पर टिकाइए तथा एक-दो साँस लीजिए। (चित्र-3)
5. फिर से साँस छोड़िए। कंधे उठाते हुए सिर दोनों हाथों के सुराख में से और पीछे ले जाइए, जिससे माथा जमीन पर टिके और हाथ लंबकोण में आ जाएँ। पैर और सिर के बीच का अंतर कम हो जाएगा। (चित्र-4)

   यह मध्य स्थिति बहुत महत्त्वपूर्ण और उपयुक्त होती है। इस स्थिति में हथेलियों पर दबाव देते हुए कंधों को ऊँचा उठाइए। उँगलियाँ

फैलाइए, सीने के बगल के कोरों और उरोस्थि (स्टर्नम) को उठाइए। हाथ, पैर और माथे की टेकन करके पीठ की ओर से शरीर को ऊँचा उठाइए। कूल्हों की स्नायुओं को सिकोड़कर रखिए। उन्हें ढीला मत छोड़िए। दोनों पैर और कूल्हों को ऊर्ध्व दिशा में उठाते हुए सीने की ओर हलका सा झूला दीजिए। उससे शरीर हलका होता है और उठाया जाता है। पैरों की तरफ से कूल्हे ऊपर और कंधे के पंखों से सीना आगे ले जाइए। पीठ की ओर से रीढ़ की कमान को ऊपर उठाइए।

आरंभ में इस मध्य स्थिति तक अभ्यास कीजिए। इससे यह लाभ होगा कि कदम और हाथ न फिसलकर उन्हें मजबूती मिलती है, ऊर्ध्व बाहु व पीछे की जंघाओं की स्नायुएँ सिकुड़ जाती हैं और काबू में रहती हैं। अगली क्रिया में शरीर को ऊपर उठाते समय गरदन और कंधे की स्नायु नहीं सिकुड़ती। माथा जमीन पर टेकने के कारण गरदन लचीली होकर वहाँ की रीढ़ अवतल (कॉनकेव) हो जाती है। कड़ी गरदन और बगलें खुली हो जाती हैं। कूल्हों की स्नायुओं का ढीलापन कम होकर वे मजबूत बन जाती हैं। साँस खुली हो जाती है। अभ्यास से इसमें सहजता आ जाने पर अगली क्रिया कीजिए।

6. अब साँस छोड़िए। शरीर का ठेलना पैर-जंघाओं को देते हुए कूल्हे और सिर को उठाइए। सिर को आगे न लाकर जमीन की ओर देखिए। शरीर को हाथों के बल पर उठाइए। ऊर्ध्व बाहु, कंधे व कंधे के पंखों को एक ही साथ सक्षम एवं सतर्क रखिए और अधोबाहु तथा हथेलियों पर भार देते हुए उन्हें ऊपर उठाइए। (चित्र-5)

   पहले शरीर का जोर पैरों की ओर देते हुए उसे उठाइए। दोनों हाथ कुहनियों से कड़े-तने रखिए (चित्र-6)। इस स्थिति में कुछ देर रुकिए। सामान्य साँस लीजिए, जिससे सिर भारी नहीं होगा।

7. अब साँस इस प्रकार छोड़िए कि शरीर की कमान और उठाई जाएगी। इस स्थिति में हथेलियाँ और ऊर्ध्वबाहु एक रेखा में, सीध में जमीन से लंब रूप में रखिए। सीने को आगे हाथों की सीध में लाइए और हाथ कंधे के जोड़ की तरफ खींचिए। सिर को पीछे ले जाइए। (चित्र-7)

8. इस स्थिति में सामान्य श्वसन कीजिए। आरंभ में 5 से 10 सेकंड रुकिए। नौसिखियों के लिए स्थिर की अपेक्षा गतिशील क्रिया आवश्यक होने के कारण रुकने की अवधि भले ही कम हो, फिर भी आसनों के आवर्तन बढ़ाने से वे प्रभावकारी होते हैं।

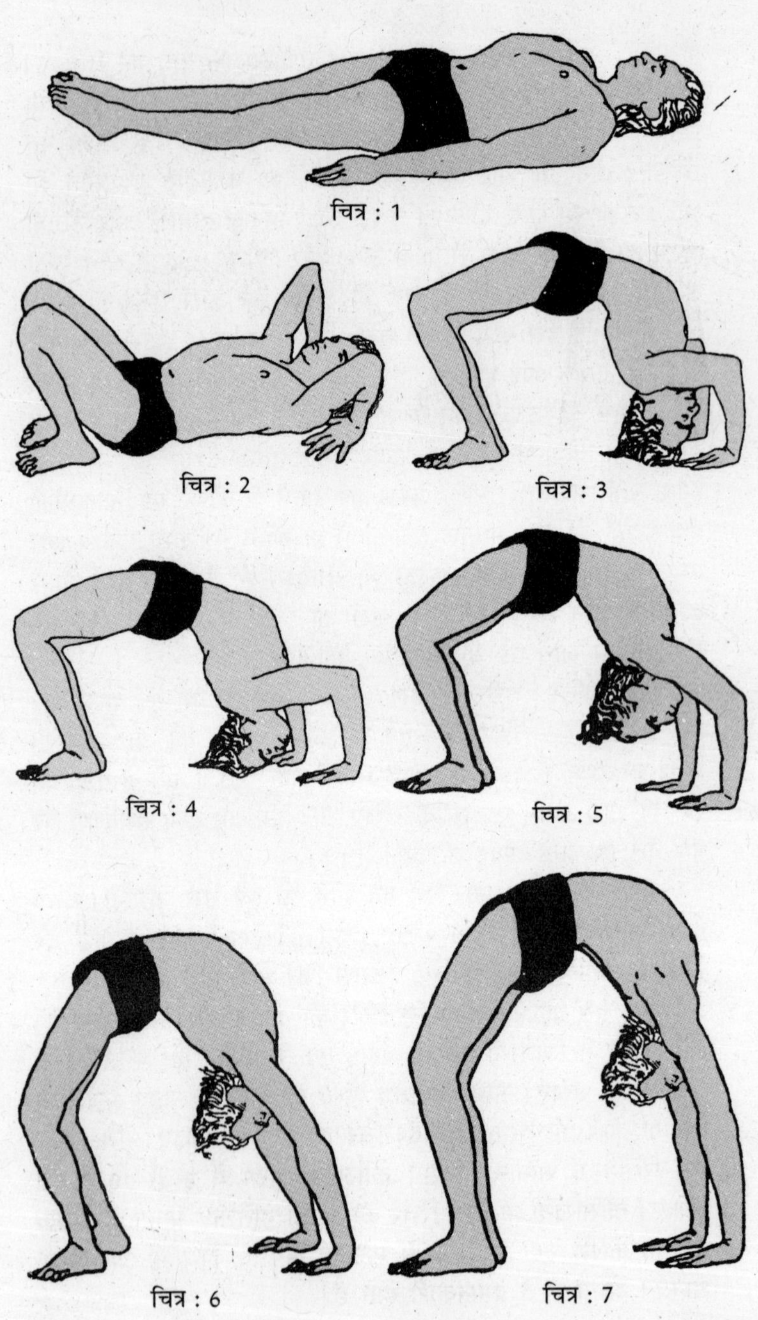

चित्र : 1

चित्र : 2

चित्र : 3

चित्र : 4

चित्र : 5

चित्र : 6

चित्र : 7

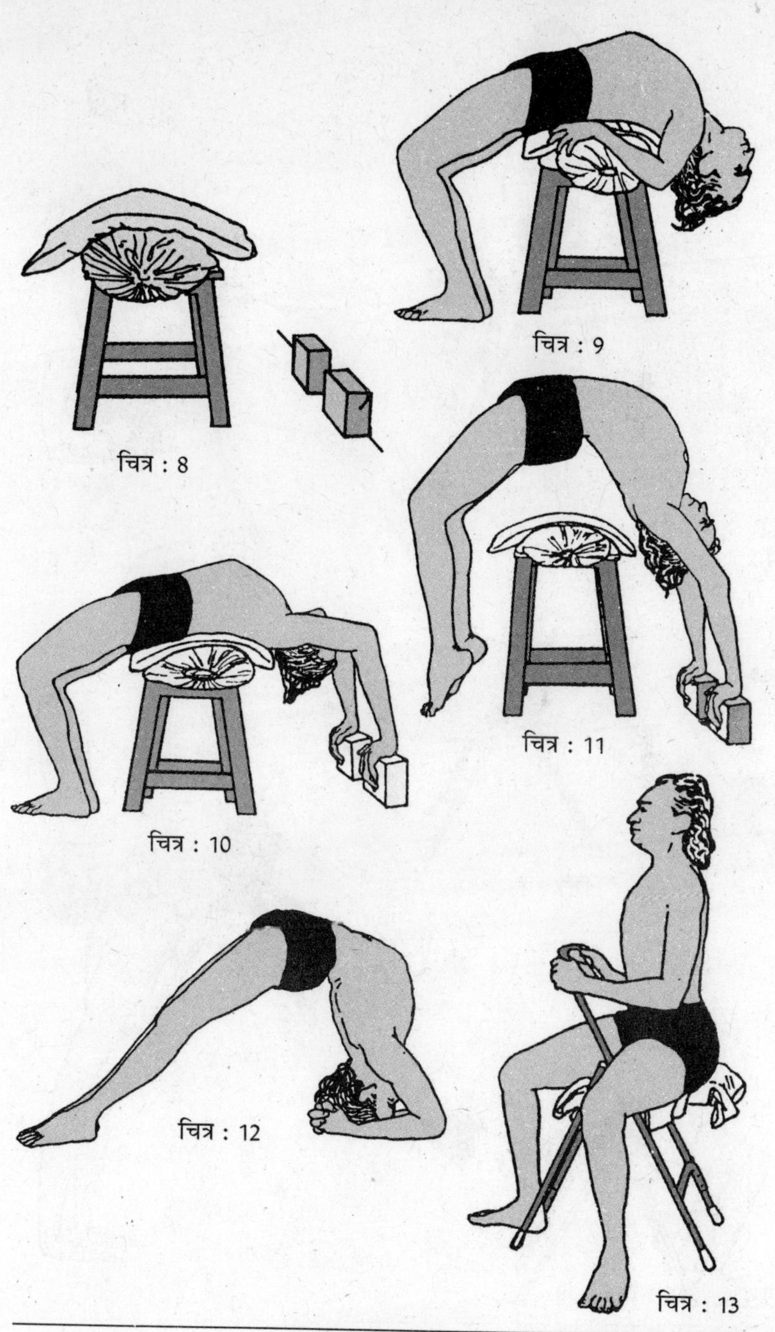

चित्र : 8

चित्र : 9

चित्र : 10

चित्र : 11

चित्र : 12

चित्र : 13

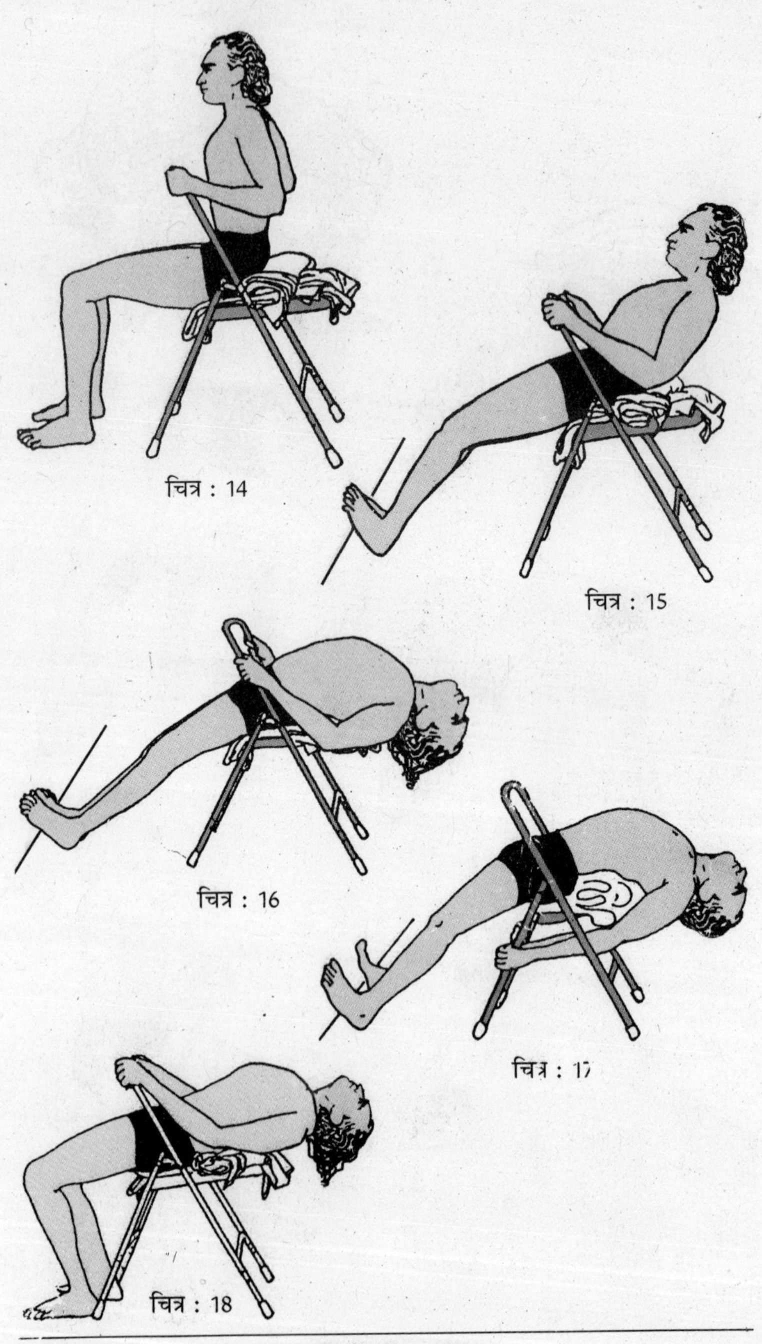

चित्र : 14

चित्र : 15

चित्र : 16

चित्र : 17

चित्र : 18

9. साँस छोड़िए। हाथ कुहनियों से मोड़कर ऊर्ध्व शीर्ष को नीचे टिकाइए। (चित्र-4) शरीर सिर की तरफ सरकाते हुए जमीन पर टेकिए। आरंभ में 2-3 आवर्तन करने हैं, अतः हाथ-पैर सीधे न करके चित्र-2 के अनुसार रुकिए। अब इस आसन में निम्नलिखित बातों को ध्यान में रखिए—

यह आसन एक ही प्रयास में करना संभव नहीं होगा। अतः उठाने की गतिशील क्रिया में प्रयास और व्यवस्था करनी पड़ती है। पूरे शरीर का इस विधि के लिए उपयोग करना पड़ता है।

पैरों के बीच का अंतर नितंबों के जितना, जबकि हाथों के बीच का अंतर कंधों जितना रखिए। लेकिन शरीर को उठाना असंभव होता है, तब सिर्फ उठाने के लिए कदमों एवं तलवों को बाहर की ओर घुमाइए और उठाने के बाद उन्हें पूर्ववत् पहले जैसी स्थिति में ले आइए, जिससे रीढ़ की हड्डी की स्नायुएँ सुरक्षित रहें। लेकिन जिन्हें गरदन की स्पांडिलाइटिस है या उँगलियों अथवा कलाई का गठिया विकार है, उनको हथेलियाँ बाहर घुमानी चाहिए।

हाथों की बगलों, कंधों, कंधों के पंखों, कुहनियों और कलाई के जोड़ों का हिलना-डुलना अगर खुला न हो तो पहले हाथ जमीन पर मजबूती से रखिए और फिर पैरों को दबाकर रखिए।

अगर ऐसा लगे कि पैर फिसल रहे हैं या कमान रीढ़ को नहीं उठा पा रहे हैं तो तलवे के अगले भाग को जमीन पर दबाइए और एड़ियाँ उठाइए। पूर्व स्थिति में पहुँचने पर एड़ियाँ नीचे रखिए।

कूल्हों की स्नायुओं को ढीला न छोड़ें, उन्हें पीछे की जंघाओं से ऊपर उठाएँ। कमान रीढ़ को उठाते समय घुटने फैलने न पाएँ। अग्रजंघा, घुटने और जंघाओं का मध्य भाग एक सीध में हों।

कंधे के पंखों को अंदर की तरफ लेते हुए सीना फैलाइए। हाथ से आगे के शरीर और सीने को तथा पैर से पीछे के शरीर और कटि-प्रदेश की लंबाई को यों बढ़ाइए कि कमान ऊँची हो जाए।

सीने की दिशा आगे और कूल्हों की दिशा पीछे, इस प्रकार दोनों में वांछित परिणाम साधने के लिए थोड़ी रस्साकशी होने दें। इससे रीढ़ सिकुड़ नहीं पाती। आसन को छोड़ते समय शरीर एकाएक नीचे मत लाइए। शरीर को छत की ओर उठाते हुए नीचे लाइए।

जो साधक यह आसन नहीं कर पाते वे दूसरे तरीके से करके देखें। दीवार से छोटा सा स्टूल या तह करके कंबल का गट्ठर, ऊँचा मसनद,

तकिया या गद्दी की एक गठरी लगाकर उसे दीवार से एक या सवा फीट दूरी पर रखिए और सहारे के लिए दीवार से सटाकर ईंटें या चादर की तह करके रखिए और स्टूल (चित्र-8) या गठरी पर लेट जाइए (चित्र-9)। इस स्थिति में कूल्हे और पीठ पूरी तरह से स्टूल या कंबल के गट्ठर पर रहेंगे। कदम अंदर की तरफ लेकर कलाई की ओर की ईंट पर रखिए (चित्र-10)। शरीर को धकेलते हुए ऊँचा उठाइए (चित्र-11)। इससे कम-से-कम शरीर को उठाया जा सकेगा। दमा के मरीज, सीना या रीढ़ के बीमार, कड़ा शरीर हो या मोटापन हो, ऐसे व्यक्ति यह आसन अवश्य आजमाकर देखें। फिर से साँस छोड़ते हुए पीठ का भाग स्टूल पर रखकर लेटें।

द्विपाद विपरीत दंडासन

अब इसके आगे का द्विपाद विपरीत दंडासन करके देखेंगे। द्विपाद—यानी दो पैर, विपरीत—यानी उलटा और दंडासन से तात्पर्य है—दंडवत् करना। ईश्वर के आगे दंडवत् करके प्रणाम करने की जो पद्धति है, उससे ठीक विपरीत क्रिया से करने का यह दंडवत् आसन है। इस आसन का और एक प्रकार है—एकपाद विपरीत दंडासन। इसमें एक पैर उठाया हुआ और एक नीचे होता है। जमीन पर रखा हुआ पैर हाथों से पकड़कर एक ही पैर ऊर्ध्व दिशा में खींचा जाता है। इस पद्धति से एक पैर नीचे रखकर किया गया विपरीत दंडासन एकपाद, जबकि दोनों पैर नीचे रखकर किया गया दंडासन द्विपाद कहलाता है। यह आसन अपेक्षाकृत कठिन है। परंतु उसकी विधि सब के लिए संभव है तथा उसके कई लाभ भी हैं। इसलिए यहाँ वह विधि दी जा रही है। दरअसल, ऊर्ध्व धनुरासन की मध्य स्थिति में आकर शीर्षासन के समान पश्चिम शीर्ष की ओर हाथों की उँगलियों का गूँथना ले जाकर सिर को शीर्षासन के समान रखने से द्विपाद विपरीत दंडासन की मध्य स्थिति आ जाती है। अन्यथा यह पूर्णासन चित्र-12 के समान है।

पूर्व तैयारी

अपने घर में उपलब्ध वस्तुओं में से कुरसी, छोटी तिपाई, स्टूल, बेंच, दीवान, पलंग आदि का इस्तेमाल किया जा सकता है। पहले कुरसी और स्टूल की पद्धति देखेंगे। विधि का प्रकार एक ही है। फर्क सिर्फ इतना ही है कि कुरसी में पीठ की ओर की चौखट में से पैरों को अंदर डालना पड़ता है, जबकि स्टूल पर सिर्फ पीछे झुकना पड़ता है। दरअसल सालंब पूर्वोत्तानासन

के समान कुरसी पर किया जानेवाला द्विपाद विपरीत दंडासन भी आसान है। पूर्वप्रतन की पूर्व तैयारी के रूप में ये दोनों आसन किए जा सकते हैं।

विधि : प्रकार-1

1. दीवार से दो-ढाई फीट पर कुरसी की पीठ दीवार की तरफ रखकर कुरसी पर एक कंबल बिछाइए। सालंब सर्वांगासन में कुरसी पर बगल की तरफ से बैठते हुए पैर को ऊपर अटकाया था, जबकि इसमें पैर को अंदर कुरसी में डालकर बैठना है। अतः एक के पीछे एक पैर कुरसी में डालकर कुरसी की पीठ की ओर मुखातिब होकर बैठिए (चित्र-13, 14)। कूल्हों को कुरसी पर अंदर की तरफ सरकाइए। कुरसी के किनारों को पकड़िए। दोनों पैरों को सीधा करके आगे के तलवे दीवार पर टिकाइए। (चित्र-15)
2. साँस छोड़िए; कुरसी के किनारों को मजबूती से पकड़कर रखिए और अगले तलवे से दीवार पर दबाव डालते हुए, पीठ की स्नायुओं को अंदर की ओर खींचते हुए पीठ की तरफ यों झुकिए कि पीठ की ओर की तैरती पसलियों के कोर कुरसी की पीठ के कोर से नीचे झुकें। रीढ़ की हड्डी को अधिकाधिक झुकाइए। (चित्र-16) इस स्थिति में सीने के पीछे पीठ की रीढ़, पीठ की तरफ से झुकी, सिर पीछे और कंधे के पंखे अंदर की तरफ धकेले हुए होंगे। हाथ से कुरसी के किनारों को पकड़कर सामान्य श्वसन करते हुए कुछ देर रुकिए।
3. एक-दो साँस लीजिए और एक के बाद एक हाथ को पीठ के नीचे से कुरसी में फँसा दीजिए तथा कुरसी के पिछले पैर पकड़िए। (चित्र-17)

   रीढ़ की हड्डी को मिलनेवाले मोड़ और हाथों को मिलनेवाला पीछे की ओर से खिंचाव इन दोनों से पसलियों का पिंजरा फैल जाता है और साँस खुल सी जाती है। गरदन पीछे झुकने के कारण गलग्रंथियों (थायरॉइड) पर तनाव आकर वहाँ का रक्ताभिसरण बढ़ता है। उदरांगों पर भी खिंचाव आने से श्वास-पटल खुल जाता है। इस स्थिति में 3 से 5 मिनट तक रुकिए।
4. साँस छोड़ते हुए पीठ के नीचे से रखे गए हाथ अब ऊपर किनारों की तरफ ले जाइए। (चित्र-16) एक-एक पैर को घुटने से मोड़िए (चित्र-18), किनारों को पकड़ते हुए साँस छोड़िए, सीना उठाइए और रीढ़ की हड्डी को अवतल (कॉनकेव) रखकर ऊपर उठाइए। कुछ देर सीधे तनकर

बैठिए। एक के बाद एक पैर को बाहर लीजिए, रीढ़ को पूरा आधार मिलने के कारण वहाँ शांतिपूर्वक रुका जा सकता है।

विधि : प्रकार-2

इस क्रिया में दीवान, पलंग या चारपाई आदि का इस्तेमाल करने से कमर से पैर ऊपर एक सतह पर रहते हैं। इससे महिलाओं, वृद्ध व्यक्तियों के लिए आसान हो जाता है। अगर बेंच पर आसन करना हो तो उस पर मोटा सा कंबल बिछाइए, ताकि उसका किनारा पीठ में चुभे नहीं। पलंग डेढ़-दो फीट ऊँचा हो तो जमीन पर मसनद और तकिया का गट्ठर बनाया जाए, जिससे सिर उस पर टिकाया जा सके।

1. पलंग, दीवान या बेंच पर सीधे लेटिए। सिर की तरफ इस प्रकार सरक जाइए कि उसके किनारों पर पहले गरदन की हड्डी मुड़े। एक-दो साँस लीजिए। अब साँस छोड़ते हुए जमीन की दिशा में धीमी गति से

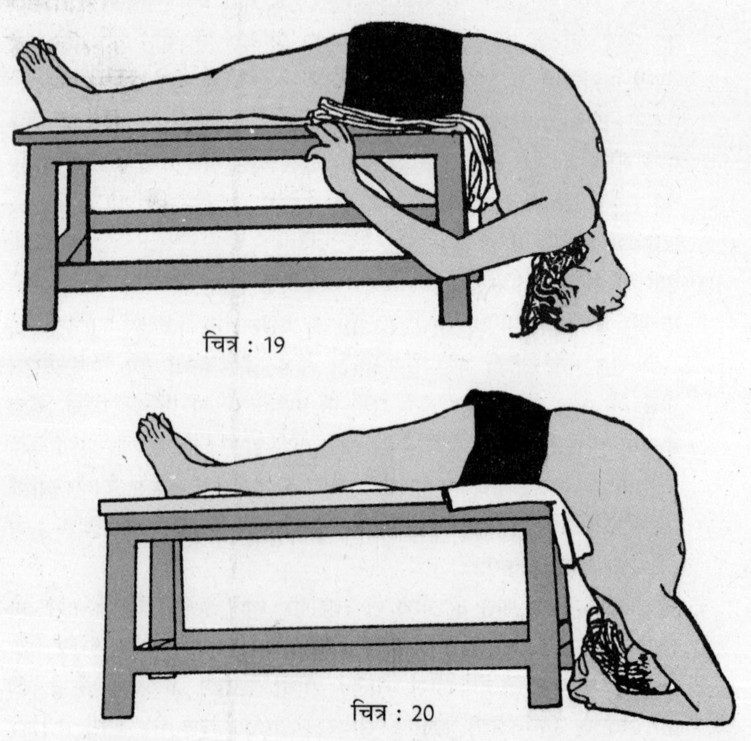

चित्र : 19

चित्र : 20

इस प्रकार सरक जाइए कि मध्य रीढ़ (सेंट्रल डार्सल) (चित्र-19) और फिर कमर की रीढ़ की हड्डी (लंबर) (चित्र-20) चरण–प्रति–चरण से मुड़े। हाथों से पलंग के किनारों को पकड़कर रखिए या हाथ की तह कर सिर के सामने रखिए अथवा शीर्षासन के समान उँगलियाँ गूँथकर सिर के पीछे रखिए। हाथ नाभि-क्षेत्र पर रखने में आपत्ति नहीं। उससे पीठ की स्नायुओं पर पड़ा तनाव कम होता है।

नीचे उतरने के लिए साँस छोड़ते हुए घुटनों को मोड़िए और पीठ की ओर सरकते हुए धीरे-धीरे नीचे आइए। कुछ देर रुकिए। बाद में बगल की ओर मुड़ते हुए उठिए, ताकि पीठ में दर्द न हो। सादी पलथी अर्थात् स्वस्तिकासन में बैठिए और आगे झुकते हुए माथा बेंच या दीवान पर रखिए। सेतुबंध सर्वांगासन में चार मसनद रखे जाते हैं, वैसा रखकर भी यह आसन किया जा सकता है।

इन दोनों प्रकारों में पैरों को जोड़कर घुटनों से सीधे तना हुआ रखिए। रीढ़ को सहारा मिलने के कारण शरीर पर पड़नेवाले तनाव को सहा जा सकता है। जिन्हें सिर दर्द, कमर दर्द, थकान, तनाव आदि से श्वसन-संस्थान पर तनाव पड़कर साँस चढ़ना या तेजी से श्वसन-क्रिया होना, मासिक धर्म के विकार, अधोदर का दर्द, हृदय रोग आदि तकलीफ हो उनके लिए यह तरीका अच्छा है। सीने का विस्तार अपने आप बढ़ने के कारण फेफड़ों के भीतर के वायुकोश सहजता से हवा को अंदर लेकर उसे अंदर रखने की संचय-अवधि को बढ़ाते हैं। इससे श्वसन क्रिया में एक प्रकार की स्वस्थता एवं सहजता अनुभव होती है। इससे मस्तिष्क भी शांत रहता है।

□

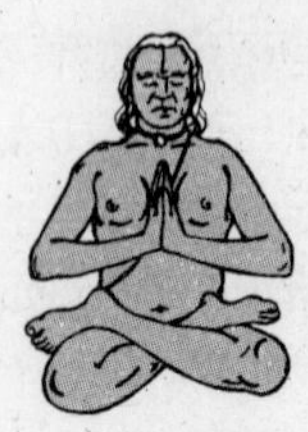

अभ्यास का सुनियोजन एवं पद्धति

इस समूह के विपरीत स्थिति के शीर्षासन और पूर्वप्रतन क्रिया के सात आसनों को जानने के बाद उनकी पूर्ति करने के पहले संगति बिठाना आवश्यक है। पहले बताए गए आसनों की तुलना में ये आसन कुछ मुश्किल हैं। उन्हें करने के लिए धैर्य की भी आवश्यकता होती है और सब्र भी करना पड़ता है। शरीर और मन दोनों का मजबूत रहना जरूरी होता है। सुनियमितता और अनुशासन को अपनाए बिना ये आसन साध्य नहीं हो सकते।

ये आसन छोटे–बड़े सबके लिए आवश्यक हैं। हर क्षण के साथ शरीर और मन के बुढ़ापे की ओर बढ़नेवाला ग्राफ भले ही इस आसन के अभ्यास से उभरता न हो, फिर भी कम-से-कम एक स्तर पर स्थिर हो जाता है।

छोटे बच्चों को बढ़ती आयु में होनेवाले जुकाम, खाँसी, सर्दी आदि में ये आसन निश्चित रूप से उपयुक्त हैं। सात-आठ वर्ष की आयु के बाद छोटे बच्चे अगर आसनाभ्यास आरंभ करें तो उन्हें शीर्षासन तक पहुँचने में भले ही छह महीने लगें, एक बात यह देखनी पड़ती है, वह यह है कि कई बार छोटे बच्चों का सिर बड़ा और उसकी तुलना में हाथ छोटे होते हैं। उसकी लंबाई कम पड़ती है। अतः हाथों की तिपाई में सिर की परिधि समा नहीं सकती, इसलिए तब तक रुकना पड़ता है, अन्यथा उसे करने में आपत्ति कुछ नहीं।

लचीलापन छोटी उम्र का भारीरिक स्वभाव होता है। तब छोटे बच्चे पूर्वप्रतन आसन तुरंत सीख जाते हैं और फटाफट कर भी लेते हैं। ऐसे समय उनके उत्साह में बाधा मत डालिए। इसके विपरीत अगर वे ये आसन नहीं कर पाएँ या धीमी गति से करते हों तो उनके पाचन, उत्सर्जन और मल-विसर्जन संस्थानों की जाँच करवानी आवश्यक होती है। खासकर बच्चों को सिरदर्द, पेटदर्द, जी मिचलाना आदि शिकायतें अनुभव होने पर अपच, मलावरोध की

संभावना होती है। इन शिकायतों को नजरअंदाज न करके विपरीत स्थिति के आसन वर्ग का अभ्यास उनसे नियमित रूप से करवाना आवश्यक है।

इस उम्र में बच्चों को गले, नाक आदि अंगों पर जीवाणु एवं विषाणु संक्रमण जल्दी होता है। ऐसी बीमारियों पर अथवा संक्रामक बीमारियों से संरक्षा करनेवाली टी और बी कोशिकाओं का रक्ताभिसरण के द्वारा गले और नासा मार्ग में बहुत मात्रा में वहन होता है। इससे श्वसन मार्ग की बाधाएँ दूर होकर रोग-प्रतिरोधक शक्ति इन विपरीत और पूर्वप्रतन आसनों के कारण बढ़ती है। बच्चों के लिए अभ्यास की निश्चितता की अपेक्षा नियमित आसन करना अधिक महत्त्वपूर्ण है।

छोटे बच्चों को तेज और स्फूर्तिवान् बनाने के लिए तथा उनमें उनकी रुचि पैदा करने के लिए आसनों में क्रम परिवर्तन करना आवश्यक है। इसके लिए धनुरासन, ऊर्ध्व धनुरासन और शीर्षासन का अच्छा उपयोग किया जा सकता है। उन्हें या तो विन्यास में या विषम न्यास में किया जा सकता है। विन्यास में अनुकूल आसनों का चयन करके प्रमुख आसन कैसे किए जाते हैं, यह हमने शीर्षासन में देखा ही है। उसी प्रकार से श्रृंखला के समान आसन गति से करना भी संभव है। यहाँ उसके कुछ उदाहरण दिए गए हैं—

1. समस्थिति, ऊर्ध्व हस्तासन, उत्तानासन, अधोमुख श्वानासन, ऊर्ध्वमुख श्वानासन, अधोमुख श्वानासन, सूर्य नमस्कार की यह श्रृंखला करके उत्थित त्रिकोणासन और वहाँ फिर वापसी में अधोमुख श्वानासन, ऊर्ध्वमुख श्वानासन, अधोमुख श्वानासन, उत्तानासन, ऊर्ध्व हस्तासन, समस्थिति—इस प्रकार प्रत्येक आसन किया जा सकता है।
2. साथ ही विषम न्यास में छोटे बच्चों और प्रौढ़ावस्था में भी उत्तिष्ठ, उपविष्ट, पूर्वप्रतन, पश्चिमप्रतन, परिवृत्त आदि अलग-अलग वर्ग के आसन चुनकर किए जा सकते हैं। उदाहरण—ताड़ासन, उत्तानासन, उत्थित त्रिकोणासन, अधोमुख श्वानासन, प्रसारित पादोत्तानासन, दंडासन, उपविष्ट कोणासन, पश्चिमोत्तानासन, अधोमुख वीरासन, उष्ट्रासन आदि; लेकिन इनमें एक आसन से दूसरे आसन में जाते समय शरीर का हिलना-डुलना कल्पनापूर्ण और कुशलतापूर्वक करना पड़ता है। अनावश्यक कार्यकलापों को टालकर निश्चित स्थिति में आना उसका उद्‌देश्य होता है।
3. शीर्षासन के समान आसन बड़ों को स्वास्थ्य की दृश्टि से सिर्फ एक बार करना ही उचित होता है। लेकिन खिलाड़ी, नृत्य सीखनेवालों अथवा 20-25 वर्ष तक की उम्र के युवाओं को विलोम पद्धति से उसे कई बार

करना उपयुक्त होता है। विलोम पद्धति से पुनश्च विन्यास और विषम न्यास होता है। उदाहरणार्थ—उत्थित त्रिकोणासन, उत्थित पार्श्वकोणासन, उत्थित त्रिकोणासन, वीरभद्रासन-उत्थित त्रिकोणासन, पार्श्वोत्तानासन, इस प्रकार से विन्यास होता है। त्रिकोणासन-शीर्षासन, पार्श्वकोणासन-शीर्षासन या जानुशीर्षासन-शीर्षासन इस प्रकार या जानुशीर्षासन-ऊर्ध्व धनुरासन, पश्चिमोत्तानासन-ऊर्ध्व धनुरासन अथवा ऊर्ध्व प्रसारित पादासन-धनुरासन, नावासन-धनुरासन, शलभासन-धनुरासन—इस प्रकार विषम न्यास होता है। इस विलोम पद्धति में किसी भी आसन में अधिक रुकना नहीं होता, आसन करना और छोड़ देना होता है। छोटे बच्चे बड़े मजे और उत्साह से इन्हें कर सकते हैं। इस प्रकार अलग-अलग तरीकों से योजना-रचना करके एकीकरण करते हुए उनकी शृंखला बनाने पर शारीरिक उत्साह (उमंग) ही नहीं, बल्कि चेतना-संस्थान भी तरोताजा बन जाता है। बौद्धिक स्तर पर भी तेजस्विता आ जाती है। ग्रहण–शक्ति, मनोनिग्रह, कल्पना–शक्ति तथा सामर्थ्य में वृद्धि होती है। दिमाग के चेतना-तंतुओं को जाग्रत् करने में सहायता मिलती है।

किशोरावस्था में ऐसी मानसिकता होती है कि कोई भी आदत आसानी से पड़ सकती है। अच्छे-बुरे दोनों प्रकार के मित्रों-सहेलियों के माहौल में बड़ी सहजता से फँस जानेवाला व्यक्ति अगर विपरीत और पूर्वप्रतन आसनों को उसी प्रकार अपना सका तो वह उसके जीवन की एक भविष्यनिधि सिद्ध होगा।

यौवन की ओर बढ़ते समय इस चरण पर शरीर की सुंदरता और ताकत का एहसास होता रहे, फिर भी अलग-अलग स्टाइल अपनाते समय शरीर का गठन बिगड़ जाने में समय नहीं लगता। ऐसे समय रीढ़ की हड्डी कड़ी बनकर उसमें कूबड़ भी निकल सकता है। पैर के पीछे की मंदिरशिरा सिकुड़ जाने से हिलने-डुलने में खुलापन नहीं रहता। इस आयु में कंधे-गरदन-हाथ के दर्द की बढ़ती शिकायत को भी पूर्वप्रतन क्रिया के आसनों के कारण नियंत्रण में लाया जा सकता है।

इससे भी महत्त्वपूर्ण बात यह है कि इस आयु में सदाचार का पाठ पढ़ाने की बजाय उन्हें ये आसन करने के लिए प्रवृत्त करना चाहिए। इससे वे मद्यपान, धूमपान एवं कामुकतापूर्ण आचार-विचार से दूर रह सकते हैं। साथ ही इन बातों के कारण जिन रोगों की संभावना होती है, उससे बचना भी संभव हो सकता है। युवाओं की जीवन-शैली में आमूलचूल बदलाव लाने में पूर्वप्रतन क्रिया के आसन निश्चित रूप से मार्गदर्शक साबित होंगे।

महिलाओं के लिए मासिक धर्म के विकारों पर शीर्षासन अर्थात् अन्य विपरीत आसनों सहित बहुत ही उपयुक्त होता है। लेकिन मासिक धर्म के रहते इन्हें नहीं करना चाहिए। उतना समय बीतने के बाद आरंभ ही इन विपरीत स्थिति के आसनों से करना होगा। आगे का मासिक धर्म शुरू होने तक के काल में ये आसन नियमित रूप से करने हैं, जिससे मासिक धर्म की कई शिकायतें दूर हो जाती हैं। शीर्षासन की एक बार पड़ी आदत सहजता से छूटती नहीं। इन सभी आसनों में मुख्यतया अंतःस्रावी ग्रंथियों (एंडोक्राइन ग्लैंड्स) के स्वास्थ्य की रक्षा की जाती है। उन्हें उद्दीपित करना, उनका शमन करना, उनमें संतुलन पैदा करना, हार्मोन्स में संतुलन रखना आदि महत्त्वपूर्ण अंतर्गत क्रियाएँ इन आसनों में होती रहती हैं, इसलिए परस्पर निर्भर इन ग्रंथियों का स्वास्थ्य इन आसनों के द्वारा बनाए रखा जा सकता है। प्रसूति के बाद शक्ति आने की दृष्टि से संप्रेरकों (हार्मोन्स) में पुनः संतुलन स्थापित करने के लिए ये आसन सहायता करते हैं।

मासिक धर्म के रुकने के काल में और उसके बाद महिलाओं में 'इस्ट्रोजिन' हार्मोन्स की कमी हो जाने पर मूत्राशय ढीला होने, मूत्र-वहन पर काबू न रहने, वृद्धता का एहसास होने आदि सभी नए अनुभव होने लगते हैं, जिससे वे घबरा जाती हैं। शीर्षासन में दोनों जंघाओं को मोड़कर पास में लाने से स्नायुओं पर काबू पाया जा सकता है। साथ ही शीर्षासन अच्छा साधने पर उसमें पैरों को फैलाकर उपविष्ट कोणासन और घुटने से मोड़कर बद्धकोणासन करने से गर्भाशय में जलन, सूजन, श्वेत प्रदर आदि विकारों पर भी उपाय हो जाता है। पर 'इस्ट्रोजिन' के संतुलन के लिए उष्ट्रासन, ऊर्ध्व धनुरासन, द्विपाद विपरीत दंडासन—ये आसन उपयुक्त प्रमाणित होते हैं।

आयु के साथ-साथ होनेवाला मधुमेह या पौरुष ग्रंथियों (प्रोस्टेट ग्लैंड्स) की वृद्धि होने के कारण मूत्र-वहन में जो बाधा आती है, उस पर शीर्षासन से सहजता से नियंत्रण किया जा सकता है।

अगर शीर्षासन अचूक, तनाव-रहित, सहज रूप से सध जाए तो रक्तचाप बढ़ता नहीं, बल्कि कम हो जाता है। ऐसे समय में वह विकार न होकर सिर्फ शरीर की रचना के कारण रक्तचाप में आनेवाला बदलाव होता है। नीचे उतरे रक्तचाप को साधारण स्तर पर लाने के लिए सर्वांगासन उत्तम उपाय है। क्रम-विचार करने पर बचे हुए आसन करने की दृष्टि से उत्थित और पूर्वप्रतन क्रिया के कारण वह साधारण स्तर पर स्थिर रखा जा सकता है। लेकिन जिन्हें दमा या खाँसी आदि श्वसन-विकार हैं, पीठ में कूबड़ है, दुबलापन या निम्न

रक्तचाप आदि है, ऐसे व्यक्तियों को शीर्षासन पहले या उसे विपरीत दंडासन में संपुटित करके करना चाहिए। लेकिन जिन्हें उच्च रक्तचाप हो, उनके लिए पश्चिमप्रतन करना उचित है।

शीर्षासन की जोड़ी पूर्वप्रतन क्रिया के साथ लगाते समय दो उद्देश्य हैं—एक तो यह कि आसन इस क्रम से सीखना है, दूसरा यह कि अंतःस्रावी ग्रंथि संस्थान, श्वसन संस्थान, चेतना संस्थान पर तथा बुद्धि–भावना केंद्र पर भी इन दोनों वर्गों के आसन असरदार साबित होते हैं। पूर्वप्रतन वर्ग के आसनों का अभ्यास करने से अंतःस्रावी ग्रंथियों के साथ जुड़े हुए चेतना-तंतु उद्दीपित होकर चेतना-तंतुओं को चेतावनी मिलती है और कार्य साधते हैं। इस ग्रंथि के अंतःस्राव की निम्न सतह को कई बार लाँघा नहीं जाता। तभी तो बचपन से ही नित्य अभ्यास किए हुए व्यक्तियों को वृद्धत्व जल्दी नहीं आता।

आयु के अनुसार दिमाग की कार्य-अक्षमता के कारण स्मृति–नाश, बौद्धिक क्षमता का ह्रास, भले ही स्वाभाविक हो, फिर भी शीर्षासन, ऊर्ध्व धनुरासन, विपरीत दंडासन आदि आसनों में वह निश्चित रूप से नियंत्रण में रहता है। चेतना-तंतुओं को वृद्धत्व से बचाया जाता है। इन्हीं आसनों से बचपन और युवा आयु में चेतना-तंतु पुष्ट होते हैं और उनका बृंहण होता है।

पेट के बल उलटे लेटकर किए गए पूर्वप्रतन में मूत्रपिंड और आँतों का स्वास्थ्य-रक्षण किया जाता है। व्यवस्थापन आदि बौद्धिक कार्य के कारण पड़नेवाले तनाव से पाचनेंद्रियाँ पर्याप्त कार्यक्षम नहीं रहतीं। खासकर असमय किए गए अधूरे या अधिक या अनुचित भोजन के शिकंजे में फँसा शिकार बना जठर, यकृत, प्लीहा और पित्ताशय को काबू में रखने के लिए तथा उसी के साथ दिमाग को तनावमुक्त करने के लिए विपरीत स्थिति के और पूर्वप्रतन के सालंब पूर्वोत्तानासन से लेकर द्विपाद विपरीत दंडासन तक सभी आसन उपयुक्त हैं।

सीखने का क्रम देखने पर अब नित्य अभ्यास का क्रम देखेंगे। शीर्षासन से पूर्वप्रतन आसनों का क्रम इस प्रकार होगा—सालंब पूर्वोत्तानासन पहले करने के बाद शीर्षासन करके विपरीत दंडासन-उष्ट्रासन-ऊर्ध्व धनुरासन-ऊर्ध्वमुख श्वानासन-भुजंगासन-शलभासन—इस प्रकार का क्रम रहेगा। सीखते समय आसान से आसनों से कठिन आसनों की ओर इस तरीके से क्रियाओं का प्रतिलोम पद्धति से अभ्यास किया जाए। शीर्षासन के समान आसनों से चेतना-संस्थान को उद्दीपित एवं कार्यान्वित करके अनुलोम पद्धति से उतरना पड़ता

है। इसीलिए सर्वांगासन, हलासन, सेतुबंध सर्वांगासन, विपरीतकरणी—इस प्रकार अगली अनुलोम आसन मालिका अभ्यास के अंत में जोड़ी गई है।

अब तक देखे हुए और सीखे हुए आसनों पर विचार करने पर यह क्रम सामान्यतः निम्नलिखित होगा—पहले खड़े अर्थात् उत्तिष्ठ स्थिति के आसन, फिर शीर्षासन। और वह भी विन्यास या विषम न्यास सहित। कभी-कभी (आकस्मिक रूप से पैदा होनेवाले विकार—अर्थात् गरदन दर्द, सिर भारी होना, थकान आदि) मामूली बीमारियों का कारण बहुत गंभीर नहीं होता। उस पर उत्तिष्ठ स्थिति के त्रिकोणासनादि आसन गरदन, रीढ़ को मोड़ने के या भरद्वाजासनादि परिवृत्त वर्गीय और जानुशीर्षासनादि पश्चिमप्रतन वर्गीय या सुप्त वर्गीय आसन करके मात दी जा सकती है। तनाव के कारण सिर में भारीपन लगता हो तो शीर्षासन से ठीक लगता है तो पूर्वप्रतन से वह और भारी हो जाता है। शरीर का साथ मिलता हो तो शीर्षासन के बाद पूर्वप्रतन, परिवृत्त और पश्चिमप्रतन आसन करके सर्वांगासनादि शमनीय आसन किए जाएँ। इसलिए क्रम को ध्यान में रखना आवश्यक तो है ही, पर प्रत्येक आसन के परिणाम-वैशिष्ट्य के अनुसार उस आसन का भाव बदल जाता है, यह भी ध्यान में रखना होगा। यह सिर्फ कसरत का प्रकार नहीं, बल्कि मनोवैज्ञानिक, मनोभावनिक, मनोआध्यात्मिक व्यायाम का प्रकार है, यह बात ध्यान में रखनी चाहिए।

विन्यास और विषम न्यास इन दोनों पद्धतियों के विलोम, अनुलोम और प्रतिलोम—इस प्रकार तीन विभाग होते हैं। विलोम पद्धति में कई आसन एक ही विशिष्ट आसन से मालिका पद्धति से जोड़े जाते हैं। अनुलोम प्रकार में कठिन से आसान आसनों की ओर अथवा उद्दीपित चेतना-संस्थानों एवं ऐंद्रिय संस्थानों के शमन के लिए वापसी की यात्रा साध्य हो जाती है—यह है नैसर्गिक प्राकृतिक यात्रा। प्रतिलोम प्रकार में आसान आसनों से कठिन आसनों की ओर इस प्रकार की यात्रा रहती है। शरीर, पेशी, मन, बुद्धि को धीरे-धीरे उद्दीपित किया जाता है। शीर्षासन के विन्यास-संपुटन, प्रतिलोम-अनुलोम पद्धति का है। आसन सीखते समय प्रतिलोम पद्धति से चढ़ते अभ्यास पर अमल किया जाता है। प्रतिलोम के चढ़ती श्रेणी के अभ्यास से उत्तेजित होनेवाला शरीर, मन और बुद्धि आदि प्रक्षोभित न हों, इसलिए अनुलोम के उतरती श्रेणी के अभ्यास से उनका शमन किया जाता है। साथ ही न्यास में भी उन्हें चाहे जैसा न जोड़ते हुए, बल्कि उनके चढ़ाव-उतार की श्रेणी को लयबद्ध रखना होता है।

इतने आसन एक ही दिन में करना असंभव होता है। इसलिए एक-एक वर्ग के चुनिंदा आसनों को लेकर छोड़े हुए आसन दूसरे दिन किए जाएँ। दूसरा पर्याय यह कि पूर्वप्रतन और पश्चिमप्रतन, दोनों परस्पर विपरीत आसन एक ही दिन न करके एक दिन बाद करने से रीढ़ पर अतिरिक्त भार नहीं पड़ता है और एक ही प्रकार के समवर्गीय आसन ध्यानपूर्वक एकाग्रता से किए जाते हैं। उसका दोष समझना तथा कमियों का जायजा लेना महत्त्वपूर्ण होता है।

रीढ़ की हड्डी के विकार, पीठ दर्द, कमर दर्द, शरीर का लचीलापन कम होना और रीढ़ की स्निग्धता कम होना आजकल सबको अनुभव होनेवाला आम और कष्टकारी विकार है। खासकर खराब रास्ते, भीड़ में वाहन चलाना, सीमित शारीरिक हिलना-डुलना इन सभी के कारण पैदा होनेवाले विकारों पर उत्तिष्ठ वर्गीय और परिवृत्त वर्गीय आसन नियमित रूप से करने आवश्यक हैं।

घर का काम, खाना पकाने आदि कार्यों से थकी गृहिणियों या दफ्तर के काम से थके व्यक्तियों के लिए सुप्त वर्गीय, उपविष्ट वर्गीय (बैठी स्थिति के) एवं पश्चिमप्रतन वर्गीय आसनों से ही आरंभ किया जाए और बाद में उत्तिष्ठ आसनों की ओर बढ़ना उचित होगा। उसके बाद शीर्षासनादि विपरीत वर्ग के आसन करके साधना का समापन किया जा सकता है।

दुर्बलता, थकान, निम्न रक्तचाप हो जाना, हाथ-पाँव सुन्न होना, रक्त घटकों में क्षय या किसी बीमारी के न रहते भी कमजोरी आदि के लिए सुप्त वर्गीय, पश्चिमप्रतन वर्गीय उत्तिष्ठ स्थिति के पश्चिमप्रतन, शीर्षासन, द्विपाद-विपरीत दंडासन, सर्वांगासन, हलासन, सेतुबंध सर्वांगासन, विपरीतकरणी आदि आसन उपयुक्त हैं। इन्हें नियमित करने से कमजोरी कम होती है और ताजगी आती है। जठराग्नि मंद पड़कर पाचनशक्ति के कम हो जाने पर, अन्न ग्रहण करके भी शरीर पोषण ठीक न होता हो तो परिवृत्त वर्गीय, उदराकुंचन वर्गीय और पश्चिमप्रतन वर्गीय आसन विपरीत वर्गीय सहित करने से जठराग्नि प्रदीप्त हो जाती है।

दरअसल आसन क्रम, प्राणायाम क्रम बहुत बड़ा विषय है। जिस प्रकार आसनों का क्रम होता है वैसा उसके अंतर्गत होनेवाली क्रियाओं का भी क्रम है। आसन आरंभ से विसर्जन तक किस प्रकार से किए जाएँ, यह तो स्थूल पद्धति हुई। लेकिन उसकी हर क्रिया के चरण हैं, स्तर हैं और उनके परिणाम भी। यह परिणाम क्रम भी क्रिया पर अवलंबित नहीं बल्कि वह संबंधित प्रत्येक आसन के चित्त की एक प्रकार की यात्रा ही है, प्रवाह है। चित्त में होनेवाला वांछित बदलाव देखते जाएँ तो विधि की परंपरा और लंबी खिंचती जाएगी।

लेकिन यह करना क्रिया को लंबा खींचने के लिए करना नहीं होता, बल्कि चित्त में अपेक्षित वांछित परिणाम साधने के लिए होता है। इस क्रम के अनुसार हमारे शरीर और मन में वांछित बदलाव लाए जा सकते हैं। उसका लाभ धारणा-ध्यान में मिल सकता है। धारणा-ध्यानादि के लिए आवश्यक मनो-आध्यात्मिक क्रिया में वृद्धि करने के लिए और अधोगति या अधःपतन से अपने आपको सँभालने के लिए इन क्रमों को जानना अत्यंत उपयोगी है। साधक का पैर कब और कहाँ फिसल जाएगा, कहा नहीं जा सकता और ऐसा क्यों हुआ, इस बात का उत्तर भी नहीं मिलता। ऐसे समय मन, बुद्धि, विवेक, एहसास आदि के स्पंदनों की पहचान कर उनका व्यवस्थापन करना पड़ता है। आत्म-जागृति लाने के लिए, वृत्ति में होनेवाले अंतर को जानने-समझने के लिए ही योग का यह आसन अंग महत्त्वपूर्ण है।

विषयवती होना—किसी-न-किसी विषय में रम जाना—यह चित्त की सहज प्रवृत्ति है। लेकिन चित्त को विषय-गर्भित करना मुश्किल है। महर्षि पतंजलि ने चित्त का प्रसादन करने के लिए चित्त के 'विषयवर्ती' होने की सहज प्रवृत्ति का प्रयोग करने के लिए कहा है। इसलिए चित्त की विषयवर्ती होने की प्रवृत्ति का उचित उपयोग करने के लिए आसन को ही चित्त का विषय होने देने, चित्त को आसन में रमाना, डुबो देना, आसनमय हो जाना वांछित है। यही सच्ची साधना है। आसन करना, शरीर को आसन के अनुकूल बनाना—यह साधना का एक भाग है। लेकिन उस आसन में आसन ही चित्त का विषय होना चाहिए। चित्त का भी तद्रूप होना, आसन चित्त की वह प्रवृत्ति बन जाना, यह उसकी अंतरंग साधना है। परिणाम, फल, लाभ—ये केवल शारीरिक, ऐंद्रिय स्तर पर ही बताए जा सकते हैं। अभ्यासक जब बारीक तफसील में पहुँचता है और आंतरिक देश में भ्रमण करता है, तब ये आसन अनुकूल मनोभूमिका तैयार करते हैं और मानव की शक्ति को आत्मकेंद्रित बनाते हैं। यह आत्मनिष्ठा की ओर ले जानेवाला, स्वहित और आत्मप्रशंसा करनेवाला भाव नहीं है, बल्कि आत्मा की ओर जानेवाली एक प्रांजल, पर आत्मनिग्रहपूर्ण, स्वयंसिद्ध एवं स्वयंपूर्ण यात्रा होती है।

□

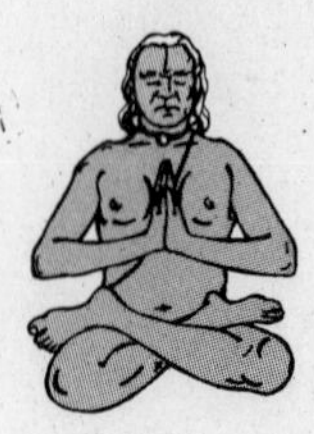

आसनों का समापन शवासन से

स्मरण–शक्ति कितनी ही तीव्र क्यों न हो, जन्म से मृत्यु तक के 'आत्मपुराण' को बताने में अधूरी पड़ जाती है। यह स्मृति की हार है। लेकिन अनुभव न किए हुए मरण का भय होना, यह स्मृति की विजय होती है। इसी का मतलब यह कि मृत्यु का अनुभव किया हुआ होता है, तभी तो स्मृति जाग्रत् होकर उसका भय महसूस होता है। लेकिन योगाभ्यासकों को निर्भय रहने का अभयदान देनेवाला एक आसन है—शवासन।

शवासन की शांति, गंभीरता, एकांत, एहसास की गहराई तथा अस्तित्व की अपारता का यह अनुभव एक अलग गूढ़तम विश्व में ले जाता है। साधक को तनावमुक्त करके शांति की देहरी पर पहुँचानेवाला यह आसन उसे कभी-कभी तनावग्रस्त करके चकमा भी दे जाता है। नीरव शांति की गुफा से निरभ्र, शुभ्रतम अंतःकरण तक मार्ग दिखाते हुए वह साधक में कँपकँपी भी पैदा कर सकता है। अमावस के अँधेरे में स्वच्छ चाँदनी को निहारने की बजाय उसे निद्राधीन करके अवचेतन की कक्षा में पहुँचा सकता है।

इसलिए शवासन की भी पूर्व तैयारी करनी पड़ती है। अन्य आसनों का अभ्यास जिस प्रकार अलग-अलग स्तरों पर करके नए क्षितिज की ओर मार्ग-भ्रमण करना होता है, वैसा ही शवासन में करना पड़ता है।

अन्य विभिन्न आसनों के अभ्यास का समापन हमेशा क्रमशः आनेवाले अगले आसनों से करना उचित होता है। उससे शवासन करने के लिए आवश्यक मनोधारणा तैयार हो जाती है और कभी किन्हीं कारणों से किसी दिन शवासन करना संभव नहीं हुआ हो, तब भी संभवनीय अंग-कंप, स्नायुओं पर अतिरिक्त चिड़चिड़ापन, चेतना-तंतुओं की प्रक्षुब्धता आदि काबू में रह

सकते हैं। ये आसन भिन्न न होकर पहले किए हुए, अनुभव किए हुए और क्रम पद्धति में बताए गए हैं। उदाहरणार्थ—हलासन, सेतुबंध सर्वांगासन, विपरीतकरणी आसनों के बाद या इनमें से किसी भी आसन से अभ्यास का समापन किया जा सकता है। मानसिक तनाव और प्रक्षुब्धता होने पर अधोमुख वीरासन-अधोमुख स्वस्तिकासन-जानुशीर्षासन-पश्चिमोत्तानासन वर्ग पूरा कर सकते हैं, बल्कि पीठ दर्द होने पर परिवृत्त स्वस्तिकासन, कमर दर्द होने पर उत्तानासन, अधोमुख श्वानासन और उत्तान पवनमुक्तासन करके समापन किया जा सकता है। रजःस्तंभन के बाद होनेवाली बेचैनी को दूर करने के लिए या भय उत्पन्न होने पर अथवा दुःख-शोक में डूबे हुए होने पर सेतुबंध और विपरीतकरणी पूरी करने के बाद शवासन में जाना चाहिए। इससे शांति एवं आराम का अनुभव करने के लिए और साथ ही एकांत का सामना करने के लिए मानसिक तैयारी हो जाती है।

शवासन अभ्यास के बीच में बिलकुल नहीं करना चाहिए। पसीना आने लगे, थकान महसूस हो, साँस फूल जाए या रक्तचाप, मधुमेह अथवा अन्य बीमारियों से रक्तचाप बढ़ जाए या शर्करा (ग्लूकोज) कम हो जाए, चक्कर या मितली आए या बेचैनी लगे तो शवासन उसका उपाय नहीं। कई लोगों को यह बेचैनी शवासन में कुछ अधिक ही अनुभव होती है। ऐसी कठिनाइयों का सामना करने के लिए निम्नलिखित उपाय करने चाहिए—

1. पसीना आने के कारण या थकान महसूस होने पर अधोमुख श्वानासन, प्रसारित पादोत्तानासन, उत्तानासन आदि आसन किए जाने चाहिए। थकान मिटाने के लिए इससे पहले दी गई सूचना के अनुसार स्टूल या मसनद पर इन आसनों में अधोमुख होकर आगे के आसनों का अभ्यास किया जा सकता है।
2. शरीर के कंपायमान होने पर सुप्त स्थिति के आसन या कुरसी पर किए जानेवाले द्विपाद विपरीत दंडासन और मसनद पर सेतुबंध सर्वांगासन करके कँपकँपी को रोका जा सकता है। साँस फूलने पर या दम लगने पर भी ये आसन उपयोगी होते हैं।

आसनों के अभ्यास में बदलाव लाकर कुछ नए आसन सीखते समय भी परिश्रम अधिक होता है। इसलिए ये आसन करते समय श्रम न हो, इस प्रकार मानना गलत है। श्रम होना, पसीना आना, स्नायुओं पर खिंचाव आने से दर्द होना—ये सब बातें अत्यंत सामान्य हैं। लेकिन वह सीमित रूप में, सीमित काल तक ही होती हैं। किसी दर्द से कार्य में निरंतर बाधा आने लगे तो उस

पर गौर करते हुए उपाय करना पड़ता है। उसके लिए शवासन उपाय बिलकुल नहीं है।

यदि आसनों के अभ्यास के बीच में या प्रत्येक आसन के बाद शवासन करते रहें तो श्रम कम होने की अपेक्षा प्रयास ही अधिक बढ़ता है; क्योंकि हर आसन के लिए आवश्यक शारीरिक भूमिका के अतिरिक्त मनोभूमिका होती है। जिस प्रकार अभिनेताओं को अलग-अलग भूमिकाएँ निभाने के लिए अभिनय का सहारा लेकर उन व्यक्तित्वों में उतरना पड़ता है, उसी प्रकार प्रत्येक आसन में प्रवेश करते समय साधक को उस मनोभूमिका में पहुँच जाना पड़ता है। उस तनाव को तनाव नहीं कहा जा सकता। उसमें सावधानी का तनाव होता है। नृत्य, नाट्य में नवरसों का प्रदर्शन प्रस्तुत किया जाता है। योगाभ्यासियों को वैसा प्रदर्शन न करके आसनों में मनोभावनाओं का मेल बिठाना पड़ता है। आसनों की ऊँचाई तक पहुँचने में मन के व्यास और बुद्धि की परिधि को प्रसारित करना पड़ता है। जिस प्रकार अन्न को बार-बार गरम करके खाना गलत है वैसे ही आसन के लिए शरीर और मन को ठंडा-गरम, ठंडा-गरम करते रहना अत्यंत गलत है। यह तभी हो सकता है, जिसने मूल में अन्न अधकच्चा ही पकाया है और ऐसा करने से हम न शवासन के साथ न्याय कर सकते हैं और न अन्य आसनों के साथ। दरअसल, प्रत्येक आसन में आरंभ स्थिति होती है और विसर्जन में ऐसी क्रियाएँ हैं जिन्हें करते ही आराम मालूम होता है बल्कि आसन की छोटी-छोटी क्रियाओं और उनकी तफसील की ओर ध्यान आकर्षित करने पर उन्हें करने के सिवाय उन क्रियाओं सहित मन के क्षोभ को रोकने, उसे शांत करने का उपाय साधक को अपनाना होगा। इसी को साधना कहते हैं।

आसन के प्रत्यक्ष अभ्यास में बिलकुल मोटे तौर पर देखने से भी कुछ बातें ध्यान में आएँगी। उत्तिष्ठ स्थिति के आसनों का आरंभ और अंत समस्थिति में करते समय या उपविष्ट स्थिति के आसनों का आरंभ और अंत दंडासन में करते समय या द्विपाद-विपरीत दंडासन, भरद्वाजासन, सालंब शीर्षासन, सालंब सर्वांगासन इत्यादि कोई भी आसन करते समय शरीर के किसी एकाध भाग में जो विशेष क्रिया होती है या की जाती है, उसके परिणामस्वरूप प्रक्रिया (रासायनिक प्रक्रिया जैसी ही) शरीर के दूसरे भागों पर होती है। यह प्रक्रिया अक्रियात्मक भी हो सकती है। यह अक्रियात्मकता निष्क्रियता नहीं, बल्कि अक्रियता होती है। यह अविरोधी, अप्रतिक्रियात्मक क्रिया भी हो सकती है। शरीर के कई भागों को विधि में सहभाग न लेते हुए अक्रियाशील रहना भी एक

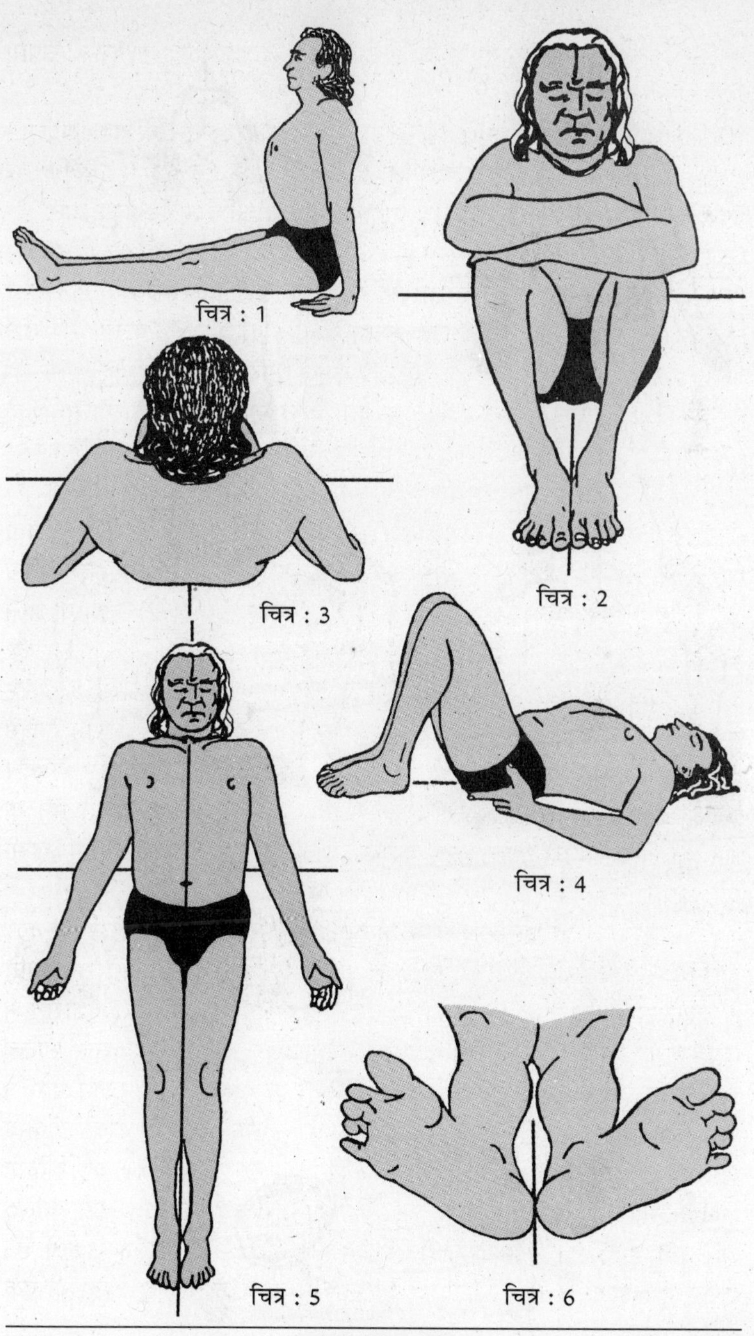

चित्र : 1

चित्र : 2

चित्र : 3

चित्र : 4

चित्र : 5

चित्र : 6

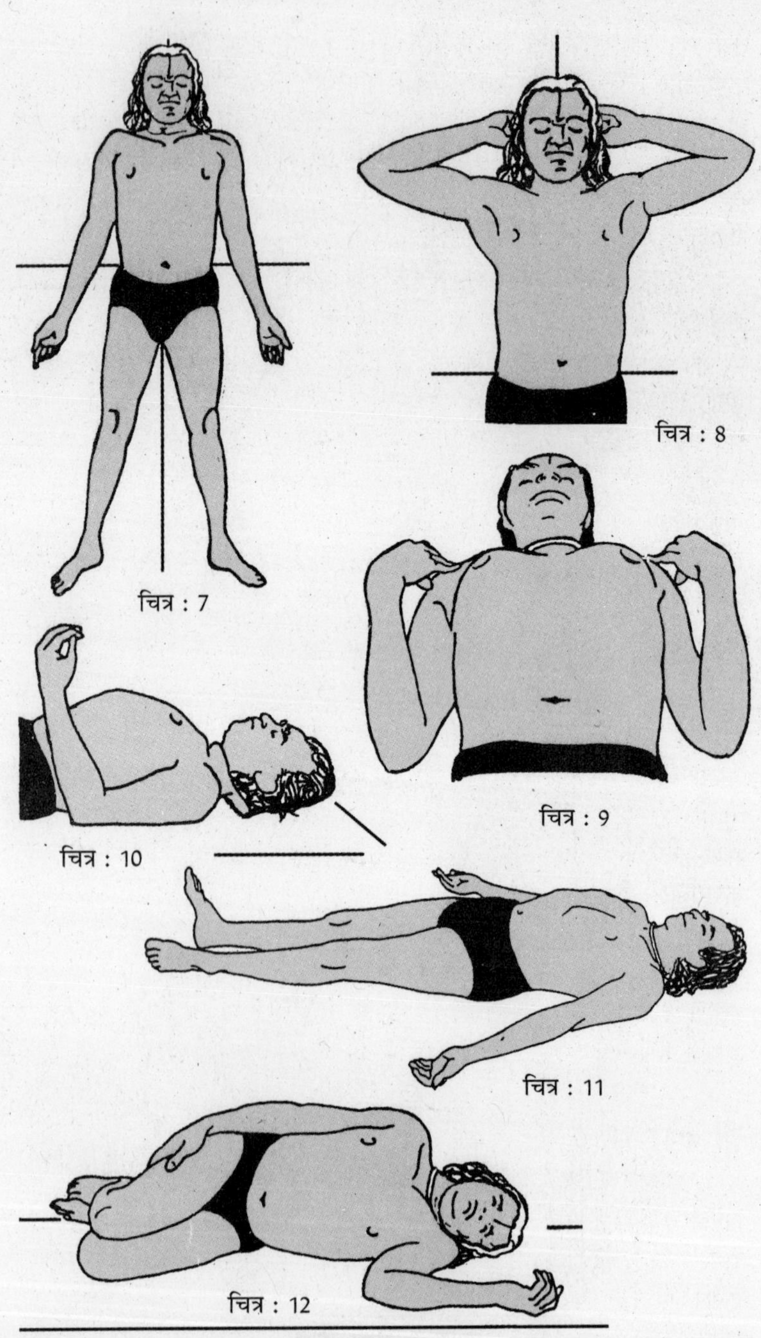
चित्र : 7

चित्र : 8

चित्र : 9

चित्र : 10

चित्र : 11

चित्र : 12

तरह का सहभाग होता है। उससे ही शिथिलता और शांति प्राप्त होती है। जहाँ और जितना तनाव नहीं चाहिए और जरूरत न होने पर भी दिया गया हो तो तनाव को हटाना भी इस क्रिया का अंग है। अभ्यास में इस प्रकार की समझदारी बरतना आवश्यक है। साथ ही इसे भी ध्यान में लेना आवश्यक है कि शवासन के बाद शांत बनी देहाग्नि को प्रक्षुब्ध न किया जाए, अर्थात् शवासन के बाद पुनः आसन न किए जाएँ।

शवासन किसी भी समय किया जा सकता है। लेकिन यथासंभव शांत वातावरण और शांत स्थान पर करना चाहिए। भोर का समय या सायंकाल के बाद आसन किए जाएँ। आरंभ के दिनों में रात में भी करने में कोई हानि नहीं। लेकिन नित्य साधना की दृष्टि से यह अनुचित है। केवल शवासन को अपनाकर अन्य आसनों को छोड़ देना बिलकुल गलत है। उससे शायद शारीरिक शिथिलता साध्य हो जाएगी। लेकिन योग-साधना की ओर सकारात्मक मार्ग-क्रमण नहीं हो सकता। यानी हर रोज के काम और तनाव का बोझ पड़े हुए शरीर के लिए शवासन के शिथिलीकरण के कारण शायद वह उपकारक सिद्ध होगा। लेकिन योग-साधना की दृष्टि से उसका कोई लाभ नहीं होगा।

शवासन

शव या प्रेत—यानी मृत शरीर। शरीर में प्राण लानेवाला यह आसन 'मृतासन' भी कहलाता है। यह आसन तामसिक शरीर के लिए आसान, पर चंचल मन के लिए कठिन, जबकि सात्त्विक चित्त को आत्मा की ओर मार्गदर्शन करानेवाला है।

यह आसन भी चरण-दर-चरण भिन्न स्तरों पर सीखना पड़ता है। नए साधक को उनकी अनुभूति कला के अनुसार एक सरल-सीधी, उसकी सीमा में, हताश न करनेवाली आसान विधि यहाँ दी जा रही है। इससे थकी हुई देह को आराम मिलेगा।

पूर्व तैयारी

जमीन पर दरी या कंबल (जमीन की ठंडक शरीर पर बुरा असर न करे) लंबाई-चौड़ाई में इस प्रकार फैलाइए, जिससे पूरा शरीर उस पर आड़ा-लंबा समा जाए। भुनगों, मच्छरों और मक्खियों से बचाव के लिए पतले वस्त्र से शरीर को ढका जा सकता है।

विधि

1. बिछाई हुई दरी के मध्य स्थान पर दंडासन में बैठिए (चित्र-1)। दोनों पैर घुटने से मोड़कर पास लाइए। पैर जोड़ लीजिए (चित्र-2)।
2. साँस छोड़ते हुए पीठ की ओर इस प्रकार झुकिए कि रीढ़ का एक भाग एक सीध में जमीन पर रहे। यह क्रिया धीरे-धीरे करने से शरीर मध्य रेखा छोड़ता नहीं। उदरावकाश की हड्डी का भाग (लंबर) जमीन के पास ले जाइए (चित्र-3)।
3. सिर सहित पीठ टिकाने पर सिर उठाइए और एक बार पूर्व शरीर की तरफ देखिए कि वह एक सीध में है या नहीं। जंघास्थि (प्यूबिस) का मध्य, नाभि मध्य व उरोमध्य एक रेखा में रखिए और फिर से सिर टिकाइए (चित्र-4)।
4. उदरावकाश और त्रिकास्थि की हड्डी की संधि के पास स्नायुएँ सिकुड़ जाती हैं। इसका कारण यह है कि वहाँ की हड्डी की अवतल (कॉनकेव) स्थिति और पीछे के भाग के पृष्ठीय स्नायुओं का ऊँचा भाग परस्पर विपरीत तनाव उत्पन्न करते हैं। उसके लिए पीछे का भाग उठाते हुए पीछे के भाग के कोर और पृष्ठीय स्नायुओं को शेष धड़ से अलग करते हुए पैर की ओर लंबा कीजिए (चित्र-4)।
5. अब एक-एक पैर धीरे से इस प्रकार सीधा कीजिए कि दोनों पैर लंबे हो जाएँ और रीढ़ का लंबा किया हुआ भाग फिर से सिकुड़ नहीं जाएगा। उसके लिए जंघाएँ, कदम, एड़ियाँ जोड़कर रखिए (चित्र-5)। बाद में जंघाएँ अंदर से बाहर की ओर ढीली छोड़िए। उन्हें ढीली छोड़ते समय एड़ियाँ जरा सी अलग हो जाएँगी (चित्र-6)। उन्हें वैसी ही स्थिति में रखिए। एड़ियाँ जोड़कर रखने पर जंघाओं-पैरों की स्नायुओं पर बिलकुल तनाव न आने पाए। कुशल अभ्यासक, अध्येता के लिए पैर उसी स्थिति में रखे जा सकते हैं।

   नव साधकों की जंघाओं, उरुसंधि, पैरों पर पड़नेवाला तनाव सहजता से कम नहीं होता। उनको तथा जिनकी जंघाओं के जोड़ कड़े होंगे, ऐसे व्यक्तियों को चाहिए कि वे पैर जरा सा बगल की ओर फैलाएँ। लेकिन वे कटिबंध के भाग की अपेक्षा ज्यादा ही फैले हुए न हों (चित्र-7)। अगर वैसे फैल जाएँ तो कटिबंध सिकुड़ जाएगा।

6. अब दोनों हाथ सिर की तरफ से, सिर के पीछे सिर को सीधा रखने के लिए ले जाइए। हाथ ऊपर ले जाते समय भोश शरीर हिलने न दीजिए। गरदन का भाग लंबा खींचकर सिर के पीछे का भाग ऐसा रखिए कि आगे के चेहरे का मध्य उरोस्थि की सीध में रहेगा (चित्र-8)। सिर एक तरफ की ओर झुकने न दीजिए और ठुड्डी को गरदन की ओर मत दबाइए।
7. अब दोनों हाथ पीछे के भाग के कोरों की ओर लाकर कुहनियाँ जोड़ों में मोड़िए और हथेलियाँ कंधों की ओर ले जाइए। कंधे चौड़े रखिए (चित्र-9)। बगल के पास के सीने के भाग को उठाइए। जत्रु की हड्डी (क्लैविकल्स) से त्वचा को पीछे कंधे की ओर मोड़िए। इसमें कंधे की पाँख का निचला छोर सीने की ओर अंदर रहेगा। लेकिन ऊपर का छोर मत उठाइए, अन्यथा सीना अंदर जाएगा।

   अब सीना फैलाइए। सीना पेट की अपेक्षा उन्नत रखिए। सीने पर दबाव मत लाइए। ऊर्ध्वबाहु अंदर से बाहर की ओर इस प्रकार मोड़िए कि बाँहों का मध्य और कुहनी-मध्य एक सीध में अर्थात् कंधों के मध्य स्तर पर रहेंगे (चित्र-10)। त्रिशिरस्क स्नायुएँ न सिकुड़कर कुहनी से अधोबाहु हथेलियों की ओर इस प्रकार लंबी कीजिए कि हाथ और पार्श्व कोर के बीच का अंतर 20 अंश रहेगा। बाहु का अंदर का भाग करधनी की दिशा में लंबा कीजिए। हाथ सीधे लंबे होना, पीछे का भाग नीचे होना, हथेलियों और कलाई का मध्य और मध्यमा अर्थात् बीच की उँगली का पहला उँगली का जोड़ (नकल्स) जमीन पर रहना—इस पर यह कोण अवलंबित होता है।
8. हाथ और पैर जमीन की ओर ढीले छोड़िए। स्नायुएँ आड़ी-तिरछी न होने दीजिए, न उन्हें सिकुड़ने दीजिए। सिर, गला, सीना, नाभि का मध्य एक सीध में रखिए (चित्र-11)।
9. आँखों के ऊपर की पलक धीरे से नीचे लाइए और नीचे की पलक से मिलने दीजिए। पलकें बंद मत कीजिए। इससे आँखें दब जाएँगी। नाक के पास की पलकों के कोर ढिलाई से पीछे ले जाइए और बाहर के कोरों को कनपटी की ओर लंबा कीजिए।

   माथे का प्रदेश ऊपर से नीचे ढीला छोड़ते हुए चौड़ा रखिए। दोनों कान अंदर की तरफ ले जाइए और शांत रखिए, ताकि उनकी ग्रहण–शक्ति में बाधा न पहुँचे। ध्वनि लहरें उन पर आ पड़ने पर भी

वे टस-से-मस नहीं होने पाएँ। नीचे के जबड़ों को ढीला छोड़ते हुए जिह्वा का स्पर्श ऊपर के तालू से न होने दें, बल्कि नीचे के तालू से सटाकर रखें। आँखें, कान, श्वसन, जिह्वा, दिमाग, मन और विचार इन सबका आपस में नजदीक का रिश्ता है। उनकी शिथिलता परस्पर निर्भर होती है। बुद्धि का स्थान सिर में होता है और मन का हृदय में। एक में कंपन हो जाने पर दूसरे में भी कंपन हो जाएगा। अतः सतर्कतापूर्वक उन्हें शिथिल कीजिए।

10. नव साधकों को आरंभ में 2 से 3 मिनट दीर्घ श्वसन करना चाहिए, जिससे दिमाग को धक्का पहुँचे या शरीर में कंपन भी न हो। स्नायुएँ सिकुड़ेंगी नहीं और ज्ञानेंद्रियाँ क्रियाशील नहीं होंगी। मन भी विचलित नहीं होगा। आरंभ में यह दीर्घ श्वसन मन के भय को कम करता है और शरीर को प्राणवायु की आपूर्ति करता है। अंदर ली गई साँस के बल पर शरीर कुछ समय निभा सकता है। स्नायुओं को शिथिल रखकर त्वचा को ढीली छोड़िए। त्वचा के रंध्र अपने आप सँकरे हो जाते हैं और चेतना-तंतु अंदर विश्राम करते हैं।

शरीर के विश्रामावस्था में जाने पर श्वसन शांत होता है। श्वसन क्रिया शरीर के अंतर्गर्भ से होने लगती है। फिर भी श्वास शांत होता है और उच्छ्वास श्वास की अपेक्षा जरा सा दीर्घ और धीरे-धीरे होने लगता है।

आरंभ में नींद लग जाने पर चिंता करने का कारण नहीं। ऐसा सिर्फ चेतना-तंतुओं के विश्राम करने से होता है।

11. आरंभ में 5 से 10 मिनट का अभ्यास होना चाहिए। समय के बंधन में न फँसते शरीर की चंचलता और मन की दुविधा स्थिति तो नहीं हो रही है, यह देखना चाहिए। साथ ही शवासन को जबरदस्ती नहीं करना चाहिए। नव साधकों को विश्राम मिलने के बाद, श्रम-परिहार और शिथिलीकरण होने के बाद शवासन करने पर शरीर और सिर भारी होना, आँखें भारी हो जाना, हाथ-पैरों में चुभन सी अनुभव होना, साँस जोर से चलना या दिमाग सहसा क्रियाशील हो जाना, विचारों की उलझन बढ़ना आदि हो सकता है। बढ़ा हुआ शक्ति–संचय व्यर्थ न गँवाकर उसका विनियोग ठीक ढंग से करना साधक के हाथ में रहता है। अतः जैसा आरंभ में बताया गया है, पुनः अंतरात्मा की

शरण में जाकर धीरे-धीरे आँखें खोलिए। खुली आँखें किसी पर केंद्रित न करके शांत रहिए।

12. अब श्वास छोड़ते हुए दोनों हाथ कुहनी से मोड़ते हुए पेट या सीने की ओर लाते हुए हथेलियाँ रख दीजिए। पहले बायाँ, फिर दायाँ इस प्रकार दोनों पैर स्नायुओं पर तनाव न देकर घुटने से मोड़िए। बाईं बगल पर सिर के साथ घुमाकर कुछ देर रुकिए (चित्र-12)। बायाँ हाथ सिर के नीचे रखने में कोई हानि नहीं है। एक-दो मिनट ठहरकर दाईं बगल से उठिए। सीधे उठकर चेतना संस्थान को उद्दीपित न करें। शवासन की तटस्थता एवं शांति में व्यवधान न हो।

□

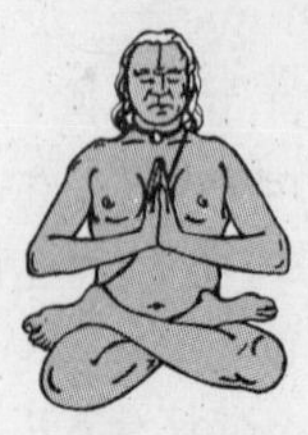

शवासन का सुनियोजन एवं संकलन

शवासन में भी अन्य आसनों के समान कुछ कठिनाइयाँ आती हैं। हालाँकि इसमें शारीरिक स्थिति को मृत देह के समान रखना पड़ता है, फिर भी शरीर में दर्द होना, दुखना, चुभना, भीतर से धक्का लगना, श्वसन क्रिया में बाधा आना, शरीर भारी होना आदि लक्षण प्रकट होते हैं। साथ ही मानसिक भय, मन की चंचलता का उद्वेग आदि का भी एहसास होता है। अतः उसके लिए कुछ उपाय ढूँढ़ना आवश्यक होता है। पैर सीधे लंबे छोड़ने से कुछ लोगों को कमर पर तनाव पड़ता है। ऐसे व्यक्तियों को कमर का दर्द पीठ के बल बिलकुल लेटने नहीं देता, रक्त की अधूरी आपूर्ति के कारण कुछ व्यक्तियों के हाथ-पैर ठंडे पड़ जाते हैं। कुछ को आँखें बंद करने पर सहसा भय लगता है तो कुछ व्यक्तियों की आँखें मिचती-खुलती रहती हैं। किसी की साँस फूलती है तो किसी का गला घुटने जैसा अनुभव होता है। किसी के सीने में धड़-धड़ होती है तो वह आँखें पूरी खुली रखना चाहता है; किसी को भावना के उद्रेक से रोना आ जाता है तो किसी के सिर की भनभनाहट बंद न होने की शिकायत रहती है। उसके लिए निम्नलिखित कुछ उपाय करने पड़ते हैं—

1. पैरों की स्नायुओं पर, खास कर जाँघों पर, तनाव पड़ने पर उनकी थरथराहट का अनुभव होता है। कुछ के पैर बहुत ही हलके हों तो बेचैनी–सी आ जाती है। ऐसे समय जंघा पर तकिए-मसनद रखिए (चित्र-1), जिससे थरथराहट रुक जाए। पैर उड़ते नहीं और पैर शांत होने पर मस्तिष्क में भी शांति आ जाती है।
2. जंघाएँ और पीछे के भाग के मेद के कारण और जंघाओं की जोड़ों के गठिया रोग के कारण जंघाओं में दर्द होता है। ऐसे समय जंघाओं के

दोनों तरफ कंबल की परत बाँध के समान रखी जाए, जिससे जंघाएँ बाहर की तरफ मुड़ पाएँ।

3. घुटनों के पीछे की मंदिरशिरा सिकुड़ जाने से या ऑस्टियो-आर्थराइटिस के कारण घुटने झुके, मुड़े हुए हों या अन्य किसी कारण से पैर को सीधे फैलाना मुश्किल होने पर जंघाओं या घुटनों के नीचे मसनद रख लेना चाहिए। (चित्र-2)
4. जिन्हें कमर दर्द हो या उदरावकाश की हड्डियाँ, कशेरुकाएँ अंदर गई हों, पेटदर्द हो तो ऐसे व्यक्तियों को पैर के नीचे स्टूल या कुरसी रख लेनी चाहिए और इस प्रकार रखी जाए कि जंघाएँ लंबरेखा में और घुटनों के नीचे के अधोपाद जमीन से समानांतर रहेंगे। (चित्र-3) इस स्थिति में कमर का भाग जमीन पर रहेगा और कमर दर्द कम हो जाएगा।
5. सीने में धड़-धड़ होती हो, श्वास फूलती हो, सीने में भारीपन महसूस होता हो या जलन होती हो अथवा हृदय के स्पंदन में फर्क आता हो तो पीछे की तरफ से यानी रीढ़ की हड्डी को मसनद का आधार दिया जाना चाहिए और सिर के नीचे पतला सा तकिया या कंबल की तह रख ली जाए (चित्र-4)। इस स्थिति में धड़ की अपेक्षा जंघाएँ नीचे, सीने की अपेक्षा उदर नीचे और सिर की अपेक्षा सीना नीचे, इस प्रकार शरीर की रचना सिर से पैर तक किसी उतरती सीढ़ी के समान होती है और दिमाग शांत होता है। सीने का विस्तार बढ़कर श्वास-पटल खुल जाता है। भावावेग को नियंत्रण में रखा जा सकता है। दमे का रोगी, हृदय रोगी, दुर्बल व्यक्ति आदि के लिए यह तरीका उपयुक्त साबित होता है।
6. आँखें मिचमिचाती रहें या आँखें और कनपटियाँ गरम होती हों तो साथ ही सिर ठंडा न होता हो तो साड़ी के फॉल के समान सूती कपड़े की पट्टी चौतह या आठ तह करके आँखों पर रखी जाए अथवा सिर के चारों ओर और कान के चारों ओर सिर में स्कॉर्फ लपेटने जैसा लपेटा लगाना चाहिए (चित्र-5)। सिर दर्द हो या रक्तचाप बढ़ गया हो तो बँधी हुई आँखें और सिर शांत से हो जाते हैं। पर इस प्रकार पट्टी बाँधने की आदत धीरे-धीरे डालनी पड़ती है। शवासन से उठने के बाद पट्टी खोलने पर आँखें एकदम न खोलते हुए थोड़ी देर के बाद धीरे-धीरे खोली जाएँ, वरना आँखों को कुछ देर अँधेरा और अस्पष्ट दीखता है। इसमें दोष आँखों का नहीं होता, बल्कि अँधेरे में होनेवाली आँखों को

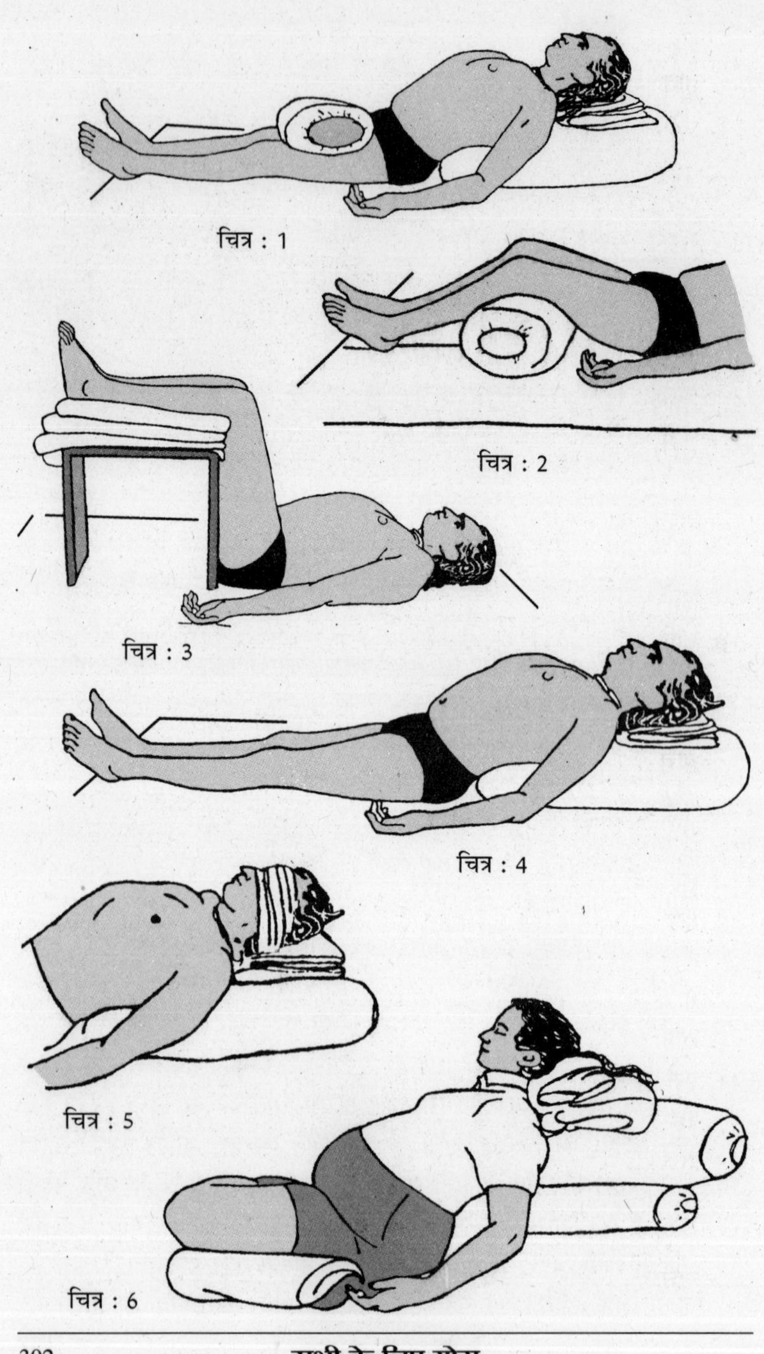
चित्र : 1
चित्र : 2
चित्र : 3
चित्र : 4
चित्र : 5
चित्र : 6

सहसा प्रखर प्रकाश देखना पड़ता है, इस कारण यह अंतर अनुभव होता है।

7. गरदन की स्नायुएँ दुर्बल होने के कारण गरदन जमीन पर न टेक पाने पर तथा गरदन में मोच आने के कारण पतले सूती कपड़े की छोटी लपेट करके गरदन के नीचे आधार के लिए रखी जा सकती है। लेकिन उसके दबाव से गरदन उठाई न जाए।
8. गर्भवती महिलाएँ शरीर को पीठ के बल एक ही स्तर पर नहीं रख सकतीं। पहले तीन महीनों में पीठ के बल लेटना भले ही संभव हो, पर जी मिचलाना, कै आदि कारणों से पीठ के बल नहीं लेट सकतीं। आगे चलकर प्रगत गर्भावस्था में पेट के भार से रीढ़ के लिए वैसा लेटना असहनीय हो जाता है। ऐसे समय पीठ की ओर से मसनद की ऊँचाई और बढ़ानी पड़ती है तथा सिर के नीचे पर्याप्त ऊँचा तकिया रखना पड़ता है। साथ ही पैरों के स्वस्तिकासन की मोड़, ढीली मोड़ तकियों की सहायता से उठाने के कारण गर्भाशय नीचे नहीं सरकता और उसे आराम मिलता है। रक्तचाप पर काबू पाया जा सकता है (चित्र-6)।
9. मासिक धर्म के रुकने के काल में महिलाओं में एक विचित्र सी बेचैनी आ जाती है, स्वाभाविक चिड़चिड़ाहट शुरू हो जाती है। कई वर्षों तक किए गए शवासन की पोटली बेकार हो गई, ऐसा लगने लगता है। इस बीच में उफनकर आनेवाली ऊष्मा से वे तंग आ जाती हैं। ऐसे समय यथासंभव हाथ-पाँव अधिक फैलाएँ। पीठ और सिर का जरा भी आधार न ग्रहण किया जाए। गला, बगल और उरुसंधि का भाग यथासंभव फैले हुए और खुले रखें।
10. हाथ-पाँव बहुत ठंडे पड़ जाते हैं। ऐसे समय पैर ढीले से स्वस्तिकासन में रखकर दोनों हाथ सीने पर या पेट पर रखे जाएँ, ताकि श्वसन-क्रिया में बाधा नहीं आए और वह मंद भी न हो जाए। उसके लिए थोड़ी देर तक दीर्घ श्वसन किया जाए, फिर विश्राम की ओर कूच किया जाए।
11. इसके अतिरिक्त जब किसी को लकवा आदि होकर शरीर पर काबू न रह गया हो, गठिया रोग से इंद्रियाँ टेढ़ी हो गई हों, रीढ़ की हड्डी सख्त बनी हो या जकड़ गई हो, रीढ़ की स्नायुओं में दर्द होता हो या अंतरायाम-बहिरायाम, कूबड़ आदि व्याधियों में शरीर के आकार के अनुसार उस व्यक्ति में आवश्यक बदलाव करना पड़ता है। कभी-कभी जंघाओं, पिंडली व टखने के बीच की हड्डियों और कदमों को पट्टे से

जकड़कर बाँधना पड़ता है, तो कभी कुछ कंप-व्याधियों में हाथ-पैरों पर भारी वजन रखना पड़ता है।

कभी-कभी पेट के बल लेटकर आगे की जंघाएँ बाहर से अंदर की तरफ और पीछे की जंघाएँ अंदर से बाहर की तरफ मोड़ी जाएँ, एड़ियों को बाहर तथा उँगलियों को अंदर की तरफ लेते हुए अर्थात् तलवे अंदर मुड़े हुए रखकर रीढ़ की स्नायुओं को फैला दें। उनके शांत होने के बिना शवासन में विश्राम करना उचित नहीं होगा। ऐसे समय मार्गदर्शन की आवश्यकता हो जाती है। इसलिए उसकी जानकारी प्राप्त करना अच्छा रहेगा।

शवासन में निम्नलिखित बातों पर विशेष ध्यान देना जरूरी है—

1. शवासन में शरीर की उचित व्यवस्था होने के बाद उसे पूर्णतः हलका बना दीजिए, मानो यह पंचमहाभूतों की देह भूमाता को समर्पित हो रही है।
2. शवासन में अनुशासन में रहकर कार्य किया जाना चाहिए। शरीर की गतिविधियों से असंबद्ध यह आसन प्रश्नचिह्न खड़ा करता है कि अब क्या करना चाहिए? ऐसे समय जो कुछ भी करना होता है, वह भिन्न स्तर पर करना होगा। गतिविधि को टालना उसका उपाय नहीं, बल्कि गतिविधि के पीछे की मनोधारणा को बदलना होगा। मस्तिश्क में घुमड़ रहे विचार हटाने पर भी हटते नहीं, इसलिए शरीर और मन की संगति इस प्रकार साधनी होगी कि विचार की लहरें उठें ही नहीं।
3. वाक्, पाणि, पाद, पायु, उपस्थ—इन पंचकर्मेंद्रियों में से अधिक व्यवहार के तथा हमेशा गतिविधि में होनेवाले पाणि और पाद (हाथ और पैर) अन्य समय सहज रूप से आलसी बन जाते हैं। परंतु शवासन में इन कर्मेंद्रियों को बिना गतिविधियों के रहना मानो सजा ही लगती है। इसलिए नौसिखियों को हाथ, हथेलियाँ, उँगलियाँ, कदम व अँगूठे को शिथिल और गतिविधि-रहित रखना शवासन में नएपन से सीखना पड़ता है। वहाँ के चेतना-तंतु स्वाभाविक रूप से हाथों, हथेलियों, तलवों और कदमों को हमेशा बेचैन रखते हैं। हाथों की पकड़ने की क्रिया या ग्रहण-क्षमता सिर्फ हाथों की क्रिया न होकर वृत्ति है। साथ ही पैरों की गमनशीलता उसकी अपनी वृत्ति है। दोनों ग्रहणशील और गमनशील अंगों को सिर्फ ढीला और हलका छोड़ने से काम नहीं बनता, बल्कि उनके पीछे की इस वृत्ति और मनोधारणा को धीरे-धीरे हलके से बदलना पड़ता है। हाथों का पार्श्व कोरों से होनेवाला कोण और हाथों के पीछे के भाग का मध्य, जमीन पर रखने की क्रिया—ये सब इसी के लिए

होती रहती हैं। हाथों से जिस प्रकार पकड़ने की क्रिया होती है वैसे ही छोड़ने की।

पैर जंघाओं से धीरे से बाहर मोड़िए, लेकिन स्नायुओं को जकड़ाकर मत रखिए। उनकी गमन-वृत्ति को यदि रोकना हो तो उन्हें आगे से पीछे की जंघाओं की ओर ढीला छोड़िए। लेकिन इस प्रक्रिया में शरीर-मध्य हिलने न पाए। अगर वह हिल जाए तो प्राणशक्ति विचलित हो जाती है। इसीलिए शवासन में आड़ा-तिरछा कैसा भी लेटना नहीं चाहिए। ऐसा नहीं कि वैसा करने से शिथिलीकरण में बाधा पहुँचती है, पर प्राणशक्ति के वहन में बाधा आकर उसके विपरीत परिणाम हो सकते हैं। प्राणशक्ति अगर आड़ा-तिरछा रुख अपनाए तो इस धर्मक्षेत्र का कुरुक्षेत्र बन जाता है। सख्त जंघाओं से तामसिक अहंकार झाँकता है। उसे शांत करने के लिए जंघाओं की स्नायुओं (नर्व्स) को ध्यानपूर्वक तनावरहित रखा जाए। उसके लिए स्वयं अपने अस्तित्व का एहसास पैरों तक पहुँचाकर उसे शांत करना पड़ता है।

4. हाथ-पैरों के बाद धड़ के पीछे की तरफ ध्यान आकर्षित करना महत्त्वपूर्ण है। जैसे सोने के पहले बिस्तर ढूँढ़ते हैं वैसे ही पीछे का शरीर देखना पड़ता है। पूर्वप्रतन क्रिया में पीठ की ओर ध्यान खींचा जाता है, उसका लाभ यहाँ होता है। काम करते समय तनाव का प्रभाव कंधों और पीठ पर पड़ता है। कंधों का ऊपर उठाया जाना या पीठ में कूबड़ आना तनाव के चिह्न हैं। कंधों से लेकर पीठ की दिशा नीचे पीछे की ओर होनी चाहिए। पीछे के भाग की स्नायुएँ बगल की ओर पसारकर पैरों की ओर होनी चाहिए। भू-स्पर्शित शरीर पीठ की ओर से जमीन की ओर फेंक नहीं दिया जाता, बल्कि वह पैरों की तरफ जाता है।
5. शरीर के आगे के भाग का शिथिलीकरण अलग-अलग दिशाओं से होता है। उदर का भाग रीढ़ की ओर विश्राम करता है। सीने के नीचे की पसलियाँ जरा सी उठाकर फैलाइए, ताकि सीना रीढ़ की ओर सीधे न जाकर फैलता है और विश्राम करता है। सीने का मध्य का हिस्सा सीधे पीठ की ओर जाने से बेचैनी महसूस होती है। घुटन और दबाव–सा महसूस होता है। लेकिन अगर वह विस्तारित हो जाए तो सीना स्वतंत्र होने का एहसास होता है। फेफड़े, हृदय, श्वास–पटल की स्नायुओं (नर्व्स) पर दबाव नहीं पड़ता।

6. गरदन और गले का भाग दिमाग और शरीर के बीच का सेतु है। सीने के अंदर दबते ही गला ऊपर आता है। गले के पास का ऊँचा हिस्सा वहाँ की स्नायुओं पर तनाव उत्पन्न करता है। साथ ही ठुड्डी के उठने पर सिर का भाग ऊपर उठाया जाता है, जिससे सिर पर और गले के आस-पास के भाग पर तनाव पड़ता है। हीनभावना का शिकार होने, दुःखादि भावों का उद्रेक होने के कारण भी गले के पास तनाव महसूस होता है। इसके विपरीत व्यक्ति भय एवं हीनभावना से ग्रस्त हो तो ठुड्डी नीचे दब जाती है और पुनः गला उसका शिकार हो जाता है। ऐसे समय गरदन के भाग को लंबा रखना, उसे सिकुड़ने न देना, कंठ भाग को न उठने देना बल्कि उसे गरदन की ओर ढीला छोड़ना—ये सब क्रियाएँ ध्यानपूर्वक करनी पड़ती हैं।
7. चेहरे की स्नायुएँ ढीली रखनी चाहिए। चेहरे की मांसपेशियों (फेसियल नर्व्स) को नाक से दूर ले जाइए। बाहर से दिखनेवाले माथे की भव्यता ध्यान खींच लेती है। लेकिन शवासन में उसकी भव्यता अंदर से अनुभव करनी होती है। विचार-चक्र शुरू होते ही उसकी भव्यता खत्म हो जाती है।

    दोनों कनपटियों को ठंडा रखिए, फूलने मत दीजिए। दोनों आँखें शांत रहने दें। दोनों जबड़ों के बीच का अवकाश (मुख गुहा), दाँतों के बंद हो जाने पर, जिह्वा ऊपर के तालू से लगती है और इस प्रकार मुख गुहा भर जाती है। अतः इस अवकाश को भरने न देकर उसे खोखला ही रखा जाए। गला और मुख गुहा मिलाकर वाक् स्थान है। बोलना मनुष्य की सहज वृत्ति है। पर शवासन में आंतर मौन निभाना पड़ता है। मुख गुहा किसी भी गुहा के समान ही रहना आवश्यक होता है। दिमाग से पैदा होनेवाले शाब्दिक विचारों को मुख गुहा, मुखावकाश ठोस बना देते हैं तो 'दृश्य' विचार आँखों की गुहा भर देता है। अतः इन दोनों को अंदर से रिक्त रखिए।
8. श्रोतृ, त्वक्, चक्षु, जिह्वा और नासा (नाक)—इन पंचेंद्रियों में त्वक् (त्वचा) शरीर पर फैला हुआ शरीर का आवरण है। यह त्वचा स्नायुओं का तनाव कम पड़ने के कारण और चेतना-तंतुओं का संदेश-वहन का कार्य रोकने से शांत होती है। जिस प्रकार दिमाग उद्दीपित नहीं होना चाहिए, उसी प्रकार त्वचा भी उद्दीपित नहीं होनी चाहिए। त्वचा ढीली, खुली और हलकी पड़ जाने पर त्वचा का रूप ही बदल जाता है।

उसका विश्राम–आराम चेतना-तंतुओं पर निर्भर रहता है। अतिसंवेदनशील त्वचा को जरा सा पीछे हटाना ही इसका उपाय है।

9. दिमाग का ईंधन है विचार-शक्ति। विचार-चक्र शुरू होने पर मस्तक की पेशियाँ कंपित होती हैं, विस्तारित होती हैं। सिर भी जगह से हिल जाता है। पश्चिम शीर्ष का मध्य नीचे रखा हुआ होता है। उसके ऊपर उठते ही मन भविष्यकाल की ओर उड़ान भरता है और नीचे ठुड्डी की ओर आने से वह भूतकाल में रम जाता है। वह बगल की तरफ झुकने पर विचार-चक्र रुककर निद्राधीन हो जाता है। पश्चिम शीर्ष का मध्य जमीन से समानांतर रहने पर ही मन वर्तमान में बना रहता है। अब उसे अगर मध्य पर रखने का प्रयास किया जाए तो शिथिलता कैसे आ जाएगी ? उसके लिए सिर को मध्य पर रखकर दिमाग की धारणा को बदलना पड़ता है। उसके लिए मन को संकुचित न करके उदात्त बनाना पड़ता है। पकड़ रखना मन की संकुचितता है, जबकि 'छोड़ना' उदात्तता। जिस प्रकार जन्म लेते समय अपना कुछ भी नहीं होता वैसे ही आज अब भी अपना कुछ नहीं होता और जाते समय भी नहीं होता। पकड़ रखने लायक कुछ नहीं होता। पकड़ना भी छोड़ने के लिए ही होता है, यह बात ध्यान में रखनी चाहिए।

10. श्वसन-क्रिया आरंभ में सामान्य होती है। बाद में वह फैलकर लंबी और दीर्घ हो जाती है। मन का खालीपन भरने के लिए श्वास के ईंधन की आवश्यकता होती है। अन्यथा नौसिखिया हड़बड़ा जाता है, बेचैन होता है। पर जैसे-जैसे चेतना-तंतुओं की सांत्वना होने लगती है वैसे-वैसे श्वास गहरा हो जाता है। श्वास के गहरा होने पर पेट को ऊपर-नीचे करते हुए श्वासोच्छ्वास मत कीजिए। श्वास पेट में न भरने दें, बल्कि उसे सीने में भरना चाहिए। उसका गहरा हो जाना नाभि—अर्थात् जिन प्राणों पर श्वसन क्रिया निर्भर रहती है, उस नाभिगत प्राण गर्भ से मिलना—इस प्रकार होता है। यह एक प्रकार से बालक का माता से होनेवाला नाड़ संबंध होता है। नाड़ टूटने पर भी खिंचाव, आकर्षण टूटता नहीं। इस मूल गर्भ में स्थिर होने के लिए श्वसन में चित्त-प्रसादन साधते हुए 'स्वत्व' को 'स्वामित्व' में विलीन करना पड़ता है, इच्छा–शक्ति को समर्पित करना होता है, मूल चैतन्य से जुड़ना होता है।

□

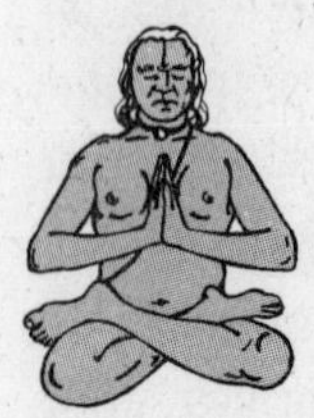

अमृत-मंथन

एक बार देवता और असुरों में बड़ा घमासान युद्ध हुआ। असुरों की शक्ति बढ़ती गई और उन्होंने देवों को बहुत सताया। देवगण भयभीत हो गए। असुर शक्ति के बढ़ने के साथ अधर्म बढ़कर सर्वनाश होने के साफ लक्षण दिखने लगे। देव ब्रह्मदेव के पास गए और असुरों का नाश करने की प्रार्थना करने लगे। असुरों को वरदान देकर शक्ति प्रदान करनेवाले ब्रह्मदेव ने अपनी असमर्थता व्यक्त की। तब देव भगवान् शिव के पास पहुँचे। दीर्घायु का वरदान पाकर उन्मत्त बने हुए असुरों को काबू में लाना असंभव है, ऐसा महादेव ने बताया। अब देवगण को सृष्टिकर्ता ब्रह्मा और संहारकर्ता शिव के परे पालनहार श्रीविष्णु की शरण में जाना पड़ा। श्रीविष्णु ने देवगण को असुरों से सहयोग प्राप्त करके समुद्र-मंथन करने का सुझाव दिया, पर साथ ही अमृतकुंभ हाथ लगते ही उसके बँटवारे की जिम्मेदारी स्वयं को सौंपने की सावधानी बरतने को भी कहा।

जैसे कि तय किया गया था, देवों ने असुरों के साथ चर्चा करके मेरु पर्वत की मथानी बनाई। वासुकि नाग की डोर बनाई। वन-वनस्पति, पृथ्वी के गर्भ के खनिज आदि पूरा कच्चा सामान समुद्र में डाल दिया। वासुकि के मुख की ओर दानव और दुम की ओर देवगण लगे तथा मेरु रूपी मथानी से मंथन आरंभ हुआ। जैसे-जैसे मंथन की गति बढ़ती गई वैसे-वैसे मेरु सागर में डूबने लगा। तत्काल श्रीविष्णु ने कूर्मावतार धारण करके मथानी को पीठ का आधार दिया। मंथन कार्य आगे बढ़ा। पहले हलाहल विष बाहर निकला। वह शिवजी ने जीवों को बचाने के लिए प्राशन कर डाला। उसके बाद लक्ष्मी सहित कई रत्न, मानव के लिए उपयुक्त वस्तुएँ, धन्वंतरि सहित ओषधियाँ, दवा-दारू आदि बहुत कुछ निकलते–निकलते अंत में अमृत निकला। तब मोहिनी के रूप में आकर श्रीविष्णु ने वह अमृत-कलश उठाया, नृत्य करते-करते दानवों को

मोहित किया और प्राण रूपी अमृत का बँटवारा देवगणों में कर दिया। यह कथा हमारे समाज में प्रचलित है।

शरीर की प्रत्येक कोशिका पंचमहाभूत से युक्त है। पृथ्वी, अग्नि, जल, वायु और आकाश—ये पंचतत्त्व, यानी शरीर रूपी सागर का कच्चा माल। पीठ की रीढ़ की हड्डी अर्थात् मेरुदंड, यानी मथानी। मज्जारज्जु में शक्ति का वहन करनेवाली प्रमुख नाड़ी यानी सुषुम्ना। कशेरुकाओं की शृंखला में परस्पर छेदनेवाले चेतना-तंतुओं में से पिंगला, सूर्य तेज से चमकनेवाली सूर्यनाड़ी और इड़ा, चंद्रमा के समान शीतलता फैलानेवाली चंद्रनाड़ी, यानी वासुकि के क्रमशः मुख और पूँछ हैं। प्रत्येक व्यक्ति में परमात्मा का रूप निहित है। कोशिकाओं के समूह से युक्त शरीर रूपी घट पृथ्वीतत्त्व है। मथानी को मंथन-क्रिया श्वासोच्छ्वास से अर्थात् वायुतत्त्व की सहायता से घटित होती है। मंथन के लिए आवश्यक स्थल-अवकाश यानी आकाशतत्त्व। जलतत्त्व और अग्नितत्त्व परस्पर विपरीत तत्त्व हैं। जल अग्नि बुझाता है, परंतु ठंडे जल का प्रवाह प्रपात बिजली (अग्नि) की निर्मिति कर सकता है और ज्वालामुखी रूपी अग्नि का धमाका जल-भक्षण भी कर सकता है।

इस प्रकार इन परस्पर विपरीत तत्त्वों के कारण इस पृथ्वीतत्त्व के घट में श्वास, अर्थात् पूरक क्रिया तथा उच्छ्वास यानी रेचन क्रिया और उसका अनुसरण करनेवाली स्तंभन क्रिया घटित होती है। आरंभ में होनेवाले विषाणु और अशुद्ध हवा बाह्य वातावरण में फेंकी जाती है। वायु-कण विश्व चैतन्य शक्ति का अमृतप्राशन करते हैं और विष का अमृत में रूपांतरण होकर फिर से वह हवा नहीं, बल्कि प्राणशक्ति शरीर में प्रवेश करती है। इस प्रकार से यह अशुद्धता दूर करने के बाद नवशक्ति की निर्मिति एवं संचार होकर प्राण दैव शक्ति से प्रभावित हो जाते हैं और दानव शक्ति का संहार हो जाता है। मंथन क्रिया मथानी को सिर्फ हिलाने से नहीं होती और न उसमें से मक्खन ही निकल सकेगा। साथ ही नवनीत तैरते हुए ऊपर आने पर मंथन क्रिया न चाहते हुए भी बढ़ जाएगी, फिर भी नवनीत गरमी के कारण पिघल जाएगा। अमृत कुंभ हाथ लगने पर मंथन क्रिया को रोकना होगा। अतः इस नवनीत रूपी अमृतमयी प्राणवत् दैवी शक्ति का उद्धार करने के लिए हमें करना है—प्राणायाम। प्राणायाम से तात्पर्य है शरीर में घटित होनेवाला समुद्र-मंथन। पंचमहाभूत, पंचतन्मात्र, कर्मेंद्रियाँ, ज्ञानेंद्रियाँ, मन, अहंकार और बुद्धि पुरुष को और प्रकृति अर्थात् हमारा शरीर, मन आदि गुण-दोषों से व्याप्त हैं, देवत्व और दानवत्व से युक्त हैं। मनुष्य दैवी और आसुरी गुणों से युक्त प्राणी है। आसुरी

गुणों को फेंककर दैवी गुणों का संपादन करने के लिए श्वासोच्छ्वास के द्वारा प्राण-अपान से शरीर-चित्त का मंथन यानी कि प्राणायाम।

प्राण—यह नित्य स्पंदित चैतन्यमय वैश्विक शक्ति है। मनुष्य में वह भौतिक, मानसिक, लैंगिक, बौद्धिक, आहंकारिक, चैत्तिक और आध्यात्मिक रूपों में प्रकट होता है। बाह्य भौतिक जगत् में वह ऊष्मा, प्रकाश, गुरुत्वाकर्षण, चुंबकत्व, विद्युत् शक्ति आदि रूपों में प्रकट होती है। यह आदि शक्ति सब में सुप्त स्थिति में रहती है। संकट के समय वीरता के रूप में, भय के समय धैर्य के रूप में, मन में उत्साह के रूप में, शरीर में बल के रूप में, साथ ही बुद्धि में धृति के रूप में वह प्रकट होती रहती है। शरीर की प्राण रूपी ऊर्जा के प्रत्येक भाग पर; कोशिका, गतिविधि, कार्य, स्पंदन—सब पर उसका नियंत्रण रहता है। इसीलिए इसे पंचप्राण के रूप में जाना जाता है। इस शरीर रूपी रथ का ईंधन ही प्राण है। प्राण का स्थान कर्म के अनुसार नाम-निर्देश किया जाता है। प्राण मस्तिश्क और श्वसन पर काबू रखता है। अपान नाभि के नीचे के उदरावकाश के भाग में मल-मूत्र, शुक्र-आर्तव का उत्सर्जन करते समय वहाँ के कार्य पर नियंत्रण रखता है। समान वायु जठराग्नि प्रदीप्त करके पाचन, पोषण और सार-ग्रहण के कार्य का नियंत्रण रखता है। उदान वायु अन्नग्रहण, बोलने, उच्छ्वास का कार्य करता है तो व्यान वायु रक्त–नलिकाओं और चेतना-तंतुओं में प्राणशक्ति और संवेदन का वहन करता है। शरीर, प्राण और चित्त—तीनों परस्पर साथी हैं और परस्पर संग रहकर अपना-अपना कार्य पूरा करते रहते हैं। इन तीनों में एकत्व पैदा करके, उन्हें अखंड करके तीनों के द्वारा हमें प्राप्त करना है। एक ही ध्येय—और वह है द्रष्टा का स्वरूप जान लेना।

मनुष्य का जीवन इस प्रकार हृदय-स्पंदन पर निर्भर है, साथ ही अष्टांग योग का अभ्यास प्राणायाम पर निर्भर है। जिस प्रकार श्वसन अस्तित्व का लक्षण है, वैसे ही प्राणायाम योगाभ्यास का लक्षण है। 'प्राण' शब्द चैतन्यमय प्रवाह का निर्देशक है तो आयाम से तात्पर्य है—तानना, प्रसरण करना, फैलाना, बढ़ाना, विस्तारित करना और साथ ही सीमित करना, काबू में लाना आदि। अतः प्राणायाम यानी चैतन्यमय प्रवाह को निर्देशित करना है।

प्राणायाम एक कला है। शरीर की प्रत्येक इंद्रियों, स्नायुओं और कोशिकाओं का प्राण–स्नान प्राणायाम से करना है। कोशिकाओं को प्राण-स्नान कराके संजीवित करना है। उसके लिए श्वसनेंद्रियों और स्नायुओं की गतिविधियाँ उचित तकनीक से साध्य करनी हैं। आसनों के द्वारा खोले गए प्रत्येक आंतरिक दालान की सज्जा प्राणायाम के द्वारा करनी होगी।

प्राणायाम क्रिया पूर्णतः श्वासोच्छ्वास की क्रिया से संबंधित है; परंतु प्राणायाम यानी सिर्फ श्वासोच्छ्वास नहीं। श्वासोच्छ्वास का साथ पकड़कर शरीर में प्राण-संचालन, प्राण-विस्तार, प्राण-बंधन, प्राण-रक्षण करना है।

प्राणायाम—यानी ध्यानपूर्वक श्वास अंदर लेने की क्रिया और श्वास छोड़ने की क्रिया को विस्तारित करके उन्हें लंबा करना। श्वास लेने के बाद और श्वास छोड़ने के बाद, अर्थात् क्रियाओं में कुछ देर स्तंभन (रोकना) घटित होता है और प्राणायाम साधना का चक्र इन चार घटकों के चारों ओर घूमता है। श्वास लेना, यानी कि पूरक। यह प्राण-शक्ति की अभ्यंतर वृत्ति है। श्वास लेने पर उनकी होनेवाली अभ्यंतर स्तंभ-वृत्ति, यानी आंतरकुंभक। श्वास छोड़ना—यानी रेचक। वह प्राणशक्ति की बाह्य वृत्ति होकर उसकी होनेवाली बाह्य स्तंभन-वृत्ति यानी बाह्य कुंभक। विश्व चैतन्य शक्ति की आद्य शक्ति को अंदर लेकर, उस शक्ति को स्वीकार करके, उसका ग्रहण करके आंतरशुद्धि करते हुए अंदर के व्यक्तिगत चैतन्य शक्ति की आद्य शक्ति को अंदर लेकर उस शक्ति को स्वीकार करके, उसका ग्रहण करके आंतरशुद्धि करते हुए अंदर की व्यक्तिगत चैतन्य शक्ति पुनः विश्व-चैतन्य में विलीन करना, समर्पित करना ही प्राणायाम करना है।

श्वसन क्रिया की इन चार वृत्तियों की व्याप्ति बहुत बड़ी है। यह प्राणक्रिया शरीर, मन, चित्त के अलग-अलग स्तरों को खोलते हुए अपने अस्तित्व का भान कराती है। सामान्य श्वसन क्रिया केवल शारीरिक स्तर पर होती है। प्राणायाम की श्वसन क्रिया अनुशासनबद्ध होती है। लेकिन यह अनुशासनबद्धता तंत्र पद्धति से नहीं होती। किसी क्रिया या पद्धति को समझाते हुए उसमें होनेवाला तांत्रिक भाग तकनीक ही प्रतीत होता है और जितना अधिक तफसील में जाएँगे उतना अधिकाधिक यह तकनीकी बन जाता है। लेकिन उस तकनीक तंत्र के भाग को उसी पद्धति से समझ लेने के अलावा अन्य कोई चारा नहीं। इसलिए प्राणायाम की कला सीखते समय श्वसन के साथ या श्वसन-क्रिया के साथ इंद्रियों पर एवं मन, अहंकार तथा बुद्धि पर भी नजर रखनी पड़ती है। प्राण इनमें से किसी भी तत्त्व को सहज रूप से विचलित कर सकता है, उलझन पैदा कर सकता है, उन्हें प्रक्षोभित कर सकता है। इंद्रियाँ, मन, बुद्धि, अहंकार पर सत्ता जतानेवाले और उन्हें गुलाम बनानेवाले प्राणों को यदि नियंत्रण में रखा जाए तो वह शांत होता है तथा उन्हें भी शांत करता है। इन सबको जोड़नेवाले और आत्मा की ओर ले जानेवाले, आत्मा की ओर मार्ग का निर्देशन करनेवाले, प्राणों का आयाम, उनका विस्तार, उनकी शक्ति, उनकी गति, उनका प्रभाव साधक को विस्तृत करना है, प्राणों का

प्रसरण करना है। अतः प्राणायाम से तात्पर्य है प्राण को व्यापक करना, बढ़ाना, दीर्घ करना, उसका विस्तार करना।

प्राणशक्ति और वासना चित्त की दो पत्नियाँ हैं। चित्त पर सत्ता जमाने का, हक जताने का अधिकार दोनों को है। ये दोनों चित्त को विचलित करती हैं। प्राणशक्ति और वासना के बीच चित्त की रस्साकशी चलती रहती है। वैसे ही ये दोनों शक्तियाँ तुल्यबल हैं। जिस शक्ति का प्रभाव अधिक होता है, उसी तरह का चित्त खींचा जाता है। लेकिन उसी के साथ इन दोनों में 'सौतिया डाह' भी है। प्राणशक्ति के प्रबल होते ही वासना को हार माननी पड़ती है और वासना के प्रबल होने पर प्राणशक्ति निस्तेज पड़ जाती है। चित्त ने यदि वासना को सहेजा तो चित्त की योग–वृत्ति हट जाती है और भोग–वृत्ति बलवती हो जाती है। चित्त ने अगर प्राणशक्ति को सँभाला तो चित्त की भोग–वृत्ति अपने आप हट जाती है और योग़-वृत्ति तीव्र हो जाती है। इसलिए यदि योग को साध्य करना है तो चित्त को प्राणशक्ति के साथ एकनिष्ठ रहना पड़ता है। यह एकनिष्ठता दृढ़ करने का कार्य प्राणायाम करता है।

प्राणायाम का अभ्यास—यानी भारीर, मन, बुद्धि की शुद्धि प्रक्रिया। इन तीनों घटकों में उत्साह, शक्ति और नवचैतन्य का निर्माण करके धारणा-ध्यान-समाधि के लिए आवश्यक उच्च स्तर का परिवर्तन कराने का काम प्राणायाम करता है। प्राणायाम अलग-अलग स्तरों पर किए जाते हैं। वह भी स्थूल से सूक्ष्म की ओर की यात्रा है। कुशल शिल्पी उत्कृष्ट शिल्प की अभिव्यक्ति करके सुंदरतम पर साथ ही अचूक और निर्दोष परमात्मा की मूर्ति बनाता है। उसके बाद उस परमात्मा की मूर्ति की प्राण-प्रतिष्ठा मंदिर के गर्भगृह में करके उसे अभिषेकादि से शुचित करके स्थापित किया जाता है। पत्थर की एक शिल्प-रचना को देवत्व प्राप्त होता है। उस मूर्ति में शिल्प-सौंदर्य के साथ ही पवित्र और दैवी सौंदर्य भी जुड़ जाता है। इतना ही नहीं, बल्कि वह सौंदर्य मूर्ति तेजोमय मंगल मूर्ति बन जाती है। उसी प्रकार आसनाभ्यास के द्वारा साधक के शरीर और मन का शिल्प घटित होता है। इस साकारित शिल्प में प्राणायाम से प्राण-प्रतिष्ठा की जाती है। धारणादि के द्वारा अभिषेकादि, षोडशोपचारों से उसकी आराधना (उपासना) की जाती है। ध्यान के द्वारा उस उपासना का भक्ति में परिवर्तन होता जाता है और भक्ति रस से परिपूर्ण साधक का चित्त समाधि में परम ऐकांतिक होते-होते ध्येयाकार बन जाता है। स्वयं उसमें और उसके ध्येय में अंतर ही नहीं रहता। मैं यहाँ कैसे पहुँच गया हूँ, इस बात को पीछे मुड़कर देखने की आवश्यकता तक उसे महसूस नहीं होती।

□

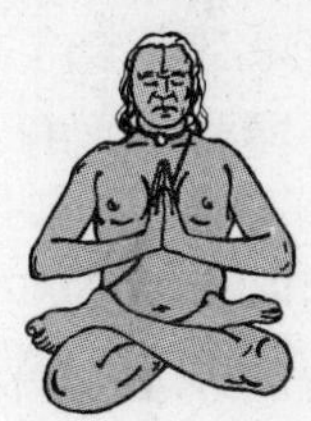

आसनों के बाद प्राणायाम की पूर्व तैयारी

शरीर की दृष्टि से आसन में शरीर-स्थिरता प्राप्त करना स्थिरता के संबंध में बाह्योपचार मात्र हुआ। शरीर को स्नायुओं की शक्ति पर स्थिर किया जा सकता है। साथ ही स्नायुओं को ढीला छोड़कर शरीर को बेहोश करने के समान उसे भुलाकर भी स्थिर बनाया जा सकता है। किसी यात्रा के दौरान हम सब का यह अनुभव है ही। परंतु यह स्थिरता शव के समान स्थिरता है। प्राणायाम, धारणा, ध्यानादि के लिए आवश्यक शारीरिक स्थिरता स्नायुओं की ताकत पर, स्नायु शक्ति का व्यय करते हुए सीधे सरहरा रखना अथवा शव के समान या निर्जीव बना देने की स्थिरता नहीं है, बल्कि यह प्राण-संतुलन से लाने की स्थिति है। प्राण-संतुलन के लिए आवश्यक मानसिक आधार प्राप्त करना है। ऋजुकाया में मन भी ऋजु होना चाहिए। कठोर मन के लचीलेपन, दृढ़ मन की मृदुलता और मजबूत मन की पारदर्शिता जानने के लिए तथा चंचल मन के पीछे छिपी गहन-गंभीरता और अपार शांति को खोजने के लिए आसन-प्राणायाम का निर्माण किया गया है। आसनांगों को नजरअंदाज कर प्राणायाम पर ही सीधे छलाँग लगाना या प्राणायाम को छोड़कर ध्यान-धारणा के ही पीछे पड़ना न केवल गलत है, बल्कि वह स्वयं अपने आपको भुलावा देना है।

पतंजलि मात्र योगी ही नहीं, बल्कि योगकला को आत्मसात् किए हुए योग-शास्त्रज्ञ थे। उनके द्वारा की गई शास्त्र की प्रस्तुति, योजना और पद्धति मात्र प्रायोगिक ही नहीं है, बल्कि कलात्मक है। प्रत्येक साधक को उसे गुमराह न करके या उसमें हीनभावना पैदा न होने देना या उसे हतोत्साहित अथवा हताश नहीं करना चाहिए। उसकी उन्नति के लिए 'अष्टांग योग' की रचना में

उन्होंने सूत्रबद्धता तो रखी ही है, साथ ही ध्यान-समाधि का अभ्यास-क्रम भी रखा है। उन्होंने ऊँची छलाँग भरने का आदेश कहीं भी नहीं दिया है। उनका तीव्र संवेगी साधक भी ऊँची छलाँग नहीं भरता, बल्कि लंबी छलाँग भरता है। मृदु संवेगी साधक इसी मंजिल को धीरे-धीरे और यथावकाश पा लेता है।

प्रश्न यह उठता है कि आसन क्यों करने चाहिए? जिस प्रकार नदी का प्रवाह दिशाहीन और व्यर्थ न हो, इसलिए नदी पर बाँध बँधवाकर जलशक्ति को संचित किया जाता है, ठीक वैसे ही प्राण-वहन के लिए आसनों के द्वारा नाड़ियों एवं नसों को साफ और खुला किया जाता है। चेतना-तंतुओं की चेताशक्ति बिना बाधा के उचित दिशा में प्रवाहित होती रहती है।

अब तक बताए गए आसनों में मुख्य बल शरीर का गठन सुधारने, स्नायु, अस्थि-संस्थान तथा प्राणशक्ति को सँभालने, श्वसन संस्था, रक्त–शुद्धि और रक्त-वहन उचित तरीके से होने, रक्ताभिसरण संस्थान का सुचारु रूप से कार्य करने पर था। यह सब कार्य जिस संस्था पर अवलंबित होता है, उस पाचन एवं उत्सर्जन संस्थान को स्वस्थ रखना भी इनका उद्‍देश्य था। 'भगवद्‍गीता' में श्रीकृष्ण ने इसी का संक्षेप में 'त्र्युन्नत'—अर्थात् तीन स्थान पर उठा हुआ शरीर, ऐसा उल्लेख किया है। उसका अभिप्राय यह नहीं कि रीढ़ को सीधा रखकर नाभि, सीना, गरदन, सिर को एक सीध में रखिए। अर्जुन उसे सहज ही कर सकता था। शरीर की इस प्रकार की बाह्य सुनियोजना सहज रूप से हो सकती है। परंतु उसे उठाकर, उन्नत करके, प्राणों का व्यवस्थापन एवं नियोजन करके उसे यथायोग्य तथा सम रखना, उसका संविधानात्मक संयोजन करना अन्य आसनों की सहायता से ही हो सकता है। ऐसा नहीं कि चेतना-संस्थान को जाग्रत् रखकर अंतःस्रावी ग्रंथि में संतुलन लाना सिर्फ स्वास्थ्य की दृष्टि से महत्त्वपूर्ण है, बल्कि शारीरिक एहसास के स्तर को आध्यात्मिक एहसास के स्तर पर ऊँचा उठाने के लिए यह शरीर संस्थान किसी अलग ही स्तर पर होना आवश्यक है। खासकर चेतना-संस्थान के जाग्रत् होने के बाद वह साधक को न्याय, बुद्धि एवं नीति से व्यवहार करने के लिए बाध्य करना इसकी विशेषता है। अंतःस्रावी ग्रंथियों (इंडोक्राइन ग्लैंड्स) को स्वस्थ रखना, उन्हें कार्यक्षम रखना और उनके अंतःस्राव (हार्मोन्स) में संतुलन रखना स्वास्थ्य की दृष्टि से एक बात हुई, लेकिन उनके संतुलन के कारण साधक में आध्यात्मिक जागृति के लिए नींव तैयार होती है या उसके मन का स्तर ऊँचा हो जाता है, यह महत्त्वपूर्ण बात है। यह अंतर केवल आसन के परिणाम और उसके फल को ध्यान में लेने से नहीं होगा, उसके लिए

आसन-साधना होनी चाहिए। कोई वस्त्र साफ धोना हो तो उसे फैलाकर उसके प्रत्येक धागे को साफ किया जाता है। उस पर पड़े हुए धब्बों का निरीक्षण करके उन्हें निकाला जाता है। उसी प्रकार आसनों से इस शरीर रूपी वस्त्र को बाहर से नहीं, बल्कि अंदर से फैलाया जाता है और साफ किया जाता है।

आयु बढ़ने के साथ जैसे-जैसे हाथ-पैर सिकुड़ जाते हैं या ढीले पड़ते हैं वैसे अंदर की इंद्रियाँ भी सिकुड़ती जाती हैं, फेफड़े ढीले पड़ जाते हैं। आरंभ में उसका पता नहीं लगता, पर उसके कारण जब रोजमर्रा के कार्य में बाधाएँ उत्पन्न होने लगती हैं और पाचन क्रिया धीमी हो जाती है तथा हाथ-पैर दुखने लगते हैं या ताकत कम पड़ती है और अंत में रक्तचाप से लेकर स्मृति–नाश तक कुछ भी हो सकता है, तब एहसास होता है कि ऐसी स्थिति में शरीर के द्वारा कुछ भी किया नहीं जा सकता। 'नायमात्मा बलहीनेन लभ्यः' केवल वेद घोष नहीं है, बल्कि मंत्र भी है। बलहीन के लिए आत्मा अलभ्य होती है। शरीर, मन, बुद्धि, अस्मिता, चेतना, चित्त आदि सभी को आत्मबल और आत्मचैतन्य से युक्त होना पड़ता है। 'आसनानि रजो हन्ति' कहते हुए आसनों की पहुँच, गुण-नियमन, गुण-संवर्धन या गुण-विकास तक है, इस बात को ध्यान में लेना चाहिए। आसनों से तमोगुण और रजोगुण संकुचित होकर सत्त्वगुण बढ़ता है। सत्त्वगुण की वृद्धि, प्राणायाम और ध्यान को अनुकूलता प्राप्त कराने में सहयोग देती है।

इस प्रकार आसनाभ्यास से गुण-परिणाम को प्राप्त किया जाता है। तमोगुणी और रजोगुणी व्यक्तियों के लिए ध्यानस्थ होना असंभव होता है। आसनों को शारीरिक गतिविधियाँ मानकर उनकी साधना मान लेना साधक का दुर्भाग्य है। ध्यान-धारणा से तात्पर्य स्वस्थ बैठना नहीं है। स्व + स्थ बैठने के लिए उसे अपने ही स्वभावगत अंगों, गुणों एवं चित्त की अनुकूलता प्राप्त करनी पड़ती है। इसीलिए आसन प्राणायाम के पहले किया जाता है। साथ ही आसन-प्राणायाम इन दोनों अंगों का आरंभ एकदम नहीं किया जा सकता। आरंभ आसनों से करना पड़ता है। उसके कारण प्राप्त होनेवाली स्वास्थ्यपूर्ण मुक्त गतिविधियाँ, स्नायुओं के फैलने से पैदा होनेवाली विस्तृत जगह, सिकुड़न-प्रसरण के कारण प्रसारित होनेवाला विस्तार, गहरी अंतःस्पर्शी संवेदना, समस्पर्शिता और शरीर के आंतरिक अस्तित्व की समझ, क्षमता आजमाने के अंतर्लक्षण आदि बातों की समझ आसनों की साधना से और अनुभव से जानी जाती हैं, उसका उपयोग प्राणायाम में होता है। अन्यथा प्राणायाम की गहराई समझने में साधक असफल होता है और उसकी साधना दिशाहीन हो जाती है।

अब तक बताए गए आसनों में थोड़ी-बहुत योग्यता पाने पर ये आसन बिना बाधा के करने के बाद प्राणायाम को प्रारंभ करना चाहिए। आरंभ में नए साधकों को चाहिए कि वे आसनों का अभ्यास हो जाने के बाद शवासन करें और उसके बाद प्राणायाम करें। इससे अभ्यास अखंड और सुसंगत रहेगा। उसके बाद प्राणायाम में थोड़ी-बहुत समझ आने के बाद उसका स्वतंत्र रूप से अभ्यास करना हो तो भोर या संध्या का समय चुना जाए। दोपहर या रात को उसे नहीं करना चाहिए।

प्राणायाम के बाद शवासन निश्चित रूप से आवश्यक होता है। एकाध आसनों के बाद शवासन टल जाए तो खास नुकसान नहीं होगा। प्राणायाम के बाद शवासन न करने पर प्राणों के साथ खिलवाड़ सा होता है। नौसिखियों को इसके ठीक विपरीत लगता है। आसनों से शारीरिक थकान आने के बाद उन्हें शवासन आवश्यक लगता है। प्राणायाम में थकान नहीं आती, लेकिन पाई हुई प्राण-स्थिरता एवं मानसिक स्थैर्य को विचलित करना हानिकर होता है। उसके लिए प्राणायाम के बाद शवासन आवश्यक हो जाता है। सुबह अगर प्राणायाम के अभ्यास के बाद आसनाभ्यास करना हो तो बीच में कम-से-कम 15 से 20 मिनट का समय जाने दीजिए। इसी का मतलब है—प्राण-स्थैर्य। मन-स्थैर्य विचलित न हो, इस बात की ओर ध्यान दें।

पूरक, रेचक, पूरक-कुंभक और रेचक-कुंभक—इन चार घटकों पर अवलंबित अनेक प्राणायाम हैं। साधना में प्राणायाम के प्रत्येक प्रकार का स्वयं अपना स्थान है। शरीर-प्रकृति, प्रकृति-स्वास्थ्य, शरीर-स्वास्थ्य, शरीर विकार, अस्वस्थता, आयु, मनःस्थिति, मन का रुख (झुकाव), मन की ताकत; शारीरिक, मानसिक, बौद्धिक और आध्यात्मिक आंतरिक जरूरतें प्रत्येक मनुष्य के जीवन के अलग-अलग पहलू हैं। इतना ही नहीं, बल्कि बाह्य वातावरण, ऋतु के अनुसार शारीरिक स्थिति, व्यवसाय के अनुसार पैदा होनेवाले तनाव प्रत्येक व्यक्ति के जीवन में अलग-अलग होते हैं। इनके अनुसार प्राणायाम के प्रकारों को स्वीकार और साकार करना पड़ता है।

प्राणायाम सुप्त स्थिति में और बैठी अर्थात् उपविष्ट स्थिति में किया जा सकता है; पर सुप्त स्थिति में कुछ निश्चित प्राणायामों के प्रकार ही किए जा सकते हैं। जबकि उपविष्ट स्थिति में प्राणायाम के सभी प्रकार किए जा सकते हैं। प्राणायाम के मुख्य प्रकार हैं—उज्जायी, विलोम, शीतली, शीतकारी, भ्रामरी, मूर्च्छा, प्लाविनी, भस्त्रिका, कपालभाती, अनुलोम, प्रतिलोम, सूर्यभेदन, चंद्रभेदन तथा नाड़ी-शोधन। इनमें से कुछ प्राणायाम उँगली-नियंत्रित होते हैं

तो कुछ बिना उँगली-नियंत्रित। शवासन में नहीं, बल्कि सिर्फ उपविष्ट स्थिति में ही उन्हें किया जा सकता है। प्राणायाम त्रिबंध और दशमुद्रा सहित किया जाता है। बंध-मुद्राओं का समावेश सिर्फ उपविष्ट स्थिति में ही होता है। बंध-मुद्रायुक्त प्राणायाम यानी सहित प्राणायाम और बंधमुद्राहीन प्राणायाम यानी केवल प्राणायाम है।

प्राणायाम के दो भेद हैं—बीज प्राणायाम और वृत्ति प्राणायाम। बीज प्राणायाम के दो प्रकार हैं—सबीज और निर्बीज, अर्थात् मंत्र सहित और मंत्र रहित। अर्थात् मंत्रातीत चंचल मन को स्थिर करने के लिए, विचार परिमार्जन और परिवर्तन के लिए अंतर्मुख होकर मन में परमात्मा का नाम-जप या प्रणव-जप पूरक-रेचक-कुंभक प्रवाह की धीमी गति एवं तालबद्ध तरीके से जो प्राणायाम किया जाता है, वह सबीज प्राणायाम है। इसंसे परे का प्राणायाम निर्बीज प्राणायाम है। इसमें जब मन स्थिर हो जाता है तब विचार-शुद्धि के कारण उसमें विचारांकुर नहीं फूटते, बल्कि मन विचारातीत होकर शांत, निर्मल और पवित्र हो जाता है। ऐसी स्थिति में मन को बीज रूपी मंत्र का आधार लेना नहीं पड़ता, इसलिए वह निर्बीज प्राणायाम कहलाता है।

वृत्ति प्राणायाम के भी दो प्रकार हैं—सम वृत्ति और विषम वृत्ति। वृत्ति अर्थात् क्रिया-पद्धति, रीति या आचार-संहिता। सम यानी एक जैसे अथवा सम स्तर रखकर नियमित किया हुआ। विषम—यानी असमान या असमान स्तर पर किया गया अनियमित प्राणायाम। इसमें होनेवाली अनियमितता भी नियंत्रित होती है। वृत्ति प्राणायाम से काल को जीतना है, जबकि बीज प्राणायाम से मन को। हर तरीके के प्राणायाम में पूरक, रेचक और बाह्य तथा आंतर कुंभक—इन चारों घटकों (अंगों) का काल प्रमाण सम रखना यानी समवृत्ति प्राणायाम और काल की मात्रा में नियंत्रित विषमता रखना विषम वृत्ति प्राणायाम है।

शरीर के अंतःस्थल के अनुसार प्रत्येक प्राणायाम का देश भिन्न होता है। उसके अनुसार काल अर्थात् पूरक-रेचकादि का विस्तार कम-अधिक हो सकता है। प्राणायाम जितना गहरा और अंतःप्रवेशित होता जाता है उतना ही वह सूक्ष्म बनता जाता है।

इसका संक्षेप में मतलब है कि प्रत्येक प्राणायाम में प्रमुख चार अंगों का समावेश होता है और वह नियंत्रित रहता है। यानी प्रत्येक प्राणायाम प्रकार को बंध और मुद्रा—इनके साथ अथवा वृत्ति और बीज के साथ किया जाता है, अथवा ये प्राणायाम उसके भी परे, यानी वृत्ति या बीज के परे भी हो सकते हैं। लेकिन नव साधकों को यह ध्यान में रखना चाहिए कि घबराने की कोई बात

नहीं। अपनी-अपनी सामर्थ्य के अनुसार जितना कुछ लिया जा सकता है उतना लेकर ही आगे बढ़ना होगा।

किसी भी बात का आरंभिक लक्षण निश्चित रहता है। लेकिन अंत सफलता-असफलता, प्रगति-अधोगति, क्षमता, रुचि, फुरसत, अवसर, इच्छा, ध्येय, श्रद्धा, निष्ठा आदि पर अवलंबित होता है। प्राणायाम-साधना में साधक की क्षमता-प्रगति के अनुसार मुख्य तीन समूह पहचाने जाते हैं, वे हैं—अधम, मध्यम और उत्तम। फिर 'जितने व्यक्ति उतना स्वभाव' इस नियम से इन तीनों समूहों के साधकों में होनेवाले सूक्ष्म भेद दिखाने के लिए प्रत्येक समूह के तीन उपसमूह बनाए गए हैं। नवप्रशिक्षु उनमें से 'निम्नतम' (अधमाधम) समूह का होने के कारण प्राकृतिक नियमानुसार उसे प्राणायाम का आरंभ शवासन के प्राणायाम से अर्थात् सुप्त प्राणायाम से करना चाहिए।

शवासन में करने लायक सहज साध्य तथा सभी स्तर के चाहनेवालों के लिए सर्वथा योग्य प्राणायाम है—उज्जायी और विलोम प्राणायाम। विलोम के तीन उप प्रकार हैं—अंतर विलोम, बाह्य विलोम और अंतर्बाह्य विलोम। अतः शवासन में ये चारों प्रकार किए जा सकते हैं।

तनाव, अधूरा, अपर्याप्त या सीमित समय, शारीरिक और मानसिक क्षमता तथा परिवार, नौकरी-पेशा व्यक्ति को रोजमर्रा के शक्ति-व्यय को फिर से पाना आवश्यक होता है। उसके लिए ये प्रकार अत्युत्तम हैं। दूषित बाह्य वातावरण और प्रदूषण के कारण शरीर स्वास्थ्य, श्वसनादि संस्थानों तथा मानसिकता पर बुरा प्रभाव होता रहता है। आज पर्यावरण का विचार सर्वत्र किया जा रहा है। अर्थात् वह उपाय दूरगामी है। यह महत्त्वपूर्ण बात है कि व्यक्तिगत रूप में अंतर्गत पर्यावरण सुधारने के लिए प्राणायाम का अभ्यास उत्तम साबित होता है।

शवासन में पीठ के बल लेटने पर पहले शरीर को शिथिल रखा जा सकता है। इस स्थिति में शरीर स्थापन—विशेशकर रीढ़ का स्थापन सहजता से हो सकता है। जमीन पर रीढ़ लंबी रहकर शरीर की फैली हुई स्थिति में होने के कारण अंगों को भरपूर अवकाश मिलता है और उन पर दबाव नहीं पड़ता तथा वे खुले रहते हैं। शरीर का व्यवस्थापन गुरुत्वाकर्षण के विपरीत करना नहीं होता, इसलिए उसमें शक्ति-ह्रास नहीं होता। श्वसन क्रिया की गतिविधि के विपरीत होनेवाली या उसका गति-विरोध करनेवाली कोई भी अनावश्यक शारीरिक गतिविधि को नियंत्रित रखा जा सकता है। इसके कारण जहाँ चाहिए वहीं ध्यान केंद्रित किया जा सकता है। श्वास–पटल और सीने

की पसलियों के बीच आंतरपर्शुकीय स्नायुओं (इंटरकॉस्टल मसल्स) का कार्य मुक्त रूप से होता है। इन आकुंचन-प्रसरण आदि क्रियाओं के कारण चेतना-तंतुओं पर पड़नेवाले अनावश्यक तनाव को सहजता से दूर किया जा सकता है। शरीर को निश्चित रूप से कहाँ क्रियाशील रखना चाहिए और कहाँ क्रियाविहीन, यह भी समझ में आता है। दिमाग को ग्राह्य और निरीक्षण–क्षम रखने के लिए प्रयास नहीं करने पड़ते।

त्वचा स्पर्श-ज्ञान का उद्‌गम स्थल है। शवासन-प्राणायाम में सीना और उदर के ऊपर की त्वचा कार्यक्षम और उचित स्तर पर (यानी सीने का स्तर ऊपर और उदर का स्तर नीचे) रखने एवं चेहरे और हाथ-पैरों की त्वचा मुलायम व क्रियाविहीन रखने का उद्‌देश्य साध्य किया जाता है। मतलब बेचैनी, मन की दुविधा पर अंकुश रखकर शरीर को शांत और ठंडा रखा जा सकता है। साथ ही आज के जीवन में आवश्यक होती है—मनःशांति, उसे भी इस स्थिति में बिना कुछ न खोए प्राप्त किया जा सकता है।

□

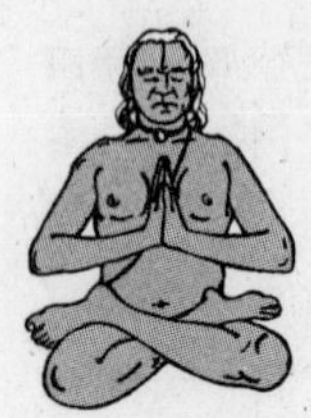

उज्जायी प्राणायाम

प्राणायाम में परिपक्वता प्राप्त करने के लिए प्राणायाम साधना चार अवस्थाओं में जाननी होती है। वे अवस्थाएँ इस प्रकार हैं—(1) शुरुआत या आरंभावस्था, (2) जान-बूझकर प्रयास करना अर्थात् घटावस्था, (3) गहरा ज्ञान अर्थात् परिचयावस्था और (4) पूर्णत्व प्राप्त करना अर्थात् निष्पत्ति अवस्था ।

आरंभावस्था में नौसिखिए साधक की जिज्ञासा जाग्रत् होती है। उसका प्रयास वस्तुनिष्ठ होता है। उसे प्राणायाम की क्रिया और उसके परिणाम की जरूरत होने के कारण उसे करने के लिए वह उत्सुक होता है। प्राणायाम उसकी दृष्टि में एक बाह्य वस्तु होती है। उसे शरीर पर लादना ही उसका अभ्यास है। इसके कारण उसका आंतरिक प्रयास 'समझने या न समझने' की सीमा रेखा पर फँसने के कारण शरीर से पसीना छूटना, शरीर कंपित होना, एक श्वास पर दूसरा श्वास आ पटकना, श्वासोच्छ्वास का सही क्रम न समझने के कारण जल्दबाजी होना आदि सबकुछ घटित होता है। लेकिन जिज्ञासा और प्रयास जारी रहने पर भी श्वास एवं शरीर का संबंध क्या है और वह कैसे तथा कहाँ होता है, इस प्रकार का प्रश्न उसकी आँखों के सामने खड़ा हो जाता है। उसके बाद उसे दिशा मिल जाती है। लिया हुआ श्वास अंदर और छोड़ा हुआ श्वास बाहर ही जाता रहे तो निश्चित रूप से क्या करना चाहिए, ऐसा प्रश्न खड़ा हो जाता है तथा आगे की यात्रा, यानी घटावस्था शुरू होती है।

शरीर एक घट है। यदि वह सिर्फ कच्ची मिट्टी का ही रह जाए तो पानी के स्पर्श से ही नष्ट हो जाएगा। तभी तो घट को भट्ठी में पका लेते हैं। इस अवस्था में घट रूप में होनेवाला सीना पक्का आकार लेकर वायु को समा लेता है और रिक्त होने पर भी घटरूप नहीं छोड़ता। उसके बाद परिचयावस्था में साधक अपने शरीर, श्वास और मन में संपर्क साधता है। अब उसे शरीर,

मन और प्राणायाम—इनके एक-दूसरे के साथ होनेवाले संबंध की नई पहचान होने लगती है। चौथी अवस्था निष्पत्ति अवस्था में इस परिचय की परिणति दृढ़ संबंध में होती है। शरीर, श्वसन और मन का मिलन हो जाता है। उसके बाद प्राणायाम सहजता से होने लगता है। वह आत्मनिष्ठ रहता है। सभी साधकों को इस मार्ग से जाना होता है, इसलिए यश-अपयश के बारे में खेद या अफसोस न रखकर सीधे अभ्यास में जुट जाना और हाथ लगे अवसर को न खोना उत्तम मार्ग साबित होता है।

उज्जायी

'उद्' उपसर्ग दिशादर्शी 'ऊपर' अर्थ में है, 'जय' यानी जीतना अर्थात् 'उज्जायी'—प्राप्त करना, श्रेष्ठत्व, वर्चस्व और सत्ता उसका ध्वन्यार्थ है। नियंत्रण पाना, जीतना, नियंत्रण करना—इन अर्थों में उज्जायी का प्रयोग होता है और इसके कारण फेफड़ों का पूर्णतः प्रसरण होकर सीना किसी महा शक्तिशाली विजेता के समान अंतर्बाह्य उठाया जाता है। प्राणायाम में प्रथमतः श्वास का परिचय कराना होता है, फेफड़ों में होनेवाली संवेदनाओं को जानना होता है।

पूर्व तैयारी

कंबल की ऊँची तहें रखकर अथवा मसनद पीठ के पास खड़ी स्थिति में रखकर सिर के नीचे कंबल की तह रखकर पीठ के बल लेटा जाए और शवासन किया जाए। सिर सीने की अपेक्षा और सीना जंघाओं की अपेक्षा उन्नत रहना चाहिए। पीठ की ओर से सीना अपने आप उठाया जाने के कारण आगे की क्रिया करना मुश्किल नहीं होगा।

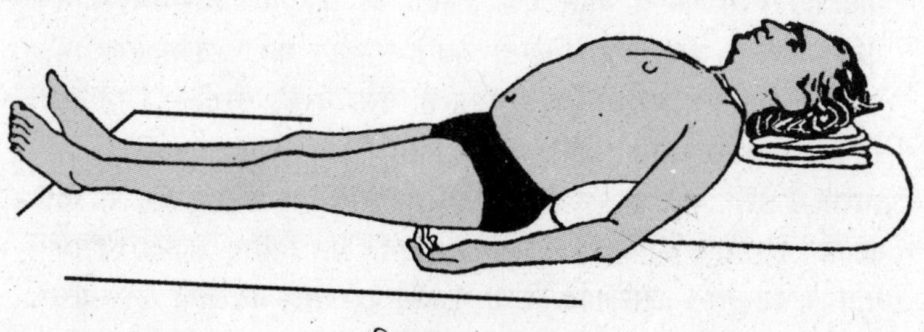

चित्र : 1

बाह्याभ्यंतर सामान्य उज्जायी—प्रकार-1

इसमें पूरक और रेचक सामान्य, परंतु सम प्रमाण में रहेंगे। इसमें सीने पर श्वास का जोर नहीं करना है।

विधि

1. शरीर को एक सीध में रखकर शवासन में लेटिए। अब आँखें बंद करके शांत लेटे रहिए। पहले चेहरे की स्नायुओं को त्वरित ढीला कीजिए। इससे मन की अंतःयात्रा वहीं शुरू हो जाएगी। सामान्य श्वसन करते रहिए।
2. अब श्वास छोड़िए। पर मस्तिश्क को सिकुड़ने न दें और नीचे भी न दबाएँ। श्वसन के प्रवाह की ओर ध्यान रखिए और उसमें निरंतरता बनाए रखिए।
3. सीने और फेफड़े का अनुभव कीजिए। कंबल पर सीने की पसलियाँ उठी और फैली हुई होती हैं। लेकिन उसकी गतिविधि सीमित रहती है, क्योंकि बलपूर्वक कुछ भी नहीं करना होता है। साथ ही ध्यान में रखिए कि सीमित गतिविधि भी अनुशासन से और धीरे-धीरे होगी। इस पर ध्यान दीजिए।
4. श्वास और उच्छ्वास ये दोनों सीमित और धीमी गति से होने दीजिए। श्वास लेते समय दोनों फेफड़े बराबर मात्रा में भर जाते हैं या नहीं, यह देखिए। श्वास लेते समय सीने की तिहरी गतिविधि को ध्यान में करिए। सीना ऊर्ध्व दिशा में छत की ओर उन्नत, उदर से जरा सा ऊपर, सिर की ओर प्रसारित होकर बगल की ओर जाता है। इस प्रकार के एहसास को ध्यान में रखिए। इसमें उरोस्थि के पास श्वसन देश का तीव्र एहसास होता है।
5. शांत मनःस्थिति में श्वास बाहर छोड़िए। फेफड़े अपने आप खाली हो जाएँगे। उन्हें दबाकर या निचोड़कर, ऐंठकर रिक्त करने की आवश्यकता नहीं है। ऐसा करना बहुत बड़ी गलती हो जाएगी। श्वसन-संस्थान गलती करेगा और सजा मिलेगी चेतना-संस्थान को। श्वसन-संस्थान को ऐंठना, चेतना-संस्थान को दबाना है, वैसा न हो, इसलिए सिर का सीने के जरा सा ऊपर होना उचित होता है।
6. आरंभ में इसी गति से सुस्ती न करते हुए, बेचैन न होते हुए 8 से 10 आवर्तन लगातार कीजिए। श्वसन के आवर्तन मत गिनिए, बल्कि श्वसन गति में, आकुंचन प्रसरणादि क्रिया में होते रहनेवाले बदलावों को ध्यान

में लें और नोट करें। उस पर कोई प्रतिक्रिया न दें। आरंभ में वहीं रुककर लगभग 5 मिनट तक शवासन कीजिए। उसके बाद शवासन में बनाया गया सबकुछ शत-प्रतिशत ध्यान में रखकर दाहिनी बगल की ओर से उठिए। आरंभ में एक-एक प्रकार का प्राणायाम आत्मसात् करना है। आगे निरंतर करते समय शवासन से उठने की आवश्यकता नहीं। सब पूरा होने के बाद ही अंत में उठिए।

इस आसान प्राणायाम में एकाग्र और दत्तचित्त रहने का अभ्यास होता है। सीने की सीमा पार करने से हाँफने जैसा श्वासोच्छ्वास जल्दी-जल्दी होने लगेगा, पर वैसा होने मत दीजिए। मन भी सीने की गतिविधि के अनुसार धीमी गति से हिलोर लेता है, वह स्थिर नहीं होता। इस प्राणायाम में श्वास की धीमी हिलोरों से फेफड़ों का कड़ापन दूर होकर वे मुलायम बन जाते हैं और मन भी वैसा ही मक्खन जैसा मृदु बन जाता है।

अभ्यंतर उज्जायी—प्रकार-2

इसमें पूरक—यानी आंतर श्वसन की कला को ध्यान में रखना है।

विधि

1. शवासन में ऊपर बताई गई पद्धति से लेटिए और 1 से 5 तक की क्रियाएँ कीजिए।
2. अब श्वास छोड़ने पर ध्यान श्वास–पटल की ओर दीजिए।
3. मन छोटा हो जाने पर श्वास–पटल सिकुड़ जाता है। इनमें श्वास–पटल को फैलाना है, पसारना है। उसके लिए पहले मन को बड़ा कीजिए। विचारों से उसे सीमित मत कीजिए। सीने की निचली पसलियों के छोर उरोस्थि से सीधे मिलते नहीं हैं, उसके कारण सीने के नीचे उनकी सुगठित मेहराब तैयार हो जाती है।

   श्वास लेते समय सबसे नीचे की पसलियाँ खुल जाती हैं और उनकी मेहराब फैल जाती है। श्वास–पटल को खुला मैदान मिलने से छाती के फैल जाने पर श्वास वहाँ विहार करने लगता है। ऐसे समय पेट यों ही मत फुलाइए। पेट फुलाकर श्वास अंदर लेना आसान है, लेकिन पेट में हवा भरना गलत है। आंतरपर्शुकीय स्नायुओं (इंटरकॉस्टल मसल्स) को विस्तारित करने से श्वास सीने में भरने लगेगी। वह पेट में भर जाए तो मस्तिश्क की चेतना-कोशिकाओं में फुलाव आ जाता है।

आरंभ में उसके कोई खास परिणाम नजर नहीं आते, लेकिन गलत तरीका अपनाने से आगे चलकर हिचकी, दमा, खाँसी, साथ ही कान, आँख, सिर दर्द आदि विकार हो जाने की संभावना होती है। इस प्रकार की टिप्पणी 'हठयोग प्रदीपिका' में की गई है। इसलिए आरंभ से ही सावधानी बरतना उचित होगा।

4. श्वास छोड़ने के पहले श्वास–पटल को स्थिर कीजिए। उसे सिकुड़ने न दीजिए, श्वास धीरे-धीरे छोड़िए। सीना पूर्णतः रिक्त करने के पीछे मत पड़िए। यहाँ आवर्तन पूरा हो जाता है।

इस अभ्यंतर उज्जायी में धीरे, गहरे, लेकिन मजबूत पूरक पर ध्यान केंद्रित किया जाता है। पूरक जैसे–जैसे दीर्घ होता जाता है, वैसे–वैसे सकारात्मक सीत्कार ध्वनि आने लगती है। लेकिन यह जरूरी नहीं कि उस ध्वनि का निकलना आवश्यक ही हो। इस आवाज के लिए नाक और सीने के बीच नजदीक का संबंध होना जरूरी होता है।

अगर रक्तचाप कम हो जाए या दमे का विकार हो अथवा खिन्नता या सुस्ती आए तो मन को प्रसन्न करने, चेतना-संस्थान में शक्ति लाने, खोए हुए आत्मविश्वास को जगाने और मन को उत्साहित बनाने के लिए यह प्रकार उत्तम साबित होता है।

बाह्य उज्जायी—प्रकार-3

इसमें रेचक अर्थात् बाह्य श्वसन की कला, कालावधि और विधि की ओर ध्यान देना होता है। यहाँ कालावधि से तात्पर्य घड़ी देखकर समय तय करना नहीं है, बल्कि उसे कहाँ से और कैसे नियंत्रित करने से वह दीर्घ होगा, इसे देखना जरूरी है।

विधि

1. शवासन में लेटिए (चित्र-1)।
2. प्रकार 1 के अनुसार 1 से 3 तक की क्रियाओं का अनुसरण कीजिए, अर्थात् सीने के नीचे की पसलियों के कोरों को ऊँचा उठाते हुए, मध्य पटल पर पकड़ रखते हुए और उसे जरा सा बगल की ओर फैलाते हुए धीरे से छोड़िए। मध्य पटल पर होनेवाली पकड़ बिलकुल धीमे से निकालिए और रेचक कीजिए। यहाँ एक आवर्तन पूरा होता है। श्वास एकदम जोर से मत छोड़िए। पूरक में पेट फूलने से मस्तिष्क की चेतना-

कोशिकाएँ फूल जाती हैं तो यहाँ चेतना-कोशिकाएँ गुब्बारा फूटने जैसी एकदम नीचे बैठ जाती हैं। आँख और कान पर तनाव हो तो रेचक अधूरा होगा। फेफड़ों का खुलापन ध्यानपूर्वक साधना है। इस बाह्य उज्जायी का आरंभ अभ्यंतर पूरक से होकर अंतर्बाह्य रेचक से होता है। आरंभ में इसके आवर्तन भी केवल 8 से 10 करने चाहिए।

इस प्राणायाम से दिमाग में अगर तनाव-खिंचाव, गुस्सा, झुँझलाहट या व्यग्रता हो तो दिमाग, चेतना-तंतु, शरीर-कोशिकाओं का सांत्वन होकर हृदय रोग, उच्च रक्तचाप, मानसिक तनाव आदि पर नियंत्रण आ जाता है।

बाह्याभ्यंतर उज्जायी—प्रकार-4

ध्यान-धारणा में आवश्यक मन के अंतःप्रवेश का मार्ग इसमें अपनाया जा सकता है। इसमें पूरक और रेचक दोनों की दीर्घता व सूक्ष्मता पर ध्यान केंद्रित करना पड़ता है। गतिविधियों को विचारपूर्वक नियंत्रित करके उन पर ध्यान केंद्रित किया जाए, अर्थात् इसमें श्वसन की कालावधि उसी के कारण ही बढ़ती है।

विधि

1. शवासन में लेटिए। (चित्र-1)
2. थोड़ी देर प्रकार-1 की उज्जायी होने दीजिए। श्वास की गति को आजमाइए।
3. श्वास छोड़िए, उदर भाग को रीढ़ की ओर जाने दीजिए। पसलियों के नीचे का उदर भाग जरा सा अंदर लेते हुए पूरक करते समय पसलियों को विस्तारित करके उठाइए। इससे श्वास–पटल के किनारे से वहाँ की स्नायुओं पर नियंत्रण होगा। श्वास लेने की क्रिया में सीने को नीचे से ऊपर की पसलियों की ओर और मध्य से बगल की ओर विस्तारित करते हुए उरोस्थि उठाएँ। उससे सीने में एक प्रकार की दृढ़ता आती है। इस समय मस्तिश्क को शांत रखना चाहिए।
4. श्वास छोड़ते समय सीने के श्वास-पटल की तरफ के भाग को उन्नत और विस्तारित स्थिति में नियंत्रित रखिए। सीना धीरे और धीमी गति से विश्राम करेगा। यहाँ एक आवर्तन पूरा हो जाएगा। लंबी अवधि का आवर्तन होने के कारण आगे का आवर्तन तुरंत शुरू न करें, बल्कि उज्जायी यानी बाह्याभ्यंतर सामान्य उज्जायी का एक आवर्तन करके

अगला विस्तारित आवर्तन कीजिए। इस प्रकार 8 से 10 आवर्तन पूरे कीजिए।

इस बाह्याभ्यंतर उज्जायी में सीना और प्राणायाम के लिए उदर की जो आवश्यक निश्चित गतिविधि है, वह अधिकाधिक स्पष्ट होती जाती है। कुछ आवर्तन अधिक तो कुछ कम दीर्घ हो सकते हैं। लेकिन वे कहाँ कम पड़ते हैं, कहाँ से आरंभ करने पर उनमें दीर्घता आती है, किस आंतर परत से शुरू करने से वे सूक्ष्म होंगे—ये बातें साफ तौर पर स्पष्ट होती जाती हैं। उसके कारण एक अर्थ से प्राणायाम का मूल इसमें है।

शक्ति व उत्साह बढ़ाने के लिए, मनोधैर्य एवं मनोस्थैर्य का स्तर ऊँचा करने के लिए और मस्तिश्क तथा चेतना-तंतुओं को शांत रखकर बल बढ़ाने के लिए प्राणायाम उत्तम रहता है। अलग-अलग प्राणायाम करने के लिए फुरसत या अवसर सुलभ न हो तो कम-से-कम इस आसान प्राणायाम को जारी रखना चाहिए।

दमा, पुराना ह्रदय रोग, अम्लता में वृद्धि, थकान, मस्तिश्क में तनाव आदि के लिए प्राणायाम उत्तम है। शरीर में उत्साह आता है, मन प्रफुल्लित होता है और मस्तिश्क शांत रहता है। यह प्राणायाम का सुपरिणाम होता है।

वात पर अभ्यंतर, पित्त पर बाह्य तथा कफ पर बाह्याभ्यंतर पद्धति के प्राणायाम की योजना करनी चाहिए। उज्जायी प्राणायाम दुःखी मन को सांत्वना देनेवाला और मन की रिक्तता दूर करनेवाला तथा मन को प्रसन्न करनेवाला है।

□

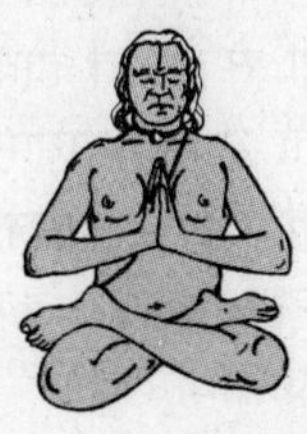

प्राणायाम

हमारे शरीर में श्वसन क्रिया दो स्तरों पर निरंतर होती रहती है— बाह्य श्वसन क्रिया और आंतर श्वसन क्रिया। बाह्य श्वसन में बाहर की शुद्ध हवा फेफड़ों में जाती है, साथ ही अंदर की अशुद्ध हवा फेफड़ों से श्वसन नलिका के मार्ग से नाक के द्वारा बाहर आती है। यह क्रिया जारी रहते हुए रीढ़ की हड्‌डी, उरोस्थि (सीने के मध्य), अंसीय अस्थि (कंधे के पंखे), सीने की पसलियाँ, उन्हें जोड़नेवाली आंतरपर्शुकीय स्नायुएँ (इंटरकॉस्टल मसल्स) और श्वास–पटल—इनमें होनेवाली विशिष्ट गतिविधियों और आकुंचन-प्रसरणादि के कारण श्वसन क्रिया होती रहती है। इन गतिविधियों, उनकी क्रियाशीलता तथा कार्यक्षमता को साधक शीर्षासन, विपरीत दंडासन, सेतुबंध सर्वांगासन, सर्वांगासन आदि श्वसन संस्थान सुधारनेवाले आसनों के द्वारा स्वेच्छा से तथा प्रयासपूर्वक बढ़ा सकता है और नियंत्रित कर सकता है। इसके विपरीत आंतरश्वसन क्रिया अर्थात् वायु का अंतर्गत लेन-देन स्वयं नियंत्रित नहीं होता। श्वास नली अर्थात् जब श्वसना दो भागों में विभाजित होकर दोनों फेफड़ों में स्वतंत्र रूप से प्रवेश करती है तो वह 'श्वसनया' कहलाती है। फिर इन दो बृहत् श्वास नलिकाओं से पेड़ की शाखाओं जैसी कई शाखाएँ फूटती हैं, उन्हें श्वसनिका कहते हैं। इस प्रत्येक छोटी शाखा में अंगूर के गुच्छे के समान वायुकोश होते हैं। इन वायुकोशों की परत अत्यंत पतली होती है और वे रक्त की सूक्ष्म केश नलिकाओं (केपिलरीज) से पूर्णतः आच्छादित होते हैं। वायुकोशों में भरी हुई प्राणवायु इन केश नलिकाओं में प्रवेश करके रक्त को शुद्ध करती है तो अशुद्ध वायु वायुकोश में आकर फिर से अपने उसी मार्ग से वापस जाती है। अंतर्गत प्राणवायु और कार्बनयुक्त वायु का यह आदान-प्रदान ही आंतरिक श्वसन क्रिया कहलाता है।

हालाँकि यह क्रिया प्रवाहित दिखती है, फिर भी शरीर की प्रत्येक अंतर्गत क्रिया, गतिविधि घटित होने के लिए निश्चित अवधि की जरूरत होती है। क्षण-क्षण घटित हो रही प्रत्येक क्रिया में पूर्वाक्षणों की परंपरा होती है और उसे निश्चित क्षणों की अवधि की आवश्यकता होती है। प्राणायाम में श्वसन सहित प्रत्येक क्षण हो रही क्रिया भी पूर्वक्षणों से भिन्न परंपरा से घटित होते हुए निश्चित क्षणकाल का कार्य पूरा करते हुए आगे बढ़ती है। प्राणायाम प्रक्रिया ऐसी है कि श्वसन सहित प्राण का आयाम और उसका अंतर्गत काल, दोनों का विस्तार होता है। बाह्य श्वसन के लिए आकाश—अर्थात् व्याप्ति का विस्तार करना और आंतरश्वसन के लिए अवकाश देना ही प्राणायाम है।

'हठयोग प्रदीपिका' में शरीर शुद्धि के लिए षड्क्रियाएँ बताई गई हैं। उनमें नासांतर्गत शुद्धि के लिए 'नेती' एक क्रिया है। प्राणायाम में नाक से लेकर नाभि तक शुद्धि क्रिया की जाती है, वह एक प्रकार से अभ्यंतर प्राणनेति ही होती है।

उज्जायी के बाद आनेवाला प्राणायाम विलोम प्राणायाम है। लोम—यानी बाल। 'वि' उपसर्ग अभाव या नकारात्मकता दिखाता है। अतः विलोम का अर्थ लोम के विपरीत, अर्थात् प्रवाह के विपरीत या प्रकृति क्रम के विपरीत होता है। संतरे का छिलका निकालकर खाते समय पहले ऊपर का छिलका निकालकर बाद में अंदर के गूदे की पतली परत को छीलने पर रसदार निकलता है। ठीक वैसे ही इस प्राणायाम में पसलियों, आंतरपर्शुकीय स्नायु और श्वास–पटल—यह बाह्य कवच, जबकि फेफड़े केसर पर की परत और वायुकोश को रसमय केसर कहा जा सकता है। अतः श्वसन की पहुँच इस केसर के रसास्वाद लेने के लिए अंदर गहराई तक होना आवश्यक है। विलोम में यह संतरे का छिलका निकालना है। यह प्राणायाम भी नव–प्रशिक्षुओं को शवासन में अर्थात् सुप्त स्थिति में सीखना है।

अभ्यंतर विलोम

इस प्राणायाम में पूरक श्वास खंडित करके किया जाता है तो रेचक में श्वास अखंडित होता है। श्वास लेने की क्रिया क्रमिक रूप से अर्थात् श्वास को रोकते हुए की जाती है। ये चरण उचित स्थान एवं उचित समय पर दिए जाते हैं। पूरक डोर तो कुंभक पूरक माला बनाने या जोड़ने अर्थात् पूरक-कुंभक, पूरक-कुंभक श्रृंखला पद्धति से क्रिया की जाती है। प्रत्येक आंतरकुंभक को इस चरण के पास प्राण को फेफड़ों के कोने-कोने तक पहुँचाने का अवकाश (समय) मिलता है।

शवासन में उज्जायी प्राणायाम के प्रकार कम-से-कम महीना भर नियमित रूप से करने पर इस प्राणायाम को आरंभ करना है। उज्जायी प्राणायाम के प्रकार करने के बाद शवासन में ही दो-तीन मिनट रहने के बाद विलोम का आरंभ कीजिए। शवासन में ही प्राणायाम का एक प्रकार करके निश्चित आवर्तन समाप्त होने के बाद दूसरे प्रकार को एकदम आरंभ न करके दो-तीन मिनटों का अवकाश दीजिए। इससे आगे के प्राणायाम के लिए शारीरिक और मानसिक तैयारी रहनी चाहिए।

अभ्यंतर विलोम के लिए पहले पूर्ण श्वास लेकर, बाह्य उज्जायी करके फेफड़ों को रिक्त और हलका करना है। बाद में खंडित पूरक करते समय पूरक की यात्रा सीने के नीचे के हिस्से से ऊपरी हिस्से तक करनी है और सीना पूरा भर जाने के बाद रेचक करना है।

विधि

1. शवासन में लेटिए (चित्र-1)।
2. श्वास लेकर पूर्णतः छोड़िए। श्वास छोड़ने के बाद उदरावकाश रीढ़ (लंबर) की दिशा में जाने दीजिए।
3. अब सीने के नीचे की तैरती पसलियों के पास का भाग चौड़ा कीजिए। दो-तीन क्षण श्वास लीजिए और रुकिए, लीजिए और रुकिए। इस पद्धति से उरोस्थि और पसलियों की पर्शुकीय स्नायुएँ धीरे-धीरे चौड़ी करते हुए तथा फैलाते हुए श्वास को रोकते हुए पूर्ण कीजिए।
4. उठाए और भरे हुए सीने के अवकाश को एकदम गिरने न देते हुए धीरे-धीरे मुक्त कीजिए। यहाँ एक आवर्तन समाप्त होता है।
5. श्वास छोड़ने के बाद अभ्यंतर-बाह्य साधारण उज्जायी का एक आवर्तन करके फिर से अभ्यंतर-विलोम आवर्तन का आरंभ कीजिए।
6. इस पद्धति से अभ्यंतर-विलोम के आरंभिक 6 से 8 आवर्तन कीजिए। बीच का उज्जायी का आवर्तन केवल सिर और श्वास–पटल पर तनाव कम करने के लिए है।

अब इस प्राणायाम में निम्नलिखित बातें ध्यान में रखिए—

पहले बाह्य उज्जायी के बाद सिर हलका होता है, उसे नोट कीजिए और पूरक-कुंभक करते हुए सिर भारी मत होने दीजिए।

अभ्यंतर-विलोम का आरंभ करते समय पसलियों के नीचे के और पेट के

बगल के भाग के नाभि प्रदेश में एक प्रकार का गड्ढा बन जाता है। उसे वैसे ही रखकर श्वास लेना आरंभ कीजिए।

श्वास लेते समय श्वास-पटल के मध्य पर या केंद्र में नहीं, बल्कि बगल के कोरों पर ध्यान केंद्रित कीजिए। केंद्र के बगल के कोरों को उठाना आवश्यक है। साथ ही सीने के बगल के कोरों को मध्य की अपेक्षा ऊँचा उठाइए।

प्रत्येक कुंभक लेते समय श्वास-पटल को स्थिर रखिए। अन्यथा श्वास फिसलता है, यानी कुंभक के होने के बदले रेचक होता है।

फव्वारे का पानी भले ही ऊपर और बगल की ओर उड़े, तो भी उसके उद्गम स्थल से उसका संबंध नहीं टूटता। उसी तरह क्रमिक रूप से श्वास लेते समय सीने का भाग चौड़ा और ऊँचा होते जाने पर भी उदरावकाश के नाभि स्थल के पास होनेवाले उद्गम स्थल से संपर्क रखिए।

नए साधकों को बहुधा रोकने के तीन स्थल समझ में आते हैं। वे हैं—(1) नीचे की पसलियों के स्तर के पास, (2) मध्य सीने की पसलियों के पास यानी वक्षस्थल की सीध में, (3) जत्रु (गरदन के नीचे स्थित हँसुली) की हड्डी के नीचे की उरोस्थि की सीध में, बगल की ओर होते हैं।

साँस छोड़ने के पहले सीने के उठाए हुए भाग को नीचे की पसलियों के स्तर से ऊपर जत्रु की हड्डियों तक उरोस्थि सहित उठाइए। लेकिन सीने का मध्य, यानी वक्षस्थल का नीचे का भाग उठाकर उस पर अपनी पकड़ को मजबूत रखिए और श्वास छोड़िए। सीने का मध्य एकदम ढीला मत छोड़िए।

बाह्य विलोम

इस प्राणायाम में रेचक खंडित किया जाता है और पूरक श्वास अखंडित होता है। श्वास छोड़ने की क्रिया क्रमिक रूप से अर्थात् उच्छ्वास को ठहराव देते हुए की जाती है। रेचक के धागे में कुंभक के मोती पिरोए जाते हैं। उच्छ्वसन की पूर्णता मस्तिश्क की लहरें शांत होने तक अनुभव की जाती है। अभ्यंतर-विलोम का आरंभ बाह्य उज्जायी से तो बाह्य विलोम का आरंभ अभ्यंतर उज्जायी से होता है। पहले श्वास छोड़कर अभ्यंतर उज्जायी करके फेफड़े पूर्णतः भरके खंडित रेचक आरंभ करना चाहिए। आगे चलकर उरोस्थि सहित उठाए हुए सीने के ऊपर के भाग को गिरने न देते हुए उसे धीरे-धीरे खाली करना चाहिए।

विधि

1. शवासन में लेटिए (चित्र-1)।
2. श्वास उदरीय भाग की रीढ़ की हड्डी की दिशा में छोड़िए।
3. अब नीचे की पसलियों के साथ ऊपर की पसलियों को फैलाते हुए पूरक कीजिए।
4. आँखें बंद और मस्तिश्क को शांत रखते हुए पार्श्व कोरों का अंदर उठना आजमाइए। अब श्वास छोड़िए और रुकिए। इस पद्धति से सीने को गिरने न देते हुए धीरे-धीरे श्वास छोड़िए और उच्छ्वास पूरा कीजिए। यहाँ एक आवर्तन पूरा हो जाता है।
5. अब अभ्यंतर-बाह्य साधारण उज्जायी का एक आवर्तन करके बाह्य विलोम का आवर्तन कीजिए।
6. इस प्रकार बाह्य विलोम के 6 से 8 आवर्तन इस प्रकार से कीजिए कि थकान महसूस न हो। उज्जायी के आवर्तन नापने की कोई जरूरत नहीं। वह सिर्फ श्वास–पटल और मस्तिश्क का तनाव कम करने के लिए होता है।

इस प्राणायाम में निम्नलिखित बातें ध्यान में रखिए—

श्वास लेते समय उज्जायी में किए गए उल्लेख के अनुसार मस्तिश्क पर तनाव मत दीजिए।

अभ्यंतर-उज्जायी का आरंभ ही अभ्यंतर-विलोम के समान नाभि की बगल के पास होनेवाले छोटे गड्ढे से कीजिए। पूरक पूर्ण होने के बाद सीना, जो वक्षस्थल के ऊपर की जत्रु की हड्डियों तक उरोस्थि सहित उठाया हुआ है, उसे सीने की स्नायुओं सहित ठोस और सुघड़ रखिए। पर सिर, आँखें, गला अंदर से कड़ा या भारी मत कीजिए। श्वास छोड़ते समय सीने के बगल और नीचे के कोरों को श्वास–पटल सहित उठाइए। रेचक के कुंभक काल में रेचक न हो, इसलिए बलपूर्वक कुछ देर रुकिए। श्वास छूटने न दें।

फव्वारे की टोंटी बंद करते समय क्षण भर के लिए ऐसा लगता है कि छिड़का हुआ पानी मानो फव्वारे के उद्गम स्थल की ओर खींचा जा रहा है। बाह्य विलोम में रेचक का इस पद्धति से अर्थात् उद्गम स्थल पर वापस आने जैसा होना आवश्यक है।

नए साधकों को फिर रोकने के तीन स्थल सहज ही ध्यान में आते हैं। रेचक श्वास अर्थात् उच्छ्वास के लिए उरोस्थि और सीने का भीतरी भाग मानो दीवार है, वह उच्छ्वास अंदर की दीवार को स्पर्श करके बाहर आता है। ऐसे

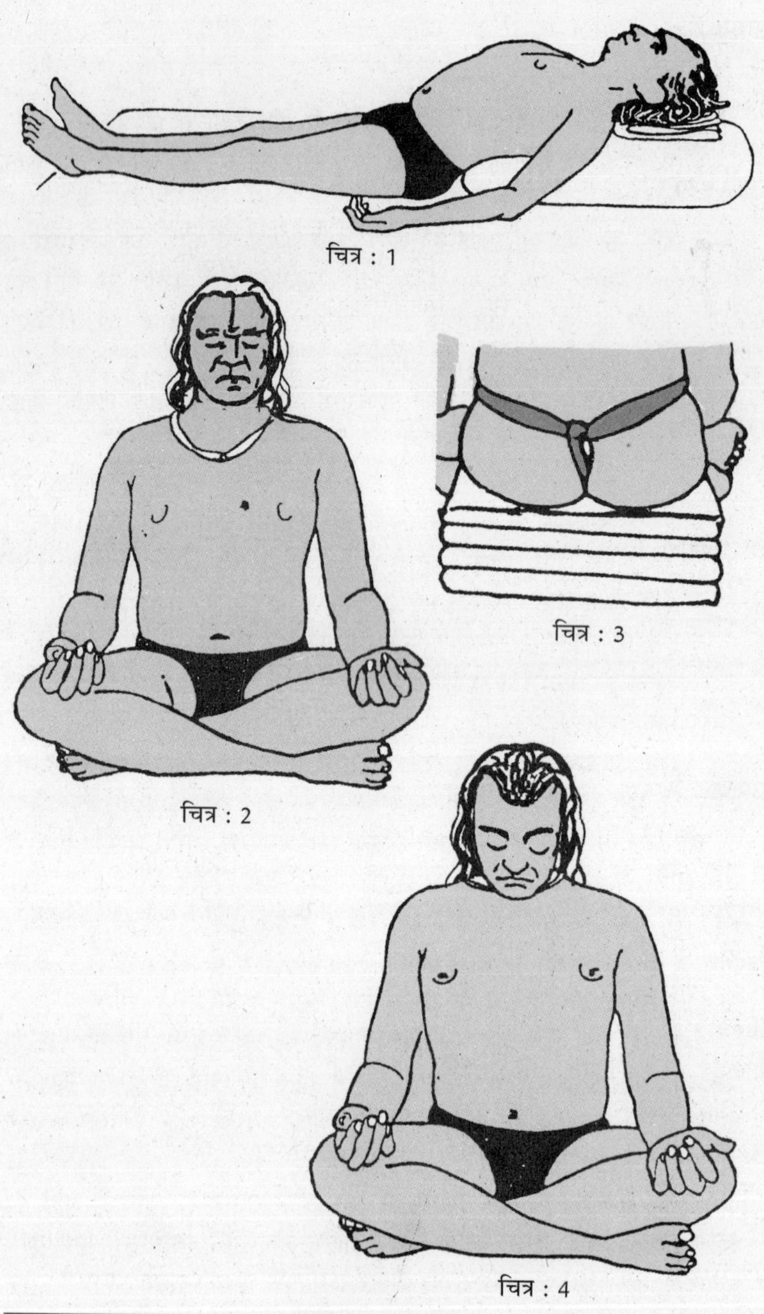
चित्र : 1

चित्र : 2

चित्र : 3

चित्र : 4

समय रुकने के तीन स्थलों का अनुभव होता है—(1) सीने के ऊपर के भाग में, (2) वक्षस्थल की रेखा में, (3) सीने के नीचे के भाग में अनुभव होता है। निचले भाग की पकड़ सबसे अंत में कम होती है।

बाह्य विलोम में इस बात का ध्यान रखा जाए कि सीने सहित सिर रिक्त होता हुआ मस्तिश्क के तल पर शांति से विश्राम करेगा और स्थिर हो जाएगा।

इन दोनों विलोमों में उर प्रदेश घड़े या कलश का आकार लेता है। ऐसे समय वह सिर्फ आड़ा या खड़ा, लंबा, ऊँचा या चौड़ा जैसा न रहकर कलश भरते समय या खाली होते समय पानी जिस प्रकार समानांतरित स्तर पर भरता जाता है या खाली होता जाता है, वैसा यह भी होना आवश्यक है। पूरक में चित्त विकसित होता है, जबकि रेचक में वह सूक्ष्म बनता है।

शवासन में इन दोनों प्राणायामों पर कुछ मात्रा में अधिकार आने पर उपविष्ट स्थिति में प्राणायाम आरंभ करना चाहिए। उसके लिए स्वस्तिकासन और वीरासन दोनों अनुकूल होते हैं। महिलाओं के लिए मासिक धर्म के समय या गर्भकाल में बद्धकोणासन उपयुक्त होता है। प्राणायाम और ध्यान-धारणा के लिए उपविष्ट स्थिति के आसन उपयुक्त होते हैं। अंतर इतना ही है कि प्राणायाम में जालंधर बंध होता है, जबकि ध्यान में वह नहीं होता। अन्यथा प्रत्याहारादि अगले योगांगों के अभ्यास के लिए उपविष्ट स्थिति वैसी ही होने के कारण बैठने की कला जान लेना आवश्यक है।

उपविष्ट स्थिति

प्रथम बैठी स्थिति में जंघाओं की तह नीचे और रीढ़ ऊपर—ऐसी स्थिति में रहिए। रीढ़ के पुच्छदंड से लेकर गरदन की कशेरुकाओं तक सीधे, पीठ की स्नायुओं एवं सीने के कोरों को मजबूत और उठी हुई स्थिति में रखिए। दोनों घुटने एक सीध में रखिए। (चित्र-2)

आगे-पीछे होने पर रीढ़ की स्नायुओं का संतुलन बिगड़ जाता है। कूल्हों की हड्डियों की नोकों को एक-दूसरे से अलग कीजिए। उन हड्डियों के मध्य पर बैठिए। जंघा से घुटनों तक पैर की स्नायुओं को घुटनों की दिशा में लंबा कीजिए। जंघाएँ उठ रही हों तो कंबल की तहों की ऊँची परत रखकर उस पर बैठिए। इससे रीढ़ उठ जाएगी। आजकल कई लोगों को नीचे बैठने की आदत नहीं होती, इसलिए रीढ़ गिर जाती है।

जंघास्थि का मध्य, नाभि मध्य, उरोस्थि मध्य, जत्रु की हड्डियों के बीच का छोटा गड्ढा, ठुड्डी, नाक, माथे का मध्य—ये सब एक सीध में रखिए।

जननेंद्रिय और गुदाद्वार के बीच के विटप यानी पेरिनियम (महिलाओं में गुदाद्वार और योनि स्थल के बीच का स्थान तथा पुरुष में टेस्टिकल स्थल को मूलाधार भी कहा जाता है) का भाग और ऊर्ध्व-शीर्ष मध्य एक सीध में रखिए। साथ ही दोनों तरफ के कटिबंध की हड्डियाँ, दोनों वक्षस्थल, जत्रु की हड्डियाँ, कंधे और कंधे के पंखे भू-पृष्ठ से समानांतर रखिए। शरीर को झुका हुआ या टेढ़ा मत रखिए। शरीर अगर आगे झुक जाए तो रीढ़ की स्नायुओं और सिर पर तनाव महसूस होगा।

उरोस्थि मध्य को आगे और ऊपर उठाइए। कंधे के पंखे पीठ की ओर से अंदर लेते समय पीठ की रीढ़ की हड्डी की नौवीं कशेरुका (थोरॅसिक) के स्थान से सीना आगे लीजिए। त्रिकास्थि (सॅक्रम) और उपत्रिकास्थि (कॉकिक्स) को उठाइए।

गरदन की त्वचा को कंधे की दिशा से छोड़िए, यानी उतारिए। पीछे की बगलें आगे की बगलों से जरा सी नीचे रखिए। बगलों की त्वचा आगे लाइए, ताकि वह हाथों के बीच दब न जाए। कंधे की त्वचा पीठ की ओर से नीचे, सीने की तरफ की त्वचा ऊपर और आगे के सीने की त्वचा को चौड़ा रखिए। त्वचा ढीली पड़ने से मन भी ढीला पड़ जाता है।

हाथ हलके करने के लिए आरंभ में हथेलियाँ जंघा पर पलटकर रखिए। नव साधकों के हाथ सिकुड़ जाते हैं और स्वाभाविक रूप से नीचे नहीं जा पाते। पलटकर डालने से वे निश्चित ही हलके हो जाते हैं, लेकिन पार्श्व कोर और बगलें दब जाती हैं, जिससे सीधा बैठना असंभव होता है। अतः इसका सुवर्ण मध्य पाने के लिए पहले पलटकर रखने पर उस स्थिति में वे हलके होने पर हथेलियों को छत की ओर मोड़िए और उँगलियों को हलका रखिए। आरंभ में ज्ञान-मुद्रा धारण करके उँगलियों को कड़ा न होने दें। साथ ही स्वस्तिकासन में पैरों का क्रॉस हर एक बार अदल-बदल करके किया जाए। इससे शरीर का भार संतुलित रहेगा।

जालंधर बंध

विधि

गरदन के कोरों को लंबा करके गरदन को आगे और नीचे इस प्रकार झुकाइए कि ठुड्डी उरोस्थि के पास दोनों जत्रुओं (क्लॅव्हिकल्स) के बीच के गड्ढे में आएगी, पर कंधे के पंखे पीठ की ओर से अंदर कीजिए और कंधे पीछे धकेले हुए ही रखिए। सिर नीचे लाते समय उरोस्थि

उठाइए और जत्रु (क्लॅव्हिकल्स) को चौड़ा रखिए। रीढ़ की हड्डी अवतल (कॉनकेव) रखिए, कूबड़ मत निकालिए। ठुड्डी टेकने के प्रयास में सीना सिकुड़ने न दें। कनपटी, सिर एवं कान शांत रखिए। जिह्वा नीचे के तालू पर रखिए, आँखें भी बंद रखिए, ऊपर की पलकें धीरे से नीचे लाइए। (चित्र-3)

बैठने की कला प्राप्त करना जितना आसान लगता है उतना आसान है नहीं। चेतना-तंतुओं पर तनाव न लाते हुए उन्हें जाग्रत् रखना पड़ता है। शरीर का समताल साधना पड़ता है। उपविष्ट स्थिति के शरीर को उठाते हुए स्थिर रखना होता है। इसलिए स्नायुओं पर भले ही तनाव पड़ जाए, फिर भी शरीर हिलना या थर्राना नहीं चाहिए। यानी स्थिरता और अंग-लाघव का सुंदर मेल होते समय अंग-कंप और प्राण-कंप न होने देते हुए उसे अचल साधना महत्त्वपूर्ण है। इसकी स्थिरता के लिए और चेतना-तंतुओं की परिपक्वता के लिए आंतरकुंभक का अध्ययन करेंगे।

बिखरी हुई प्राणशक्ति को उज्जायी और विलोम प्राणायाम के द्वारा प्रवाहित एवं एकत्रित किया जाता है, तो आंतरकुंभक में उन्हें उचित दिशा से तथा उचित तरीके से प्रसारित और उदात्त किया जाता है।

यहाँ नए साधकों के लिए उज्जायी के आंतरकुंभक का चयन करने का कारण यह है कि साधक की साधना-यात्रा जिस इच्छा बल पर निर्भर होती है, उसे वृद्धिंगत करना। नए साधकों का शारीरिक, मानसिक, भावनात्मक और वैचारिक संतुलन टूट न जाए, इसकी सावधानी बरतनी चाहिए। इस स्तर पर यदि वह कमजोर पड़ जाए तो आगे चलकर पूरा संतुलन ही टूट जाता है। आंतरकुंभक हाथ न लगनेवाले पारे के समान मन को बाँधकर रखता है। शील-संवर्द्धन के लिए आवश्यक दृढ़ निश्चय, देह-मनोबल के संवर्द्धन के लिए आवश्यक प्राण-संचय, चंचल चित्त को वासनामुक्त करने के लिए आवश्यक स्थैर्य-संस्कार इस आंतरकुंभक के अभ्यास से प्राप्त करने पड़ते हैं। पर आंतरकुंभक सिर्फ इच्छा बल के आधार पर न किया जाए।

इसके लिए अभ्यास में धीरे-धीरे अचूकता साध्य करना ही एकमात्र मार्ग होता है। आंतरकुंभक की क्षमता व्यक्ति के अनुसार बदलती है। अतः काल-मर्यादा उतनी महत्त्वपूर्ण नहीं, बल्कि इस पर ध्यान देना चाहिए कि उत्साह, मनःशांति और जागरूकता का अभाव भी नहीं होगा और हठवादिता भी नहीं बढ़ेगी।

आंतरकुंभक सहित उज्जायी

इस प्राणायाम में पूरक करने के बाद श्वास रोका जाएगा। अभ्यंतर श्वास के बाद उसे रुद्ध करना यानी आंतरकुंभक करना है। इसके विपरीत श्वास छोड़ने के बाद उसे रुद्ध करना, रोकना बाह्य कुंभक कहलाता है। नए साधकों को आंतरकुंभक में प्रवीणता प्राप्त किए बिना बाह्य कुंभक नहीं करना चाहिए। इसलिए यहाँ आंतरकुंभक को चुना गया है।

विधि

1. स्वस्तिकासन में सीधे चुस्त बैठिए। जैसे पहले बताया गया है, उसके अनुसार शरीर के प्रत्येक भाग का व्यवस्थापन कीजिए। (चित्र-1)
2. सिर नीचे लाकर जालंधर बंध ठीक ढंग से कीजिए। (चित्र-2) आँखें बंद कीजिए। सामान्य श्वासोच्छ्वास करते हुए शरीर में स्थिरता लाकर मन केंद्रित कीजिए।
3. श्वास रोकने के पहले प्रत्येक बार प्रथम रेचक करके पूरक कुंभक करना है। अतः पूर्ण श्वास छोड़िए। बाद में फिर से श्वास लीजिए और रोकिए। यह कुंभक आरंभ में 10 से 15 सेकंड होने दीजिए। फिर श्वास छोड़िए। प्रत्येक आंतरश्वसन कुंभक सहित करने से फेफड़ों, श्वास-पटल, मस्तिश्क और चेतना-तंतुओं पर तनाव पड़ेगा। अतः सामान्य श्वसन के समय से तनाव दूर होने के बाद अगले आंतर-कुंभक का आरंभ कीजिए। निश्चित आवर्तन होने के बाद श्वसन कीजिए।

अब अभ्यंतर उज्जायी और आंतर-कुंभक में नए साधकों को चार स्थानों पर, यानी देशों पर ध्यान देना आवश्यक है। वह निम्नलिखित के अनुसार है—

(क) वक्षस्थल के भाग यानी उरोमध्य पर ध्यान केंद्रित किया जाए। पीठ की नौवीं कशेरुका, जो बहिर्वक्र है, उसे अंतर्वक्र करते हुए श्वास इस प्रकार लीजिए कि वह मानो पीठ की ओर से आगे आ रही हो। श्वास लेते हुए वह भाग आगे लाकर उन्नत कीजिए। इसके अनुसार सीने का मध्य पीठ की ओर से आगे लाते हुए तथा उरोस्थि को उठाते हुए श्वास रोके रखिए। इस भाग में श्वास को रोककर रखने पर दाएँ और बाएँ सीने को इस प्रकार फैलाइए मानो हृदय-कमल खिला हो। सीना दोनों तरफ, यानी बाईं और दाईं तरफ फैलाइए। सीना ऊर्ध्व दिशा में और सिर अधो दिशा की ओर ले जाइए। श्वास छोड़ने के पहले उरोमध्य को जरा सा उठाकर बगल की ओर प्रसारित करते हुए रेचक कीजिए।

(ख) उरोमध्य पर थोड़ा सा नियंत्रण पाने पर नाभि प्रदेश पर ध्यान केंद्रित करना है। नाभि की ओर से दोनों पार्श्व कोरों में ध्यान ले जाते समय पसलियों के नीचे के भाग में जरा सा गड्ढा पाया जाता है। अब पूरक करते समय इस गड्ढे, यानी अंतःप्रवेशित भाग को और अंदर लीजिए। जैसे नाक के दो नथने होते हैं वैसे उदर भाग के इन दो यानी सीने के दो नथने ही समझिए। श्वास नीचे से दोनों बगलों की ओर के सीने के मध्य से लीजिए और उठाया हुआ सीना दृढ़ रखिए। श्वास को रोकिए। श्वास छोड़ने के पहले सीने के नीचे का भाग जरा सा ऊपर उठाकर श्वास छोड़िए।

(ग) अब ध्यान पार्श्व कोरों पर केंद्रित करना है। पूरक कीजिए और उसके संहित सीने के बगल की पार्श्व कोर उठाइए। उन बगलों की ओर सिर्फ सीधे न उठाते हुए चक्राकार गति से पीछे से आगे और आगे से ऊपर उठाइए तथा श्वास रोकिए। श्वास छोड़ने के पहले पार्श्व कोर उठाकर रेचक कीजिए।

(घ) अब ध्यान श्वास–पटल पर केंद्रित कीजिए। पूरक कीजिए और वह करते समय श्वास-पटल चौड़ा कीजिए। श्वास रोकने की अवधि बढ़ाने के लिए श्वास–पटल के बगलों के कोर उठाकर उन्हें फेफड़ों की दिशा से खींचकर रखिए। इससे रोकने की अवधि बढ़ेगी। अब श्वास छोड़ते समय पसलियों की दृढ़ता कम न होने देकर श्वास छोड़िए।

(ङ) अब ध्यान पूरे धड़ पर देना है। पूरक करके कुंभक कीजिए और जमीन पर जमाई हुई जंघाओं के विपरीत धड़ का भाग ऊपर उठाइए। कंधे पीछे धकेलते हुए सीना आगे लाइए। सिर को नीचे लाकर जालंधर बंध इस प्रकार कीजिए कि धड़ ऊपर और सिर नीचे, इस प्रकार की स्थिति बने।

नव साधकों को आंतरकुंभक में स्तंभन-क्रिया और स्तंभन स्थान यानी नाभि प्रदेश की बगल, उरोमध्य (वक्षस्थल), उरोस्थि का प्रदेश और पार्श्व कोर पर नियंत्रण करते समय निम्नलिखित बातों को ध्यान में रखना आवश्यक है—

जब श्वास को रोका गया होता है, उस समय धड़ चुस्त और दृढ़ रखिए। पर आँखें, भौंहें, भ्रू-मध्य, मस्तक ऊपर मत उठाइए। जालंधर बंध करने के लिए गरदन नीचे लगातार मत खींचिए। कम-अधिक लचीलेपन के अनुसार गरदन की रचना रहेगी। उसके कारण ठुड्डी एकदम जत्रु की हड्डियों के गड्ढे में बैठेगी नहीं। लेकिन श्वास लेते समय सिर और आँखों के ऊपर जाने

की संभावना होती है। तब श्वास छोड़ते समय सिर नीचे लेकर वह जहाँ स्थिर हो जाता है, वह स्तर न छोड़ते हुए श्वास लेने से सीना उठता है, जिससे जालंधर बंध सुधरता है और ठुड्डी नीचे आते समय सीने की अगली पसलियाँ अंदर भी नहीं जातीं। कनपटियाँ, सिर, आँखें शांत रहती हैं। जालंधर बंध यानी सिर्फ गरदन से झुकना नहीं बल्कि गला, चेहरा, मस्तिश्क पर होनेवाला तनाव दूर करना। उपविष्ट स्थिति में जालंधर बंध रहित कोई भी प्राणायाम करने पर हृदय, मस्तिश्क, आँखें और कान पर तनाव आकर रक्तचाप बढ़ना, चक्कर आना, आँखों की जलन होना, सिर भारी होना, क्रोध-संताप बढ़ जाना, मन अस्थिर होना आदि बातों की संभावना होती है। अतः जालंधर बंध यानी आँखें, कान, जिह्वा को निष्क्रिय रखकर मस्तिश्क को ठंडा रखना है। मस्तक और चेहरे पर रक्त चढ़ता–सा लगने पर समझना चाहिए कि जालंधर बंध अधूरा होकर कुंभक काल बढ़ गया है। ऐसे समय बीच की साधारण श्वसन के आवर्तन बढ़ाए जाएँ और जालंधर बंध सुधारा जाए।

कुंभक आत्मा के निवास-स्थान का दिशा-दर्शक और विश्व चैतन्य शक्ति का संचार होने के लिए दिया अवसर है; साथ ही शांति, आनंद और संवेदनशील जाग्रतता का सुंदर मिलाप संगम है। चित्त की विशालता एवं उदात्तता का वह अनुभव भी है। आंतर गुफा में होनेवाली आत्मा पूरक के कारण प्रदर्शित होती है और कुंभक में मानो व्यक्त तथा स्पष्ट होती हुई स्थिर होती है। इसका अनुभव लेना आंतरकुंभक है।

□

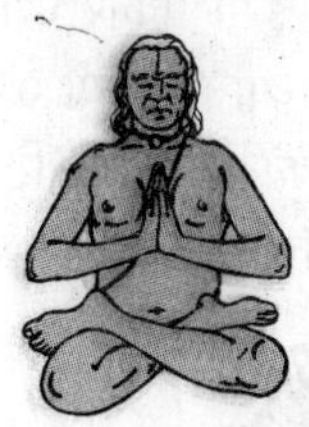

ध्यानपूर्वक समापन

मनुष्य जब ज्ञान का परमोच्च बिंदु पा लेता है, तब उस स्थिति में ज्ञान की परिपक्वता में उसे अपने खुद के मूलतः निष्पाप एवं निष्कलंक स्वरूप की पहचान होती है। स्वयं की भूली हुई, खोई हुई पहचान फिर से मूल स्वरूप में प्राप्त करना ही ध्यान है। ज्ञान साधन है तो ध्यान साधना है। ध्यान के परमोच्च स्तर पर ज्ञान और ध्यान दोनों परस्पर इस प्रकार मिल जाते हैं कि वहाँ सिर्फ ज्ञाता और ध्याता ही शेष रहते हैं। बुद्धि-शक्ति और हृदय भावना का पारस्परिक सहज मेल नहीं बैठता। ध्यान में यह मेल बिठाने की कला साध्य करनी होती है। संकुचित और अस्पष्ट बने ज्ञान के ऊपर का आवरण उतारकर आत्मप्रकाश फैलाने के लिए यह साधनों की ध्यान कला है।

मन की विपरीत दिशा में जानेवाले दोहरे प्रवाह में मनुष्य की रस्साकशी होती रहती है। वासना और संसार-बंधन उसे विचारों और विचारों की गुत्थी में से बाहर आने नहीं देते। उसके लिए शरीर, इंद्रियाँ, मन, अहंकार, बुद्धि, विवेक इन सबको शिथिल और प्रशिक्षित करना पड़ता है। यम-नियमों से इन सभी के ग्राह्य गुणों को विकसित करना पड़ता है। आसन-प्राणायाम के द्वारा इन सबकी शक्ति को सुसंगठित करना पड़ता है। प्रत्याहार में उन्हें सुपथ पर ले जाना पड़ता है। धारणा में उन्हें सुसंगतिपूर्ण बनाना पड़ता है। ध्यान में उन्हें एक नेतृत्व के नीचे लाना पड़ता है तथा समाधि में उनका एकसूत्रीकरण करके उन्हें आत्मा के साथ बाँधकर रखना पड़ता है।

ध्यान—यानी किसी एक विषय या आत्मविषय में रम जाना। उत्सुकता और उत्स्फूर्तता से अंतःस्थ आत्मा की खोज करने की ध्यान कला को चिंतन और स्वानुभूति के सहारे आत्मसात् किया जा सकता है।

ध्यान—यानी वस्तुनिष्ठ स्थिति का आत्मनिष्ठ अनुभव। वहाँ खोजना कुछ भी नहीं होता। 'स्व' का शोध और शुद्धीकरण करते समय शुद्ध स्वरूप में

आत्मा का, जो सिर्फ वर्तमानबद्ध और वर्तमानसिद्ध है और इसीलिए नित्य अनंत एवं अमृत की अब अनुभूति करनी है।

जिस प्रकार आसनाभ्यास में हम कुछ आसन आधार लेकर यानी सालंब तो कुछ आधार रहित अर्थात् निरालंब पद्धति से सीखते हैं, उसी प्रकार ध्यान में भी आधार सहित और आधार रहित करने की पद्धति है। ध्यान विषयी और अविषयी, मंत्र सहित और मंत्र रहित हो सकता है। चित्त को ध्यान के लिए उचित विषय चुनना पड़ता है। कोई भी विषय चुनने से चित्त एकाग्र होने के

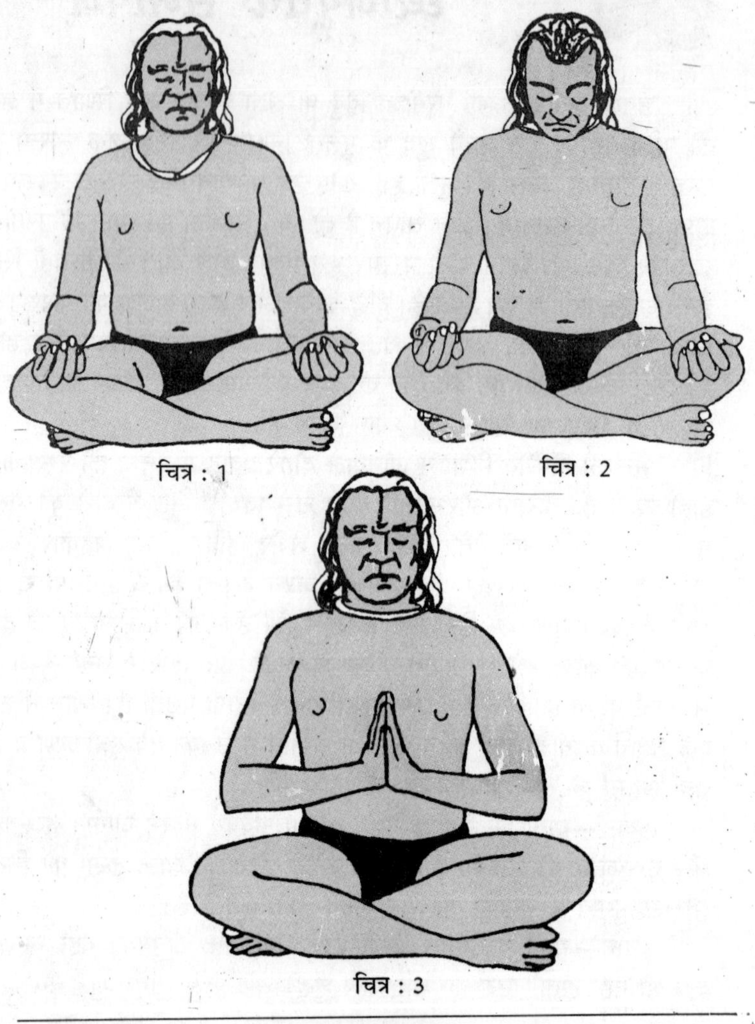

चित्र : 1

चित्र : 2

चित्र : 3

बजाय भटक जाता है, विचलित होता है। प्रिय विषय का चयन भी वासना रहित होना चाहिए। अन्यथा चित्त वासनामय होता है। इस उचित चयन के लिए ही यम, नियम, आसन, प्राणायाम, प्रत्याहार, धारणा आदि उचित योग संस्कार हुए बिना ध्यान पर छलाँग नहीं लगानी चाहिए, ऐसा महर्शि पतंजलि ने उनके साधक वर्ग को आदेश दिया है। उसके लिए यम-नियम सहित आसन-प्राणायाम से शरीर–शुद्धि, कर्म–शुद्धि और प्राण–शुद्धि तथा उसके लिए आवश्यक मनः–शुद्धि और इस सब पर निर्भर विशुद्ध स्वस्थता (सिर्फ व्याधि रहित आरोग्य नहीं)—इस हेतु अभ्यास करना है। इस विशुद्ध हेतु का परिणाम प्रत्याहार में होना आवश्यक है। तभी ध्यानारंभ हो सकता है। तब नौसिखियों को ध्यानावस्था की तकनीक बताते हुए आरंभ कहाँ से किया जाए या उसके लिए तैयार होकर कौन सी क्रियाएँ करनी हैं, इतना बताया जा सकता है और दिशा दिखाई जा सकती है, अड़चनें सूचित की जा सकती हैं। लेकिन अंततः रास्ता वही एक होने पर भी प्रत्येक को स्वयं ही चलना है। मार्ग दिखाया जा सकता है, पर साधक को ही उस रास्ते का प्रतिज्ञा और दृढ़तापूर्वक यात्री बनकर स्वपथ और सुपथ खोजते हुए परीक्षण व पर्यवेक्षण करते हुए भ्रमण करना है। वही उसका सुपंथ होता है।

तंत्र (तकनीक)

विधि

1. प्राणायाम के लिए स्वस्तिकासन में या वीरासन में बैठने की स्थिति, उसकी बारीकियाँ और संतुलन को कलात्मकता से साधते हुए ध्यान के लिए बैठिए। बैठने की कला बताते समग्र दी गई सब सूचनाओं का शत-प्रतिशत परिपालन कीजिए, पर जालंधर बंध मत कीजिए।
2. शरीर के अगले और पिछले भाग को समान रखकर उसे उठाइए। सीने के अगले भाग की त्वचा उठाइए और पिछली नीचे ले जाइए। पीठ की कशेरुकाओं को अंदर लेते हुए सीने को उन्नत रखिए।
3. सीने के दाएँ और बाएँ भाग को समान रीति से फैलाइए। चित्त एकाग्र करने के प्रयास में सीने को न सिकोड़िए। चित्त की एकाग्रता का मतलब चित्त-संकुचन नहीं, आत्मा का विशाल प्रासाद है, यह ध्यान में रखकर उसकी विशालता को संकुचित न कीजिए।
4. गरदन ऊँची रखिए। उसे पीछे, आगे या बगल की तरफ ढलने या झुकने मत दीजिए। गरदन सीना और सिर के बीच का सेतु है और

उसके दोनों कोर एक-दूसरे के समानांतर रखिए। गरदन पर सिर को संतुलित रखिए। पानी पर तैरनेवाले कमल के समान गरदन पर तैरनेवाला सिर कमल होता है।

नित्य की आदत के कारण जुड़े विचार नए साधक में पैदा होने पर वे उसके चेहरे और मस्तिश्क के भाग पर प्रकट होते हैं। उसे भी वह तनाव अनुभव होता है। ऐसे समय मस्तिश्क का अगला भाग पीछे के मस्तिश्क की ओर इस प्रकार स्थिर कीजिए कि वह शांत हो जाए।

बाद में कूल्हों की हड्डियों के ऊपर शरीर को इस प्रकार संतुलित कीजिए कि विटप (पेरीनियम) अधोदिशा से भू-पृष्ठ के समानांतर और ऊर्ध्व शीर्ष का मध्य ऊर्ध्व दिशा से छत के समानांतर रहे। विटप (पेरीनियम) से शिरोमध्य—यानी एक लंबरूप सूत्र में बाँधा हुआ है, इस प्रकार समझिए।

5. बाँह को कुहनी से मोड़कर हथेलियाँ उरमध्य पर लाइए और हथेलियाँ समानांतरित रखकर जोड़िए। 'नमस्ते' करने की हस्तमुद्रा आत्मांजलि या हृदयांजलि मुद्रा कहलाती है। दोनों अँगूठे उरोस्थि की ओर मोड़िए। ऊर्ध्वबाहु और अधोबाहु को सिकोड़िए नहीं। उन्नत, विशाल और उत्तुंग रखे हुए प्राणपुरी में उर-प्रासाद इस धारणदेश में चित्त प्रस्थापित कीजिए। श्वसन ऐसा कीजिए कि प्रासाद और चित्त दोनों आंदोलित न हों।
6. आँखों की पलकों को धीरे से बंद कीजिए। पुतलियों पर तनाव न देते हुए या उनको केंद्रित न करते हुए दृष्टि को अंदर की तरफ घुमाइए। (चित्र-3) भौंहें, कनपटियों की ओर ले जाते हुए भौंहों के मध्य की विस्तृतता का अनुभव कीजिए। दोनों कान अंदर की ओर खींचिए। इससे बाहर की ध्वनि-लहरों का असर कानों पर नहीं होगा और चित्त आंदोलित नहीं होगा। जिह्वा को जकड़ी हुई न रखें। आँखें और कान बंद कर लेने पर मन का आकर्शण अंतरात्मा की ओर होता है। जिह्वा और मुखगुहा शांत हो जाने पर वाणी अंतर्वाणी में मिल जाती है।
7. श्वसन क्रिया धीमी और शांत रखिए। ज्ञानेंद्रियाँ और मन के जरा भी दोलायमान होने पर श्वसन-गति बदलती है और वह तिरछी हो जाती है। इसलिए श्वसन, मन और इंद्रियों को नियंत्रण में अर्थात् शांत रखिए।
8. बुद्धि शिर-कमल और हृदय-कमल के बीच में भ्रमर के समान गूँजती-मँडराती रहती है। ऐसे समय हृदयांजलि मुद्रा को दृढ़ रखिए, जिससे बुद्धि-भ्रम हृदय-कमल में बंद हो जाए।
9. सर्वसाधारण के ज्ञानचक्षु जब तक पूर्णतः खुलते नहीं, यानी जिसके ज्ञान

में अपूर्णता है—ऐसे व्यक्ति अंतर्दृष्टि का वहन हृदय-कमल और नाभि-कमल की ओर ही रखें। दृष्टि को भ्रू-मध्य की ओर या मस्तक की ओर ऊर्ध्व दिशा में घुमाने पर साँस घुट जाती है या उसे धक्का लगकर वह शीघ्र गति से होने लगती है। डर से चेतना-तंतुओं का कंपन होता है या स्नायुओं, रक्त-नलिकाओं व मस्तिश्क पर तनाव आता है और शारीरिक एवं मानसिक रोगों को हमारी तरफ से आमंत्रित किया जाता है।

केवल खिन्न, दुःखी और हीनभावनावाले व्यक्तियों को चाहिए कि वे आँखें बंद करके ही दृष्टि को भौंहों के बीच में केंद्रित करें। इसे आंतर भ्रू-मध्य दृष्टि कहते हैं। मानसिक आंदोलन रुकने पर फिर से हृदय-कमल को नाभि-कमल की ओर घुमाइए। हृदय–विकार और रक्तचाप होने पर भ्रू-मध्य दृष्टि क्रिया न की जाए।

10. अहंकार आत्मा के पास अपना स्थान बना लेता है। स्वानुभूति का आनंद अहंकार का रूप धारण नहीं करेगा। यह साधक को देखना पड़ता है। इच्छा-बल का रूपांतर अहं-बल में मत होने दीजिए। अहंकार की अग्नि में जलने की अपेक्षा आत्मतेज में विलीन हो जाना ज्यादा श्रेयस्कर है। ध्यान यानी अहंकार वृत्ति का निरोध है।

11. शरीर का आंदोलित होना या ढल जाना, श्वसन जल्दी-जल्दी होना, हृदय कंपन बढ़ना, मन में दुविधा पैदा होना, विचार-प्रवाहों का दबाव मस्तिश्क पर आना, ज्ञानेंद्रियाँ विचलित होना आदि बाधाएँ उत्पन्न होने पर ऐसा अनुभव होता है कि ध्यानकाल अकारण ताना गया है। ध्यान का जबरदस्ती दबाव शरीर, मस्तिश्क, चेतना-तंतु, श्वसन, मन, बुद्धि और अहंकार पर नहीं आना चाहिए। ध्यान के विषय में कभी भी लोभी नहीं बनना चाहिए। ध्यान की स्थिति के साथ लालची और दुराग्रही मत बनिए। उसके विपरीत परिणाम होते हैं। कभी-कभी मनोरोग, षड्रिपुओं की वृद्धि, प्राण-विचलन आदि के रूप में ये परिणाम दुःखदायी सिद्ध होते हैं।

12. चित्त को विचलित करनेवाले उपर्युक्त कोई चिह्न प्रकट होने के पूर्व शुद्ध अंतरात्मा की शरण में जाइए, 'स्व' का त्याग कीजिए। इस प्रकार से की गई ध्यान-साधना परमात्मा को विनम्रतापूर्वक समर्पित कीजिए। अनुभव का अनुसरण करते हुए फिर से व्यावहारिक जगत् में आने के पूर्व शवासन कीजिए तथा फिर उठिए, जाग्रत् होइए और कठिन किंतु सन्मार्ग, योग मार्ग पर आत्मविश्वास के साथ आगे बढ़िए।

□□□